国家卫生健康委员会住院医师规范化培训规划教材

内科学 消化内科分册

第 2 版

主　编　张澍田　　陈旻湖
副主编　房静远　陈卫昌　王蔚虹　胡　兵

人民卫生出版社
·北 京·

图书在版编目（CIP）数据

内科学. 消化内科分册 / 张澍田, 陈旻湖主编. —
2版. —北京：人民卫生出版社，2023.5（2025.1重印）
国家卫生健康委员会住院医师规范化培训规划教材
ISBN 978-7-117-34039-7

Ⅰ. ①内⋯ Ⅱ. ①张⋯ ②陈⋯ Ⅲ. ①内科学—职业
培训—教材②消化系统疾病—诊疗—职业培训—教材
Ⅳ. ①R5

中国版本图书馆 CIP 数据核字（2022）第 212258 号

人卫智网	www.ipmph.com	医学教育、学术、考试、健康，购书智慧智能综合服务平台
人卫官网	www.pmph.com	人卫官方资讯发布平台

内科学 消化内科分册
Neikexue Xiaohua Neike Fence
第 2 版

主　　编：张澍田　陈旻湖
出版发行：人民卫生出版社（中继线 010-59780011）
地　　址：北京市朝阳区潘家园南里 19 号
邮　　编：100021
E - mail：pmph @ pmph.com
购书热线：010-59787592　010-59787584　010-65264830
印　　刷：人卫印务（北京）有限公司
经　　销：新华书店
开　　本：850×1168　1/16　印张：22
字　　数：745 千字
版　　次：2015 年 10 月第 1 版　2023 年 5 月第 2 版
印　　次：2025 年 1 月第 2 次印刷
标准书号：ISBN 978-7-117-34039-7
定　　价：88.00 元
打击盗版举报电话：010-59787491　E-mail：WQ @ pmph.com
质量问题联系电话：010-59787234　E-mail：zhiliang @ pmph.com
数字融合服务电话：4001118166　E-mail：zengzhi @ pmph.com

编 者 名 单

编　　委（按姓氏笔画排序）

王邦茂　　天津医科大学总医院

王蔚虹　　北京大学第一医院

田德安　　华中科技大学同济医学院附属同济医院

令狐恩强　中国人民解放军总医院

刘正新　　首都医科大学附属北京朝阳医院

李延青　　山东大学齐鲁医院

杨爱明　　中国医学科学院北京协和医院

沙卫红　　广东省人民医院

沈锡中　　复旦大学附属中山医院

张澍田　　首都医科大学附属北京友谊医院

陈卫昌　　苏州大学附属第一医院

陈旻湖　　中山大学第一附属医院

和水祥　　西安交通大学附属第一医院

房静远　　上海交通大学医学院附属仁济医院

胡　兵　　四川大学华西医院

姜海行　　广西医科大学第一附属医院

贾继东　　首都医科大学附属北京友谊医院

董卫国　　武汉大学人民医院

出 版 说 明

为配合 2013 年 12 月 31 日国家卫生计生委等 7 部门颁布的《关于建立住院医师规范化培训制度的指导意见》,人民卫生出版社推出了住院医师规范化培训规划教材第 1 版,在建立院校教育、毕业后教育、继续教育三阶段有机衔接的具有中国特色的标准化、规范化临床医学人才培养体系中起到了重要作用。在全国各住院医师规范化培训基地四年多的使用期间,人民卫生出版社对教材使用情况开展了深入调研,全面征求基地带教老师和学员的意见与建议,有针对性地进行了研究与论证,并在此基础上全面启动第二轮修订。

第二轮教材依然秉承以下编写原则。①坚持"三个对接":与 5 年制的院校教育对接,与执业医师考试和住培考核对接,与专科医师培养与准入对接;②强调"三个转化":在院校教育强调"三基"的基础上,本阶段强调把基本理论转化为临床实践、基本知识转化为临床思维、基本技能转化为临床能力;③培养"三种素质":职业素质、人文素质、综合素质;④实现"三医目标":即医病、医身、医心;不仅要诊治单个疾病,而且要关注患者整体,更要关爱患者心理。最终全面提升我国住院医师"六大核心能力",即职业素养、知识技能、患者照护、沟通合作、教学科研和终身学习的能力。

本轮教材的修订和编写特点如下:

1. 本轮教材共 46 种,包含临床学科的 26 个专业,并且经评审委员会审核,新增公共课程、交叉学科以及紧缺专业教材 6 种:模拟医学、老年医学、临床思维、睡眠医学、叙事医学及智能医学。各专业教材围绕国家卫生健康委员会颁布的《住院医师规范化培训内容与标准(试行)》及住院医师规范化培训结业考核大纲,充分考虑各学科内亚专科的培训特点,能够符合不同地区、不同层次的培训需求。

2. 强调"规范化"和"普适性",实现培训过程与内容的统一标准和规范化。其中临床流程、思维与诊治均按照各学科临床诊疗指南、临床路径、专家共识及编写专家组一致认可的诊疗规范进行编写。在编写过程中反复征集带教老师和学员意见并不断完善,实现"从临床中来,到临床中去"。

3. 本轮教材不同于本科院校教材的传统模式,注重体现基于问题的学习(PBL)和基于案例的学习(CBL)的教学方法,符合毕业后教育特点,并为下一阶段专科医师培养打下坚实的基础。

4. 充分发挥富媒体的优势,配以数字内容,包括手术操作视频、住培实践考核模拟、病例拓展、习题等。通过随文或章节二维码形式与纸质内容紧密结合,打造优质适用的融合教材。

本轮教材是在全面实施以"5+3"为主体的临床医学人才培养体系,深化医学教育改革,培养和建设一支适应人民群众健康保障需要的临床医师队伍的背景下组织编写的,希望全国各住院医师规范化培训基地和广大师生在使用过程中提供宝贵意见。

融合教材使用说明

本套教材以融合教材形式出版,即融合纸书内容与数字服务的教材,读者阅读纸书的同时可以通过扫描书中二维码阅读线上数字内容。

获取数字资源的步骤

1 扫描封底红标二维码,获取图书"使用说明"。

2 揭开红标,扫描绿标激活码,注册/登录人卫账号获取数字资源。

3 扫描书内二维码或封底绿标激活码随时查看数字资源。

4 下载应用或登录zengzhi.ipmph.com体验更多功能和服务。

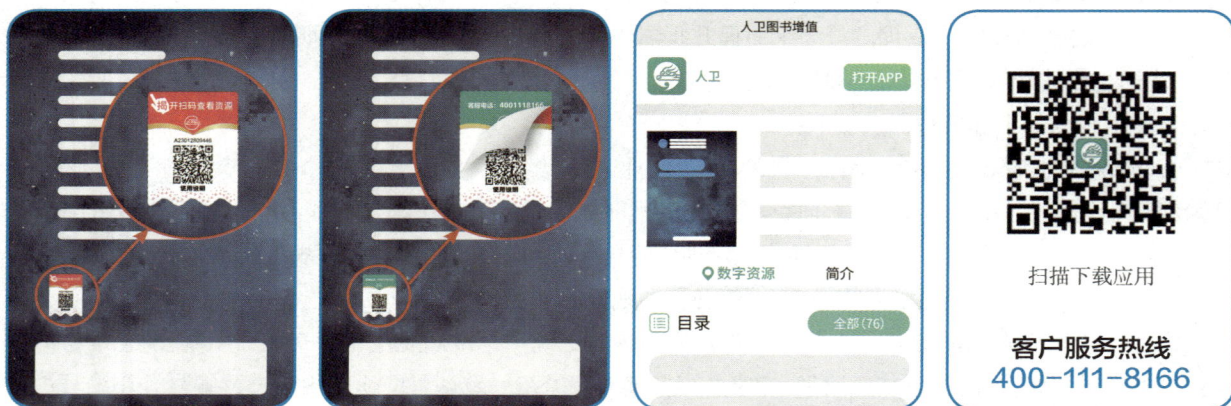

扫描下载应用

客户服务热线
400-111-8166

配 套 资 源

➤ **配套精选习题集:**《内科分册》 主编:杨金奎

➤ **电子书:**《内科学 消化内科分册》(第 2 版) 下载"人卫"APP,搜索本书,购买后即可在 APP中畅享阅读。

➤ **住院医师规范化培训题库** 中国医学教育题库——住院医师规范化培训题库以本套教材为蓝本,以住院医师规范化培训结业理论考核大纲为依据,知识点覆盖全面、试题优质。平台功能强大、使用便捷,服务于住培教学及测评,可有效提高基地考核管理效率。题库网址:tk.ipmph.com。

主 编 简 介

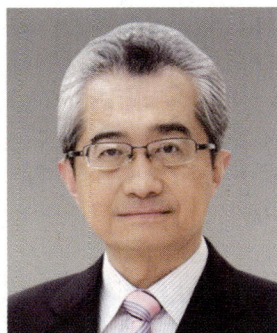

张澍田

　　主任医师，教授，博士生导师，首都医科大学附属北京友谊医院院长。国家临床医学研究协同创新战略联盟秘书长，国家消化系统疾病临床医学研究中心主任，中华医学会常务理事，中国医师协会常务理事，中国医师协会消化医师分会会长，中华医学会消化内镜学分会前任主任委员，以及世界华人消化医师协会会长，世界消化内镜学会指导委员会委员，亚太消化内镜学会委员等。

　　一直致力于消化内镜介入（微创）诊断与治疗及消化系统癌前疾病癌变的分子机制、干预措施及早癌的规范化诊治全链条研究，作为第一责任人承担国家"863 计划"、"973 计划"、国家科技重大专项、自然科学基金国家重大科研仪器研制专项、国家科技支撑计划等项目二十余项。将人工智能辅助诊断、外泌体液体活检、OCT 及 3D 成像等交叉学科技术与现有的消化道肿瘤筛查诊断技术融合创新，在促进我国消化系统肿瘤诊疗技术创新与内镜技术国产化等方向取得了一系列突破性进展。

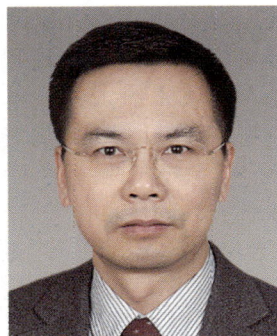

陈旻湖

　　主任医师，教授，博士生导师，中山大学附属第一医院消化内科学科带头人、首席专家。中华医学会消化病学分会主任委员，中国医师协会消化医师分会副会长。世界胃肠病学组织指南委员会委员，第九届亚洲炎性肠病协会主席，亚洲胃肠病协会常务理事。*Journal of Digestive Diseases* 及《胃肠病学和肝病学杂志》共同主编。《中华消化杂志》《中华炎性肠病杂志》副主编。

　　主持国家自然科学基金重点项目、国家"重大新药创制"科技重大专项等国家及省部级科研项目多项。在学术期刊发表论文 500 余篇，其中 SCI 收录论文 300 余篇。

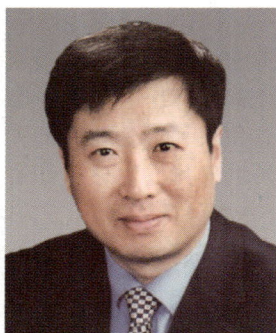

房静远

　　主任医师，二级教授，博士生导师，上海交通大学医学院附属仁济医院副院长、消化科主任。上海市消化疾病研究所所长；上海市消化内科临床医学中心主任，上海市消化内科临床质控中心主任，国家卫生健康委内科消化重点实验室主任，中华医学会消化病学分会副主任委员，中国医师协会消化医师分会副会长，中国医疗保健国际交流促进会消化病学分会主任委员，上海市消化学会名誉主任委员，《中华消化杂志》副总编辑。

　　国家杰出青年科学基金获得者，教育部"长江学者"特聘教授，国家自然科学基金委创新研究群体带头人，科技部重点研发专项首席科学家。以通信作者发表论文 165 篇。以第一完成人获 2 项国家科技进步奖二等奖；并获谈家桢生命科学奖（临床医学奖）。

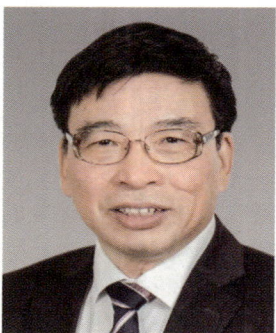

陈卫昌

　　苏州大学附属第一医院主任医师，教授，博士生导师。中华医学会消化病学分会常务委员，中国医师协会内镜医师分会第三届副会长，中国医师协会胰腺病学专业委员会常务委员，中国医师协会消化医师分会委员等。

　　从事消化系统疾病的医疗、教学、科研工作 30 余年。曾先后获得省部级科技成果奖 6 项，江苏省医学科技奖 2 项，国家教学成果奖二等奖 1 项（排名第3），江苏省教学成果奖二等奖 2 项。曾先后承担省级以上科研项目 10 余项。

副主编简介

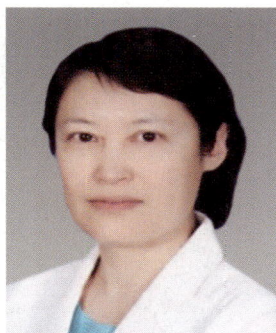

王蔚虹

北京大学第一医院消化内科主任医师，教授，博士生导师。中华医学会消化病学分会委员，中华医学会消化病学分会幽门螺杆菌学组副组长，北京医学会消化病学分会副主任委员，北京医学会肠道微生态与幽门螺杆菌分会副主任委员，海峡两岸医药卫生交流协会消化病学专家委员会委员。

从事消化系统疾病和消化内镜临床工作 30 余年，专注幽门螺杆菌及其相关疾病、消化道肿瘤、消化系统疾病循证医学研究。发表论文 130 余篇，其中 SCI 收录论文 59 篇，参编专著 21 部。主持完成国家自然科学基金、北京市自然科学基金、教育部基金项目多项。

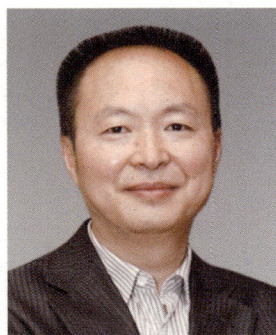

胡兵

主任医师，教授，博士生导师，四川大学华西医院消化内镜中心主任。中华医学会消化内镜学分会常务委员，中国医师协会胰腺病学专业委员会副主任委员，四川省人工智能学会常务理事。曾获"国之名医""天府名医"称号。担任 *World Journal of Gastrointestinal Endoscopy* 主编。

从事消化系统疾病医疗、教学、科研工作 30 余年，近年发表 SCI 文章 150 余篇（通信作者），牵头主持国家重点研发项目 1 项及国家自然科学基金 3 项。多次受邀在美国、俄罗斯和印度等国家进行手术演示；接收来自美国（约翰·霍普金斯大学、梅奥诊所）、德国、加拿大及印度共 50 余名医师并对其进行内镜相关培训。

前　言

本教材是国家卫生健康委员会住院医师规范化培训规划教材之一。住院医师规范化培训是医学教育及医学生成长过程中的重要组成部分和关键时期，我国各方面方针政策都强调了住院医师规范化培训工作的必要性与重要性。为加强消化内科住院医师的培养，提升其专业能力与水平，建设高质量的消化内科医师团队，我们组织消化内科领域教学、临床、科研等方面经验丰富的教授、专家对本教材进行了修订。

教材围绕消化内科住院医师规范化培训内容的重点和难点进行编写，沿用第1版编写模式，仍然以临床诊断与处理的实践过程作为框架，知识点作为临床实践的理论支撑，以临床典型病例作为引导，对病例病史、查体、辅助检查等进行分析，给予诊断与鉴别诊断，并结合病例特点，提出规范的治疗原则。针对病例的整体分析过程中，涵盖了消化系统常见疾病的相关理论知识，列出了诊断路径、诊断思路解析、诊断内容、疾病治疗、随访等各个方面，通过真实病例，启发读者自主思考，规范诊疗过程，鼓励阅读更多更新的研究进展，旨在提高住院医师主动发现问题、分析问题、解决问题的能力，培养住院医师将理论知识转化为临床实践的基本素质。全书较第1版新加入了总论篇及消化内科常见急症处理篇，在消化理论知识方面进行了拓展，同时更新了较多的病例。

本教材的难易程度与其他教材类似，主要关注培养住院医师的学习兴趣，从而逐步提高临床诊疗能力。部分章节有配套的数字资源，可以通过视频、图片等方式更加生动形象地展现教材内容，加深理解和认识，扫描书中二维码即可查看。由于编者经验所限，书中难免存在疏漏和不足之处，期待读者提出宝贵意见，也恳请同道不吝赐教和批评指正。

张澍田

2023 年 2 月

目　　录

第一篇
总论

第一章　消化内科生理结构及功能特点……………………………2

第二章　消化内科疾病诊疗思路……………………………………6

第三章　消化内科最新诊治进展……………………………………8

第四章　消化内科常用药物合理应用………………………………11

第二篇
消化内科常见
临床表现

第一章　恶心与呕吐…………………………………………………16

第二章　吞咽困难……………………………………………………22

第三章　腹胀…………………………………………………………26

第四章　腹痛…………………………………………………………29

第五章　腹泻…………………………………………………………36

第六章　腹部包块……………………………………………………43

第七章　便秘…………………………………………………………48

第八章　腹水…………………………………………………………53

第九章　黄疸…………………………………………………………58

第十章　消化道出血…………………………………………………63

第十一章　消瘦………………………………………………………75

第三篇
消化内科常见
疾病

第一章　胃食管反流病………………………………………………80

第二章　食管癌………………………………………………………84

第三章　慢性胃炎……………………………………………………90

第四章　消化性溃疡…………………………………………………98

第五章　胃癌 ··· 106

第六章　溃疡性结肠炎 ··· 114

第七章　克罗恩病 ·· 121

第八章　缺血性肠病 ·· 126

第九章　大肠癌 ·· 129

第十章　功能性胃肠病 ··· 137
第一节　肠易激综合征 ··· 137
第二节　功能性胃肠病的分类及诊断标准 ································· 140

第十一章　慢性病毒性肝炎 ·· 152

第十二章　肝脓肿 ·· 158

第十三章　药物性肝损伤 ·· 163

第十四章　脂肪性肝病 ··· 169
第一节　非酒精性脂肪性肝病 ·· 169
第二节　酒精性脂肪性肝病 ··· 172

第十五章　肝硬化 ·· 177

第十六章　肝性脑病 ·· 184

第十七章　原发性肝癌 ··· 189

第十八章　急性胆道感染 ·· 194

第十九章　急性胰腺炎 ··· 198

第二十章　慢性胰腺炎 ··· 204

第二十一章　胰腺癌 ·· 208

第二十二章　腹腔结核 ··· 215

第四篇
消化内科常见
急症处理

第一章　上消化道异物内科处理方法 ·· 224

第二章　消化道出血内科处理方法 ·· 227

第三章　梗阻性黄疸内科处理方法 ·· 235

第四章　肠梗阻内科处理方法 ··· 238

第五篇
消化内科技能
操作及其他
知识

第一章　幽门螺杆菌检测解读……………………………………242

第二章　肝功能评估………………………………………………245

第三章　典型消化系统 X 线检查及上腹部 CT 读片……………251

第四章　三腔二囊管置入…………………………………………256

第五章　鼻胃（肠）管置入与肠内营养…………………………260

第六章　腹腔穿刺及腹水回输……………………………………264

第七章　肝脏穿刺活体组织学检查………………………………268

第八章　胃镜………………………………………………………274

第九章　胶囊内镜及小肠镜………………………………………282

第十章　肠镜………………………………………………………293

第十一章　内镜逆行胰胆管造影术、内镜下十二指肠乳头括约肌
　　　　　切开术…………………………………………………302

第十二章　超声内镜………………………………………………309

第十三章　食管测压………………………………………………315

第十四章　食管 pH 监测…………………………………………319

第十五章　当前消化系统其他诊疗技术简介……………………321
第一节　内镜介入部分……………………………………………321
第二节　血管介入部分……………………………………………326

第十六章　消化系统疾病著名杂志及经典著作介绍……………330

住培考典
考核大纲
大赛视频

第一篇
总　论

第一章 消化内科生理结构及功能特点

（一）胃肠道

1. 生理结构特点 食管为一扁平肌性管道，一般成人长约 25cm，自门齿 15cm 处起始，到 40cm 处为止。食管有三个生理性狭窄区：第一个狭窄区位于食管入口部，距门齿 15cm，是上食管括约肌所在处；第二个狭窄区位于左支气管及主动脉弓压迹处，距门齿 25cm；第三个狭窄区是食管穿过膈食管裂孔和贲门交接处，距门齿 40cm。这三个狭窄区是瘢痕性狭窄、憩室和肿瘤的好发部位，也是异物容易嵌顿的部位。食管壁缺乏浆膜层，是食管病变容易扩散延及纵隔的主要原因。生理状况下，吞咽时，食管下括约肌（lower esophageal sphincter，LES）松弛，食物得以进入胃内；非吞咽情况下，也可发生一过性食管下括约肌松弛，出现少量、短暂的胃食管反流。

食管主要的生理功能是通过蠕动将食物从口腔转运至胃和控制胃食管反流。食管没有分泌和消化的功能，在正常情况下，食管从咽部到达胃的贲门所需时间为：液体约 4 秒，固体食物 6～9 秒。如果有外伤、异物、炎症或肿瘤，食物下咽就会发生困难。当某些原因使抵抗反流的功能下降或消失时，胃内的胃酸就很容易反流到食管，重者可引起食管炎症、食管糜烂甚至溃疡。

胃是消化道中内腔最大的器官。胃的形态、位置随体型和充盈程度而不同。成人的胃容量为 1.5～2.0L，全胃包括贲门部、胃底、胃体和胃窦部（幽门）。胃黏膜上皮向内凹陷形成胃腺。贲门腺分布于胃贲门附近，为单管腺，主要分泌黏液；胃底腺（fundic gland）分布胃底和胃体部，分支少，由主细胞、壁细胞、颈黏液细胞及内分泌细胞组成，是分泌胃酸、胃蛋白酶及内因子的主要腺体，也称泌酸腺；幽门腺（pyloric gland）分布于胃窦及幽门部，呈分支较多而弯曲的管状黏液腺，内有较多内分泌细胞，是分泌黏液及胃泌素的主要腺体。

胃液 pH 为 0.9～1.5，正常人分泌量为 1.5～2.5L/d，在酸性环境下胃蛋白酶原被激活。

运动和分泌是胃的主要生理功能。运动功能包括受纳食物、形成食糜、排送食糜。分泌功能即分泌胃液，胃液中含有盐酸、胃蛋白酶、黏液、电解质、内因子等。胃液的分泌受许多因素的正性或负性调节，进食是胃液分泌的自然刺激因素，其通过神经和体液因素调节胃液的分泌。人在空腹情况下，胃中经常保持有 10～70ml 的清澈、无色胃黏液，正常人在进食和日常活动情况下，胃黏液分泌量可达 2 500～3 000ml/d。

小肠是消化道中最长的一段，成人全长 5～7m，由十二指肠、空肠和回肠三部分组成。小肠的管壁由内向外由黏膜、黏膜下层、肌层和浆膜构成，其特点是管壁有环形皱襞，黏膜有许多绒毛。绒毛根部的上皮下陷至固有层，形成管状的小肠腺，又称为肠隐窝（intestinal crypt）。绒毛和肠腺与小肠的消化吸收功能关系密切。

人体消化吸收主要在小肠。小肠绒毛是吸收营养物质的主要部位，包括碳水化合物、蛋白质、脂肪、维生素、矿物质吸收，以及水、电解质的吸收和转运。小肠的另一个功能是运动功能，其形式主要有紧张性收缩、分节运动和蠕动等。

大肠长 1.5m，分为盲肠、结肠和直肠，终于肛门。回肠、盲肠的连通口称为回盲口，回盲口处的黏膜折成上、下两个半月形的皱襞，称为回盲瓣，回盲瓣是盲肠、升结肠的分界标志。结肠壁有黏膜、黏膜下层、肌层和浆膜层，其黏膜层的结构与小肠相似，但没有绒毛。

大肠的主要功能是吸收水、电解质，将不消化的残渣以粪便的形式排出体外。

2. 功能特点

（1）胃肠道的消化、吸收、分泌功能：胃肠道的主要生理功能是摄取、转运和消化食物，吸收营养和排泄废物。食物消化与吸收是一个十分复杂的过程，涉及胃肠道的外分泌和内分泌、胃肠道运动、神经体液调节、血液及淋巴循环，以及它们之间的相互联系和密切配合，任一环节的破坏，均可引起胃肠道疾病。食物成分在胃肠道内的消化分解需要依靠胰腺、胃肠腺分泌的水解酶、肝脏分泌的胆汁，以及肠菌酶等的酶促反应参与。

1）胃肠道黏膜：胃肠道黏膜表面由一群有动力的上皮细胞组成，如将这些细胞面积加起来相当于一个网球场大小，上皮细胞具有高度发达的转膜吸收和分泌功能，在食物消化和营养摄取上起主要作用。上皮细胞与摄入的食物、水、微生物和肠道菌群相互作用。在健康状态下，吸收液体、电解质和营养物质；患病时则分泌大量的液体和电解质，造成腹泻。胃肠道黏膜上皮细胞有很强的再生修复功能，其更新速度快，约为72小时，这项功能使其在受到急性损伤后能很快修复，也可降低致癌原引起恶变的危险性。但过度增生也为消化道肿瘤的形成创造了条件，在环境和遗传因素作用下，很容易发生胃肠道肿瘤。

2）胃肠道动力：胃肠道吸收营养、排除废物这项主要功能的完成，除了依赖上述黏膜功能外，还依赖于深层肌肉协调性地推进胃肠道腔内食物的动力作用。

胃肠道的活动受自主神经支配，交感神经兴奋可导致胃肠动力的变化，迷走神经受损可引起胃十二指肠对扩张异常敏感。下丘脑是自主神经的皮质下中枢，也是联络大脑与低位中枢的重要环节。胃肠道具有肠神经系统（enteric nervous system，ENS），可以不依赖中枢神经系统（central nervous system，CNS）独立行使功能，被称为"肠之脑"，包括从食管开始到肛门整个胃肠道的神经元（共 $10^8 \sim 10^9$ 个），相当于脊束中神经元的总和。ENS 大部分位于消化道环形肌与纵行肌之间的肌间神经丛，包括接受胃肠道刺激信号的感觉神经元、将各种信号编码的中间神经元和执行抑制或兴奋的运动神经元，肌间神经丛主要调节胃肠道运动。ENS 少部分位于黏膜下神经丛，与黏膜肌运动和黏膜分泌吸收有关。ENS 可直接接受胃肠道腔内各种信号，被激活后分泌的神经递质为多肽分子，如 P 物质、阿片类多肽、生长抑素、脑血管活性肽等。ENS 有很多反射路径，同时也受中枢神经的调节（脑 - 肠轴），其在调控胃肠道的运动、分泌、血液和水及电解质转运上都有重要作用。总之，CNS、自主神经系统和 ENS 的完整性，以及它们之间的协调对于胃肠道动力的调节起重要作用。

各种精神因素，尤其是长期高度紧张可以干扰高级神经的正常活动，造成脑 - 肠轴的紊乱，引起内脏感觉过敏，进而引起胃肠道功能的紊乱。

3）胃肠道激素：胃肠道激素是指来源于胃肠道内分泌细胞和神经细胞的小分子活性物质和多肽。这些多肽活性物质不仅存在于胃肠道内（胃肠道内分泌细胞），也存在于 CNS 内，作为神经信息的传递物质，故称为脑肠肽。脑肠肽除了作为激素影响远处器官，也可作为神经递质传递神经信号与冲动，又可作为旁分泌调节邻近细胞或作为自分泌调节自身细胞。如果将消化系统中内分泌细胞加在一起作为一个内分泌器官的话，它将是人体中最大的、功能最复杂的内分泌器官。胃肠道激素对于维持消化道正常生理功能是不可缺少的，胃肠激素之间，以及胃肠激素与胃肠各种细胞、组织、器官之间相互协调才能维持生理功能。

（2）胃肠道免疫功能：胃肠道黏膜表面的生理结构和广泛分布在黏膜内的免疫细胞共同构成黏膜屏障，在抵御病原微生物入侵和维持机体正常防御功能上起重要作用。胃肠道相关性淋巴样组织（gastrointestinal-associated lymphoid tissue，GALT）由胃肠道的免疫细胞构成。主要包括肠道集合淋巴结、上皮内淋巴细胞和黏膜固有层淋巴细胞。

1）肠道集合淋巴结：肠道集合淋巴结（Peyer 结）是小肠黏膜内的一组淋巴滤泡。淋巴滤泡由 B 细胞和 T 细胞（CD4$^+$ 为主）组成，其能识别胃肠道内呈现的许多种抗原，主要吞噬病毒和肠道病原菌，递呈吞入的肠腔内抗原转交给免疫细胞，免疫细胞可对致病抗原加工、转运、递呈，在此过程中被激活的免疫细胞经过循环归巢的过程回到肠黏膜固有层，成为分泌 IgA 为主的浆细胞和效应 T 细胞参与肠道局部免疫反应。

2）上皮内淋巴细胞：位于黏膜上皮间隙，大多数为抑制性 T 细胞，可抑制抗原的无限制激活作用。

3）黏膜固有层淋巴细胞：黏膜固有层淋巴细胞包括 B 细胞、浆细胞、T 细胞、巨噬细胞、树突状细胞、肥大细胞等。固有层浆细胞绝大多数分泌 IgA，发挥其特异性免疫应答作用，IgA 附着于胃肠道黏膜表面，可阻止病菌和抗原的入侵。T 细胞主要为 T 辅助细胞，CD4$^+$、CD3$^+$ 细胞大多处于激活状态，通过辅助抗体，分泌细胞因子及溶细胞介导宿主在防御中发挥的效应功能。其他几种细胞含有多种神经肽受体，与肽能神经连接，并分泌各种神经肽，调节细胞因子和免疫球蛋白合成、释放，影响免疫细胞增殖趋化和吞噬功能。

（二）肝脏

肝脏是体内最大的器官，重 1 200～1 500g，占成人体重的 1/50，是体内物质代谢和生物转化的工厂，也是人体免疫系统重要的组成部分。

1. 结构特点 肝脏具有双重血供特点。正常肝血流 1 500ml/min,其中 75% 血供来自门静脉,25% 来自肝动脉的高浓度含氧血。肝从门静脉接受来自肠道的高浓度营养物质和胰腺、肠道来的激素,这些物质经过有功能的肝细胞合成加工或分解后再回到体循环或通过胆汁排出。因此肝是碳水化合物、脂肪和蛋白质代谢的主要器官,也是清除从肠道来的毒素、细菌及化学药物的主要场所。

肝小叶(hepatic lobule)是肝脏结构和功能单位。肝实质是由无数个肝小叶组成。其解剖结构为 15～30 个肝细胞以单层细胞排列组成的肝细胞板(liver cell plate)。肝细胞板靠近入肝血管(肝动脉、门静脉分支)端为第 1 带(zone 1),顺次为第 2 带和第 3 带,逐渐远离入肝血管,肝细胞板第 3 带的末端组成了中央静脉。血流在汇管区经过肝动脉、门静脉进入肝窦,沿着肝细胞板进入中央静脉,位于第 1 带的肝细胞摄入的是高浓度氧,而第 3 带的氧供较差,因此,第 3 带肝细胞易受缺血影响发生损伤。第 1 带肝细胞的结构功能也与第 3 带的不同。第 1 带的肝细胞线粒体多且大,溶酶体和高尔基复合体丰富,其主要功能为糖原异生、脂肪酸 β 氧化、氨基酸分解代谢、尿素生成、合成胆固醇、分泌胆汁,因此,由于化学损伤引起的坏死和脂肪变性主要分布在 1 带。第 3 带的肝细胞光面内质网较第 1 带丰富,细胞核较大,该带肝细胞主要进行与释放能量有关的反应包括糖酵解、脂肪生成、合成谷氨酰胺清除血氨,该带也是解毒和药物生物转化的主要场所,因此,药物中毒常累及第 3 带。

肝内也存在大量的非实质细胞。肝窦内皮细胞位于肝窦血流和狄氏间隙之间,在肝窦内皮细胞胞质中可见许多直径为 100nm 的小孔(网孔),允许蛋白质自由地从肝窦到狄氏间隙进行迅速充分的物质交换。病理情况下,网孔闭塞、内皮细胞形成连续的基底膜、狄氏间隙变窄,称为肝窦毛细血管化,此时肝窦通透性下降,肝功能受到损害,肝内血流阻力增加。库普弗(Kupffer)细胞是肝内的巨噬细胞,位于肝窦壁,有吞噬活性,可清除细菌、病毒及内毒素,还可分泌多种细胞因子。肝星形细胞(Ito 细胞)胞质内含有大量维生素 A,位于肝窦壁,各种致病因子活化肝星形细胞后,其产生多种细胞因子并合成胶原,在纤维化形成中起中心作用。Pit 细胞是肝窦内的自然杀伤细胞,可清除肝细胞内病毒,亦是抗肿瘤的屏障。

2. 功能特点 肝是体内碳水化合物、蛋白质、脂质、维生素合成代谢的重要器官,通过各种复杂的酶促反应而运转,一旦肝细胞受损停止工作或酶缺乏均可引起疾病。例如肝通过糖原分解及异生供给葡萄糖,又通过糖酵解、糖原合成、贮藏摄取葡萄糖,在调节血糖浓度、维持其稳态中起重要作用,其功能被干扰时就可发生低血糖(如酒精中毒);肝是合成白蛋白和一些凝血因子的唯一场所,肝功能坏死或肝脏储备功能下降时,蛋白合成功能障碍,可出现凝血酶原时间延长及低白蛋白血症。肝 α_1- 抗胰蛋白酶减少,可发生肺气肿和肝硬化;缺乏铜蓝蛋白,可发生肝豆状核变性。肝细胞低密度脂蛋白受体缺乏是家族性高胆固醇血症的原因,酒精性肝病、糖尿病患者脂质在肝内积聚形成脂肪肝均是影响肝脂质代谢的结果。

肝也是体内主要的解毒器官,是药物、多种激素、血红蛋白代谢产物和血氨分解去毒、灭活和排泄的场所。肝摄取、结合、转运、分泌、排泄胆红素,任何一环的障碍均可引起黄疸。肝是胆汁生成的场所,各种原因引起胆汁酸合成、转运、分泌、排泄障碍均可引起胆汁淤积性肝病和脂溶性维生素缺乏。药物在肝内的代谢主要是通过肝细胞光面内质网上的微粒体内(细胞色素 P450)的一系列药酶作用。

肝是体内最大的单核 - 吞噬细胞系统,所含库普弗细胞占全身单核 - 吞噬细胞系统的 70% 以上,它的解剖部位决定了它是一个内脏血流的过滤器,是肠道免疫系统的第二道防线。肝窦的库普弗细胞能吞噬来自肠道的病原菌、内毒素、外来抗原,以及循环免疫复合物。肝的过滤和清除作用可以阻止有害物质从肠道侵入全身。它还具有诱导免疫耐受的作用,以避免机体对外来抗原的免疫反应,不致造成组织损伤。Pit 细胞则在机体抗肿瘤免疫上起作用。

(三)胰腺

1. 生理结构特点 胰腺为上腹深处腹膜后器官,横卧于腹膜后,相当于第 1～2 腰椎平面。胰腺分为头、颈、体、尾四部分,十二指肠曲包绕胰头,颈部为头与体部的移行部分,胰尾接近脾门。胰液从胰管流入十二指肠,胰管分主胰管和副胰管,绝大多数主胰管与胆总管汇合形成一个共同通道,开口于十二指肠乳头;在胰头部分出较细的副胰管,开口于副乳头。胰腺的外分泌组织占胰腺组织的 80%,其内分泌组织占 2%,胰管系统占 18%。胰腺由许多胰小叶组成。

2. 功能特点 胰腺是兼有内、外分泌功能的腺体。胰腺可分泌多种酶,是重要的消化液,除淀粉酶外,其他酶均以无活性的酶原状态存在,被体内激活因子激活后,发挥活性消化食物,促进三大物质代谢。由于胰蛋白酶可激活多种其他胰酶，因此，胰蛋白酶原活化为胰蛋白酶在多种胰酶级联激活中最为关键。生理状态下，从腺泡细胞分泌出的胰蛋白酶原在胰腺内可有微量激活，但胰腺间质细胞所产生的酶特异性抑制物（α_1- 抗胰蛋白酶、α_2- 巨球蛋白等）可使在胰腺内提前活化的胰蛋白酶迅速失活，避免发生自身消化。

胰岛也有多种分泌细胞。胰岛病变会出现相应的内分泌失调，胰腺的外分泌出现障碍也可影响内分泌活动。胰岛素能促进组织摄取，储存和利用葡萄糖；促进脂肪的合成，抑制其分解；促进核酸和蛋白质的合成和储存。胰高血糖素能促进肝糖原分解，糖异生；促进脂肪分解，酮体生成；减少蛋白质合成。生长抑素的作用是抑制生长激素及全部消化道激素的分泌；抑制消化腺外分泌，促进肠系膜血管收缩。血管活性肽可扩张血管，增强心肌收缩力；扩张支气管和肺血管，增加肺通气量；使消化管肌张力降低，抑制胃酸分泌。胰多肽主要调节胃液和胰液的分泌，胰多肽可干扰和抑制胆碱能的传递，减低胰酶分泌，在肠 - 胰反射的胰酶调节中有重要作用。

胰液分泌受神经调节的影响。迷走神经可通过其末梢释放乙酰胆碱直接作用于胰腺，也可通过引起胃泌素的释放，间接地引起胰液分泌。迷走神经兴奋引起胰液分泌的特点是：水分和碳酸氢盐含量很少，而酶的含量却很丰富。胰腺的肾上腺能神经支配主要经由内脏神经到达胰腺，一般是抑制胰腺外分泌，包括通过胰内血管收缩，减少胰分泌；其次，通过胰管收缩，直接抑制腺泡细胞分泌酶原颗粒，从而减少胰酶的分泌。胰腺分泌也受局部神经通路的影响。在食糜刺激下，黏膜局部释放 5- 羟色胺，通过旁分泌方式直接刺激迷走神经传入神经末梢，通过迷走胆碱能神经反射促使细胞释放增加，增加胰腺分泌。

（陈卫昌）

第二章　消化内科疾病诊疗思路

疾病诊疗思路是在疾病诊治过程中通过对疾病现象进行调查、综合、分析和判断等思维活动，进而形成的诊疗疾病的方法路径。它是临床诊疗工作的核心，是优质医疗的重要保障。建立清晰完整的临床诊疗思路极为重要，是住院医师规范化培训的主要内容。消化内科疾病诊疗既需遵循临床诊疗的一般规律，也要结合消化内科疾病的自身特点。

在临床诊疗中，我们常需遵循以下基本原则。①全面评估、综合分析原则：在临床实践中，应综合分析患者的年龄、性别、居住地、生活习惯和精神心理状态等。②实事求是原则：在临床实践中，应认真细致观察，积极总结归纳，深入思考，客观对待临床资料，避免经验性思考。③"一元论"原则：面对复杂的临床表现时，思路应开阔，尝试用一种疾病的病理生理过程解释不同临床表现。④首先考虑常见病和多发病：疾病的发生常受到居住地及环境因素的影响，因此应先考虑本地区的常见病和多发病。⑤首先考虑器质性疾病：在疾病诊断时应先考虑器质性疾病，再考虑功能性疾病。

消化内科疾病诊疗中，除了需要遵循临床诊疗的一般规律外，还需考虑消化内科疾病的自身特殊性：①消化系统器官多。消化系统器官包括食管、胃、小肠、大肠、肝脏、胆道和胰腺等，疾病种类繁多、鉴别诊断复杂。在临床诊疗中确诊为消化系统疾病前，常常需要排除其他系统疾病。如因急性右下腹疼痛就诊的女性患者，在考虑急性阑尾炎、肠梗阻或急性胃肠炎等导致右下腹疼痛的消化内科常见疾病之前，需鉴别并排除引起急性右下腹疼痛的其他系统疾病，如异位妊娠破裂、卵巢囊肿蒂扭转或泌尿系统结石等。②消化系统与其他系统联系密切。消化内科疾病可由感染、免疫和内分泌等多种全身性因素引起。因此，消化内科疾病可伴有其他系统表现，而其他系统疾病也可出现消化系统症状体征。如肝硬化患者可出现胸闷、呼吸困难和下肢水肿，而慢性粒细胞性白血病患者可有肝脾大。③消化系统肿瘤常见多发。发病率和死亡率排名前十位的肿瘤中，消化系统肿瘤占近半数。多数消化系统肿瘤确诊时已处于中晚期，预后差。因此，消化系统肿瘤的早发现、早诊断和早治疗尤为重要。④消化系统危急重症多。重症急性胰腺炎、食管-胃底静脉曲张破裂出血和急性肝衰竭等消化系统疾病起病急、病情重、变化快，常危及生命。因此，迅速确定病因、准确评估严重程度并及时采取有效的干预措施，对预后有重要意义。⑤消化系统功能性疾病常见。在消化内科就诊的患者中，功能性消化不良和肠易激综合征等功能性疾病常见，在临床实践中，需要首先考虑器质性疾病，但也需要结合患者的文化水平、生活习惯及精神心理因素等考虑功能性胃肠道疾病的可能。⑥消化内科疾病诊疗技术发展迅速。例如，消化内镜人工智能诊断技术和消化内镜隧道治疗技术等提高了消化内科疾病的诊疗水平。

消化内科疾病诊疗思路贯穿于整个临床诊疗过程中。主诉常为患者就诊的主要原因，因此医师应准确把握患者的主诉，围绕主诉开展全面有序的问诊，提出假设诊断，再针对性地进行体格检查。如以"急性腹痛2小时"为主诉就诊的患者，除询问患者腹痛的一般特点外，还应注意患者有无慢性、节律性或周期性上腹痛，夜间或进食油腻食物后有无加重，有无血尿、尿频或尿痛等病史，从而分别建立消化性溃疡穿孔、急性胆囊炎及尿路结石等假设诊断。在体格检查时，如发现腹痛患者肝浊音界减小或消失、墨菲征阳性、肋脊角叩击痛等，可分别进一步支持消化性溃疡穿孔、急性胆囊炎、尿路结石等假设诊断。若体格检查结果与第一假设诊断不一致，可考虑第二假设诊断。如上述患者在体格检查时出现典型的转移性右下腹疼痛伴麦氏点压痛和反跳痛，则需考虑急性阑尾炎的可能。病史和体格检查结果是基本病例资料，综合分析相关资料并提出假设诊断后，可针对性地完善辅助检查以支持或摒弃假设诊断。

合理应用消化系统丰富的辅助检查方法对明确疾病诊断有重要价值。若怀疑消化性溃疡，需行胃镜检查，必要时内镜下取活检；若怀疑胆道系统结石，可行腹部超声检查，必要时行磁共振胰胆管成像（MRCP）、内镜逆行胰胆管造影术（ERCP）；若怀疑急性胰腺炎，可完善血（尿）淀粉酶、脂肪酶及腹部 CT 等检查。充分了解辅助检查的优势和局限性，合理选择辅助检查方法对消化内科疾病诊断尤为重要。当临床资料与辅助检查结果不一致时，需审慎客观地分析辅助检查结果，不能片面依据相关检查结果确定疾病诊断。

在临床诊疗过程中，我们常需要通过分析、综合和比较等思维方法，鉴别相关疾病并形成对疾病的深层次认识，进而准确诊断。同一患者通常会有多种临床表现，但每种临床表现对于疾病诊断的价值并不相同。例如，以"腹胀、反酸、上腹部饥饿痛伴黑便 1 个月"入院的患者，相对于"腹胀、反酸"，"上腹部饥饿痛伴黑便"对于疾病的诊断意义更大。对患者的症状、体征及辅助检查结果，应分清主次，抓住重点，综合分析，确定初步诊断。作出疾病的初步诊断后，需动态观察患者病情变化，并在临床治疗中加以验证。若后续的病情变化与初步诊断相符，则确定诊断；若病情变化不能用已有诊断解释，则需再次综合分析病例资料，必要时进一步完善相关检查，重新建立诊断。如因"间断右下腹疼痛 2 年，加重 1 周"就诊的患者，既往有肺结核病史，经正规抗结核治疗后痊愈；结肠镜结果显示回盲部溃疡，病理检查显示回盲部慢性炎症，结核菌素试验（+），初步诊断为肠结核；予以抗结核治疗 6 周后患者症状无明显好转，并出现肛周瘘管和口腔复发性溃疡，复查结肠镜发现末段回肠纵行溃疡，这时应考虑诊断为克罗恩病。因此，疾病的诊疗是一个动态过程，随着疾病的发展，诊断可以被证实、补充或推翻，在临床工作中，医师应根据病情变化及时调整诊疗方案。

总之，完整、有序、清晰和准确的消化内科疾病诊疗思路对接受规范化培训的住院医师尤为重要，它需要以扎实的医学理论知识和熟练的临床技能为基础，在反复的临床实践与总结中提高，并在长期实践中日臻完善。

（董卫国）

第三章 消化内科最新诊治进展

消化系统涵盖多种器官，大致可分为两类：腔道器官和实质性腺体器官，故消化系统疾病种类繁多而复杂，在诊治疾病方面有着自己的特色。随着科技和医学的进一步发展，疾病的诊断和监测手段逐渐多样化，从传统的"望、闻、问、切"逐渐发展为借助多种仪器，因此各类疾病的诊断准确率大大提高，为疾病的"早发现"和"早治疗"奠定了良好的基础。在疾病治疗方面，从传统的内科药物治疗逐渐发展为药物结合医疗器械——消化内镜，为消化内科医师提供了更为广阔的视野和更为有效的诊疗手段。本章将从以下几方面对消化内科诊治进展进行简单阐述。

（一）胃食管反流病

胃食管反流病是消化系统常见的内科疾病，该疾病消化道症状易反复且长期患病者可伴有部分精神症状。目前关于胃食管反流病的治疗，以药物治疗为主，如质子泵抑制剂、促动力药及胃黏膜保护剂等。除此之外还可根据患者的不同情况选择若干侵入性治疗方法，例如抗反流手术、肥胖外科手术、磁环植入及内镜下治疗。磁环可阻止不正常的反流但对食管正常功能无影响；内镜下治疗主要包括射频消融术、经口无切口胃底折叠术（transoral incisionless fundoplication，TIF）。

（二）幽门螺杆菌感染

幽门螺杆菌（Helicobacter pylori，Hp）是一类微需氧菌，与胃部疾病关系密切，在成人 Hp 感染可引发慢性胃炎、消化性溃疡、胃恶性肿瘤等疾病。早期根除 Hp 可有效降低萎缩性胃炎、肠上皮化生的发生率，甚至可使部分胃腺瘤得到逆转。随着 Hp 耐药率的增加，传统三联方案根除 Hp 疗效欠佳，目前大家普遍接受四联方案根除 Hp 治疗；在常规根除方案中添加益生菌可有助于提高 Hp 根除率；同其他方案相比，个体化治疗可提高 Hp 根除率，且安全性和耐受性更佳。

在 Hp 感染人群中，儿童青少年是不可忽视的群体。儿童青少年 Hp 感染有其自身的疾病特点，比如疾病谱不同。故在诊断监测儿童青少年 Hp 感染时需多方面考虑，例如监测粪便 Hp 抗原的同时，可进行血清抗体监测；根除 Hp 感染则需制订个体化治疗方案。除此之外，预防 Hp 感染的疫苗已处于研制和临床试验阶段，初步结果提示口服疫苗可有效预防 Hp 感染且不良反应发生率较低。

然而，Hp 感染和生活方式及卫生习惯密切相关，监测和根除 Hp 任重而道远，需医患双方共同努力。

（三）内镜诊疗

消化内镜是消化内科诊断和／或治疗疾病的一大特色，近些年，消化内镜领域发展迅速，新技术的不断涌现、新理念的不断更新对消化系统疾病的诊治产生了革命性的影响。

我国是消化道肿瘤高发地区，因此对消化道肿瘤的早期筛查和监测刻不容缓。消化内镜在消化道早癌的筛查和监测中扮演着至关重要的角色，不同光束的转换、内镜窄带成像（narrow band imaging，NBI）技术、放大内镜结合内镜窄带成像技术、内镜下活检等技术的发展，使消化道早癌的检出率大幅度提高。目前该类疾病首选内镜下治疗，治疗方式以内镜黏膜切除术（endoscopic mucosal resection，EMR）和内镜黏膜下剥离术（endoscopic submucosal dissection，ESD）为代表，此外对源于食管固有肌层黏膜下肿物可选择内镜经黏膜下隧道肿瘤切除术（submucosal tunnel endoscopic resection，STER）。

消化内镜对胆胰疾病亦有卓越贡献，比如内镜逆行胰胆管造影术（endoscopic retrograde cholangiopancreatography，ERCP）、内镜下十二指肠乳头括约肌切开术（endoscopic sphincterotomy，EST）成为胆总管结石的主要治疗手段，内镜下鼻胆管引流术（endoscopic nasobiliary drainage，ENBD）成为治疗胆道梗阻所致梗阻性黄疸的主要技术，内镜下胆管支架引流术（endoscopic retrograde biliary drainage，ERBD）亦广泛用于良性或恶性胆管狭窄的内镜治疗。超声内镜（endoscopic ultrasonography，EUS）在消化道早癌和胆胰疾病的诊治方面亦有广泛应用。

在食管静脉曲张治疗方面，适时行内镜下曲张静脉套扎术（endoscopic variceal ligation，EVL）或内镜下硬化剂注射治疗术（endoscopic injection sclerotherapy，EIS）可取得良好效果。经口内镜下肌切开术（peroral endoscopic myotomy，POEM）可治疗贲门失弛缓症。经自然腔道内镜手术（natural orifice transluminal endoscopic surgery，NOTES）在穿越管壁诊疗过程中具有广阔前景。

小肠镜和胶囊内镜在小肠疾病的诊疗方面独具特色，已成为诊断监测小肠疾病的一线工具，其中小肠胶囊内镜已更新至第三代。胶囊内镜除监测胃及小肠疾病外，亦可应用于结肠病变的监测；目前，结肠胶囊内镜已更新至第二代，新一代结肠胶囊内镜获取和处理图片信息效果更佳。胶囊内镜因其安全、有效且易于接受等优点，在儿童消化系统疾病诊断方面亦得到较广泛的应用，例如诊断并监测儿童克罗恩病。

消化内镜在消化系统疾病的诊疗方面作出了巨大贡献，但有时无法完全避免并发症的发生，比如指南推荐食管早癌治疗首选 ESD，然而术后食管狭窄不容忽视。故若干预防和/或治疗食管术后狭窄的措施已逐渐得到应用，例如术后口服或者多点注射激素，联合应用激素、聚羟乙酸和纤维蛋白胶，点注射 A 型肉毒杆菌等，亦可药物联合支架植入或球囊扩张。除此之外，研究人员进行了大量科学研究，拟用新型方法预防和/或治疗 ESD 术后食管狭窄，例如使用 CHST15 siRNA、ESD 术后局部药物（曲安奈德）灌注、脱细胞真皮基质及使用组织工程自体口腔上皮细胞移植等。

科技的不断更新，也带动着消化内镜技术和理念的不断革新，传统的内镜诊疗指征已逐渐扩大，消化内镜的诊疗趋于"多样化"和"扩大化"，消化内镜发展前景广阔。

（四）肝病诊疗

我国是肝病高发区，慢性肝病可由多种原因引起，例如病毒性肝炎、酒精性肝病、非酒精性脂肪性肝病、自身免疫性肝炎等。在各种慢性肝病逐渐发展的动态过程中，肝纤维化是必然环节，肝硬化为中晚期表现。临床中根据患者有无并发症将其分为代偿期肝硬化和失代偿期肝硬化，失代偿期肝硬化患者不但平均生存时间明显低于代偿期肝硬化患者，且有发生原发性肝癌的风险。

肝纤维化/肝硬化的诊断主要依据临床病史、病理组织学、影像学、血清学等方面，影像学检查除了经典方法腹部超声显像、腹部 CT/MRI 外，肝脏瞬时弹性测定目前也广泛应用于临床；血清学诊断方面除了常用的肝纤维四项等指标外，有许多研究发现高尔基体跨膜糖蛋白 73（GP73）在肝纤维化诊断方面也有较高价值，例如有研究建议 GP73≥85μg/L，可用于诊断慢性乙肝病毒（HBV）感染患者显著肝纤维化。

肝纤维化/肝硬化传统经典的治疗方法有病因治疗、保护肝功能、促进肝脏代谢等。其中病因治疗如乙肝和丙肝病毒治疗，是最重要、也是最有效的治疗。肝脏特异性和目标选择性是理想的抗纤维化治疗的两个关键要素，近年来出现的以转化生长因子-β_1（transforming growth factor-β_1，TGF-β_1）、瘦素、血小板衍生因子（platelet derived growth factor，PDGF）、γ 干扰素等为靶点的基因治疗，为抗纤维化治疗开辟了一个新的领域。此外，以 p38α/p38γ 为靶点的 F-351、NOX1/NOX4 抑制剂 GKT-137831、组织蛋白酶 B 抑制剂 VBY-376、线粒体抗氧化剂 Mito Q 等小分子靶向治疗药物，也在积极开展用于治疗非酒精性脂肪性肝病的临床试验。有研究发现，自体移植内皮组细胞和肝脏干细胞可治疗肝纤维化，并阻止肝硬化进展；抗肝纤维化的多项临床试验正在开展。

若干"老"药在治疗肝纤维化/肝硬化方面展现别样风采，例如他汀类药物可降低肝炎病毒相关慢性肝病肝硬化的发生风险及死亡率，阿格列扎可治疗（逆转）肝纤维化，三环抗抑郁药可降低丙型肝炎相关肝硬化发生风险，以及口服牛磺酸（6g/d）可降低肝硬化患者肝静脉压力梯度（hepatic venous pressure gradient，HVPG）。除药物外，亦有研究发现食物在治疗肝纤维化/肝硬化中有妙用，比如摄入咖啡可降低肝硬化的发生风险，食用蓝莓可缓解肝细胞损伤及减少肝内Ⅲ型胶原生成等。

对各种慢性肝损伤，特别是乙肝、丙肝、酒精肝，以及不断增多的非酒精性脂肪性肝病，均应高度重视肝硬化、肝癌可能，均应尽可能给予"及时、有效、规范"的治疗。肝纤维化防治需要医患重视、积极预防；肝纤维化/肝硬化治疗任重道远，仍需要更多规范、严谨的临床研究去验证。

消化内科疾病诊治充满机遇和挑战,无论是经典传统疾病还是疑难杂症,均需认真细致地鉴别诊断,并尽可能给予确切的对因治疗。科学技术的进步给内科医师的诊疗之路带来无限可能!未来,在胃肠、肝胆及胰腺等疾病的诊治方面,我们仍需不忘初心、锐意进取、砥砺前行!

(和水祥)

第四章 消化内科常用药物合理应用

消化系统包括食管、胃、十二指肠、小肠、结肠，也包括胰腺、胆道和肝脏等消化相关器官。消化系统疾病很多，用于消化系统疾病治疗的药物也就很多。目前用于临床的药物包括消化性溃疡用药，保肝治疗药物，炎性肠病治疗药物，肠道微生态制剂，胃肠动力与功能性消化不良用药等。这么多的药物，如何用、怎么用才能达到合理状态？一般认为应该遵守以下原则：了解药物副作用，疾病针对性用药，对症治疗，试验性治疗，了解药代动力学、药物的配伍禁忌、药物的协同作用，最小剂量原则和经济效益原则等。

（一）药物副作用

临床使用药物前都要充分了解药物的副作用，包括药物出现的不良反应，比如皮疹、消化系统症状、神经系统不良反应等，这样患者用药过程中一旦出现不正常表现就能及时作出分析和判断，并作出正确的处理。同时还要了解药物可能影响其他器官的功能等，比如一些药物存在肝损害，在患者合并肝病时用药就要注意使用对肝脏影响小的药物；而对于合并乙肝、丙肝的患者，在疾病治疗不得不使用激素时，需要进行抗病毒的治疗。对可疑合并结核患者使用激素时，可能要同时使用预防性抗结核治疗。对于合并肾脏疾病者，应避免使用对肾功能有损害的药物等。因此，充分了解药物副作用是临床安全用药的首要原则。

（二）针对疾病及病情轻重选择用药

对于消化性溃疡的治疗，针对消化性溃疡的理论，包括防御机制的下降、攻击因素的存在，使用不同的药物治疗。通常使用胃黏膜保护剂和抗酸治疗，当患者存在幽门螺杆菌感染的时候，应该进行抗幽门螺杆菌的治疗。对于久治不愈的溃疡病，还要进一步分析原因，包括幽门螺杆菌感染、胃泌素瘤等，明确诊断，针对性治疗才能行之有效。

同样的疾病，因为病情的轻重、疾病的不同时期而选择不同的治疗方案，比如对于溃疡性结肠炎，因为病情轻重、病变部位而选用不同药物，针对轻型者一般可以选用 5- 氨基水杨酸治疗，对于中度者也可以选用 5- 氨基水杨酸，治疗无效或重度者再考虑使用激素治疗，对于直肠型且轻症者可以选择使用柳氮磺吡啶栓、5- 氨基水杨酸栓剂局部用药进行治疗。对于重症者，通过口服药物无法吸收或肠道无法承担者则需通过静脉给药。对于激素无效、激素耐药者，则要选用免疫抑制剂治疗，或选用生物制剂。在疾病缓解期，则往往需要进行维持治疗，包括 5- 氨基水杨酸或免疫抑制剂治疗等。

（三）对症治疗

症状是患者的感受，严重影响生活质量，因此对症治疗非常重要。通常除了针对疾病进行治疗外，同时需要减轻症状的治疗，也就是对症治疗。比如，质子泵抑制剂治疗是溃疡病患者最根本的治疗方法，但是在反酸胃灼热症状存在、质子泵抑制剂还未完全起作用时，通过中和胃酸的治疗如口服铝碳酸镁等短时间缓解患者的不适感觉也很重要。同时对伴有腹胀的消化性溃疡患者的治疗，分析存在胃肠动力不足的情况下，如果加上促胃肠动力药，则能够有利于改善患者的感受。对于一些患者在就诊时虽然还未能明确诊断，但是根据症状先给予对症治疗也是可以考虑的。

（四）试验性治疗

通常，临床用药治疗包括对症治疗、病因治疗、试验性治疗等。试验性治疗大多是在疑似诊断的情况下，给予针对性用药，再通过疗效来明确疑似诊断或否定疑似诊断。消化系统疾病鉴别比较困难时，如肠道溃疡的患者在克罗恩病与肠结核鉴别困难时，在病情允许的情况下，往往先进行抗结核治疗，通过 2～3 个月时间疗效的观察，为鉴别诊断提供依据。再比如胰头占位，通过实验室检查、影像学检查，甚至穿刺细胞学检查都无法诊断，在没有找到肿瘤证据，而临床无法排除自身免疫性胰腺炎的时候，我们可以试用激素治疗，用药后两周通过实验室检查和影像检查判断胆道梗阻减轻就可以初步诊断自身免疫性胰腺炎，并进行进一步治疗。掌握好试验性治疗的原则，有时可以起到事半功倍的作用。关键是要把握好时机。

（五）充分了解药物的药代动力学

了解药物半衰期、药物起效治疗时间等对于决定用药剂量、用药间隔都有很好的指导意义。因此，临床用药时，要充分了解药物的药代动力学。对于消化性溃疡并发出血的止血治疗，抑酸治疗是关键，通过抑制胃酸，让胃内的 pH 维持在一定水平上，使得已形成的血栓不受破坏，才能达到有效的止血作用。这样充分了解质子泵抑制剂的药代动力学，我们才知道是持续应用还是分次给药，分次给药应该间隔多长时间。

（六）注意药物的配伍禁忌问题

当患者存在共病情况下，几种疾病可能需要几种药物同时进行治疗，这时需要注意用药配伍禁忌问题。消化系统用药最常遇到的问题是，患者因为合并冠心病、心肌梗死需要给予二级预防用药如氯吡格雷等。氯吡格雷是血小板聚集抑制剂，能选择性地抑制腺苷二磷酸（ADP）与血小板受体的结合，随后抑制 ADP 介导的糖蛋白 IIb/IIIa 复合物的激活，从而抑制血小板的聚集。氯吡格雷是一种前体药，必须经生物转化才能抑制血小板的聚集。氯吡格雷经氧化生成 2- 氧基 - 氯吡格雷，继之水解形成活性代谢物（一种硫醇衍生物）。氧化作用主要由细胞色素 P450 同工酶 2B6 和 3A4 调节，1A1、1A2 和 2C19 也有一定的调节作用。氯吡格雷是一个治疗窗狭窄的酯类前体药物，其口服生物利用度约 50%，所吸收的原形药和有活性的代谢物，仅约 15% 是经细胞色素 P450 两步代谢为有活性的氯吡格雷的巯基羧酸衍生物 R-130964 才能发挥抗血小板作用。这样，所用氯吡格雷仅约 2% 是以活性药物形式与血小板 P2Y12 受体相结合，可见氯吡格雷为治疗指数很小的药物，很多因素包括其代谢即使受到微小的干扰，其抗血小板作用也会发生巨大改变。

消化性溃疡、胃食管反流病、幽门螺杆菌感染等往往需要使用的主要药物是质子泵抑制剂，而质子泵抑制剂多数被 CYP2C19 代谢，因此同时使用氯吡格雷与质子泵抑制剂可能出现竞争性抑制而造成氯吡格雷的药效下降，最后造成预防失败而威胁患者安全。所以需要充分了解各种质子泵抑制剂代谢过程对细胞色素 P450 酶的依赖情况。目前临床用质子泵抑制剂对这种酶的依赖程度依次是奥美拉唑（>80%）、兰索拉唑（>50%）、泮托拉唑（>50%）、埃索拉唑（>50%）、雷贝拉唑（<10%～20%）。CYP2C19 抑制剂中，质子泵抑制效果由强至弱排序依次为：奥美拉唑>兰索拉唑>埃索拉唑>泮托拉唑>雷贝拉唑（最弱）。因此，在合并使用氯吡格雷和质子泵抑制剂的时候，需要考虑以下对策：增加氯吡格雷剂量；改用对 CYP2C19 影响小的质子泵抑制剂，如雷贝拉唑或泮托拉唑，消除不良的药物相互作用；或改用 H_2 受体阻滞剂雷尼替丁、法莫替丁，但不能选用西咪替丁；加用糖蛋白 IIb/IIIa 受体阻滞剂，如依替非巴肽等；适当调整治疗方案；更换新药，如不需要通过细胞色素 P450 酶代谢的药物。

（七）药物的协同作用

有些疾病的治疗往往需要同时使用 2 个或 2 个以上的药物，药物之间的协同作用很重要。对于幽门螺杆菌（Hp）的治疗，目前还没有发现有效的单一药物，治疗很困难，往往需要使用三联或四联治疗。首先需要抗生素，而且大多需要两种抗生素，抗生素需要在相对偏碱的环境下才能发挥最好的抗菌疗效，因此同时需要使用质子泵抑制剂来联合治疗。

关于 Hp 根除治疗失败的原因主要可以归纳为以下几个方面：① Hp 菌株本身的因素；②宿主因素；③环境因素；④其他因素。在 Hp 根除失败的诸多原因中，主要原因是 Hp 对抗生素产生耐药性。

通过了解 Hp 根除失败原因，进一步给予防治策略。①避免 Hp 耐药菌株的产生：应严格掌握 Hp 根除治疗的适应证，治疗规范化；避免使用单一抗生素；有条件者在治疗前做药物敏感试验；按照我国 Hp 感染处理共识意见中推荐的方案及疗程进行治疗。②寻找根治 Hp 的新药和新方法：推荐含铋四联疗法作为一线治疗方案，既可提高 Hp 根除率，也可避免耐药菌株产生；其他抗生素包括含左氧氟沙星的治疗方案，以及含中药的中西医结合等治疗方案。③个体化治疗：对 Hp 耐药者若再次使用相同抗生素治疗，应适当拖长疗程至 10 日或 14 日；对常用抗生素耐药时可以酌情选用四环素、呋喃唑酮及左氧氟沙星等，但必须注意药品不良反应；对于连续治疗失败者宜间隔 2～3 个月再行 Hp 根除治疗；为增强患者的依从性，医师应对患者详细交代用药方法。

（八）最少用药原则

药物或多或少存在副作用，用药也一定会给患者带来一定的经济负担。最小用药原则就是能通过锻炼来实现的就不用药物治疗，能少用药就尽可能少用药。比如有胃食管反流病的患者，因为反酸胃灼热，往往需要通过抑制胃酸以控制症状,有些患者可能不需每日都服药,有些患者可能两日服药一次,或三日服药一次,甚至有的患者可能一周一次就可以保持没有症状,像此种情况就可以让患者自己调整用药,用最小的药量控制症状,可能2～3日服一次药,或甚至减至一周一次用药。

（杨爱明）

第二篇
消化内科常见临床表现

第一章 恶心与呕吐

恶心（nausea）与呕吐（vomiting）是临床常见的症状。恶心为上腹部不适、紧迫欲呕吐的感觉。可伴有自主神经功能紊乱的表现，如皮肤苍白、头晕、流涎、出汗、血压降低、心动过缓等。呕吐则是通过胃的强烈收缩迫使胃或部分小肠的内容物经食管、口腔而排出体外的现象。一般恶心后随之呕吐，但也可仅有恶心而无呕吐，或仅有呕吐而无恶心。二者均为复杂的反射动作，可由多种原因引起。

【病例导引】

患者，男性，81岁。

主诉：腹痛、呕吐、肛门停止排便排气2日。

现病史：患者自诉2日前早上8点进食鸡蛋及咖啡色蛋白粉，11点无明显诱因出现中上腹痛，呈隐痛或阵发性痉挛痛，疼痛尚可忍受，无放射痛，伴恶心、呕吐3～4次，非喷射性，呕吐物为咖啡色胃内容物，伴腥臭味，量500～600ml。第二日上午呕吐物转为墨绿色，呕吐后腹痛可稍缓解。近2日肛门未排气排便，无畏寒、发热，无皮肤巩膜黄染，无心悸、胸闷，无头晕、头痛，无咳嗽、咳痰等不适。

既往史：20年前因直肠癌行直肠癌切除术，术后化疗3个月。6年前因前列腺癌在肿瘤医院行40次放疗。4年前因胆囊结石行腹腔镜胆囊切除术。

体格检查：神清，心肺未见异常。腹部外形正常，下腹可见手术瘢痕。全腹柔软，肠鸣音活跃，左上腹及脐周轻压痛，无反跳痛，腹部未触及包块，肝、脾肋下未触及，移动性浊音（－）。

辅助检查：腹部立卧位片考虑不完全性小肠梗阻。

X线检查见小肠扩张与多个液平面（图2-1-1）。

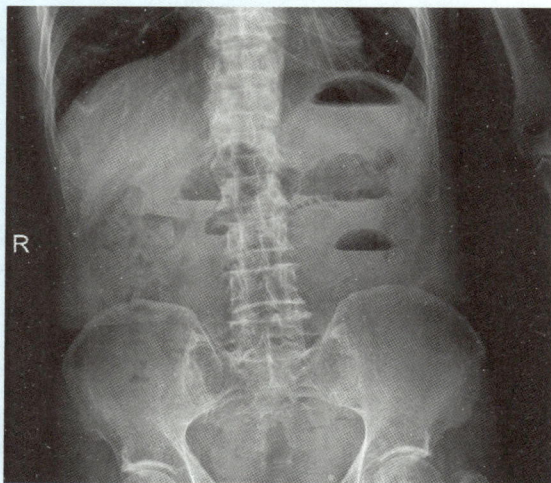

图2-1-1 小肠扩张与多个液平面一（X线片）

胃镜未见明显异常；肠镜显示直肠黏膜溃疡。

腹部CT平扫＋增强显示：①不完全性小肠梗阻；②双肾多发囊肿；③前列腺钙化。小肠扩张与多个液平面（图2-1-2、图2-1-3）。

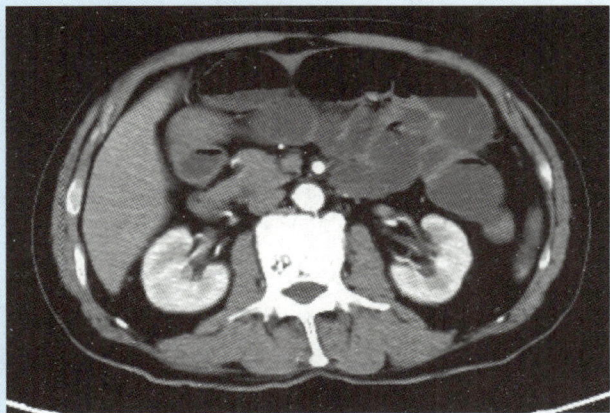

图 2-1-2　小肠扩张与多个液平面二（CT）

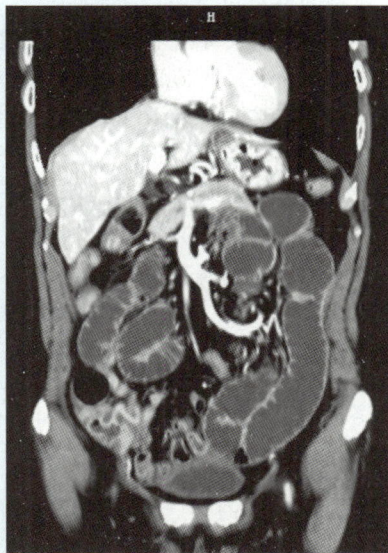

图 2-1-3　小肠扩张与多个液平面三（CT）

【问诊、体格检查要点】

1. 患者以腹痛、呕吐为主要症状,病程短,问诊时既要全面系统又要有针对性,才能为疾病的诊断提供有力依据。

采集病史应从以下几个方面入手。

（1）常见诱因与病因:有无不洁饮食,误服毒药、药物及酗酒史;有无消化系统疾病史;有无颅脑疾病及外伤史等;女性患者要注意询问月经史。

（2）呕吐特点:喷射性呕吐常见于颅内高压、颅内肿瘤;大量呕吐见于胃潴留、胃扩张;精神性呕吐常无恶心,呕吐不费力。

（3）呕吐时间与进食关系:晨间呕吐多见于早孕反应或尿毒症、慢性酒精中毒;夜间呕吐常见于幽门梗阻,呕吐物可含有酸臭宿食;餐后集体发病者多为食物中毒。

（4）呕吐物性质状:呕吐大量酸酵宿食见于幽门梗阻;呕吐物有粪臭见于低位小肠梗阻;呕吐物含有多量胆汁、呕吐频繁剧烈,提示梗阻水平多在十二指肠乳头以下、空肠上段;咖啡色样呕吐物常见于上消化道出血。

（5）伴随症状:呕吐伴腹痛和腹泻者提示病灶来源于腹部(急性胃肠炎、胰腺炎、阑尾炎、胆囊炎、消化性溃疡、肠梗阻等);呕吐伴发热、寒战、黄疸者多见于急性胆囊炎、急性胆管炎;呕吐伴剧烈头痛可见于青光眼、颅内高压;呕吐伴眩晕、眼球震颤见于前庭病变、迷路炎、晕动症。

2. 本例患者的阳性体征主要集中于腹部。除全面的体格检查外,还应注意以下几项。

（1）精神及神志状态。

（2）营养情况及有无水肿或脱水征。

（3）有无发热、贫血、黄疸及酮味、尿味、肝病性口臭。

（4）心脏检查:有无心律失常、心力衰竭的体征。

（5）腹部检查:腹壁有无手术瘢痕、肠型、胃型、胃及肠蠕动波、压痛、反跳痛、振水音等,肠鸣音是否正常,腹部是否触及肿块,有无腹水。

（6）神经系统检查:应特别注意有无颈强直、眼球震颤,瞳孔是否等大等圆,眼压是否升高,视乳头有无水肿,有无病理反射。

3. 患者的临床表现主要为腹痛、呕吐,呕吐为非喷射性,呕吐物为胃内容物,有腥臭味,结合病史和体征初步确定为消化系统疾病。为明确病因和性质,可根据病情选做必要的辅助检查。

选择辅助检查可遵循以下思路：

（1）疑有食物或毒物中毒：将可疑食物和呕吐物送检（细菌培养和毒物检测）。

（2）疑有胃十二指肠病变：选做胃镜。

（3）疑有空腔脏器穿孔、肠梗阻、急性胃扩张等疾病：腹部 X 线片或者腹部 CT。

（4）疑有胆囊、胆道、肝脏、胰腺等疾病：选择腹部超声、CT 或 MRI。

（5）疑有心肌梗死者应做心电图、心肌酶和心肌蛋白检测。

（6）疑有神经系统疾病：选择颅脑 CT、MRI 等。

（7）疑有眼、耳、鼻等病变：选择眼科、耳鼻喉科的相应检查。

（8）疑为早孕：人绒毛膜促性腺激素检测，盆腔超声。

根据患者的症状和病史，考虑为胃肠道病变，可选择腹部 X 线片、腹部 CT、内镜、胃肠道造影等检查。

【诊断路径】

1. 是否为呕吐？呕吐的性质如何？

患者主要症状为腹痛、呕吐胃内容物伴腥臭味，肛门停止排气排便。结合腹部立位片，以及 CT 扫描见到明显小肠扩张与多个液平面，可初步判定引起腹痛、呕吐的直接病因为肠梗阻。呕吐物含有大量墨绿色内容物，考虑为胆汁，初步判断梗阻平面为十二指肠乳头以下。呕吐物腥臭且呕吐次数较少，不剧烈，结合小肠液平面，考虑为低位（空肠末端或者回肠以下）小肠梗阻。

2. 呕吐的根本原因是什么？病史有无特殊？

回顾病史，找寻诱因，发现患者有数年肿瘤放射性治疗史（前列腺癌），以及直肠癌手术史。患者长期接触大量放射线，结合肠镜所见直肠黏膜溃疡，排除直肠癌复发，可诊断放射性肠炎。放射线造成长期肠道黏膜损伤，肠壁纤维化，肠蠕动功能减退，导致肠梗阻的发生，故放射性肠炎是导致小肠低位梗阻，导致该患者腹痛、呕吐的根本病因。

【思路解析】

通过询问患者病史、体格检查、实验室及器械检查，了解恶心与呕吐的病因，分析其发病机制。

知识点

呕吐

恶心、呕吐按其发生机制可分为反射性呕吐、中枢性呕吐和前庭障碍性呕吐。由内脏末梢神经传来的冲动刺激呕吐中枢引起的呕吐，称为反射性呕吐；由中枢神经系统化学感受器触发区的刺激引起呕吐中枢兴奋而发生的呕吐，称为中枢性呕吐；呕吐伴有听力障碍、眩晕等症状者，称为前庭障碍性呕吐。

1. 反射性呕吐

（1）咽刺激：吸烟、剧咳、鼻咽部炎症或溢脓等。

（2）胃、肠道疾病：急 / 慢性胃炎、消化性溃疡、功能性消化不良、急性胃扩张或幽门梗阻，十二指肠壅积症、急性阑尾炎、各型肠梗阻、急性出血坏死性肠炎、腹型过敏性紫癜等。

（3）肝胆胰疾病：急性肝炎、肝硬化、肝淤血、急慢性胆囊炎或胰腺炎等。

（4）腹膜及肠系膜疾病：如急性腹膜炎。

（5）其他疾病：如百日咳、支气管扩张、尿路结石、急性肾盂肾炎、急性盆腔炎、异位妊娠破裂、急性心肌梗死早期、心力衰竭、青光眼、屈光不正等。

2. 中枢性呕吐

（1）神经系统疾病：①颅内感染如各种脑炎、脑膜炎、脑脓肿；②脑血管疾病如脑出血、脑栓塞、脑血栓形成、高血压脑病及偏头痛等；③颅脑损伤如脑震荡、脑挫裂伤或颅内血肿等；④癫痫，特别是持续状态；⑤颅脑肿瘤。

　　（2）全身性疾病：感染、内分泌代谢紊乱（糖尿病酮症酸中毒、甲亢危象、甲状旁腺危象、尿毒症、肝性脑病、低血糖、低钠血症）、休克、中暑、急性溶血等。

　　（3）药物：洋地黄、吗啡、环磷酰胺及其他抗肿瘤药物、麻醉药物等。

　　（4）中毒：乙醇、重金属、一氧化碳、有机磷农药、鼠药等。

　　（5）精神因素：胃神经症、癔症、神经性厌食等。

　　3．前庭障碍性呕吐　迷路炎、晕动症（晕车、船）、梅尼埃病等。

　　本例患者以腹痛、呕吐为主要症状就诊，其鉴别涉及各系统或全身性疾病，应根据原发病的临床特点进行鉴别。该患者考虑为消化系统疾病后，主要与常见引起恶心、呕吐的消化系统疾病进行鉴别（表2-1-1）。

　　1．急性胃炎或急性胃肠炎诊断要点　①常同餐多人发病，有不洁饮食史；②上腹部或脐周阵发性绞痛；③常伴有发热；④血常规白细胞常升高；⑤粪便检查有异常，可分离出病原体。

　　2．消化性溃疡急性穿孔诊断要点　①有多年反复发作的消化性溃疡病史；②剧烈的上腹痛伴恶心、呕吐；③体格检查腹部呈板状腹，压痛、反跳痛、腹肌紧张及肝浊音界消失；④腹部X线片可见膈下游离气体。

　　3．消化性溃疡伴幽门梗阻诊断要点　①有多年反复发作的消化性溃疡病史；②上腹部饱胀不适，餐后明显，反酸、嗳气并反复呕吐，呕吐物为酸臭宿食；③体格检查振水音（+），可见胃型及蠕动波；④腹部X线片、胃镜、上消化道造影检查、胃内容物抽吸等有助于明确诊断。

　　4．十二指肠壅积症　指各种原因引起的十二指肠阻塞，以致十二指肠阻塞部位的近端扩张、食糜壅积而产生的临床综合征。诊断要点：①典型的症状是诊断的重要依据，呃逆、恶心及呕吐是常见的症状，多在饭后出现，呕吐物含有胆汁，症状可因俯卧位的改变而减轻。②X线钡餐检查特征：十二指肠水平部见钡柱中断（突然垂直切断）；受阻近段肠管强有力地进行顺向蠕动及逆向蠕动构成的钟摆运动；俯卧位时钡剂顺利通过，逆向蠕动消失。③必要时做选择性肠系膜上动脉造影，可显示与十二指肠在解剖角度上的关系。

> **知识点**
>
> 表2-1-1　常见引起恶心与呕吐症状的疾病特点
>
> | 疾病 | 病史 | 伴随症状 | 体征 | 实验室检查 | 特殊检查 |
> | --- | --- | --- | --- | --- | --- |
> | 感染、中毒 | 不洁饮食、集体发病 | 发热、腹泻、腹痛、肌痛 | 可有腹部压痛 | 粪便检查或培养（+） | 毒物测定 |
> | 急性梗阻、结石 | 起病急骤 | 剧烈阵发性绞痛、发热 | 腹部压痛、反跳痛 | 血白细胞计数升高，淀粉酶、胆红素升高 | X线、钡餐、超声、CT等 |
> | 颅内感染、肿瘤、出血 | 脑部外伤史、高血压等 | 不同程度头痛、喷射性呕吐 | 脑膜刺激征、神经系统定位体征、视网膜视乳头改变 | 脑脊液检查（+） | 头颅CT、MRI、脑电图等 |
> | 晕动症、梅尼埃病 | | 眩晕、耳鸣或听力减退等 | | | 快速轮替（阳性）、指鼻试验（+）、冷热试验（阳性）、眼震电图 |
> | 胃轻瘫综合征 | 多有糖尿病或结缔组织病、尿毒症病史 | 腹胀 | | 血糖、生化 | 核素、X线检查胃排空试验、胃电图 |
> | 慢性假性肠梗阻 | 结缔组织病、糖尿病病史 | 腹胀、腹痛、便秘或便秘腹泻交替 | 腹部膨隆、肠鸣音变化 | 血糖、自身抗体、免疫指标 | X线胃肠道钡餐肠道动力检查 |

　　在临床实践中，还应特别注意器质性呕吐与神经性呕吐的鉴别（表2-1-2），前者又应注意中枢性呕吐与反射性呕吐的鉴别（表2-1-3）。

知识点

表 2-1-2　器质性呕吐与神经性呕吐的鉴别

鉴别要点	器质性呕吐	神经性呕吐
基本病变	存在	缺乏
精神因素	无	常伴怠倦、失眠、神经过敏、忧郁、焦虑等症状
恶心与干呕	一般较明显	缺乏
呕吐运动	较剧烈,费力	较轻,不费力
与进食的关系	不定	餐后即吐
呕吐量	多	少
食欲	减退	正常
全身情况	差	尚好或稍差

表 2-1-3　中枢性呕吐与反射性呕吐的鉴别

鉴别要点	中枢性呕吐	反射性呕吐
基本病变	神经系统疾病	消化系统疾病,药物、毒物等
举例	颅内肿瘤	幽门梗阻
发作因素	咳嗽、弯腰等使颅内压升高的因素	溃疡或肿瘤病变加重
恶心、干呕	不明显	明显
呕吐特点	喷射性,量不定	反射性,量偏大或潴留性
伴随症状体征	头痛或眩晕、脉缓、视乳头水肿或神经系统异常	腹痛、腹胀,胃、肠型或振水音等

【诊断总结】

本例患者反复出现腹痛、呕吐,呕吐物为胃内容物,且呕吐后腹痛腹胀症状可缓解,同时有肛门停止排气排便等症状,结合腹部立位片及 CT 可诊断肠梗阻。进一步究其原因,发现患者病史中特殊之处为有数年肿瘤放射性治疗史,结合肠镜提示直肠黏膜溃疡,明确引起肠梗阻的根本病因是放射性肠炎所致小肠低位肠梗阻。

本章病例诊断:

(1)慢性放射性肠炎

(2)不完全性小肠梗阻

知识点

放射性肠炎

放射性肠炎最常见的部位为直肠和乙状直肠。肠梗阻为放射性小肠炎最常见的并发症,因放射线可损害肠壁细胞,抑制肠黏膜上皮再生,引起末端小动脉闭塞和组织纤维化等,从而引起肠管狭窄、肠蠕动紊乱等一系列表现。肠梗阻以腹痛、呕吐、肛门停止排气排便为主要表现。腹部 X 线片及腹部 CT 等影像学检查可协助诊断。

【治疗】

本例患者在明确病因,作出诊断后,采取积极的治疗措施包括先予禁食、胃肠减压、全胃肠外营养

（totally parenteral nutrition，TPN）、纠正水电解质紊乱和酸碱失衡、肠道抗感染等一系列基础治疗；定期复查腹部 X 线片或者 CT 扫描，如果液平面消失，小肠积气与扩张消失，经过 3 个月以上的胃肠要素饮食，待小肠炎症与水肿消失。最后再考虑能否手术治疗。

（姜海行）

第二章 吞 咽 困 难

吞咽困难（dysphagia）是指在咽下食物或饮水时感到费力，食物通过口咽部或食管时有梗阻感，吞咽过程时间延长，严重时甚至不能咽下食物。

吞咽困难发生的原因可能是功能性的，也可能是器质性的，可能是局部病变所致，也可能由全身疾病引起。

1. 口咽部疾病　溃疡性口腔炎或咽炎、咽白喉、咽喉肿瘤、咽后壁脓肿和面神经麻痹等。

2. 食管疾病

（1）食管器质性疾病：如食管炎、食管溃疡、食管肿瘤、食管内异物、先天性食管异常和食管瘢痕性狭窄等。

（2）食管肌功能失常：如贲门失弛缓症和弥漫性食管痉挛。

（3）食管受压：如纵隔肿瘤、甲状腺肿大、大量心包积液和主动脉瘤等。

3. 神经肌肉疾病　包括吞咽和迷走神经麻痹、重症肌无力、多发性肌炎、皮肌炎和系统性硬化等。

4. 全身性疾病　如破伤风、狂犬病、肉毒中毒、士的宁中毒、酒精中毒和缺铁性吞咽困难等。

5. 精神因素　如癔症。

【病例导引】

患者，男性，73岁。

主诉：吞咽困难3个月，加重1个月。

现病史：患者3个月前出现进食固体食物后发噎感，胸骨后灼痛，少量饮水后缓解，以进流食或半流食为主。近1个月症状逐渐加重，进流质饮食后亦可出现，同时伴恶心，呕吐少量食物，无反酸、胃灼热。发病以来精神尚好，体重下降5kg。X线钡餐检查显示食管下段有狭窄，胃镜见食管中下段环3/4周长3cm溃疡样肿物，管壁僵硬，管腔狭窄，内镜不能通过，病理活检待回报。

【问诊、体格检查要点】

（一）病史

1. 年龄　婴儿出生后或哺乳期经常出现进食后呕吐及吞咽困难，应考虑先天性食管狭窄；儿童突然发生吞咽困难，常由异物阻塞引起；青壮年以反流性食管炎、食管良性狭窄较为多见；老年人则以食管癌较多见。本例患者为老年男性，食管癌可能性较大。

2. 病程　本例患者吞咽困难在短期内（如数月内）呈进行性加重，应考虑食管癌。若病程长但症状时轻时重，多为良性病变，如贲门失弛缓症。

3. 阻塞部位　患者所指出的吞咽阻塞部位，一般与实际病变部位基本吻合。此外，可根据进食后发生吞咽困难的时间来推测阻塞部位。如进食后即刻发生者，多在口咽部；若在吞咽后2~5秒，多在食管中段；若发生在吞咽后5~15秒，常在食管下段或贲门部。本例患者吞咽困难约在吞咽后10秒出现，考虑食管下段阻塞。

4. 与饮食关系　食管癌性狭窄患者早期只对固体食物吞咽困难，以后逐渐对半流食吞咽困难，最后对流食也吞咽困难；贲门失弛缓症者有时饮水困难，而对固体食物反较易吞咽；延髓或脑神经病变者，吞咽流食比固体食物更困难，饮水时常发生呛咳。本例患者早期进食固体食物后有发噎感，后期不断加重，进食流食也出现吞咽困难，符合食管癌性狭窄表现。

5. 伴随症状

（1）伴声嘶：多见于食管癌纵隔浸润、主动脉瘤、淋巴结肿大及肿瘤压迫喉返神经。

（2）伴呛咳：见于脑神经疾病、食管憩室和贲门失弛缓症致潴留食物反流。此外，也可因食管癌致食管支气管瘘及重症肌无力致咀嚼肌、咽喉肌和舌肌无力，继而出现咀嚼及吞咽困难，饮水呛咳。

（3）伴呃逆：一般病变位于食管下端，见于贲门失弛缓症、膈疝等。

（4）伴疼痛：见于口咽炎或溃疡，如急性扁桃体炎、咽后壁脓肿、急性咽炎、白喉、口腔炎和口腔溃疡等。进食后食管性吞咽困难伴疼痛，如疼痛部位在胸前、胸后、胸骨上凹及颈部，则多见于食管炎、食管溃疡、食管异物、晚期食管癌、纵隔炎等。如进食过冷、过热食物诱发疼痛，则常为弥漫性食管痉挛。

（5）伴胸骨后疼痛和/或反酸、灼热：常提示胃食管反流病，是反流性食管炎和食管良性狭窄的主要临床表现。

（6）伴哮喘和呼吸困难：见于纵隔肿物、大量心包积液压迫食管及大气管。饭后咳嗽则多见于反流物误吸，见于延髓性麻痹、贲门失弛缓症、反流性食管炎等。

（7）伴反流：进食流质食物立即反流至鼻腔并有呛咳，病因可能为咽部神经肌肉功能失常。进食后较长时间发生反流提示食管梗阻近段有扩张或食管憩室内有滞留。如反流量较多，并含有宿食，有发酵臭味，常提示可能为贲门失弛缓症，常于夜间平卧时出现，常因呛咳而惊醒。如反流物为血性黏液，则多见于晚期食管癌。

（8）伴异物阻塞感：在不进食时也感到在咽部或胸骨上凹部位有上下移动的物体堵塞，常提示癔球症。多见于年轻女性，病程迁延，症状时轻时重。

本例患者进食后出现食管性吞咽困难伴疼痛，未出现呛咳、呃逆等其他伴随症状。

6. 既往史 本例患者无胃食管反流病史。

（二）体格检查

注意全身营养状况，颈部有无肿物及肿大淋巴结，口咽部有无炎症或溃疡。检查神经系统，有无舌、软腭麻痹，注意说话及吞咽能力。

将听诊器放于剑突左侧，让患者饮一口水，正常人在 8～10 秒可听到水喷射声，若延迟出现或不出现，说明食管有阻塞。

【诊断路径】（图 2-2-1）

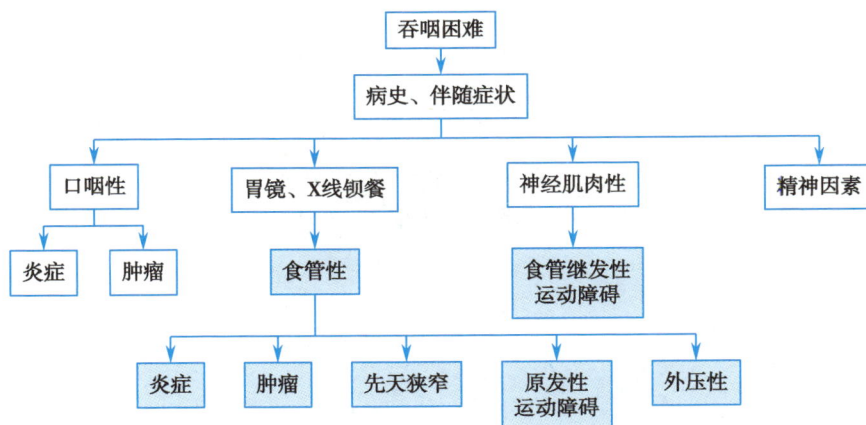

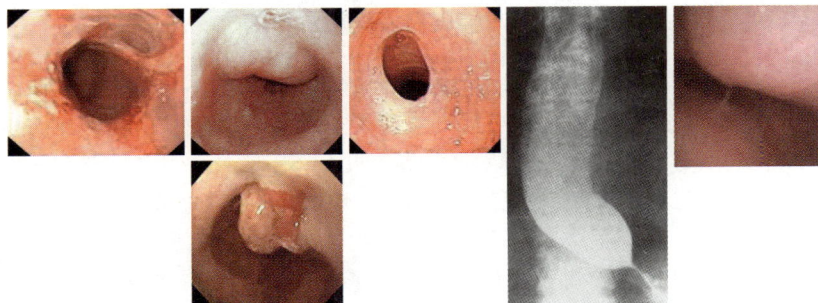

图 2-2-1 吞咽困难诊断及鉴别诊断流程

【思路解析】

1. 患者为老年男性,病程 3 个月,进行性吞咽困难为主要临床表现,经过详细的病史采集和体格检查,首先考虑食管性吞咽困难。

2. 食管 X 线钡餐检查可观察钡剂有无滞留,以判断病变为梗阻性或肌蠕动失常性。必要时采用气钡双重造影了解食管黏膜皱襞改变。内镜及活组织检查可直接观察到食管病变,如食管黏膜充血、水肿、糜烂、溃疡或息肉、癌肿等;可观察食管有无狭窄或局限性扩张、有无贲门失弛缓症等。胃镜下行活组织病理检查,对鉴别食管溃疡、良性肿瘤与食管癌有重要意义。如果本例患者食管 X 线钡餐检查观察到钡剂有滞留,则可判断病变为梗阻性。胃镜检查发现食管溃疡样肿物并伴有狭窄,据此考虑为食管器质性吞咽困难。

3. 导致吞咽困难的食管性疾病可分为食管器质性疾病和食管功能性疾病。

知识点

导致吞咽困难的食管器质性疾病

1. 食管癌　早期无吞咽困难,进食后有发噎感、异物感或胸骨后疼痛。吞咽困难进行性加重为食管癌中晚期最主要的特征。

2. 食管炎　进食后胸骨后或剑突下烧灼样痛、反酸、吞咽困难。其特点为吞咽困难病史较长,但无明显进行性加重,症状时轻时重。

3. 食管良性狭窄　多由腐蚀性因素、食管手术、损伤、反流性食管炎引起。

4. 食管憩室　初期无症状,以后憩室扩大,饮水时胸部有气过水声,进食时有梗阻感。憩室内积存食物较多时压迫食管引起吞咽困难。

---

4. 鉴别诊断　对于食管钡餐和 / 或内镜检查阴性者,应考虑食管动力障碍性疾病导致的吞咽困难。

知识点

常见的食管动力障碍性疾病

1. 原发性　弥漫性食管痉挛、胡桃夹食管、食管下段括约肌高压症、贲门失弛缓症。
2. 继发性
(1)结缔组织病:系统性红斑狼疮、皮肌炎、系统性硬化、重症肌无力。
(2)神经肌肉病变:糖尿病神经病变、肌萎缩侧索硬化、慢性特发性小肠梗阻。
(3)代谢紊乱:淀粉样变、酒精中毒。
(4)感染:食管念珠菌病、北美锥虫病。

知识点

食管动力障碍性疾病检测方法

1. 食管测压　测定食管上括约肌(upper esophageal sphincter,UES)、食管下括约肌(lower esophageal sphincter,LES)和食管体部动力功能的检查技术。

2. 食管 pH 监测　将 pH 电极放置在远端食管(通常是 LES 上方 5cm),监测昼夜食管内酸反流情况。24 小时食管 pH 监测能详细显示酸反流、昼夜酸反流规律、酸反流与症状的关系,以及患者对治疗的反应。

3. 食管传输时间测定　测定固体、半固态或液体从咽部至胃通过食管全长的时间。可采用核素法、钡剂法或吞水音图检查等。主要用于估计食管动力障碍的程度,同时也可以评价治疗效果。

4. 食管感觉检查　Bernstein 酸灌注试验、气囊扩张试验、依酚氯铵试验,均用于鉴别食管源性胸痛。

【诊断总结】

本病例临床表现为进食困难伴胸骨后疼痛，且呈进行性加重趋势。X 线钡餐检查显示食管下段狭窄，胃镜检查可见溃疡形成，管壁僵硬，管腔狭窄，内镜不能通过。病理提示食管鳞状细胞癌。据此诊断为食管器质性吞咽困难。

（王邦茂）

第三章 腹 胀

腹胀（abdominal bloating）指腹部主观感觉到的肿胀或膨胀；也可指腹腔充满感或过多气体充盈感、腹压或腹壁张力增加，常伴发肉眼可见的腹部膨隆（abdominal distention）或腹围增加。腹胀是绝大多数功能性胃肠病（functional gastrointestinal disorders，FGIDs）患者最常见的主诉之一。腹胀也可由食物因素、严重的胃肠道疾病或全身性疾病所致。

【病例导引】

患者，女性，46岁。

主诉：反复餐后腹部不适、腹胀3年，加重3个月。

现病史：患者3年前无明显诱因出现餐后腹胀和嗳气，伴便秘，偶有上腹部疼痛、烧灼感、恶心，无呕吐、消瘦、腹泻、黑粪，小便正常。反复腹部超声及CT检查未见明显异常。1年前胃镜及结肠镜检查未见异常。

既往史：11年前行阑尾切除术。

体格检查：腹部膨隆，右上腹部季肋区深压痛，未触及包块。

【问诊、体格检查要点】

上述病史，该患者怀疑的诊断有哪些？

思路1 腹胀的可能原因有哪些？

腹胀是典型的临床特点，易于识别，好发于女性，尤其是肥胖和便秘患者更易发生，进食后易诱发，存在昼重夜轻的波动等。在初步诊断腹胀前，必须排除腹水、腹部巨大包块、巨脾和卵巢肿瘤等以"腹胀"为主诉的临床状况或疾病。

思路2 根据可能的病因，重点询问哪些病史？不能忽视哪些重要体征和常规检查？

（一）问诊要点

1. 上腹部不适和腹胀的位置、发作的频率、持续时间、严重程度、诱发和缓解因素等。若为上腹部不适主要考虑上消化道疾病，如食管、胃、十二指肠、肝胆胰、上段小肠及横结肠等部位的疾病。

2. 有无贫血、呕吐、呕血、黑粪、便血、消瘦、发热等伴随症状，这些症状提示可能存在器质性疾病的可能。

3. 既往有无慢性消化系统疾病史或全身性疾病史，有无肝脏、胆道及胰腺等慢性疾病史。除消化系统本身疾病以外，其他系统疾病也可出现腹部不适和腹胀，如慢性心功能不全、系统性红斑狼疮和系统性硬化等。

4. 询问腹部不适和腹胀与进食的关系。

5. 有无乳糜泻、乳糖不耐受及消化道肿瘤的家族史。

6. 病程长短及近期症状有无明显改变。

7. 询问特殊用药史及有无大量饮酒史。

8. 既往接受的检查和治疗情况，治疗效果。

9. 患者对自身疾病的认识度与健康心理状态，这有助于对功能性疾病的判断。

（二）体格检查要点

主要目的在于发现是否存在器质性疾病的体征，如患者精神状态，有无营养不良、贫血、黄疸、浅表淋巴结肿大等。重点检查腹部体征，如腹部外形、局部有无压痛与反跳痛、有无异常包块、有无肝脾大、肝肾区有无叩击痛、有无移动性浊音、有无肠鸣音消失或亢进等。此外，直肠指检及心肺、神经系统检查也不容忽视。

【思路解析】

为明确诊断，实施必要的检查。

思路1 实验室检查及辅助检查。

1. 全血细胞计数、电解质、葡萄糖、肝功能和红细胞沉降率正常。必要时可进一步测定钙和磷浓度、肾功能、甲状腺功能、空腹早晨皮质醇水平。

2. 消化道肿瘤标志物　阴性。

3. 便常规及便隐血试验　阴性。

4. 免疫学检测，包括抗核抗体、抗 Scl-70 抗体、抗神经元细胞核抗体等，以评估可能的风湿性疾病（如系统性硬化）和副肿瘤性内脏神经病，上述检测结果均为阴性。

5. 对疑有乳糜泻的患者，进行肌内膜或组织转谷氨酰胺酶抗体水平筛查，对结果阳性者可进一步行肠黏膜活检证实。

6. 腹部 X 线片可及时发现肠梗阻或假性梗阻；对比灌肠造影检查能发现结肠或远端小肠梗阻；小肠气钡双重造影能评估部分胃出口梗阻或小肠梗阻。

7. 上消化道内镜和结肠镜检查有助于胃肠道器质性疾病的识别，并能对可疑病灶进行活组织检查。

8. 腹部超声或 CT 检查对判断腹胀的原因可提供有用的信息。

思路2 临床思维。

1. 首先判断腹胀是否为腹腔气体过多　腹胀感指腹部饱胀的个人感觉，而腹部膨隆意味着可见或可测量出腹围增加。患者经常将腹胀感归因于气体过量。本章病例患者嗳气和腹胀病程达 2 年之久，伴有便秘，体格检查腹部膨隆，但未触及包块，移动性浊音阴性，因此初步诊断为腹胀原因待查。

2. 腹胀是 FGIDs 还是器质性疾病所致　功能性疾病以腹胀为临床症状很常见，大多数主诉腹胀的患者最终确诊为 FGIDs。本章病例患者的病史特点表现为餐后饱胀、上腹部不适或烧灼感等症状群，腹胀病程长、与食物摄入无关，一般情况好，无呕吐、发热、夜间腹泻或脂肪泻、直肠出血、消瘦及腹部包块等报警征象，初步考虑功能性疾病可能性大。患者各项实验室检查及影像、内镜检查均为阴性，因此排除器质性病变。

3. 腹胀是哪一类型 FGIDs 所致　绝大多数 FGIDs 可表现为腹胀，尤其是肠易激综合征（irritable bowel syndrome，IBS）和功能性消化不良（functional dyspepsia，FD）最常见。75%～96% 的 IBS 患者伴有腹胀，尤其是便秘型的女性患者。尽管腹胀是某些 FGIDs 最常见的症状，但在罗马Ⅲ标准中将功能性腹胀（functional floating）单列为一类。

4. 导致腹胀的可能的病理生理基础　腹胀病理生理机制主要在于两个方面：①肠道产气过多和／或排气障碍；②内脏的高敏感性。此外，心理因素、饮食因素和便秘也可导致或加重腹胀。

知识点

过多的气体所致的腹胀的病理生理机制与主要病因

1. 过度发酵　乳糖／果糖不耐受、小肠细菌过度生长或肠道菌群紊乱、IBS、功能性腹胀、吸收不良（如胃息肉、小肠克罗恩病和乳糜泻）、抗生素应用过度。

2. 气体清除不足　药物（如麻醉剂）、假性梗阻、系统性硬化、IBS、粘连性／机械性肠梗阻；胃底折叠术。

3. 气体吸收过多　吞气症、碳酸饮料。

4. 感觉异常　内脏的高敏性／功能性腹胀。

5. 其他　高海拔（如乘飞机）。

---

5. 选择合适的功能性试验　可使用的技术包括消化道运动功能检测、呼气试验（包括乳糖和果糖呼气试验）、糖类吸收试验和排气分析等。

　　腹胀可能与食物摄入有关。高达 82% 的腹胀患者症状在餐后早期出现或加重。高纤维食物或纤维补充剂可加重腹胀，乳制品通常可引起腹胀，脂肪食物和含二氧化碳的饮料也常可引起腹胀。既有腹胀又有腹泻的患者应当进行评估，以发现是否有乳糖或乳果糖耐受不良。

【诊断总结】

　　基本评估：①询问病史。病程较长，发作频繁，几乎每周发作数日；近期症状无明显改变；无报警症状。②体格检查。腹围增加，余无异常。③既往及目前实验室检查、消化内镜及影像学检查正常。本例诊断：功能性胃肠病。

（沈锡中）

第四章 腹 痛

腹痛（abdominal pain）是临床极为常见的症状。腹痛的性质和程度，既受病变性质和刺激程度的影响，也受神经和心理因素的影响。临床上一般将腹痛按起病缓急、病程长短分为急性腹痛和慢性腹痛。急性腹痛是指既往没有疼痛史的患者突然出现持续时间在 7 日以内的腹部疼痛，更常用的时间定义为 48 小时以内。引起急性腹痛的原因，可分为由腹腔内脏器疾病所致，以及由腹腔外脏器或全身性疾病所致，其中以器质性病变为主要原因，包括脏器的炎症、穿孔、破裂、梗阻、套叠、扭转、绞窄等。引起急性腹痛的疾病很多，其特点是发病急、变化快、病情重，临床上有外科情况的一般称为"急腹症"。

腹痛源于痛觉末梢受到刺激。疼痛需要神经冲动传至大脑皮质后才能被感受到，患者表现有疼痛。痛觉感受需要一个健全的神经系统。中枢神经对痛觉的识别较为复杂，涉及很多神经元，有增加或抑制痛觉的作用。疼痛刺激的原因包括肠道扩张或收缩，牵拉、压迫和扭转，某些化学物质的刺激（如炎症介质），缺血等。A-δ 和 C 两种神经纤维传导痛冲动，前者传导定位明确的冲动，后者则传导定位差的冲动。腹腔内脏的痛觉纤维大多属于 C 型，表现为模糊的钝痛、绞痛和烧灼感，定位差；实质性器官如肝、肾等，痛觉末梢限于包膜，只有在包膜被牵拉或累及，或脏器肿大绷紧其相连的腹膜时感觉疼痛。内脏和腹膜的痛觉神经进入脊髓的后角，与脊髓的背角细胞相衔接，A-δ 和 C 两种神经纤维均终止于背角，可解释放射痛的现象，放射痛的范围与脊髓节段接受的痛冲动量有关，发生于远离病变部位而与患病脏器有相同的脊髓段神经供应的皮肤或深组织，定位较明确。腹壁腹膜含有这两种痛觉神经，因此，对腹壁腹膜的痛刺激定位明确，如炎症腹膜触痛显著，触诊时腹壁肌卫明显。腹痛发病机制见图 2-4-1。

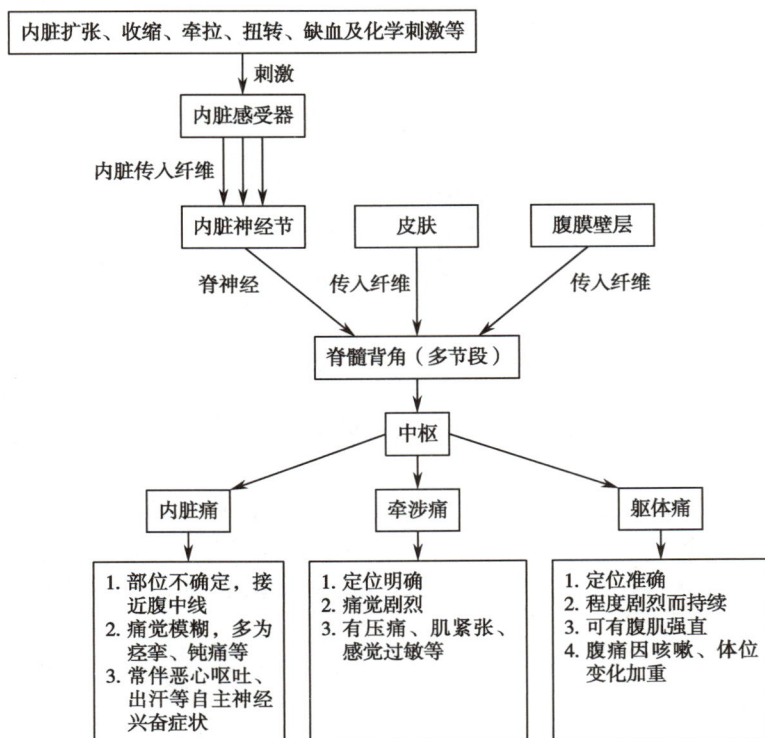

图 2-4-1 腹痛发病机制

【病例导引】

患者，男性，68 岁。

主诉：腹痛 8 小时。

现病史：患者凌晨 1 时许出现左下腹疼痛，呈持续性钝痛阵发性加剧，无腰背部及肩部放射痛，伴腹胀、恶心呕吐及肛门停止排气排便，无腹泻，呕吐后腹痛腹胀稍缓解，患者因此来院急诊。

既往史：无类似发作史，无腹部手术史，无高血压、糖尿病病史。

体格检查：体温 37.5℃，脉搏 95 次 /min，呼吸 20 次 /min，血压 130/90mmHg。急性面容，胸廓对称，两侧呼吸运动对称，叩诊清音，两肺呼吸音粗，未闻及干湿啰音，心前区无隆起，心率 95 次 /min，心律齐，各瓣膜听诊区未闻及明显病理性杂音。腹部膨隆，全腹压痛，左下腹为主，无反跳痛，无肌卫，全腹叩诊呈鼓音，移动性浊音阴性，肠鸣音亢进，14 次 /min，并可闻及气过水声。

【问诊、体格检查要点】

（一）问诊要点

1. 年龄、性别、职业　中老年以胆囊炎、胆石症、恶性肿瘤、心血管疾病多见，重点问诊报警症状，如年龄在 40 岁以上者有无大便习惯或性状改变、消瘦、便血、贫血、腹部包块等。生育期女性患者应排除宫外孕、卵巢囊肿扭转等。

2. 腹痛起病情况　有无饮食、胃肠道手术等诱因，特别注意有无缓解因素。

3. 腹痛的部位　一般腹痛部位多为病变所在部位。但注意部分可有放射痛，如胆道疾患可引起右肩胛下区疼痛，放射到腹股沟的阵发性绞痛常提示肾盂、输尿管结石，沿皮肤的节段性放射性钝痛多见于神经根疼痛。

4. 腹痛的性质　腹痛性质与病变密切相关。钝痛多为内脏性疼痛，烧灼样或刀割样锐痛多见于消化性溃疡穿孔，脏器炎症或肿瘤常为持续性钝痛。肠梗阻发生时由于梗阻部位以上强烈肠蠕动，表现为阵发性绞痛，疼痛多在腹中部，也可偏于梗阻所在的部位。腹痛发作时可伴有肠鸣，自觉有"气块"受阻于某一部位。

5. 腹痛的时间　特别是与进食、排便、活动、体位的关系。

6. 伴随症状　恶心呕吐、发热、黄疸、胸闷气急、血尿、阴道流血等症状，与腹痛发生的前后关系，对判断疾病的性质和病因有重要意义。

7. 既往病史　询问相关病史对于腹痛的诊断颇有帮助，如心肺疾病史等。

（二）体格检查要点

首先必须检查患者的神志、呼吸、脉搏、血压等生命体征，其次应注意检查患者的体温、体位、痛苦面容、有无黄疸或贫血等。根据患者的具体情况，侧重检查心、肺等器官的体征。如疑及妇科疾患，应及时提请妇科会诊。重点是腹部检查。

视诊：重点观察腹部外形，如有无全腹膨隆或不对称腹胀，腹式呼吸是否受限。机械性肠梗阻常可见肠型和蠕动波。肠扭转时腹胀多不对称。麻痹性肠梗阻则腹胀均匀。胃肠型及蠕动波在慢性肠梗阻和腹壁较薄的病例尤为明显。

触诊：在腹部触诊之前，最好先做腹部听诊 5 分钟。注意疼痛部位，有无压痛、反跳痛，有无局部肌紧张，是否可触及包块，肝脾是否肿大。单纯性肠梗阻因肠管膨胀，可有轻度压痛，但无腹膜刺激征。绞窄性肠梗阻时，可有固定压痛和腹膜刺激征。压痛的包块，常为受绞窄的肠袢。肿瘤或蛔虫导致肠梗阻时，有时可在腹部触及包块或条索状团块。

叩诊：注意有无局部叩痛，肝浊音界是否存在。肠梗阻患者腹部叩诊呈鼓音，为肠腔内大量气体积聚所致。绞窄性肠梗阻时，腹腔有渗液，移动性浊音可呈阳性。

听诊：注意肠鸣音是否亢进，有无音调改变。在机械性肠梗阻的早期，当绞痛发作时，在梗阻部位经常可听到肠鸣音亢进，如一阵密集气过水声。肠腔明显扩张时，蠕动音可呈高调金属音性质。在麻痹性肠梗阻或机械性肠梗阻并发腹膜炎时，肠蠕动音极度减弱或完全消失。

【诊断路径】

1. 从急性腹痛症状着手，确定腹痛部位，结合病史、辅助检查等，可循图 2-4-2 路径建立急性腹痛的初步诊断。

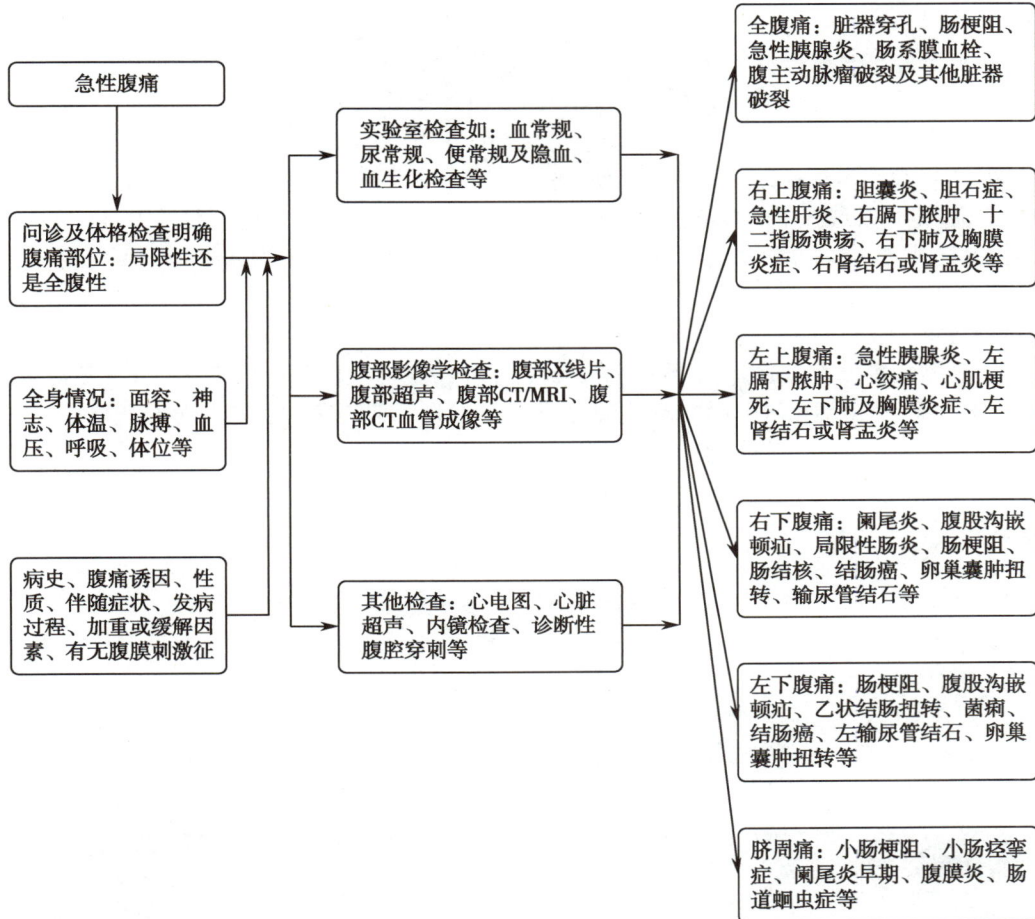

```
急性腹痛
   │
   ▼
问诊及体格检查明确        实验室检查如：血常规、      全腹痛：脏器穿孔、肠梗阻、
腹痛部位：局限性还        尿常规、便常规及隐血、      急性胰腺炎、肠系膜血栓、
是全腹性                 血生化检查等               腹主动脉瘤破裂及其他脏器
                                                  破裂

全身情况：面容、神        腹部影像学检查：腹部X线片、   右上腹痛：胆囊炎、胆石症、
志、体温、脉搏、血        腹部超声、腹部CT/MRI、腹     急性肝炎、右膈下脓肿、十
压、呼吸、体位等          部CT血管成像等            二指肠溃疡、右下肺及胸膜
                                                  炎症、右肾结石或肾盂炎等

                                                  左上腹痛：急性胰腺炎、左
                                                  膈下脓肿、心绞痛、心肌梗
                                                  死、左下肺及胸膜炎症、左
                                                  肾结石或肾盂炎等

病史、腹痛诱因、性        其他检查：心电图、心脏       右下腹痛：阑尾炎、腹股沟嵌
质、伴随症状、发病        超声、内镜检查、诊断性       顿疝、局限性肠炎、肠梗阻、
过程、加重或缓解因        腹腔穿刺等                 肠结核、结肠癌、卵巢囊肿扭
素、有无腹膜刺激征                                  转、输尿管结石等

                                                  左下腹痛：肠梗阻、腹股沟嵌
                                                  顿疝、乙状结肠扭转、菌痢、
                                                  结肠癌、左输尿管结石、卵巢
                                                  囊肿扭转等

                                                  脐周痛：小肠梗阻、小肠痉挛
                                                  症、阑尾炎早期、腹膜炎、肠
                                                  道蛔虫症等
```

图 2-4-2　急性腹痛初步诊断流程

2. 按照上述急性腹痛的诊断流程，考虑本例患者的初步诊断为急性肠梗阻，可继续遵循图 2-4-3 流程完善诊断。

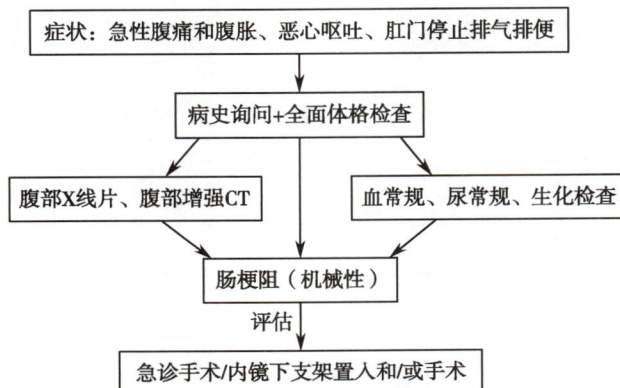

```
        症状：急性腹痛和腹胀、恶心呕吐、肛门停止排气排便
                          │
                          ▼
                  病史询问+全面体格检查
                          │
        ┌─────────────────┼─────────────────┐
        ▼                 ▼                 ▼
腹部X线片、腹部增强CT                  血常规、尿常规、生化检查
        └─────────────────┼─────────────────┘
                          ▼
                    肠梗阻（机械性）
                          │ 评估
                          ▼
              急诊手术/内镜下支架置入和/或手术
```

图 2-4-3　急性肠梗阻诊断流程

【思路解析】

1. 患者以急性腹痛起病，由于急性腹痛原因较多，机制复杂，因此，必须详细询问患者或家属腹痛是局限性还是全腹性，腹痛的起始部位、发病过程、腹痛特点、既往病史等。本例患者左下腹痛伴有恶心呕吐、肛门停止排气排便，可初步拟诊肠梗阻。

> 知识点
>
> 一般情况腹痛起始和最明显的部位，往往是病变所在的部位。根据脏器的解剖位置，可作出病变所在器官的初步判断，并应注意仔细询问有无转移性疼痛、放射性疼痛。

2. 体格检查在急性腹痛的诊断中必不可少，进行全面体格检查有助于判断病情轻重，腹部体格检查对急性腹痛的定位、定性及选择下一步检查方法起着重要的作用。该患者体格检查发现腹部膨隆，全腹压痛，左下腹为主，无反跳痛，全腹叩诊呈鼓音，移动性浊音阴性，肠鸣音亢进（14 次 /min），并可闻及气过水声，腹部体征符合肠梗阻临床特点。

3. 根据患者主要表现为急性腹痛，结合其伴随症状、体格检查，需进一步行辅助检查以明确诊断。如血常规、尿常规、便常规等检查，血生化及淀粉酶检查，影像学检查（X 线、超声、CT/MRI），必要时可行诊断性腹腔穿刺、胃肠内镜、心脏超声等辅助检查，该患者腹部 X 线片可见气液平面，提示肠梗阻诊断。

> 知识点
>
> **腹部影像学检查**
>
> 1. 腹部 X 线片是急性腹痛的基础检查方法之一。肠梗阻腹部 X 线片诊断如下：
>
> （1）是否有肠梗阻：密切结合临床，除外胃肠炎、灌肠后、服泻药等情况。观察肠管有无异常积气、积液。
>
> （2）梗阻程度：梗阻远端肠管是否呈闭塞状态是关键点；多次检查结肠内无气体，小肠梗阻加重多为完全性；多次检查结肠内均有少量气体多为不完全性；结肠内气体时有时无为不完全性。
>
> （3）梗阻部位：高位——十二指肠及空肠上段；低位——空肠下段或回肠（图 2-4-4、图 2-4-5）。

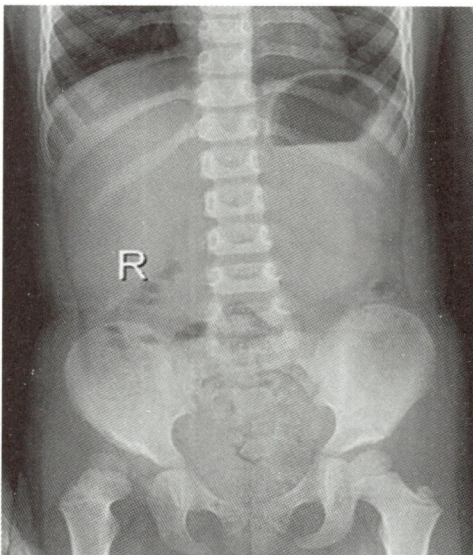

图 2-4-4 正常腹部 X 线片

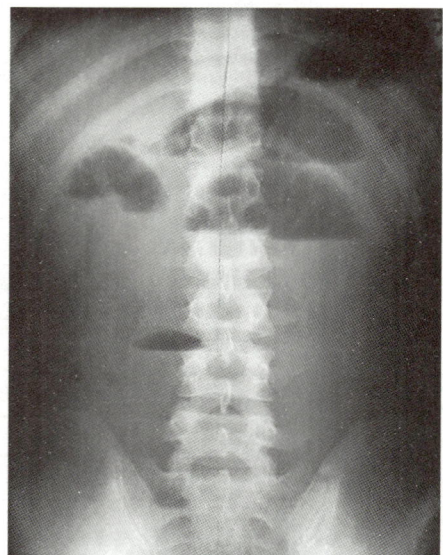

图 2-4-5 阶梯状液平

2. CT 诊断 CT 扫描对肠梗阻病因的判断优于腹部 X 线片，能够充分显示梗阻肠段形态学特征及其邻近肠系膜、腹膜腔的病理改变，直接观察梗阻移行带区是否存在肿瘤、疝、闭袢、肠套叠、胆石、异物或粪石等,且能够更好地显示粘连索带、部位及与周围肠管及腹壁的关系,其对肠梗阻病因诊断准确率为73%~95%(图2-4-6)。

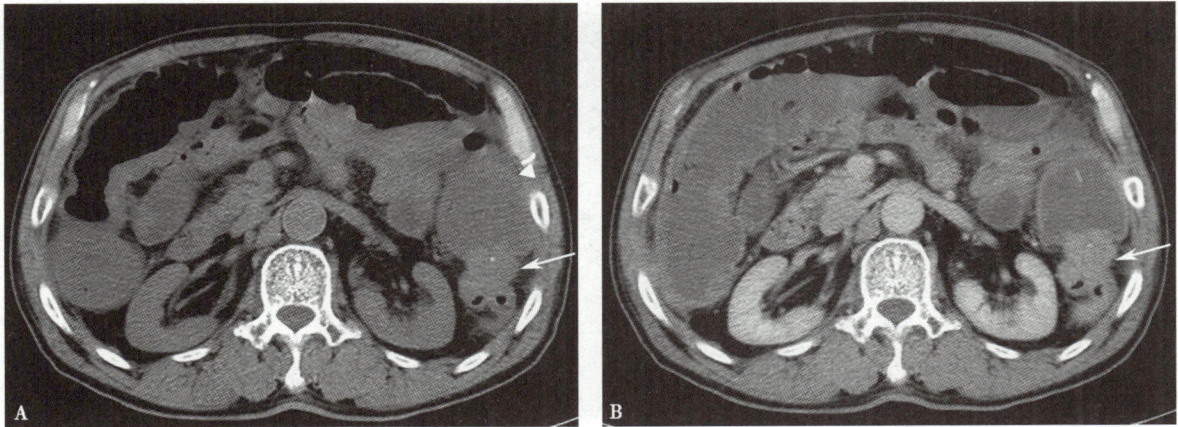

图2-4-6　结肠癌伴梗阻
A. CT平扫示降结肠近结肠脾曲处肠壁肿块,管腔狭窄(箭头),梗阻近端肠管扩张(三角);B. CT增强示结肠肿块明显强化(箭头);手术证实,结肠中分化腺癌

3. 腹部CTA　即腹部CT血管造影,在腹部不但能应用于主动脉、门静脉、下腔静脉的检查,对腹部中小血管也有很好的显示作用。栓塞性闭塞血管的CTA表现为血管突然中断,非闭塞性栓子表现为血管腔内充盈缺损,没有或仅见少量侧支循环。不同病因肠梗阻的肠系膜血管CTA有一定特征性表现,其对小肠扭转及血运性肠梗阻的确诊率较高。

知识点

其他辅助检查

1. 内镜检查　能确切地了解肠道内部的情况,一般可在肠道恢复通畅后进行,以便了解肠梗阻病因(图2-4-7)。

2. 心脏超声　心源性腹痛常发生于老年人,特别是有高血压、心脏病史的人,心脏超声在排除心肌梗死、夹层动脉瘤等心源性疾病时为最有效的诊断方法之一。

3. 腹部超声检查　肠梗阻患者肠腔积气明显,超声检查一般不易诊断肠梗阻的病因,但其有助于排除其他腹痛原因,如胆道结石、急性胰腺炎、急性阑尾炎等。

4. 心电图　对年龄较大者,应做心电图检查,以了解心肌供血情况,排除心肌梗死和心绞痛。

5. 诊断性腹腔穿刺　大多数非外伤性急性腹痛患者通过病史询问及体格检查,结合体征多可确诊,对少数疑难病症及危重患者来不及做其他辅助检查时,应用腹腔穿刺,也可作出快速诊断及鉴别诊断。其中下列结果具有诊断价值:①穿刺液是血液、胆汁、胃肠内容物或证明是尿液;②灌洗液镜下红细胞计数达$0.1×10^{12}$/L,或白细胞计数大于$0.5×10^9$/L;③淀粉酶超过≥100U/L;④灌洗液中培养出细菌者。

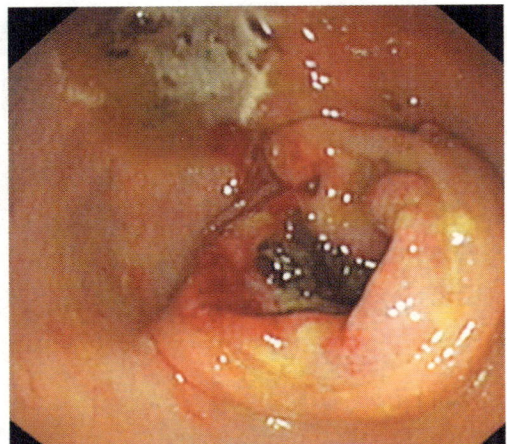

图2-4-7　乙状结肠癌伴不完全性梗阻

4. 由于引起急性腹痛的病种繁多,腹腔内各脏器间紧密比邻,临床表现复杂多变,因此,在诊断腹痛时必须抓住要点,认真鉴别,全面分析,严防发生误诊误治。

> **知识点**
>
> #### 急性腹痛鉴别诊断要点
>
> 1. 消化性溃疡急性穿孔　有较典型的溃疡病史,腹痛突然加剧,腹肌紧张,肝浊音界消失,X 线透视见膈下有游离气体等,可资鉴别。
>
> 2. 胆石症和急性胆囊炎　常有胆绞痛发作史,疼痛位于右上腹,常放射到右肩部,墨菲征阳性,血及尿淀粉酶轻度升高,超声及 X 线胆道造影可明确诊断。
>
> 3. 急性胰腺炎　发病突然,腹痛多位于上腹部中部或偏左,腹肌紧张程度也较轻,血淀粉酶显著升高,CT 检查多可明确。
>
> 4. 急性阑尾炎　表现为转移性右下腹痛,麦氏点压痛,结合超声、CT 多可明确。
>
> 5. 主动脉夹层动脉瘤　死亡率很高。临床上常表现为撕裂样疼痛,且有血管迷走样反应、休克。有时夹层撕裂的症状与急性闭塞的动脉相关,如脑卒中、心肌梗死或小肠梗死、到脊髓的血供受影响引起下肢轻瘫或截瘫、肢体缺血,这些表现类似动脉栓塞。主动脉 CT 扫描、超声等影像学检查可以明确诊断。
>
> 6. 肠系膜血栓形成　有腹腔内感染或门静脉高压(肝硬化或肿瘤压迫),起病缓慢,腹中部持续性钝痛,可有局部压痛及肌紧张,肠鸣音消失,移动性浊音可疑阳性,可触到肠段肿块,伴恶心、呕吐,呕出物暗黑有便臭。

5. 综合患者病史、体格检查及相关辅助检查进行综合分析,大多病例能明确诊断,但有少数病例仍难确定诊断。

> **知识点**
>
> #### 急慢性腹痛的常见病因
>
> 1. 腹腔器官急性炎症　如急性胃炎、急性肠炎、急性胰腺炎、急性出血坏死性肠炎、急性胆囊炎、急性阑尾炎等。
>
> 2. 空腔脏器阻塞或扩张　如肠梗阻、肠套叠、胆道结石、胆道蛔虫症、泌尿系统结石梗阻等。
>
> 3. 脏器扭转或破裂　如肠扭转、肠绞窄、胃肠穿孔、肠系膜或大网膜扭转、卵巢扭转、肝破裂、脾破裂、异位妊娠破裂等。
>
> 4. 腹膜炎症　多由胃肠穿孔引起,少部分为自发性腹膜炎。
>
> 5. 腹腔内血管阻塞　如缺血性肠病、夹层腹主动脉瘤和门静脉血栓形成。
>
> 6. 腹壁疾病　如腹壁挫伤、脓肿及腹壁皮肤带状疱疹。
>
> 7. 胸腔疾病所致的腹部牵涉性痛　如肺炎、肺梗死、心绞痛、心肌梗死、急性心包炎、胸膜炎、食管裂孔疝、胸椎结核。
>
> 8. 全身性疾病所致的腹痛　如腹型过敏性紫癜、糖尿病酸中毒、尿毒症、铅中毒、血卟啉病等。

【诊断总结】

1. 完整的诊断对病情估计和正确治疗有指导意义,确诊肠梗阻后,应循表 2-4-1 完善其诊断内容。该患者诊断为急性完全性单纯性机械性结肠梗阻,经内科治疗后腹痛缓解,进一步行肠镜检查明确病因为乙状结肠癌伴梗阻,后转普外科行手术治疗。

表 2-4-1　肠梗阻诊断内容

一般诊断	本例病例诊断
急性肠梗阻	急性肠梗阻
完全或不完全	完全性梗阻
单纯性或绞窄性	单纯性梗阻
机械性或动力性	机械性梗阻
小肠或大肠	结肠梗阻
	低位梗阻

2. 急性腹痛患者的病情变化快,治疗效果与诊断及时和准确与否密切相关。早期诊断和及时治疗可获良好效果,延迟诊断则治疗效果差,术后并发症多,死亡率也高。

知识点

急性腹痛的诊断原则

1. 警惕排除危重型急腹症(如重症胰腺炎、重症胆管炎、腹腔内大出血、腹主动脉瘤破裂、全小肠扭转等)。
2. 多考虑常见病,再分析其他少见病。
3. 有无手术指征,是否需要立即行手术治疗。
4. 能否除外消化系统外疾患　大叶性肺炎、胸膜炎、心绞痛、急性心肌梗死、铅中毒等。
5. 女性患者应排除妇科疾患。

3. 部分疑难危重病例由于病情复杂,诊断和治疗涉及多个专科,而单一的专科处理难以全面诊断和治疗,故在疾病诊疗过程中需充分考虑多学科联合治疗。腹痛病因涉及多个系统,应根据病情需要及时请相关科室会诊以提高诊疗效果。

知识点

急性腹痛的处理原则

1. 详尽了解患者腹痛发病过程,仔细全面地进行体格检查,结合相关辅助检查有助于急性腹痛的病因诊断。影像学检查尤其是腹部 CT 在急性腹痛的诊断和鉴别诊断中具有重要作用。
2. 临床医师应首先判断是内科性腹痛还是外科性腹痛,在此基础上,初步判定是哪个脏器病变引起的腹痛及腹痛病因,结合相关辅助检查予以明确。
3. 病情危重者,临床医师应迅速判断患者生命体征有无变化,临床上应先稳定患者的生命体征,初步判定危及生命的疾病,并给予相应紧急处理和对症治疗,如保持呼吸道通畅、按需吸氧、建立静脉通道以迅速补充血容量、严密监测生命体征变化和病情变化、对症处理等,必要时予以胃肠道减压,在稳定病情的同时进行必要的辅助检查,进行病因诊断和治疗;对于重症急性胰腺炎、急性化脓性胆管炎、弥漫性腹膜炎、肠麻痹等重症消化系统疾病的患者,应在进行辅助检查的同时予以对症治疗,一旦确诊,立即给予病因特异性治疗;如有外科手术指征或存在泌尿科、妇产科等相关科室情况时,应及时提请相关会诊,以及时诊治。

(陈卫昌)

第五章　腹　泻

腹泻（diarrhea）是指排便次数增多（>3 次 /d）、粪质稀薄（含水量>85%）、粪量增多（>200g/d）的症状。大便内可含有黏液、脓血或未消化的食物。腹泻分为急性腹泻（acute diarrhea）和慢性腹泻（chronic diarrhea），前者起病急，病程多在 2 周之内，有些有自限性；后者病程超过一个月，可以由急性迁延所致，也可以慢性起病。假性腹泻（pseudo diarrhea）指仅有大便次数增加而粪质含水量和粪量并不增加，大便失禁（fatal incontinence）指不自主排便。假性腹泻和大便失禁都不属于腹泻范畴。

腹泻发生的病理生理基础主要有以下几个方面：

1. 渗出性腹泻　因消化道黏膜炎症、溃疡、浸润性病变等导致血浆、黏液、脓血渗出，见于各种肠道炎症性疾病。

2. 吸收不良性腹泻　由肠黏膜的吸收面积减少或吸收障碍引起，见于小肠大部分切除、小肠吸收不良综合征等。

3. 渗透性腹泻　肠腔内渗透压增加超过血浆渗透压所引起的高渗性腹泻。见于乳糖酶缺乏、服用渗透性泻药等。

4. 动力性腹泻　肠运动功能失调引起的蠕动亢进，使肠内容物在肠道停留时间缩短而未能充分吸收所致。见于肠炎、甲亢、腹泻型肠易激综合征等。

5. 分泌性腹泻　由胃肠黏膜分泌过多的液体引起。霍乱弧菌外毒素、产肠毒素性大肠埃希菌感染、某些胃肠道的内分泌肿瘤[如胃泌素瘤、血管活性肠肽（VIP）瘤等]引起的腹泻属于分泌性腹泻。

腹泻症状发生时，可以是一个因素的作用，也可能是多个因素共同作用的综合结果。例如既有分泌增多，又有蠕动亢进。

【病例导引】

患者，女性，52 岁。

主诉：间断腹泻 10 余年，发作 4 个月。

现病史：10 多年来间断出现腹泻，大便稀，有时有黏液，无脓血。发作时每日大便 3～5 次，往往在受凉后出现，自服小檗碱、复方新诺明可缓解。发病初在外院做钡灌肠检查未发现器质性病变，诊断为肠易激综合征。4 个月前，再次出现腹泻，大便每日 3～5 次，为黄色稀便，有黏液无脓血，伴左下腹隐痛，排便后腹痛可缓解。就诊于外院被诊断为急性胃肠炎，给予一般治疗（具体不详）后好转。大便每日 2～3 次，半成形或黄色稀便，有黏液无脓血，仍有左下腹隐痛，并伴有腹胀。曾多次查便常规有时有少量白细胞和红细胞，有时便隐血阳性。患者发病以来精神、食欲好，小便正常，无明显消瘦。

既往史：有外痔 30 余年。无肿瘤家族史。家人无患类似疾病者。

体格检查：体温 36.3℃，呼吸 22 次 /min，脉搏 84 次 /min，血压 140/80mmHg。发育正常，营养中等，浅表淋巴结无肿大，甲状腺不大，心界不大，心律规整，心率 80 次 /min，未闻心脏杂音。双肺呼吸音清，腹平、软，左下腹有压痛，肝脾未及，叩诊鼓音，肠鸣音 4～5 次 /min，脊柱、四肢及神经系统未见明显异常。肛门指检未触及肿物。

实验室检查：便常规见黄色稀便，白细胞 4～10 个 / HP，便隐血（+）。

【问诊、体格检查要点】

（一）问诊要点

1. 主要症状　间断腹泻。

2. 起病及病程　慢性起病，病程迁延10年，近4个月症状明显。考虑慢性腹泻。需要从慢性感染［包括肠结核、慢性痢疾、慢性寄生虫病、炎性肠病（IBD）等］、消化吸收不良、肠道肿瘤、胰胆疾病、内分泌代谢病（如甲亢、糖尿病）、系统性疾病如系统性红斑狼疮、药物副作用，以及胃肠道功能性疾病等方面考虑。

3. 从腹泻次数及大便量和性状气味看，可以排除分泌性腹泻、渗透性腹泻，患者有便前左下腹痛排便后缓解，故不能排除动力性腹泻。因患者在反复便常规检查中有时可见少数白细胞和红细胞，便隐血阳性，所以考虑炎症性渗出性腹泻。

4. 腹泻的诱因多为着凉，服用小檗碱可以缓解。炎症性渗出性腹泻可解释。

5. 腹泻伴左下腹痛，便前明显，便后减轻，不伴恶心、呕吐、发热、里急后重、消瘦、皮疹或皮下出血、脱水、关节痛或肿胀等，考虑结肠疾病可能性大。

6. 既往病史　自述有痔疮30年，10年前做钡灌肠检查未发现器质性病变，没有腹部手术（如胃、胆囊、肠段切除等）史，无甲亢、糖尿病、结缔组织疾病、肾上腺疾病等。无腹部肿瘤、炎性肠病的家族史。

7. 就诊前外院的实验室检查结果　便常规：黄色稀便，白细胞4～10个/HP，便隐血（+）。

（二）体格检查要点

慢性腹泻患者全身体格检查重点应放在评价营养状态、精神状态、血液循环状态，以及是否有甲状腺和四肢关节的异常。本例患者营养中等，精神反应正常，甲状腺和关节均无异常。

腹部体格检查需要在全面、系统的腹部视诊、触诊、叩诊、听诊的基础上，重点检查腹部有无压痛，有无腹部包块，肝脾是否肿大，肠鸣音是否活跃。本例患者左下腹有压痛，肝脾未及，肠鸣音4～5次/min。特别强调的是对于慢性腹泻患者，肛门指检是非常重要的检查，对直肠肛门肿瘤的诊断意义重大。本例患者肛门指检未触及肿物。

【诊断路径】

患者有腹泻病史10余年，10年前钡灌肠检查未见器质性病变，曾经诊断过肠易激综合征。但患者自服小檗碱、复方新诺明可缓解病情似乎存在慢性炎症而引起慢性腹泻，但当时未进行肠镜检查。近4个月来症状复发。从腹泻形式上看可以排除分泌性腹泻、渗透性腹泻，患者有便前左下腹痛排便后缓解，结合腹泻频率和每日腹泻量，首先考虑结肠病变。因患者在反复便常规检查中有时可见少数白细胞和红细胞，所以结肠炎症性渗出性腹泻应该首先考虑。也应注意排除包括消化道肿瘤在内的其他疾患。腹泻的诊断思路见图2-5-1。

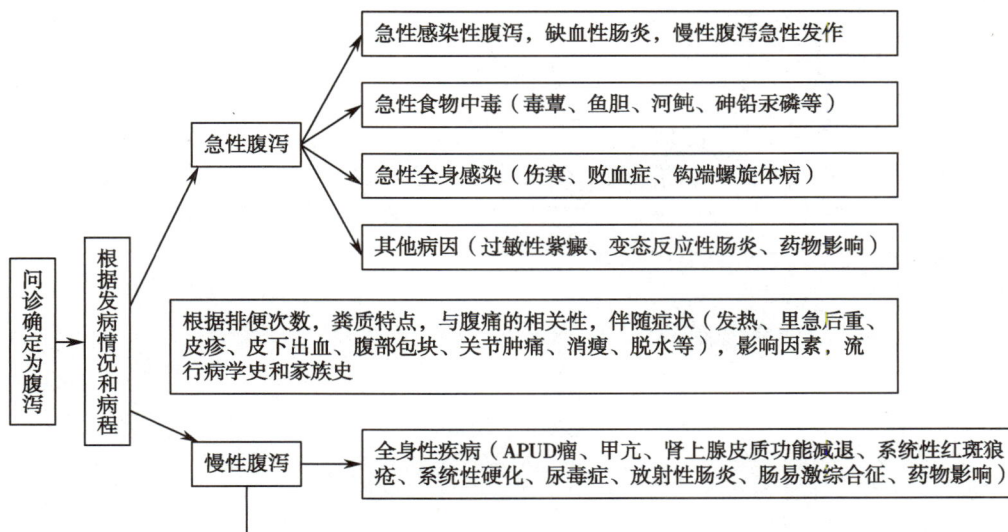

急性感染性腹泻，缺血性肠炎，慢性腹泻急性发作

急性食物中毒（毒蕈、鱼胆、河鲀、砷铅汞磷等）

急性全身感染（伤寒、败血症、钩端螺旋体病）

其他病因（过敏性紫癜、变态反应性肠炎、药物影响）

急性腹泻

问诊确定为腹泻 → 根据发病情况和病程

根据排便次数，粪质特点，与腹痛的相关性，伴随症状（发热、里急后重、皮疹、皮下出血、腹部包块、关节肿痛、消瘦、脱水等），影响因素，流行病学史和家族史

慢性腹泻

全身性疾病（APUD瘤、甲亢、肾上腺皮质功能减退、系统性红斑狼疮、系统性硬化、尿毒症、放射性肠炎、肠易激综合征、药物影响）

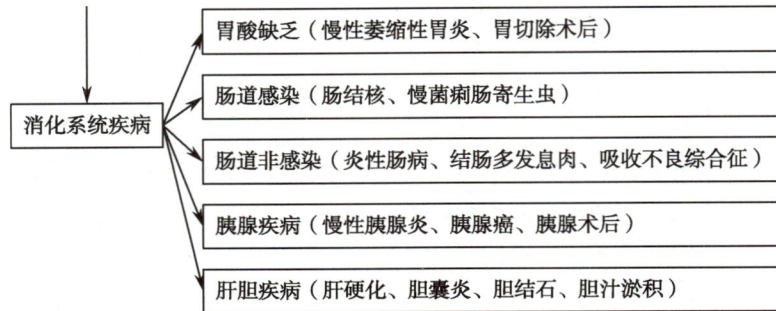

图 2-5-1 腹泻诊断流程

APUD 瘤. 胺前体摄取和脱羧细胞瘤。

【思路解析】

1. 根据患者的病史、体格检查结果，按照上述的诊断思路考虑拟诊断为慢性腹泻。

2. 依据病史和疾病特点，循上述诊断流程，考虑为消化系统疾病。

3. 既往检查大便有白细胞，再次反复 5 次查便常规和便隐血，白细胞 3～15 个 /HP，红细胞 3～8 个 /HP，3 次便隐血(+)。可以排除胃、肝胆胰腺疾病，考虑肠道疾病。

4. 鉴别肠道感染性疾病和非感染性疾病需要进一步行实验室检查和影像学检查，检查便培养 3 次均无致病菌生长，考虑非感染性腹泻。

知识点

感染性腹泻和非感染性腹泻的实验室检查区分

实验室检查区分感染性腹泻和非感染性腹泻的要点是粪便化验，怀疑肠道感染性疾病引起的腹泻，需要进行以下病原学检查帮助诊断：

(1) 便常规检查和便隐血。

(2) 粪便球杆比。

(3) 粪便检查虫卵和寄生虫。

(4) 粪便培养和药物敏感试验。

(5) 为排除其他混杂原因，需要做大便粪脂测定或苏丹Ⅲ染色。

知识点

粪便化验

化验粪便时，要注意采集新鲜标本做显微镜检查，以确定是否存在红细胞、白细胞，是否有阿米巴原虫、寄生虫卵等。怀疑血吸虫感染者应做粪便血吸虫卵孵化检查。

粪便白细胞增多提示炎性腹泻，需进行粪便培养区分感染或非感染。培养阴性考虑炎性肠病、缺血性肠病、放射性肠病。

知识点

粪便细菌培养

粪便细菌培养对于便常规异常并且有以下临床表现者尤为重要：

(1) 体温>38.5℃，1 日腹泻超过 6 次，大便有黏液脓血。

（2）年龄超过 50 岁，有严重腹痛和腹泻，使用过多种抗生素效果不佳。

（3）有免疫缺陷情况（如艾滋病、器官移植后或接受肿瘤化疗中）。

本例患者后续检查便培养 3 次均为阴性。排除肠道感染性疾病。

肠道非感染性疾病引起腹泻的病因明确，非常关键的检查是电子结肠镜检查。结肠发现多发息肉支持结肠多发息肉病。对于炎性肠病的诊断可以分为溃疡性结肠炎、克罗恩病、未定型炎性肠病。诊断时注意病变范围（图 2-5-2）。

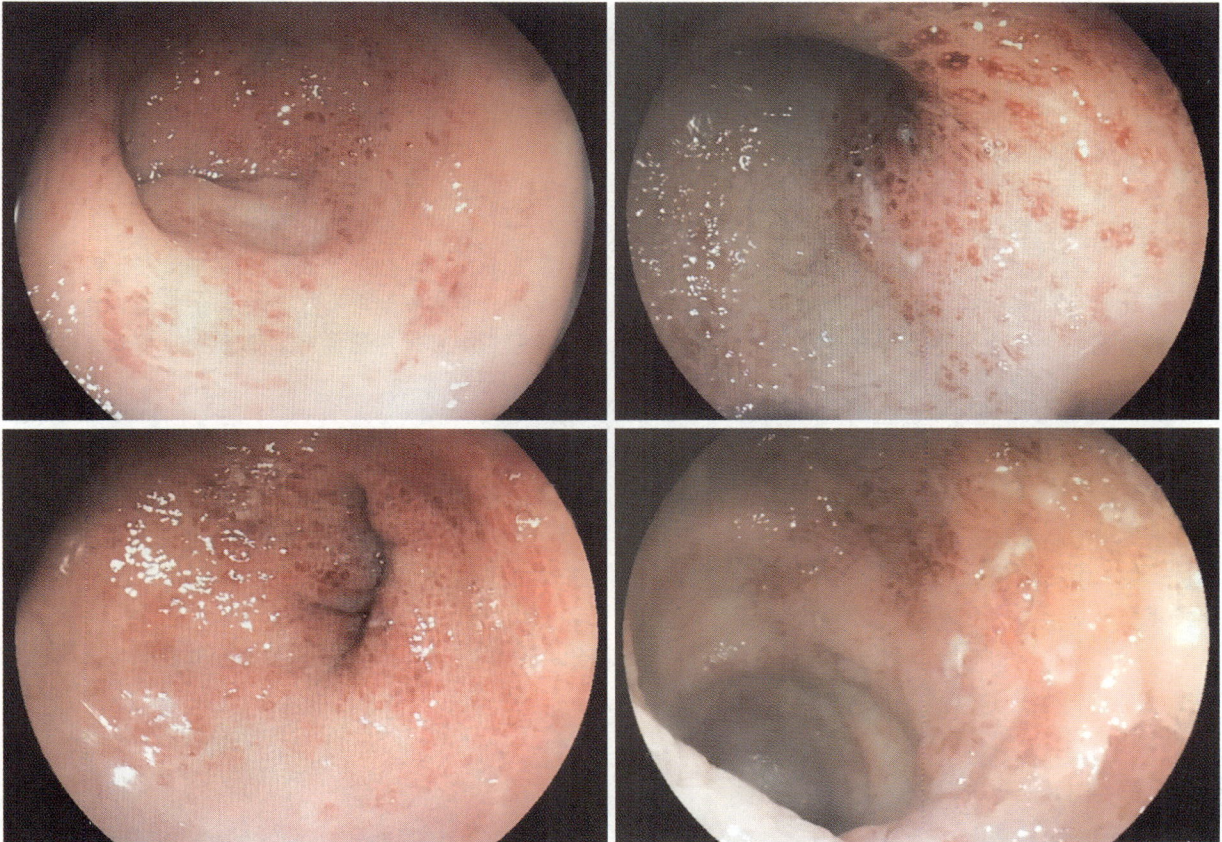

图 2-5-2　溃疡性结肠炎（全结肠型，活动期）

知识点

肠道非感染性腹泻的病因鉴别

1. 炎性肠病（inflammatory bowel disease，IBD）　溃疡性结肠炎（ulcerative colitis，UC）是与自身免疫有关的病因不明确的直肠和结肠的慢性非特异性炎症性疾病，病变主要累及大肠黏膜层和黏膜下层，主要临床表现为腹泻、黏液脓血便、腹痛，病情轻重不等，重者可出现肠麻痹致死。多数为病情时轻时重、反复发作的慢性病程。

克罗恩病（Crohn disease，CD）是与自身免疫有关的病因不明确的胃肠道慢性炎症性肉芽肿性疾病，病变多累及末段回肠和相邻结肠，从口腔到肛门的全消化道均可累及，典型病损呈节段性或跳跃性分布，病损深度可达消化道管壁全层。主要临床表现为腹痛、腹泻、腹部包块、瘘管形成和并发肠梗阻。幼年发病导致发育不良，成人发病多伴有营养不良，往往有发热并累及关节、皮肤、口腔、肝脏等肠外部位。疾病病程迁延，好复发，重症者预后不良。

　　有些炎性肠病患者难以确定是克罗恩病或者溃疡性结肠炎，需要随访观察，多数随着疾病病程的延长会出现溃疡性结肠炎或者克罗恩病的典型表现，也有少数患者始终难以区分。

　　2. 结肠多发息肉　结肠镜可以明确诊断。注意寻找早期癌变的小病灶。

知识点

肠道感染性腹泻的病因鉴别

　　1. 病毒感染　主要有诺如病毒和 B 组轮状病毒。病毒性腹泻一般无脓血便，多为水样便，次数多，量大，病程多呈自限性。注意在成年人中可能引起脱水和电解质紊乱。

　　2. 细菌感染　烈性传染病有霍乱，一般传染病有细菌性痢疾、沙门菌感染和致病大肠埃希菌感染等。霍乱毒素所致腹泻为大量水泻，次数多。细菌性痢疾多为黏液脓血便伴发热、腹痛和里急后重。少数大肠埃希菌能引起血便。粪便细菌培养和毒力检测是鉴别病原菌的确诊性诊断方法。细菌感染导致的腹泻多数经针对性抗生素治疗可痊愈，有些治疗不及时或延误治疗会导致慢性迁延不愈。

　　3. 寄生虫感染　阿米巴、血吸虫、贾第鞭毛虫、隐孢子虫、环孢子虫等寄生虫感染都可以引起腹泻。典型的阿米巴痢疾粪便呈果酱色、奇臭并伴有血和黏液。贾第鞭毛虫和隐孢子虫主要感染免疫功能低下人群。环孢子虫是导致旅行者腹泻的常见致病原，易发展为迁延性腹泻。确诊方法是粪便镜检可见虫卵、滋养体、包囊和卵囊。确诊后需要传染病专科针对性治疗。

　　4. 特殊类型感染性腹泻

　　(1) 抗生素相关性腹泻是因抗生素使用不当导致肠道菌群失调，使难辨梭状芽孢杆菌、产肠毒素的产气荚膜梭菌、金黄色葡萄球菌、克雷伯菌属、白念珠菌等细菌增多且致病性增高；在应用抗生素治疗过程中，如果出现腹泻或原有腹泻加重，应考虑此类型。尤其抗生素使用时间长，抗菌谱广的老年病重患者易发生。

　　(2) 医院获得性腹泻主要指住院期间发生交叉感染或肠道内源性感染导致的腹泻，病原菌主要为多重耐药菌。

　　(3) 免疫缺陷相关腹泻：先天性和获得性免疫缺陷人群容易发生难以治愈的感染性腹泻，病原微生物可以是病毒、细菌和寄生虫。

【诊断总结】

　　腹泻病因不明确时可以诊断：急性（或慢性）腹泻原因待查。

　　急性腹泻病因明确后按照相应疾病诊断。

　　慢性腹泻病因不明确时可以按照现有线索拟诊为某种或某几种疾病。

　　慢性腹泻病因明确后按照相应疾病要求写出完整诊断。包括病因，解剖部位，病理生理状态，伴随疾病，以及并发症的诊断。

　　本例患者初诊诊断：慢性腹泻，肠道非感染性腹泻。

　　本例患者确诊诊断：溃疡性结肠炎，全结肠型，活动期，慢性复发性，中度。

知识点

急性腹泻常见病因

　　1. 肠道疾病　病毒、细菌、真菌、原虫、蠕虫等感染引起的肠炎，炎性肠病急性发作，急性缺血性肠病，抗生素相关性小肠结肠炎，医院获得性肠炎。

　　2. 急性中毒　误食毒蕈、河鲀、鱼胆，以及砷、磷、铅、汞中毒。

　　3. 全身性感染　败血症、伤寒、副伤寒、钩端螺旋体病等。

　　4. 其他　如变态反应性肠炎、过敏性紫癜，服用新斯的明、利血平、氟尿嘧啶等药物。

知识点

慢性腹泻常见病因

1. 肠道感染性疾病如慢性细菌性痢疾、慢性阿米巴痢疾、肠结核；肠道真菌病如肠道念珠菌、胃肠型毛霉菌病；寄生虫感染如血吸虫、梨形鞭毛虫、滴虫、钩虫、姜片虫和鞭虫感染等。

2. 肠道肿瘤　大肠癌，肠腺瘤性息肉，小肠淋巴瘤，胺前体摄取和脱羧细胞瘤（APUD 瘤）如胃泌素瘤、类癌、舒血管肠肽瘤等。

3. 小肠吸收不良　包括原发性小肠吸收不良（吸收不良综合征）和继发性小肠吸收不良。前者见于热带性口炎性腹泻和成人乳糜泻（非热带性口炎性腹泻）；后者见于以下多种情况：①因慢性胰腺炎、胰腺癌、胰瘘等引起的胰消化酶缺乏；②因双糖酶缺乏引起的乳糖不耐受；③因肝外胆道梗阻、肝内胆汁淤积、小肠内细菌过度生长（盲袢综合征）等引起的胆汁排出受阻和结合胆盐不足；④因小肠切除过多（短肠综合征）、近段小肠 - 结肠吻合术或瘘道等引起的小肠吸收面减少；⑤Whipple 病、α- 重链病、系统性硬化等小肠浸润性疾病等。

4. 非感染性肠道炎症　炎性肠病包括克罗恩病和溃疡性结肠炎、放射性肠炎、缺血性结肠炎、憩室炎、尿毒症性肠炎。

5. 功能性腹泻　如肠易激综合征、胃大部切除术后、迷走神经切断后、部分性肠梗阻、甲状腺功能亢进、肾上腺皮质功能减退等。

6. 药物引起的腹泻　泻药如果导片、硫酸镁、甘露醇、芦荟、番泻叶等；抗生素如林可霉素、克林霉素、新霉素、红霉素等；降压药如利血平、胍乙啶等；肝性脑病用药如乳果糖、乳山梨醇等；促进胃肠动力药如莫沙比利、伊托必利等。

知识点

腹泻的诊断原则

腹泻的原发疾病或病因诊断主要从病史、症状、体征、常规实验室检查特别是粪便检验中获得依据。许多病例通过仔细分析病史和上述检查的初步结果，往往可以得出正确诊断。如诊断仍不清楚，可进一步做 X 线钡灌肠、钡餐检查和 / 或直、结肠镜检查。如仍无明确结论，则须根据不同情况选用超声、CT、MRI、内镜、内镜逆行胰胆管造影术（ERCP）等影像学诊断方法以检查胆、胰疾病，或进行小肠吸收功能试验、呼吸试验、小肠黏膜活检以检查小肠吸收不良。高度怀疑肠结核、肠阿米巴病等有特效治疗的疾病，经过努力仍不能确诊时，可在一定限期内进行治疗试验。具体要关注以下几点：

1. 病史采集和临床表现

（1）一般状况：年龄、性别、籍贯、职业、居住地区和家族中发病情况等。

（2）腹泻起病情况和病程。

（3）排便情况、粪便外观与气味。

（4）加重、缓解腹泻的因素。

（5）腹泻的伴随症状。

（6）腹泻后一般状况的变化，如脱水、消瘦、乏力、抽搐等。

（7）其他症状和腹部体征。

2. 实验室检查

（1）常规实验室检查：血常规、尿常规、血生化，便常规检查可发现出血、脓细胞、原虫、虫卵、脂肪滴、未消化食物等。便隐血试验可检出非显性出血。便培养可发现致病微生物。鉴别分泌性腹泻和高渗性腹泻有时需要检查粪电解质和渗透压。

（2）小肠吸收功能试验：粪脂测定、D- 木糖吸收试验、维生素 B_{12} 吸收试验（Schilling 试验）、胰功能试验、呼气试验（^{14}C- 甘氨酸呼气试验、氢呼气试验）。

3. 影像和病理检查

（1）超声显像：为无创性和无放射性检查方法，应优先采用。

（2）X 线检查：腹部 X 线片及 X 线钡餐、钡灌肠。

（3）选择性血管造影、CT、MRI、CT 或 MR 模拟肠镜检查。

（4）内镜检查：电子胃镜、电子肠镜、电子小肠镜、胶囊内镜、ERCP。

（5）小肠黏膜活组织检查。

知识点

腹泻的治疗原则

腹泻是症状，根本治疗要针对病因。认识腹泻的发病机制有助于掌握治疗原则。

1. 病因治疗　对肠道感染引起的腹泻必须抗感染治疗；治疗乳糖不耐受和麦胶性乳糜泻所致的腹泻须在饮食中分别剔除乳糖或麦胶类成分；高渗性腹泻的治疗原则是停食或停用造成高渗的食物或药物；分泌性腹泻易致严重脱水和电解质丢失，在消除病因基础上，还应积极补充盐类和葡萄糖溶液；胆盐重吸收障碍引起的结肠腹泻可用考来烯胺吸附胆汁酸而止泻；治疗胆汁酸缺乏所致的脂肪泻，可用中链脂肪代替日常食用的长链脂肪。

2. 对症治疗　选择药物时，应避免成瘾性药物，必要时也只能短暂使用。病因治疗是主要的，凡病因不明者，尽管经对症治疗后症状已有好转，绝不可放松或取消应有的检查步骤，对尚未排除恶性疾病的病例尤其如此。

（1）常用的止泻药

1）吸附性止泻药：如活性炭，每次 1～3g，每日 3 次，饭前服。

2）收敛性止泻药：如鞣酸蛋白，每次 1～2g，每日 3 次，饭前服。

3）黏膜保护性止泻药：碱式碳酸铋，每次 0.5～2g，每日 3 次，饭前服；氢氧化铝凝胶，每次 10ml，每日 3 次，饭前服。

4）减少肠蠕动的止泻药：复方地芬诺酯（每片含 2.5mg 地芬诺酯和 0.025mg 阿托品硫酸盐），每次 1～2 片，每日 2～4 次，此药有加强中枢抑制的作用，不宜与巴比妥类、阿片类药物合用。洛哌丁胺（loperamide）较复方地芬诺酯作用迅速而持久，药效是前者的 2～3 倍。每次 2mg，每日 4～6 次，每日用量不超过 16mg，首剂加倍为 4mg，饭前服用。可以每日用 2～8mg，长期维持。

5）强效止泻药：复方樟脑酊，每次 3～5ml，每日 3 次；阿片酊，每次 0.3～1ml，每日 4 次；可待因，每次 15～30mg，每日 3 次。因这类药物久用可以成瘾，所以只能短期用于腹泻过频的病例，不能长期使用。

（2）解痉止痛剂：可选用阿托品、溴丙胺太林、山莨菪碱、普鲁卡因等药。

（3）镇静药：可选用地西泮、氯氮䓬、苯巴比妥类药物。

本病例的诊治过程提示我们：在诊断功能性腹泻时一定要慎重。一定要在排除一切可能的器质性疾病后下结论，尤其是对诊断有怀疑时一定要做进一步检查来明确。有些器质性疾病（如溃疡性结肠炎）可能重叠在原有的功能性疾病（如肠易激综合征）基础上发生。本病例在疾病初期有过化验便常规异常，钡灌肠造影未发现病变，忽略了进一步检查如电子肠镜检查，导致疾病未能及时确诊。对于慢性腹泻者，应反复化验大便，检查结果不正常时一定要进一步明确病因，减少漏诊器质性疾病。慢性腹泻者如间断便常规中有少数白细胞和红细胞应首选做电子结肠镜检查，有利于尽早明确诊断。

（刘正新）

第六章 腹 部 包 块

腹部包块（abdominal mass）是指多种病因引起的腹部脏器或组织发生肿大、膨胀、增生、粘连或移位而产生的异常包块，常由炎症、肿瘤、寄生虫、梗阻、先天发育异常等所致。

【病例导引】

患者，男性，53 岁。

主诉：进食后腹痛 3 日。

现病史：患者 3 日前于进食后出现腹痛，以左上腹为主，持续 1～2 小时不等，不伴放射痛、恶心、呕吐、反酸、胃灼热、嗳气、黑便、便血等。于当地医院就诊，行腹部 CT 平扫提示左侧腹腔占位，考虑肿瘤性病变；腹盆腔少量积液。起病以来，精神可，食欲差，睡眠一般，大小便正常，体力下降，体重半年内下降 2kg。

既往史：既往体健，否认肝炎、结核、伤寒、痢疾等病史；否认腹部外伤史、手术史；否认药物、食物过敏史。

体格检查：体温 36.5℃，脉搏 72 次 /min，呼吸 19 次 /min，血压 125/86mmHg。浅表淋巴结未触及肿大，心肺未见异常。腹部稍膨隆，左上腹可触及最大直径约 12cm 包块，形状不规则，质硬，无压痛、搏动，移动性差。肠鸣音正常，3～4 次 /min。移动性浊音阴性。

【问诊、体格检查要点】

（一）问诊要点

1. 年龄、性别、个人史 婴幼儿出现腹部包块多考虑先天性疾病和肠套叠；青少年多考虑肠梗阻或肠结核；中老年患者则需警惕肿瘤。女性患者注意询问月经史、婚育史，排除妊娠或妇科疾病。牧区患者注意包虫病；疫区患者需警惕疟疾、血吸虫病、伤寒等。

2. 包块形成过程 良性肿瘤生长缓慢且无明显症状，较大包块可有局部压迫、肠梗阻等症状；恶性肿瘤生长速度较快，常伴恶病质。腹部外伤后迅速出现的包块多为血肿。

3. 伴随症状

（1）发热、寒战、腹膜刺激征：常见于炎症性病变，如阑尾或胰腺周围脓肿、肠或腹腔淋巴结结核、克罗恩病等。

（2）消化道症状：腹腔内包块常出现消化道症状。如腹痛、呕吐、停止排便多见于胃肠梗阻、胃肠恶性肿瘤等；进行性黄疸、上腹痛或右肩部放射痛常见于肝、胆道和胰腺肿瘤等；腹水常提示结核性腹膜炎、肝脏及盆腔肿瘤；黏液、脓血便及大便性状改变多见于胃肠道肿瘤、炎性肠病等。

（3）泌尿系统症状：血尿和尿路刺激征多提示为泌尿系统肿瘤、肾积水、肾盂肾炎等。

（4）女性生殖系统症状：闭经或异常阴道出血常提示异位妊娠、子宫或附件疾病等。

（5）循环系统症状：高血压患者需警惕腹主动脉瘤、腹主动脉夹层动脉瘤；伴阵发性高血压、多汗，应考虑嗜铬细胞瘤。

4. 一般情况 食欲缺乏、乏力、消瘦等恶病质表现多见于恶性肿瘤。

5. 既往史 有无慢性疾病史，如消化性溃疡、结核、胆囊息肉等病史。

6. 家族史 亲属有无恶性肿瘤史，如有注意询问具体情况，包括具体疾病、发病年龄、转归等。

本病例中，患者为中年男性，有进食后腹痛，且近期有消瘦，结合体格检查及当地辅助检查结果，拟诊为腹部包块待查：腹腔肿瘤？

（二）体格检查要点

嘱患者体格检查前排空膀胱，低枕仰卧位，充分暴露腹部，屈膝，放松腹肌。

1. 视诊　注意腹部外形有无变化；呼吸运动是否受限；腹壁皮肤是否有皮疹、腹壁静脉曲张等；腹壁是否有胃肠型、蠕动波。

知识点

视诊常见腹部体征初步判断

全腹膨隆可见于腹水、腹内积气、腹内巨大包块；局部膨隆常提示相应部位脏器病变。呼吸运动受限常见于腹膜炎症、腔内巨大包块。腹壁静脉曲张可见于门静脉高压及下腔静脉梗阻。胃肠型和蠕动波则提示出现胃肠道梗阻。

---

2. 触诊　注意包块位置、大小、形态、质地、压痛、移动度情况，是否有搏动。

（1）部位：某些部位的包块常来源于该部位的相应器官（详见各腹部区域常见包块）。

（2）大小：巨大包块多发生于肝、肾、胰等实质性脏器，以囊肿居多。胃肠道肿物很少超过其内腔横径。包块大小变化不定甚至自行消失者，可能是痉挛、充气的肠袢所引起。

（3）形态：注意包块的形状、轮廓、边缘和表面情况。圆形且表面光滑者多为良性，常见于囊肿或肿大的淋巴结；形态不规则、表面凹凸不平且坚硬者多为恶性肿瘤、炎性或结核性肿物等；条索状或管状且形态多变者多考虑为肠套叠或蛔虫团。

（4）质地：囊性包块质地柔软；实质性包块质地可能柔韧、中等硬或坚硬，见于肿瘤、炎性或结核等。

（5）压痛：炎性包块有明显压痛；肿瘤压痛可轻重不等。

（6）移动度：肝、胆、脾、胃、肾、横结肠及其包块可随呼吸运动而上下移动；局部炎性包块或脓肿，以及腹腔后壁的包块一般不能移动；移动度大者多为带蒂的包块或游走的脏器。

（7）搏动：触及膨胀性搏动者多考虑动脉瘤。

3. 叩诊　有腹部包块伴移动性浊音阳性，提示腹腔有大于 1 000ml 的积液，可见于恶性肿瘤腹腔转移。

4. 听诊　肠梗阻时常有肠鸣音亢进；恶性肿瘤伴腹水时可有肠鸣音减弱。

5. 直肠指检　触及坚硬凹凸不平、活动度差的包块应考虑直肠癌。

【诊断路径】

从患者的主要症状、体征着手，可循图 2-6-1 路径建立初步诊断。

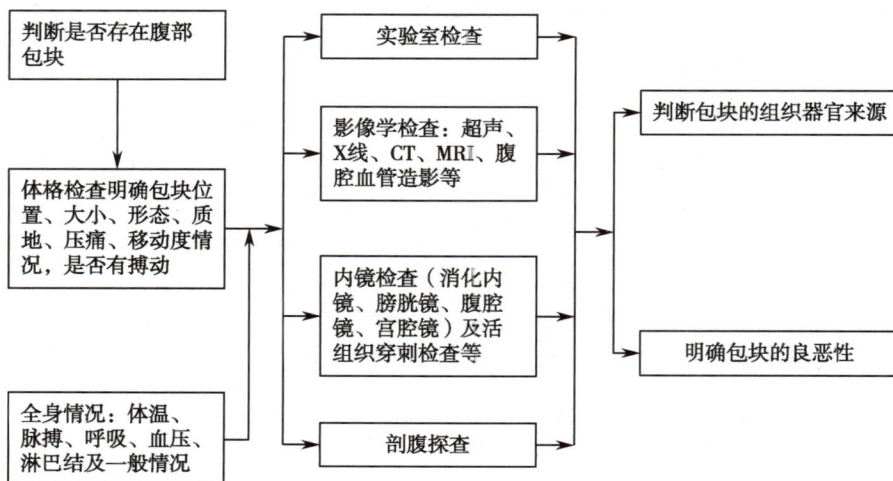

图 2-6-1　腹部包块诊断思路

【思路解析】

1. 辨别包块 发现包块时应首先区分腹部包块与正常腹部可触及的腹部结构。

> 知识点
>
> ### 正常腹部可触及的包块
>
> 正常腹部可触及的包块有剑突、腹直肌肌腹及腱划（腹肌发达者）、腰椎椎体及骶骨岬（形体消瘦及腹壁薄软者）、乙状结肠粪块（滑动触诊法常可触及，尤其粪块干结时）、横结肠（正常较瘦者）、盲肠、右肾下极（身材瘦长者可触及；正常人不易触及）、腹主动脉（腹壁薄、紧张度低者）、充盈的膀胱和妊娠子宫。

2. 判断腹部包块的来源 首先区分包块是在腹壁、腹腔内或腹膜后。包块若位于腹壁，如脂肪瘤等，当患者闭气、腹肌用力（如双手抱头做仰卧起坐）时会更突出；腹腔内和腹膜后的包块不易触及。然后根据患者临床表现及体格检查结果初步判断包块的组织器官来源。

3. 采取适当的检查方法明确诊断 结合实验室、影像学、内镜及活组织穿刺等检查明确腹部包块的部位和性质。

[各腹部区域常见包块]

按九区分法将腹部分为九区，即左、右上腹部（季肋部），左、右侧腹部（腰部），左、右下腹部（髂部）及上腹部、中腹部（脐部）和下腹部（耻骨上部）。各腹部区域常见包块如下：

1. 右季肋部 肝脓肿、肝癌、肝良性肿瘤；胆囊癌；结肠肝曲肿瘤等。

2. 上腹部 胃癌、胃间质瘤；胰腺肿瘤、胰腺假性囊肿等。

3. 左季肋部 脾大；胰腺肿瘤、胰腺假性囊肿；结肠脾曲肿瘤；左肾肿瘤等。

4. 两侧腰部 多囊肾、肾积水、肾恶性肿瘤；嗜铬细胞瘤；结肠肿瘤等。

5. 脐部 肠系膜淋巴结结核、肠系膜肿瘤；横结肠肿瘤、小肠肿瘤、肠梗阻；腹主动脉瘤等。

6. 右髂部 阑尾周围脓肿或类癌、回盲部结核、克罗恩病、大肠癌、阿米巴性肉芽肿；右侧卵巢肿瘤或输卵管积液、积脓等。

7. 耻骨上部 子宫肿瘤；膀胱肿瘤、膀胱憩室等。

8. 左髂部 乙状结肠或直肠肿瘤、溃疡性结肠炎、血吸虫性肉芽肿；左侧卵巢肿瘤或输卵管积液、积脓等。

结核性腹膜炎、腹膜转移癌、肠套叠、肠扭转、网膜或肠系膜肿瘤等所致包块可见于全腹部。

[腹部包块常见病因]

腹部包块常见病因见表2-6-1。

表2-6-1 腹部包块常见病因

部位	炎症性	肿瘤性	梗阻性	先天性
肝脏	肝炎、肝脓肿、肝囊肿	肝癌	肝淤血	多囊肝、肝血管瘤
胆道	胆囊积液、积脓	胆囊癌	胆道梗阻	胆总管囊肿
胃、十二指肠	穿透性溃疡	胃癌、肉瘤	幽门梗阻	
脾	疟疾、血吸虫病、伤寒、黑热病	造血系统恶性增生白血病等	门静脉高压	游走脾
小肠	克罗恩病	小肠癌，小肠原发性淋巴瘤	肠套叠、小肠梗阻、肠蛔虫	
阑尾	阑尾周围脓肿	阑尾肿瘤、类癌		阑尾黏液囊肿
结肠、直肠	回盲部结核、血吸虫病、阿米巴病、克罗恩病、放线菌病、结肠憩室炎	结肠癌、直肠癌、肠道淋巴结肿大	结肠梗阻、乙状结肠扭转	乙状结肠囊肿

续表

部位	炎症性	肿瘤性	梗阻性	先天性
肠系膜、网膜	腹膜结核、肠系膜淋巴结核、肠系膜脂膜炎、腹腔脓肿（阑尾、盆腔、髂凹）	肠系膜肿瘤、网膜肿瘤	大网膜扭转	肠系膜囊肿 大网膜囊肿
胰腺	胰腺假性囊肿、脓肿	胰腺癌、胰腺腺瘤		胰腺囊肿
卵巢、输卵管子宫	盆腔结核	卵巢癌 子宫肌瘤、子宫癌		卵巢囊肿
膀胱	膀胱挛缩（结核）	膀胱肿瘤	尿潴留、结石	巨大膀胱
肾上腺、肾	肾结核	嗜铬细胞瘤、肾癌、肾母细胞瘤	肾盂积水	肾上腺囊肿、马蹄肾、多囊肾、肾下垂、游走肾
其他	包虫囊肿	脂肪瘤、腹主动脉瘤、腹腔转移癌、畸胎瘤、淋巴肉瘤		

[辅助检查]

一、实验室检查

1. 血液检查

（1）血常规：白细胞计数升高、中性粒细胞核左移者提示感染性疾病；嗜酸性粒细胞增多提示寄生虫疾病；严重贫血多见于恶性疾病；全血细胞减少可见于脾功能亢进、黑热病。

（2）肝、肾功能检查：有助于肝、胆道及肾脏疾病如肝硬化、肝肾肿瘤等疾病的诊断。

> **知识点**
>
> **血清学特异性检查**
>
> 血清学肿瘤标志物甲胎蛋白（AFP）、癌胚抗原（CEA）、糖类抗原 19-9（CA19-9）、CA50、CA72-4、CA12-5、CA242 等检查有助于消化道肿瘤的诊断，联合检测意义更大。β- 绒毛膜促性腺激素显著升高有助于绒毛膜癌的诊断。血儿茶酚胺检查有助于嗜铬细胞瘤的诊断。

2. 尿液检查

（1）尿常规：感染性疾病可出现尿中白细胞增高；肾肿瘤、膀胱肿瘤等可见血尿。

（2）尿儿茶酚胺和 24 小时尿香草扁桃酸（VMA）检查：有助于嗜铬细胞瘤诊断。

3. 粪便检查

（1）便常规：长期便隐血试验阳性可考虑胃肠道及胆道肿瘤。

（2）大便虫卵检查：可了解有无寄生虫感染。

二、影像学检查

1. 超声检查　对实质性脏器的占位性病变具有较高诊断价值，并可判断病变大小、范围、周围淋巴结及与邻近器官关系；超声引导下的活组织穿刺检查有助于疾病确诊。

2. X 线检查

（1）腹部 X 线片：可观察有无膈肌抬高、钙化、腹腔或肠腔内气体增多等，帮助诊断肠梗阻、消化道穿孔、畸胎瘤等。

（2）X 线钡剂造影：可观察胃肠道有无狭窄、充盈缺损、憩室，蠕动情况及扭转征象。

（3）经皮穿刺肝胆道成像（PTC）、内镜逆行胰胆管造影术（ERCP）：对胰胆管、胆囊及壶腹部病变有较高诊断价值，同时对某些疾病还可进行治疗。

（4）肾盂造影：有助于泌尿系统疾病的诊断。

3. CT 对腹部实质性脏器病变及腹腔、空腔脏器占位性病变诊断有重要价值,可清晰显示病灶及淋巴结大小、与邻近器官关系,帮助诊断炎症性、损伤性、肿瘤性及先天性病变。小肠 CT 造影(CTE)对小肠克罗恩病的诊断意义较大,可观察肠壁、肠系膜、淋巴结及腔外并发症如瘘、脓肿等,是诊断和随访的重要检查方法。

4. MRI 用于肝内占位性病变的鉴别诊断。磁共振胰胆管成像(MRCP)可帮助诊断胰胆病变。小肠 MR 造影(MRE)可观察小肠壁及肠外病变且无辐射,但扫描速度慢,费用较 CT 高。

5. PET/CT 多用于常规检查无法明确的转移复发病灶的诊断及肿瘤的分期,因价格较高,其临床应用受到一定限制。

6. 选择性腹腔动脉造影 对动脉瘤、肝脏占位病变及其他腹腔内器官肿瘤具有很好的诊断价值。

三、内镜检查

1. 胃镜、(单)双气囊小肠镜、结肠镜、膀胱镜、宫腔镜 可通过直接观察胃肠、膀胱、子宫病变并取活组织行病理检查来明确诊断,对某些疾病还可同时进行治疗。

2. 胶囊内镜 主要观察胃肠道黏膜病变,可帮助诊断胃肠疾病,主要缺点是不能同时行病理学检查。

3. 超声内镜 有助于黏膜下肿瘤、外压性病变、肿瘤浸润深度,以及周围淋巴结肿大的诊断,超声内镜下活组织穿刺检查对诊断胃、肠、胰、胆道肿瘤及肿瘤术前分期有较大意义。

4. 腹腔镜检查 可直接观察腹腔内及腹膜病变,并取活组织行病理检查明确诊断,对某些疾病可同时进行治疗。

四、剖腹探查

对于有手术指征的腹部包块,可考虑行剖腹探查明确诊断,并同时行手术治疗。

本例患者入院完善术前相关检查后,于胃肠外科行开腹探查术+肠系膜病损切除术(大网膜巨大肿物切除)+肠粘连松解术,术中探查:位于左上腹结肠脾曲大网膜表面可见巨大肿物,与周围组织有粘连,颜色黑红色,囊实状,形状不规则,表面有出血,脾窝可见血性腹水约 100ml。

组织病理学检查:(腹部肿物)结合免疫组化,考虑为胃肠间质瘤伴出血,囊性变及骨化。肿瘤大小约 13cm×12cm×6cm,核分裂象<5/50HP,危险度分级为高度危险度。

免疫组化:CD117(+),CD34(+),Desmin(−),DOG-1(+),Ki67(+,3%),S-100(−)。

【诊断总结】

一般诊断要求:　　　　　　　　　本章病例诊断:

包块来源和性质　　　　　　　　　胃肠间质瘤

并发症　　　　　　　　　　　　　出血

(董卫国)

第七章　便　秘

正常人排便习惯因人而异，由 2～3 日 1 次至每日 2～3 次，粪便成型不干燥，不坚硬。便秘（constipation）是指排便次数减少、粪便干硬和／或排便困难。排便次数减少指每周排便少于 3 次。排便困难包括排便费力、排出困难、排便不尽感、排便费时，以及需手法辅助排便。从病程上看，便秘可能是偶尔或暂时的，也可能是长期慢性的；从病因上看，便秘可以是器质性的或功能性的。

【病例导引】

患者，男性，64 岁。

主诉：便秘 30 年，加重 2 周。

现病史：30 年前无诱因间断便秘，大便干硬，不易排出，每 2～3 日排便一次，有时大便呈球形。间断服中药及开塞露治疗辅助排便。无腹痛，大便无黏液脓血，无里急后重。30 年间症状反复逐渐加重，排便费力。近 2 周上述症状加重，服多种泻药效果不佳，伴下腹坠胀感，自行灌肠后可排少量球形便，有时大便带少量鲜血，无恶心、呕吐。门诊以"便秘"收入院。起病以来，精神尚可，饮食欠佳，睡眠差，大便如上，小便正常，体重下降 2kg。

既往史：体健，否认慢性疾病史，无特殊用药史。

体格检查：一般情况好，浅表淋巴结未触及肿大。双侧甲状腺无肿大。双肺呼吸音清，未闻及干湿啰音。心界不大，心律齐，各瓣膜听诊区未闻及杂音。腹部平坦，未见肠型及蠕动波，全腹无压痛及反跳痛，肝脾肋下未触及，左下腹可及索条状包块，移动性浊音（−），肠鸣音 1～2 次 /min。

肛门直肠检查：肛门口可见外痔，无直肠脱垂、肛门反射存在。肛门指检可触及干硬的粪便，用力排便时肛门括约肌可松弛。

初步诊断：便秘原因待查。

实验室检查：血常规正常，便常规正常，便隐血试验阳性，血糖、甲状腺功能、血清肿瘤标志物正常。

辅助检查：腹部超声、结肠镜未见异常。

【问诊、体格检查要点】

（一）问诊要点

采集病史时，应首先详细询问患者便秘的特点，这有助于明确患者是否存在便秘，以及便秘可能的原因和类型。其次，应询问伴随症状及需鉴别诊断的疾病症状，有无报警症状，并特别注意患者便秘的发病和持续时间，有无便秘相关的用药史。

> 知识点
>
> **便秘患者采集病史**
>
> 1. 便秘的特点　排便的频率，是否定时排便，每次排便持续的时间；有无排便费力、排便急迫感、排便不尽感和排便肛门直肠阻塞感，甚至需要手法帮助排便；大便的性状，粪便是否坚硬、干硬、球形，粪便表面是否有脓血，粪便是否变细。

48

2. 伴随症状 有无腹胀、腹痛和腹部不适等；有无报警症状；是否伴随与便秘病因有关的疾病，如糖尿病、甲状腺功能减退、甲状旁腺病变、系统性硬化、神经系统疾病、肠道肿瘤及炎症和直肠肛门病变等。

3. 与便秘有关的用药史 阿片制剂、抗胆碱能药物、三环类抗抑郁药、钙通道阻滞剂、抗震颤麻痹药、抗精神病药、利尿药、抗组胺药、含铝抗酸药、补铁剂、止泻剂等。

4. 精神心理状态、社会因素及相关的生活史。

知识点

便秘应该特别注意的预警信号

1. 超过 40 岁新发病者。
2. 近期出现而非慢性便秘。
3. 明显腹痛。
4. 体重下降。
5. 贫血。
6. 便血 / 便隐血阳性。
7. 腹部包块。
8. 有结直肠息肉史。
9. 结直肠肿瘤家族史。
预警信号的出现提示结直肠恶性肿瘤的可能性增加。

（二）体格检查要点

对便秘患者应进行仔细的腹部检查，尤其不能忽视对肛门直肠的检查，这不仅有助于便秘病因的鉴别，而且对便秘的分型和治疗也十分关键。

知识点

便秘腹部阳性体征辨析

1. 触及存粪的肠袢或粘连的肠管，应注意与腹部包块鉴别。粪块可挤压变形，而肿物则不能。
2. 便秘导致机械性肠梗阻时可见肠型、蠕动波，可闻及高调肠鸣音；而肠鸣音低下，常提示肠动力减弱，如低钾血症，长期服用药物如吗啡、阿片类、重金属制剂等。
3. 便秘患者不可忽视对肛门和直肠的检查，应注意肛门反射有无异常，有无直肠脱垂、肿物、痔疮、肛裂疼痛、肛管狭窄，有无嵌塞的粪便，同时，可估计静息时和用力排便时肛门括约肌痉挛或松弛，有无矛盾性收缩。

【诊断路径】（图 2-7-1）

1. 仔细询问患者排便的次数、大便性状，有无排便费力，依据便秘的定义确定便秘的诊断。
2. 了解便秘的病程及伴随症状，进行详细的体格检查，结合必要的实验室及辅助检查，鉴别器质性和功能性便秘。

知识点

便秘的病因

便秘的病因按有无器质性病变分为器质性和功能性。

1. 器质性疾病

（1）直肠和肛门病变：直肠炎、痔疮、肛裂、肛周脓肿和溃疡、肿瘤瘢痕性狭窄等。

（2）结肠病变：良恶性肿瘤、肠梗阻、肠绞窄、结肠憩室炎、特异性与非特异性结肠炎、先天性巨结肠、肠粘连、肠扭转等。

（3）肌肉疾病或肌力减退：淀粉样变性、皮肌炎、系统性硬化等自身免疫性疾病；慢性肺气肿、严重营养不良、多次妊娠、全身衰竭、肠麻痹等疾病引起肠壁平滑肌、肛提肌、膈肌和／或腹壁肌无力，导致排便困难。

（4）内分泌、代谢疾病：严重脱水、糖尿病、甲状腺功能减退、甲状旁腺功能亢进、多发性内分泌腺瘤、重金属中毒、高钙血症、高或低镁血症、低钾血症、卟啉病、慢性肾病、尿毒症。

（5）神经系统疾病：自主神经病变、脑血管疾病、认知障碍或痴呆、多发性硬化、帕金森病、脊髓损伤等。

（6）药物和化学品：吗啡和阿片制剂；抗胆碱能药、神经节阻断药及抗忧郁药；碱式碳酸铋、地芬诺酯及氢氧化铝等，均可引起便秘。

2. 功能性疾病

（1）功能性便秘（functional constipation，FC）：进食纤维素过少，排便习惯受到干扰，滥用泻药等。

（2）功能性排便障碍（functional defecation disorders）。

（3）便秘型肠易激综合征（constipation-dominant irrtable bowel syndrome，IBS-C）：由胃肠道平滑肌运动障碍所致。

知识点

便秘患者根据病情选做必要的辅助检查

1. 实验室检查　血常规、便常规、便隐血试验是排除结直肠和肛门器质性病变的重要而简易的常规检查。血糖、肌酐、甲状腺功能和血钙等检测有助于排除代谢性疾病引起的便秘。

2. 影像学检查

（1）结肠镜检查：对可疑肛门、直肠及结肠病变者，可根据临床评估选择。对便秘引起的肠梗阻患者应在梗阻解除后或灌肠准备后进行。

（2）X线检查：钡餐检查可以发现有无器质性病变，还适用于了解钡剂通过胃肠道的时间、小肠与结肠的功能状态。正常状态下，钡剂24～72小时应全部排出结肠，便秘者往往排空延迟。肠梗阻患者应属禁忌。

---

3. 对于功能性疾病的便秘，应鉴别功能性便秘和便秘型肠易激综合征，对于常规治疗效果不满意者，应进行基于便秘机制的专科检查评价。

知识点

功能性疾病便秘诊断注意点

1. 功能性便秘（FC）的诊断符合罗马Ⅲ诊断标准。

2. IBS-C亦属于功能性疾病引起的便秘，其诊断需符合IBS的诊断标准。

3. 便秘型IBS（IBS-C）和FC均为功能性疾病，二者的区别是IBS-C存在腹痛症状，并随排便缓解，而FC无腹痛。病理生理方面的区别在于二者的内脏感觉异常不同，IBS-C为结肠高敏感，FC为直肠低敏感。

知识点

罗马Ⅲ标准中功能性便秘的诊断标准

1. 必须包括下列 2 项或 2 项以上　①至少 25% 的排便感到费力；②至少 25% 的排便为干球粪或硬粪；③至少 25% 的排便有不尽感；④至少 25% 的排便有肛门直肠梗阻感和 / 或堵塞感；⑤至少 25% 的排便需手法辅助（如用手指协助排便、盆底支持）；⑥每周排便少于 3 次。

2. 不用泻药时很少出现稀便。

3. 不符合 IBS 的诊断标准。

诊断前症状出现至少 6 个月，且近 3 个月症状符合以上诊断标准。

知识点

功能性便秘的特殊检查

1. 慢传输型便秘胃肠通过时间延长（钡条试验阳性）。

2. 排粪造影适用于出口梗阻型便秘的诊断。

3. 肛门直肠测压有助于评估肛门括约肌和直肠有无动力及感觉功能障碍。

4. 结肠压力监测对确定有无结肠无力和治疗具有指导意义。

5. 球囊逼出试验可了解结肠的敏感性。

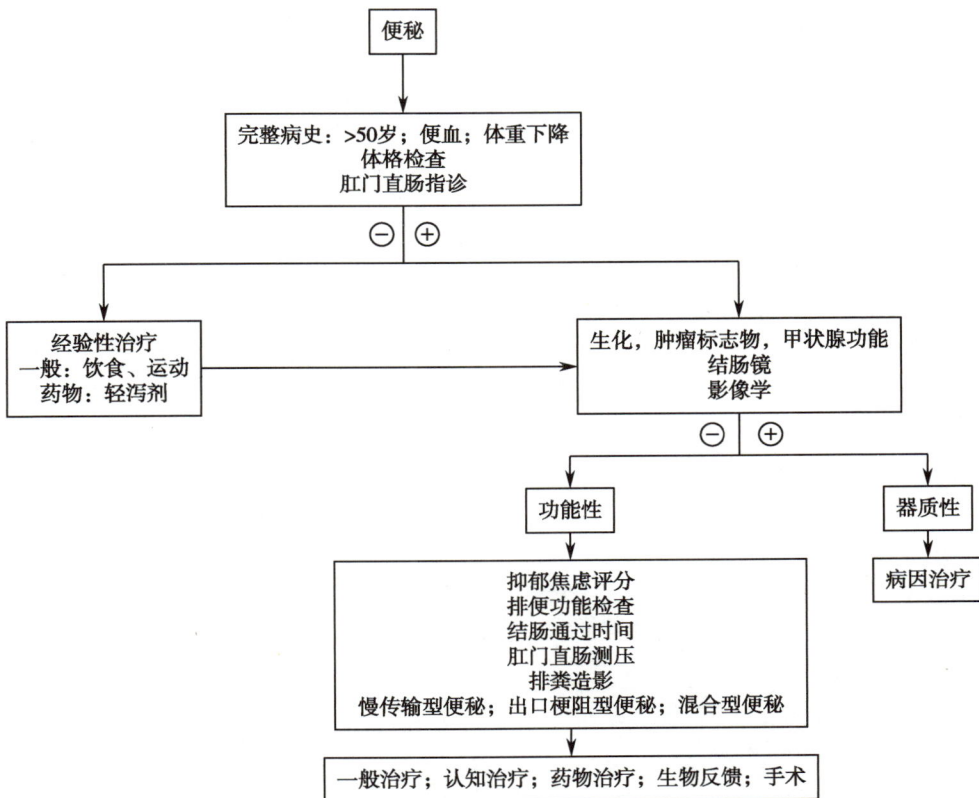

图 2-7-1　便秘诊断流程图

【思路解析】

1.本例患者长期粪便干硬难解,不易排出,排便次数减少,便秘诊断成立。

2.患者长期便秘,功能性便秘可能性大。但患者系老年,近期出现大便带血等可疑报警症状,体格检查腹部可疑包块,应首先除外器质性便秘。

3.患者否认其他慢性疾病史,未服用特殊药物,实验室检查血常规、血糖、甲状腺功能、血肿瘤标志物等均正常,虽然便隐血阳性,但结肠镜检查未见异常,可除外结肠肿瘤。便隐血阳性与干硬的粪便导致肛门损伤及外痔有关。

4.患者无排便相关的腹痛或腹部不适,可诊断功能性便秘。

【诊断总结】

本例患者长期便秘,否认糖尿病、神经系统疾病及其他全身性疾病,否认特殊服药史,应考虑消化系统疾病所致便秘。但患者系老年,近期出现大便带血等可疑报警症状,体格检查腹部可疑包块,应首先除外器质性便秘。实验室相关检查及结肠镜检查正常,故确诊为功能性便秘。

> 知识点
>
> ### 功能性便秘分类
>
> 功能性便秘基于发病机制分为慢传输型便秘(slow transit constipation,STC)、排便障碍型便秘(defecatory disorder)、混合型便秘、正常传输型便秘(normal transit constipation,NTC)。对诊断功能性便秘患者,特别是常规治疗症状不能缓解者应到专科就诊,酌情进行结肠功能性检查,对便秘进一步分型,从而进行个体化的治疗。

（王蔚虹）

第八章 腹 水

　　腹水（ascites）指各种原因引起腹腔内液体病理性积聚的状态。正常男性腹腔内仅少量或几乎无液体，正常女性腹腔内可有约 20ml 液体，随着月经周期变化。通过腹水检查和血清生化的结果，可以根据血清-腹水白蛋白梯度（SAAG）区分为门静脉高压性和非门静脉高压性，然后根据这两类疾病的特点，从病史、体征、实验室检查和影像学检查结果寻找诊断相关证据，根据可能的倾向性诊断的需要，必要时行进一步检查，如肝脏穿刺，甚至腹腔探查以明确诊断。诊断明确是治疗的关键，在明确诊断之前，可以考虑适当利尿、放腹水以缓解症状。

　　腹水产生的机制包括血管内静水压升高、血浆胶体渗透压降低、腹膜毛细血管通透性增加、淋巴循环受阻等；门脉系统血管内压增高可导致腹水，血浆白蛋白是维持血浆渗透压的主要因素，因此引起白蛋白下降的疾病可导致腹水；淋巴瘤、转移性肿瘤、丝虫病等可导致胸导管或乳糜池梗阻、淋巴回流受阻从而引起腹水；炎症性疾病可使腹膜毛细血管渗透性增加从而引起腹水等。

【病例导引】

　　患者，男性，55 岁。

　　主诉：腹胀、进行性腹围增大 3 个月。

　　现病史：3 个月前无明显诱因出现腹胀，腹围增大，2 个月内腹围增大约 6cm，予螺内酯 40mg 每日一次、呋塞米 20mg 每日一次利尿效果不佳，腹围仍进行性增大，近 1 个月腹围增大约 5cm，伴双下肢轻度凹陷性水肿。病程中无心慌、胸痛、憋气，无腹泻、呕吐、呕血，无黑便、血便，无巩膜黄染、尿色加深，无血尿、泡沫尿，尿量无减少，体重减轻 1kg。

　　体格检查：一般情况差，生命体征平稳，轻度贫血貌，颈静脉无怒张，左锁骨上可触及 1 枚肿大淋巴结，质硬，活动度差，边界不清；心肺无明显异常；腹膨隆，未见腹壁静脉曲张，腹软，上腹部轻压痛，无反跳痛、肌紧张，全腹部未触及包块，肝脾肋下未触及，移动性浊音阳性。双下肢轻度凹陷性水肿。

【问诊、体格检查要点】

（一）问诊要点

　　腹水的临床表现包括腹水所致的腹胀、腹围增大。大量腹水压迫可导致胸闷、呼吸困难、恶心、早饱等症状。肝硬化是 80% 腹水的病因，因此问诊时应注意询问肝硬化的临床表现，包括呕血、痔疮、皮肤巩膜黄染、瘀点瘀斑、鼻出血、牙龈出血等，以及慢性肝病相关危险因素包括饮酒史、肝炎病史、静脉药物使用史、输血史、疫区疫水接触史等；体重减轻、肿瘤病史可能提示恶性腹水；发热可能提示感染性疾病，免疫抑制状态、严重营养不良的患者需警惕结核病；此外，心慌、胸痛、憋气、既往心脏病史提示心源性腹水；颜面水肿、尿少、泡沫尿提示肾源性腹水；药物尤其是中药服用史可能与肝小静脉闭塞病相关。

（二）体格检查要点

　　体格检查应注意视诊，观察腹部有无膨隆、脐疝、蛙状腹；叩诊时注意是否有腹水征。腹水征包括移动性浊音、液波震颤、水坑征等。出现移动性浊音提示中等量（>1 000ml）腹水，液波震颤提示大量腹水（3 000～5 000ml），少量腹水可采取肘膝位叩诊，若出现脐部浊音，称为水坑征，可检出极少量腹水。此外，还应注意检查原发病相关体征，如肝病患者可有黄疸、蜘蛛痣、肝掌，门静脉高压可出现腹壁静脉曲张、脾大、颈静脉怒张，心源性、肾源性腹水患者可有水肿，感染性疾病患者腹部触诊可有压痛、反跳痛、肌紧张，结核病患者腹部触诊可有揉面感,锁骨上、脐旁淋巴结肿大、腹腔内包块提示腹腔内恶性肿瘤。

知识点

常见的导致腹水的病因

1. 心血管疾病　慢性心力衰竭、缩窄性心包炎、心包积液、Budd-Chiari 综合征等。

2. 肾脏疾病　慢性肾小球肾炎、肾病综合征等。

3. 肝脏及门静脉系统疾病　肝硬化、肝硬化合并自发性腹膜炎、肝癌、门静脉炎、门静脉血栓形成、肝脓肿破裂等。肝脏疾病是引起腹水的最常见病因。

4. 腹膜疾病　①腹膜炎症:如细菌性腹膜炎、结核性腹膜炎、结缔组织病合并腹膜炎、化学性腹膜炎(胰源性、胆汁性)、嗜酸细胞性胃肠炎、多发性浆膜腔积液等;②腹膜肿瘤:原发性腹膜肿瘤(腹膜间皮瘤)、腹膜转移瘤(胃、肝、胰、卵巢等来源)。

5. 其他　营养缺乏、腹腔脏器破裂、甲状腺功能减退、淋巴管阻塞或破裂、恶性淋巴瘤、Meigs 综合征等。

【诊断路径】

从患者腹胀、腹围增大症状,以及移动性浊音(+)入手,既往无心脏基础疾病、肝炎、肝硬化病史、肾脏病史,病程无发热等感染性疾病相关表现,初步考虑为腹水原因待查。为明确病因,下一步可考虑行诊断性腹腔穿刺术明确腹水性质(图 2-8-1)。

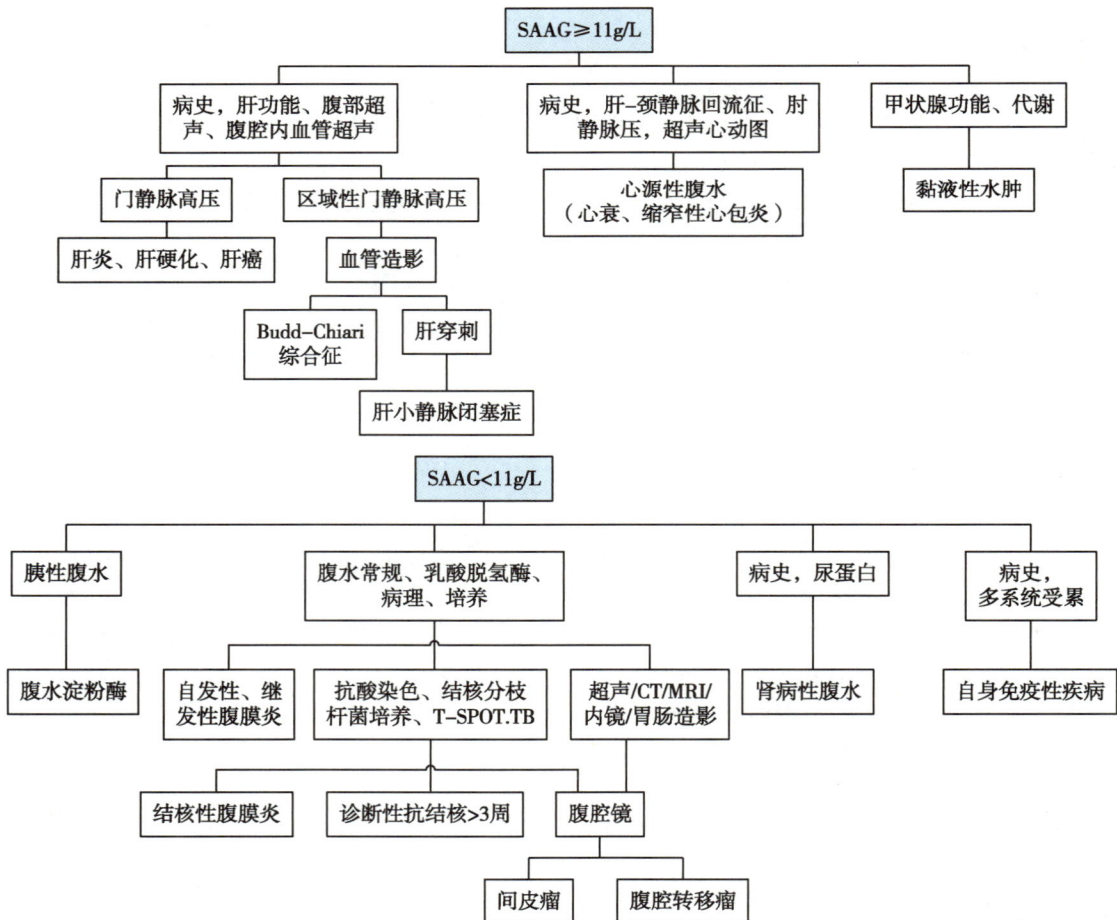

图 2-8-1　腹水诊断流程图
SAAG. 血清 - 腹水白蛋白梯度;T-SPOT.TB. 结核感染 T 细胞斑点试验。

腹水实验室检查是明确腹水性质的关键。首次出现腹水、腹水原因不明、腹水治疗效果不佳时,应行诊断性腹水穿刺检查。常用的腹水实验室检查包括腹水常规(外观、比重、细胞总数及分类等)、生化(总蛋白、白蛋白、腺苷脱氨酶、淀粉酶、胆红素等)、肿瘤标志物(癌胚抗原等)、病原学、细胞学检查等。

> **知识点**
>
> ### 腹水实验室检查
>
> 正常腹水中白细胞计数<500/mm³(0.5×10⁹/L),多核细胞<250/mm³(0.25×10⁹/L)。多核细胞>250/mm³(0.25×10⁹/L)、占白细胞总数比例>75%高度提示细菌性腹膜炎;以单核细胞升高为主的白细胞升高提示结核或腹膜恶性肿瘤。

> **知识点**
>
> ### 血清-腹水白蛋白梯度
>
> 血清-腹水白蛋白梯度(serum-ascites albumin gradient,SAAG):同日抽取血清与腹水标本,血清与腹水的白蛋白浓度差值即 SAAG。以 SAAG≥11g/L 诊断门静脉高压性腹水,<11g/L 诊断非门静脉高压性腹水,准确率可达 95%。但需要指出的是,SAAG≥11g/L 不能排除门静脉高压基础上并发的腹水感染或腹腔肿瘤转移,也无助于鉴别门静脉高压的病因。此外,腹水淀粉酶升高提示胰源性腹水;甘油三酯水平可有助于鉴别真假性乳糜;腺苷脱氨酶(ADA)升高对结核性腹膜炎的诊断有一定意义。腹水病原学检查、细胞学检查对感染性、肿瘤性疾病的诊断具有重要诊断意义。

根据 SAAG 结果将腹水区分为门静脉高压性和非门静脉高压性后(表2-8-1),结合患者临床表现进一步行相关检查以明确腹水的病因。腹部超声、腹部 CT 有助于肝硬化、门静脉血栓、Budd-Chiari 综合征的诊断,也有利于发现腹腔内实质、空腔脏器占位性病变及腹腔内肿大淋巴结;女性患者中盆腔超声有助于发现生殖系统肿瘤;胸部 CT、纯蛋白衍生物(PPD)试验、结核感染 T 细胞斑点试验(T-SPOT.TB)、腹水抗酸染色、结核分枝杆菌培养等有助于诊断结核性腹膜炎;心脏超声、心脏 MRI 检查有助于明确心源性腹水的诊断;尿常规、尿蛋白定量、肾功能检查有助于排除肾炎或肾病综合征。

表2-8-1 利用血清-腹水白蛋白梯度(SAAG)鉴别门静脉高压性/非门静脉高压性腹水

门静脉高压性腹水(SAAG≥11g/L)	非门静脉高压性腹水(SAAG<11g/L)
窦前性	肿瘤
门静脉/脾静脉血栓	原发腹膜肿瘤、腹膜转移瘤
血吸虫病	淋巴瘤相关乳糜性腹水
窦性	Meigs 综合征
肝硬化	感染
肝癌或肝转移癌	结核性腹膜炎
肝小静脉闭塞病	细菌性腹膜炎
窦后性	衣原体/淋病奈瑟菌
心源性腹水	炎症
Budd-Chiari 综合征	胰源性腹膜炎
	胆汁性腹膜炎
	结缔组织病相关性浆膜炎
	POEMS 综合征、Castleman 病等
	肠梗阻或穿孔
	术后淋巴管瘘
	低白蛋白血症
	肾病综合征
	蛋白丢失性肠病

本例患者腹水穿刺检查结果如下：

外观淡红色略浑浊，李凡他试验阳性。腹水常规：白细胞计数 $1×10^9$/L，多核细胞 25%，单核细胞 70%，红细胞计数 $12×10^9$/L；腹水生化：总蛋白 36g/L，白蛋白 30g/L（SAAG 9g/L）；腹水细菌、真菌涂片、培养阴性，抗酸染色阴性；脱落细胞检查未查见肿瘤细胞。

【思路解析】

1. 患者有腹胀、腹围增大的症状，有腹部膨隆、移动性浊音等体征，腹水诊断明确，结合腹腔穿刺结果，SAAG 9g/L，该患者腹水为非门静脉高压性腹水。

2. 患者病程中无发热，无腹膜炎体征，腹水外观淡红色略浑浊，腹水中白细胞升高、以单核细胞为主，细菌涂片、培养阴性，可除外细菌性腹膜炎。进一步完善胸部 X 线片、PPD 试验、腹水 T-SPOT.TB 等检查暂未发现结核证据。对于其他可导致非门静脉高压性腹水的炎症性疾病，患者无明显腹痛，体格检查腹部未及包块，进一步完善腹部超声、腹部 CT 检查，无胆源性、胰源性腹水、肠梗阻穿孔等证据，且患者暂无皮疹、关节痛、多系统受累等结缔组织病相关临床表现，暂可除外。本例患者腹水外观淡红色，红细胞计数 $12×10^9$/L，为血性腹水，结合患者一般情况较差，轻度贫血，利尿治疗效果不佳；尽管腹水脱落细胞学结果阴性，仍考虑为恶性腹水可能性大。

结核性腹膜炎及恶性腹水的鉴别诊断见表 2-8-2。

表 2-8-2 结核性腹膜炎及恶性腹水的鉴别诊断

鉴别点	恶性腹水	结核性腹膜炎
病因	原发或转移性肿瘤	肺结核、肠结核、腹膜结核
发病年龄	老年多见	儿童或青少年多见
腹水外观	血性常见	黄绿色，血性少见
SAAG/(g·L^{-1})	<11	<11
腹水 / 血清 LDH 比值	>1	<1
抗酸染色	阴性	可阳性
腹水 T-SPOT.TB	多阴性	多阳性
腹水脱落细胞学	可找到癌细胞	阴性
诊断性抗结核治疗	无效	有效

注：SAAG，血清 - 腹水白蛋白梯度；LDH，乳酸脱氢酶；T-SPOT.TB，结核感染 T 细胞斑点试验。

3. 恶性腹水常由胃、肝、胰、卵巢等恶性肿瘤腹膜转移所致。患者体格检查有上腹部轻压痛，左锁骨上淋巴结肿大，可先行腹部平扫 + 增强 CT、胃镜检查明确有无上消化道肿瘤。若上述检查无异常可进一步行结肠镜、妇科超声等，必要时行 PET/CT 等检查明确有无其他原发恶性肿瘤病灶。

> 知识点
>
> **恶性腹水**
>
> 2/3 的恶性腹水由腹膜肿瘤导致，包括原发性腹膜肿瘤（腹膜间皮瘤）和转移性腹膜肿瘤（腹膜转移癌）所致的腹水。腹膜间皮瘤可呈局限性或弥漫性生长，局限性多倾向良性，弥漫性常恶性。转移性腹膜肿瘤常由胃、肝、胰、卵巢、泌尿系统肿瘤转移而来，部分原发灶不明；另 1/3 恶性腹水由淋巴管阻塞、肝原发或转移癌导致的门静脉高压所致。患者可表现为不特异的腹部不适，体重减轻，腹腔穿刺示 SAAG<11g/L，总蛋白>25g/L，白细胞升高、单核为主，腹水细胞学阳性，腹水细胞学阴性的患者还可进一步行腹腔镜、剖腹探查取组织病理学检查以明确诊断。恶性腹水通常对利尿剂反应差。

患者胃镜检查发现胃体部 2.0cm×3.0cm 不规则溃疡,表面糜烂,周围黏膜结节状粗糙隆起,活检质地脆,易出血。病理:胃印戒细胞癌。

【诊断总结】

患者腹胀、腹围增大 3 个月,移动性浊音阳性,腹水诊断明确。腹腔穿刺为血性腹水,腹水白细胞升高、单核细胞为主,SAAG 提示为非门静脉高压性,病原学检查均阴性。考虑为恶性腹水可能性大,结合患者体格检查左锁骨上淋巴结肿大,上腹部轻压痛,完善胃镜检查见胃体部溃疡,病理提示胃印戒细胞癌。结合腹部 CT 最终诊断为:胃体印戒细胞癌伴腹腔转移。

【治疗】

恶性腹水一经发现均属于晚期,通常无法进行根治性手术治疗。但对于妇科肿瘤导致的恶性腹水,姑息性手术可能改善部分患者的生存时间。其他恶性肿瘤导致的转移性恶性腹水,在病情许可的条件下,可针对原发病灶选择适当方案进行放疗、化疗,腹腔化疗有时可取得短暂疗效,但总体预后通常较差。

腹水的基础治疗包括限钠、利尿。利尿剂对恶性腹水的疗效总体而言并不理想,有效者不超过 40%。穿刺放腹水是恶性腹水最主要的治疗方法之一,可暂时缓解症状。反复穿刺放腹水配合局部热疗或化疗可能取得更好的疗效,常用的腹腔化疗药物包括铂类、丝裂霉素、白介素等。恶性腹水增长速度通常较快,频繁穿刺放腹水会增加穿刺并发症发生率并延长住院时间,随着经皮下隧道置入引流管及由腹腔引流至膀胱的自动低流量泵等新引流技术的出现和不断改进,腹腔留置可自行夹闭或开放的引流管持续引流已成为恶性腹水治疗的重要方案。但腹腔置管引流术对手术操作要求较高,具有一定的阻塞率和并发症发生率,可在条件成熟的单位审慎应用。

（杨爱明）

第九章 黄 疸

黄疸（jaundice）是由于血清中胆红素升高所致的皮肤、黏膜和巩膜发黄。正常血清总胆红素为 1.7～17.1μmol/L。胆红素为 17.1～34.2μmol/L 时，临床不易察觉到皮肤、黏膜和巩膜发黄，称为隐性黄疸；超过 34.2μmol/L 时出现临床症状可见黄疸。黄疸是多种疾病的症状和体征，多见于肝脏、胆道、胰腺及血液系统的某些疾病，但亦可发生于其他系统疾病。

一、胆红素的正常代谢

正常人每日生成胆红素为 340～510μmol，其中 80%～85% 来源于衰老红细胞中的血红蛋白；另有 15%～20% 来源于骨髓幼稚红细胞的血红蛋白和肝内含有亚铁血红素的蛋白质（如过氧化氢酶、过氧化物酶及细胞色素氧化酶与肌红蛋白等），这些称为旁路胆红素。

上述游离胆红素或非结合胆红素（unconjugated bilirubin，UCB，即间接胆红素），可与血清白蛋白结合通过血循环运输至肝脏，而后与白蛋白分离被肝细胞摄取，在肝细胞内和 Y、Z 两种载体蛋白结合，并被运输至肝细胞光面内质网的微粒体部分，经葡萄糖醛酸转移酶的催化作用与葡萄糖醛酸结合，形成胆红素葡萄糖醛酸酯，称为结合胆红素（conjugated bilirubin，CB），即直接胆红素。直接胆红素从肝细胞分泌至胆管系统最后排入肠道，在回肠末端及结肠中经细菌酶的分解与还原作用，形成尿胆原。尿胆原大部分从粪便排出，称为粪胆原；小部分（10%～20%）经肠道吸收，通过门静脉血回到肝内，其中大部分再转变为直接胆红素，又随胆汁排入肠内，形成所谓"胆红素的肠肝循环"（图 2-9-1）。

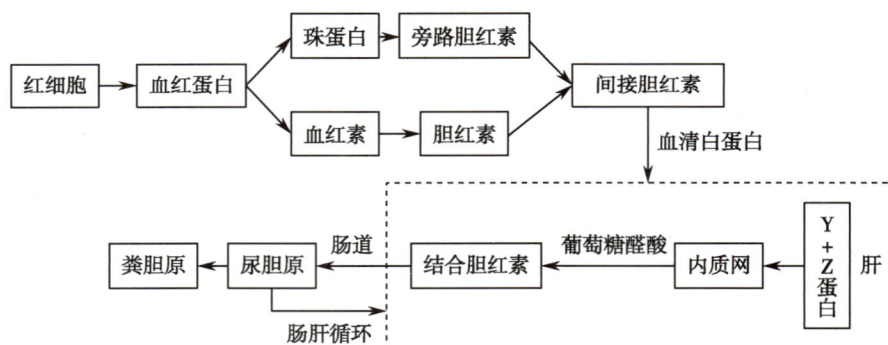

图 2-9-1 胆红素的正常代谢

正常情况下，血中胆红素的浓度保持相对恒定，总胆红素（total bilirubin，TB）为 1.7～17.1μmol/L，其中直接胆红素 0～3.42μmol/L，间接胆红素 1.7～13.68μmol/L。

二、黄疸的分类

1. 按病因和发生机制分类，便于理解和记忆，我国传统教科书多采用此分类。但临床上很多黄疸患者就诊时病因并不明确，因而对诊断和鉴别诊断帮助较小。分为：①溶血性黄疸；②肝细胞性黄疸；③胆汁淤积性黄疸。

溶血性黄疸，以间接胆红素升高为主，直接胆红素基本正常，血清酶学检查正常；肝细胞性黄疸时，间接胆红素与直接胆红素皆升高，反映肝损害的酶（丙氨酸转氨酶、天冬氨酸转氨酶）升高明显；胆汁淤积性黄疸时,以直接胆红素升高为主,反映胆道梗阻的酶(碱性磷酸酶、γ-谷氨酰转肽酶)明显增高。后两者的鉴别较难,需结合影像学、血清学检查,必要时行肝组织穿刺术进行鉴别。

2．按胆红素性质分类,有助于临床鉴别诊断,目前国际主流教科书多采用此分类(图2-9-2)。分为:①以间接胆红素增高为主的黄疸;②以直接胆红素增高为主的黄疸;③混合型高胆红素血症。

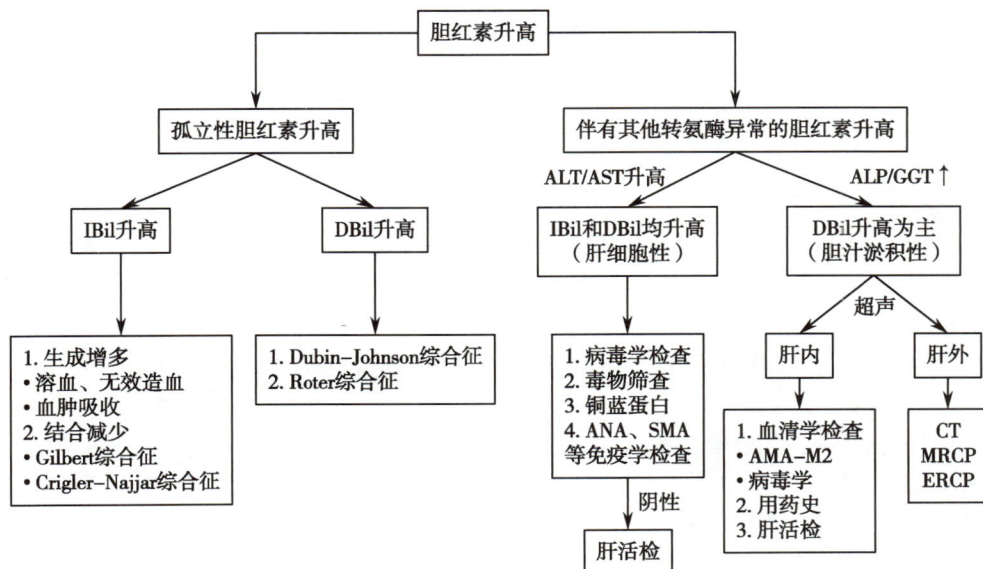

图2-9-2　胆红素升高的鉴别诊断

ALT. 丙氨酸转氨酶;AST. 天冬氨酸转氨酶;ALP. 碱性磷酸酶;GGT. γ-谷氨酰转肽酶;IBil. 间接胆红素;DBil. 直接胆红素;ANA. 抗核抗体;SMA. 抗平滑肌抗体;AMA. 抗线粒体抗体;MRCP. 磁共振胰胆管成像;ERCP. 内镜逆行胰胆管造影术。

【病例导引】

患者,女性,59岁。

主诉:皮肤、巩膜黄染1年,加重伴皮肤瘙痒2个月。

现病史:1年前患者开始出现皮肤、巩膜黄染,伴尿色加深,未予诊治。2个月前皮肤、巩膜黄染加重,伴全身皮肤瘙痒,不伴发热、腹痛、恶心、呕吐。尿如浓茶,大便颜色正常。多次就诊于当地医院,肝功能检查提示碱性磷酸酶、γ-谷氨酰转肽酶、胆红素明显升高,以直接胆红素为主。经中西药保肝治疗效果欠佳。

【问诊、体格检查要点】

首先,应确定是否有黄疸。排除摄入过量胡萝卜素(胡萝卜、木瓜、南瓜、柑橘等)或大剂量米帕林引起的皮肤、黏膜黄染,即临床上的假性黄疸。

(一)问诊要点

1. 个人史、既往史及家属史问诊要点　着重询问:出生地、久住地、外出史、职业史、接触史、用药史(药物品种、剂量和疗程)、输血及血制品注射史、饮食史(生食贝壳类、海鲜、烧烤等)、饮酒史(嗜酒时间、酒的种类、度数及每日或每周饮酒量)、既往史(胆结石、胆道手术史、胆道蛔虫症、肝病史等)及家族中类似疾病史。

2. 症状问诊要点　询问患者起病缓急、黄疸持续时间及波动情况,有无发热(时间、程度、与腹痛的关系)、寒战、腹痛(部位、类型、程度)、消化道症状(食欲缺乏、厌油、恶心、呕吐等)或体重减轻等表现。询问患者的大小便情况,特别是大便颜色有助于判定黄疸类型及病因。

（二）体格检查要点

全身营养和神志状态，皮肤、巩膜黄疸深度，有无黄色瘤、蜘蛛痣、肝掌，皮肤和黏膜出血倾向，皮肤抓痕，淋巴结，肝脾大小、质地、有无触痛，胆囊有无肿大，腹部压痛和叩痛情况，腹部有无肿块等。

知识点

黄疸的伴随症状

1. 皮肤色泽与黄疸类型有关。溶血性黄疸皮肤呈柠檬色；肝细胞性黄疸呈浅或深黄色；胆汁淤积性黄疸持续时间较长者可呈暗褐绿色。

2. 黄疸伴发热见于急性胆管炎、肝脓肿、钩端螺旋体病、败血症、大叶性肺炎。病毒性肝炎或急性溶血可先有发热后出现黄疸。

3. 伴上腹剧烈疼痛者可见于胆道结石、肝脓肿或胆道蛔虫病。右上腹剧痛、寒战高热和黄疸称为夏科（Charcot）三联征，提示急性化脓性胆管炎。持续性右上腹钝痛或胀痛可见于病毒性肝炎、肝脓肿或原发性肝癌。

4. 伴肝大者，若为轻、中度肝大，质地软或中等、且表面光滑者，多见于病毒性肝炎、急性胆道感染或胆道阻塞；肝脏明显肿大、质地坚硬、表面凹凸不平有结节者，多见于原发或继发性肝癌。肝大不明显、质地较硬边缘不整、表面有小结节者，见于肝硬化。

5. 伴胆囊肿大者，若胆囊肿大，表面光滑、无压痛、可移动，常提示胰头癌、胆总管癌或壶腹周围癌；胆囊肿大、坚硬有结节感，则提示胆囊癌可能。

6. 伴脾大者，若轻度肿大，可见于急性肝炎（病毒、钩端螺旋体等引起）；中度肿大，见于先天性溶血性贫血、胆汁性肝硬化；明显肿大，则提示肝硬化门静脉高压。

7. 伴腹水者可见于重症肝炎、肝硬化失代偿期、肝癌等。

【诊断路径】

从患者皮肤、巩膜黄染，伴皮肤瘙痒等主要症状着手，可循图2-9-3路径建立初步诊断。

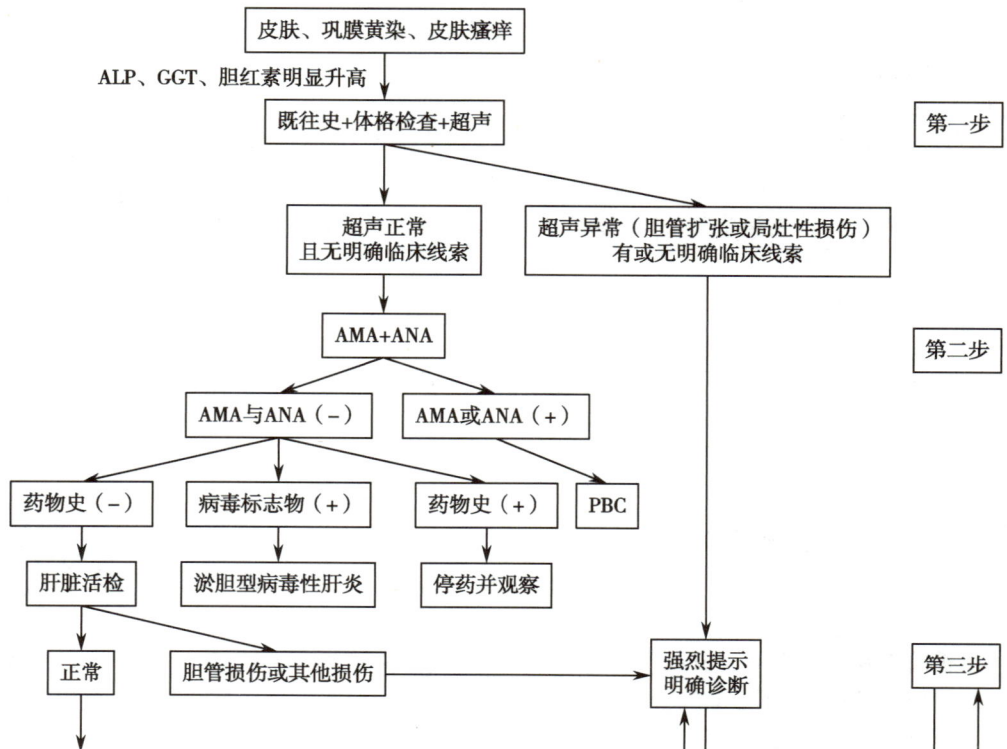

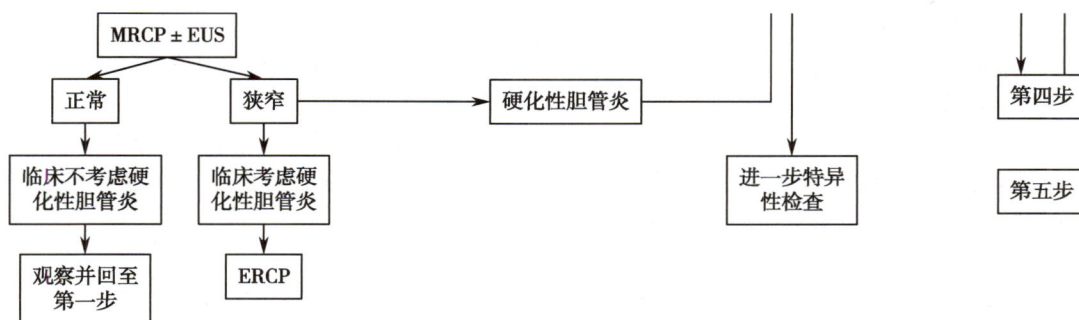

图 2-9-3 成人胆汁淤积性肝病的诊断流程

ALP. 碱性磷酸酶；GGT. γ- 谷氨酰转肽酶；AMA. 抗线粒体抗体；ANA. 抗核抗体；MRCP. 磁共振胰胆管成像；ERCP. 内镜逆行胰胆管造影术；EUS. 超声内镜；PBC. 原发性胆汁性胆管炎。

【思路解析】

1. 该患者为中年女性，慢性病程。临床表现以皮肤、巩膜黄染为主。可初步诊断为黄疸原因待查。

> **知识点**
>
> ### 黄疸与年龄的关系
>
> 患者的年龄可作为诊断参考。新生儿黄疸要考虑新生儿生理性黄疸、先天性胆管闭锁或新生儿肝炎等。儿童及青少年黄疸首先考虑先天性溶血性和非溶血性黄疸，在卫生条件较差的地区还应考虑胆道蛔虫症。中年患者要考虑胆结石和肝硬化。原发性胆汁性胆管炎多见于女性。中老年患者应考虑癌肿，男性以肝癌、胰腺癌多见，女性以胆管癌多见。病毒性肝炎可发生于任何年龄。

2. 患者黄疸伴皮肤瘙痒，且尿如浓茶色。肝功能检查提示碱性磷酸酶、γ- 谷氨酰转肽酶及胆红素明显升高，以直接胆红素为主。故考虑胆汁淤积性肝病导致的胆汁淤积性黄疸可能性大。

> **知识点**
>
> ### 胆汁淤积性肝病
>
> 胆汁淤积性肝病是指各种原因引起的胆汁形成、分泌和 / 或胆汁排泄异常引起的肝脏病变。根据部位可分为肝内胆汁淤积和肝外胆汁淤积及混合性胆汁淤积。胆汁淤积性肝病时通常碱性磷酸酶>1.5ULN（健康人群高限），并且 γ- 谷氨酰转肽酶>3ULN。

3. 拟诊胆汁淤积性肝病后，应进一步区分肝外和肝内胆汁淤积。

（1）在仔细询问病史及全面体格检查的基础上，对所有胆汁淤积的患者均应行超声检查。若胆道有扩张或局灶性病变，则提示肝外胆汁淤积（即肝外胆道梗阻），应行磁共振胰胆管成像或超声内镜进一步检查。

（2）根据患者的病史及临床表现，应检测血清抗线粒体抗体（AMA）-M2 以除外原发性胆汁性胆管炎（primary biliary cirrhosis，PBC）。

（3）对于血清 AMA-M2 阴性的胆汁淤积患者，根据特异性抗核抗体（ANA）或抗 -sp100、抗 -gp210 结果可以诊断。

AMA 阴性 PBC；如缺乏 PBC 特异性自身抗体，应行肝脏组织穿刺术以明确诊断。

【诊断总结】

1. 通过仔细问诊、体格检查及影像检查了解到患者相关信息。

（1）双侧巩膜明显黄染，双侧上眼睑可见黄色瘤。腹软，肝肋下 4cm，质韧、无触痛，脾肋下 3cm，质韧、无触痛，腹部叩诊移动性浊音阴性，肠鸣音 3 次 /min。双下肢无水肿。

（2）血生化检查提示转氨酶中度升高，γ- 谷氨酰转肽酶、碱性磷酸酶、胆红素明显升高，以直接胆红素升高为主。肝炎病毒血清学标志物阴性。

（3）腹部超声显像：肝脏表面不光滑、肝实质呈颗粒样，门静脉增宽，脾脏增厚，门静脉血流正常。

（4）AMA-M2 阴性；抗 SSA 抗体、ANA 阳性；IgG、IgA 正常，IgM 明显升高。

（5）磁共振胰胆管成像：未见明确胰胆管病变。

（6）肝活检结果示病变符合 PBC Ⅲ～Ⅳ期。

2．结合患者临床表现、实验室检查及肝穿活检结果，可诊断为 AMA 阴性 PBC。

3．原发性胆汁性胆管炎（PBC）

（1）PBC 的临床表现：PBC 是肝内小叶间胆管非化脓性炎症所造成的慢性肝内胆汁淤积性疾病。其病因未明，可能与遗传背景及环境因素所导致的免疫异常有关。本病多见于中年女性，男女比例约为 1∶9。特异性自身抗体为抗线粒体抗体（AMA-M2），其灵敏度和特异度均>90%。PBC 起病常隐匿、缓慢，自然病程大致可分为 4 期。①临床前期：AMA 阳性、无症状、肝功能正常，可长达十几年，多在筛查时发现。②肝功能异常无症状期：无症状者占首次诊断的 20%～60%，因血清碱性磷酸酶水平升高而检测 AMA 确定诊断。多于 2～4 年内出现症状。③肝功能异常症状期。④肝硬化期。

PBC 患者临床表现差异较大（图 2-9-4）。

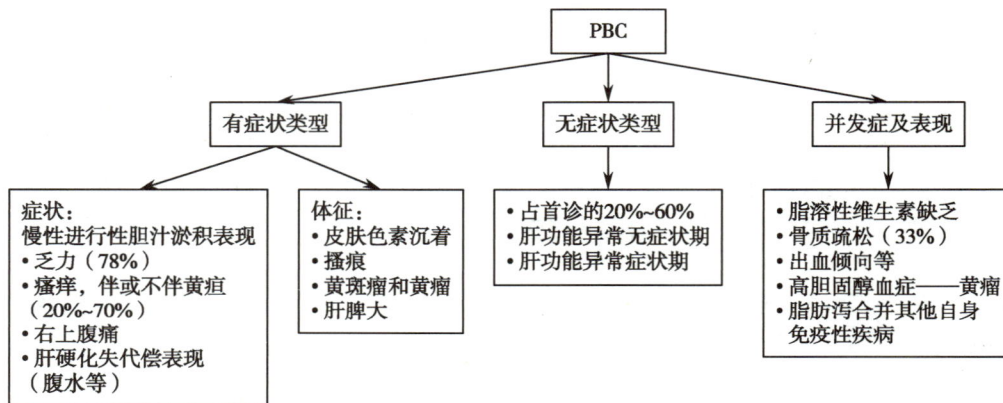

图 2-9-4　原发性胆汁性胆管炎（PBC）临床表现

（2）PBC 的诊断：PBC 诊断需要至少符合以下 3 条标准中的 2 条。①碱性磷酸酶升高；② AMA 阳性，或 AMA 阴性但其他 PBC 特异性自身抗体（如抗 -sp100、抗 -gp210）阳性；③组织学提示非化脓性破坏性胆管炎和小叶间胆管损伤。

需要注意的是，尽管 AMA-M2 是诊断 PBC 的特异性指标，但 AMA-M2 阳性也可偶见于其他疾病，如自身免疫性肝炎、慢性丙型肝炎、系统性硬化、特发性血小板减少性紫癜、肺结核、麻风病、淋巴瘤等疾病。

（贾继东）

第十章　消化道出血

消化道出血（gastrointestinal bleeding，GIB）是指从食管到肛门之间消化道的出血，是消化系统常见的病症。上消化道出血是指屈氏韧带以上的食管、胃、十二指肠和胆胰疾病、胃空肠吻合术后的空肠上段病变所致出血；屈氏韧带以下的肠道出血称下消化道出血。

【病例导引】

患者，女性，76 岁。

主诉：黑便伴头晕乏力 3 日。

现病史：3 日前解黑色糊状便，每日 1 至 2 次，每次量约 200g，在当地医院查便隐血（+），血红蛋白 50g/L，伴头晕、乏力、胸闷，无呕血、腹痛及皮肤、巩膜黄染。经抑酸及输血治疗。1 日来未排大便。

既往史：6 年前因"冠心病"行冠状动脉支架植入术，一直服用阿司匹林。

体格检查：体温 36.5℃，脉搏 90 次/min，呼吸 20 次/min，血压 120/80mmhg，神志清醒，对答切题。轻度贫血貌，皮肤巩膜无黄染，未见蜘蛛痣。双肺呼吸音清，未闻干湿啰音。心率 88 次/min，律齐，未闻明显杂音。全腹软，无压痛及反跳痛，未及包块，肝脾肋下未及，腹部叩诊鼓音，移动性浊音阴性，肠鸣音 6 次/min。

肛门指检：未查明显异常。

【问诊、体格检查要点】

1．进食动物血、碳粉、铁剂、铋剂或某些中药等药物可使大便呈黑色，常被患者误认为消化道出血引起的黑便，需逐一询问。口、鼻、咽喉部出血，吞咽后也可导致黑便，应仔细询问及进行相应的检查。

2．服用阿司匹林剂量多少？是否同时服用抑酸或保护胃黏膜的药物？病前服用过其他什么药物？如感冒药、镇痛药、抗凝药等。

3．症状出现前是否经历悲伤、愤怒或恐惧的事件？生活规律有大的变化吗？

4．是否伴有呕血、便血及腹痛？以往有无慢性中上腹不适史？

5．外院诊治经过。

6．体格检查应注意有无皮肤、巩膜黄染、蜘蛛痣。了解平时的基础血压。

【诊断路径】

从患者黑便、头晕、乏力等症状着手，可循图 2-10-1 路径建立初步诊断。

【思路解析】

一、消化道出血的临床表现

患者解黑便伴头晕，重度贫血，便隐血（+），根据临床表现考虑消化道出血。

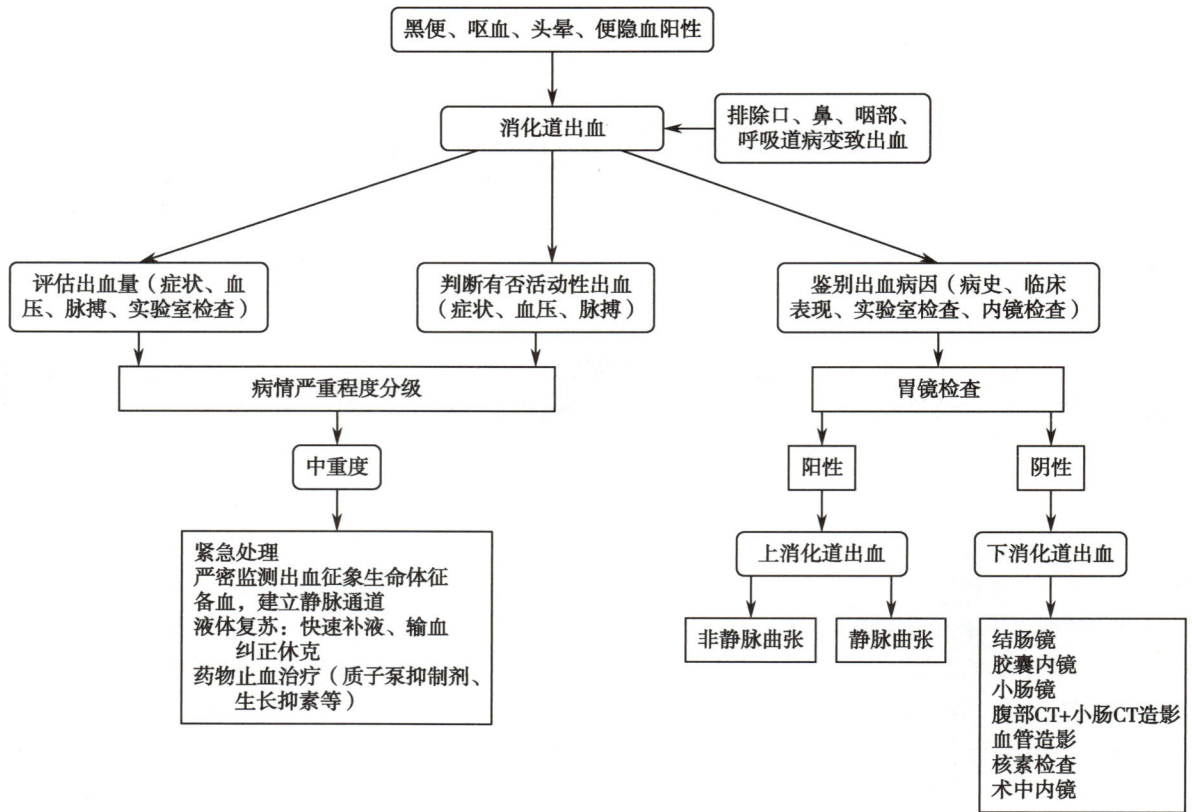

图 2-10-1 消化道出血诊断思路图

知识点

急性消化道出血临床表现

1．呕血 胃内积血达 250～300ml 者可出现呕血。

2．黑便

3．失血性周围循环衰竭 急性出血量>500ml，可有头晕、心悸、乏力、晕厥、黑矇，脉搏细弱、心率加快、血压下降，甚至休克及肾功能不全表现。有心脑血管基础疾病者可诱发心绞痛、脑缺血等心脑血管事件。

4．发热 大出血 24 小时内可出现低热，不超过 38.5℃，持续数日至一周。

5．血常规变化 血红蛋白一般在 3～4 小时后开始下降，24 小时后可出现明显下降。如果血红蛋白短期内下降至 70g/L 以下而既往无贫血表现，则出血量在 1 200ml 以上。大出血后 2～5 小时，白细胞计数可升高，通常不超过 15×10^9/L。

6．氮质血症 上消化道大出血后数小时血尿素氮可升高，1～2 日达高峰，出血停止后 3～4 日内降至正常。如再出血，尿素氮可再次升高。如果肌酐在 133mol/L 以下，而尿素氮>14.28mmol/L，则消化道出血量在 1 000ml 以上。

思考：

1．鲜血便是否可排除上消化道出血？胃镜前该如何判断？

2．患者如以急性周围循环衰竭为首发症状，无呕血及黑便，但临床怀疑消化道大出血可能，该如何通过体格检查判断？

分析：

1．鲜血便不能排除上消化道出血。如不考虑食管 - 胃底静脉曲张破裂出血，可留置胃管负压引流，观察胃液颜色判断。

2. 可行肛门指检,观察有无血液流出,或指套血染。也可留置胃管。

二、排除消化道以外的出血因素

知识点

消化道出血诊断注意事项

1. 排除来自呼吸道的出血　与咯血鉴别。关键点:咯血伴咳嗽,色鲜红带泡沫、pH 呈碱性。呕血多为咖啡色,可伴食物残渣,pH 呈酸性。结合病史及体征。

2. 排除口、鼻、咽喉部出血　关键点为病史及口咽鼻局部检查。

3. 排除进食引起黑粪　口服铋剂、某些中药、碳粉、铁剂、动物血等可引起粪便发黑。部分可致便隐血假阳性。关键点:病史询问+血红蛋白+人单克隆抗体便隐血检查。

三、消化道出血部位

知识点

上消化道和下消化道出血的临床判断

1. 上消化道出血　呕血伴柏油样便,粪便稠或成形,无血块;如出血量大,速度快可排暗红甚至鲜红色血便,可伴上腹症状。

2. 下消化道出血　暗红或鲜血便,多不成形,大量出血可有血块,可伴中下腹症状。

颜色与出血部位及速度有关,越是远端肠道出血颜色越鲜红,血液在肠道停留过久也可为黑便。关键点:当无法判断时先行胃镜检查排除上消化道出血。病情危重不宜胃镜检查者留置胃管引流胃液观察。

四、消化道出血病情评估

患者以黑便为主,无呕血,结合服用阿司匹林药物史,考虑上消化道出血,需进行病情评估指导治疗。病情评估主要分三方面:①严重程度分级;②有无活动性出血;③预后。

1. 消化道出血严重程度评估

知识点

消化道出血量判断

1. 出血量判断

便隐血试验(+):每日出血量>5～10ml。

黑便:出血量 50～100ml 以上。

呕血:胃内积血达 250～300ml。

不引起全身症状:一次出血量≤400ml。

头晕、乏力、心慌:一次出血量 400～500ml。

周围循环衰竭:短期出血>1 000ml。

2. 关键点

(1)呕血及黑便量难以估计出血量。

（2）血容量减少导致的周围循环衰竭是估计出血严重程度最有价值的指标（表 2-10-1），也是急性大出血导致死亡的直接原因。

（3）对于急性消化道大出血患者应将周围循环状态相关检查放在首位，并做相应紧急处理。

表 2-10-1　上消化道出血病情严重程度分级

分级	失血量 /ml	失血量占比 /%	血压 /mmHg	心率 /（次·min⁻¹）	血红蛋白 /（g·L⁻¹）	症状	休克指数
轻度	<500	0	基本正常	正常	无变化	头昏	0.5
中度	500～1 000	30	下降	>100	70～100	晕厥、口渴、少尿	1.0
重度	>1 500	30～50 50～70	收缩压<80	>120	<70	肢冷、少尿、意识模糊	>1.5 >2.0

注：休克指数 = 心率 / 收缩压。

思考：该患者收缩压 120mmHg（未服降压药），平时基础血压 140mmHg，心率 90 次 /min，血红蛋白 80g/L，有头晕，病情严重程度如何？

分析：患者血红蛋白 80g/L，有头晕，休克指数为 0.75，结合外院病史，曾经输血治疗，考虑病情严重程度为中度。

2. 如何判断消化道出血是否停止

> 知识点
>
> ### 以下情况考虑有活动性出血或再出血
>
> 1．呕血、黑便次数增多，粪便稀薄，色暗红，伴肠鸣音亢进。
> 2．周围循环衰竭表现，经积极补液输血后未改善，或好转后又恶化。
> 3．红细胞计数、血红蛋白测定、血细胞比容持续下降，网织红细胞计数持续增高。
> 4．尿量足够而血尿素氮持续或再次增高。
> 5．胃管引流出物有较多新鲜血。

思考：该患者入院时消化道出血是否停止？

分析：患者未排大便一日，血红蛋白经输血后由 50g/L 上升至 80g/L，肠鸣音不活跃，因此考虑入院时无活动性出血。

3. 预后评估　研究显示 15%～20% 患者因持续消化道出血或再出血，导致生命危险。

> 知识点
>
> ### 危险性增高的主要因素
>
> 1．年龄>65 岁。
> 2．严重伴随疾病（心、肺、肝、肾功能不全、脑血管意外）。
> 3．本次出血量大或短期内反复出血。
> 4．食管 - 胃底静脉曲张破裂出血伴肝衰竭。
> 5．消化性溃疡 Forrest Ⅰa 型。

早期识别再出血及死亡危险性高的患者，并加强监护和治疗是减少死亡事件的重点。

目前多采用 Rockall 再出血和死亡危险性评分系统（表 2-10-2）。积分 ≥5 分为高危，3～4 分为中危，0～

2 分为低危。高危者再出血可能>24%，死亡率11%；低危者再出血率4%，死亡率0.1%。

表 2-10-2　Rockall 再出血和死亡危险性评分系统

变量	评分 / 分			
	0	1	2	3
年龄 / 岁	<60	60～79	≥80	—
休克状况	无休克①	心动过速②	低血压③	—
伴发病	无	—	心力衰竭、缺血性心脏病和其他重要伴发病	肝衰竭、肾衰竭和癌肿播散
内镜诊断	无病变，Mallory-Weiss 综合征	溃疡等其他病变	上消化道恶性疾病	—
内镜下出血征象	无或有黑斑	—	上消化道血液潴留，黏附血凝块，血管显露或喷血	—

注：①收缩压>100mmHg，心率<100 次 /min。

②收缩压>100mmHg，心率>100 次 /min。

③收缩压 <100mmHg，心率>100 次 /min。

思考：该患者胃镜提示胃溃疡（A2），未见活动性出血及血迹，其 Rockall 评分是几分？

分析：年龄 76 岁（1 分），胃溃疡（1 分），无休克，无明显并发症，Rockall 评分为 2 分。

五、消化道出血的病因

> **知识点**
>
> #### 上消化道出血最常见病因
>
> 消化性溃疡、食管 - 胃底静脉曲张破裂出血、急性糜烂出血性胃炎、胃癌。
>
> 1. 食管疾病　食管贲门撕裂综合征（Mallory-Weiss syndrome）、食管癌、反流性食管炎、食管溃疡、放射性损伤、强酸强碱化学性损伤。
>
> 2. 胃、十二指肠疾病　消化性溃疡、急性胃黏膜病变、胃癌、胃淋巴瘤、胃肠间质瘤、胃泌素瘤、吻合口溃疡、恒径动脉破裂（Dieulafoy 病变）、钩虫病等。
>
> 3. 门静脉高压　食管 - 胃底静脉曲张破裂出血、门静脉高压性胃病、肝静脉阻塞（Budd-Chiari 综合征）。
>
> 4. 胆道出血　胆管结石、胆管癌、胆道术后损伤。
>
> 5. 胰腺疾病累及十二指肠　胰腺脓肿、重症胰腺炎、胰腺癌等。
>
> 6. 胸或腹主动脉瘤破入消化道。
>
> 7. 全身性疾病所致消化道出血　血液病、尿毒症、系统性红斑狼疮、应激状态引起应激性溃疡和急性糜烂出血性胃炎、流行性出血热、登革出血热、败血症。

思考：引起该患者消化道出血的病因是什么？

分析：患者长期服用"阿司匹林"，考虑非甾体抗炎药（NSAIDs）相关消化性溃疡或糜烂出血性胃炎。

> **知识点**
>
> #### 下消化道出血常见原因
>
> 1. 痔疮和肛裂
> 2. 肿瘤　癌症、息肉、淋巴瘤、肠间质瘤、肉瘤等。

3．炎症性病变　溃疡性结肠炎、克罗恩病、放射性肠炎、缺血性肠炎、中毒性肠炎、出血坏死性肠炎。

4．血管性疾病　血管畸形、血管瘤、痔核、肠系膜血管栓塞。

5．机械性　憩室、肠套叠、肠扭转。

6．先天性　肠重复畸形、梅克尔（Meckel）憩室。

7．全身性疾病　血液病、尿毒症、败血症。

8．传染病　登革出血热、伤寒、恙虫病、钩端螺旋体病、钩虫病。

六、消化道出血的诊断方法

1．**胃镜检查**　胃镜是诊断上消化道出血病因最可靠的方法。只要条件允许均应争取急诊胃镜检查。

利用 Blacthford 评分系统（表2-10-3）可预测是否需胃镜检查，评分≤1分者无须胃镜检查，>1分者需行胃镜检查；<6分为低危患者，≥6分为中高危患者；中高危患者应行急诊胃镜检查。

表2-10-3　急性上消化道出血患者的 Blatchford 评分

项目	检测结果	评分/分
收缩压 /mmHg	100～109	1
	90～99	2
	<90	3
血尿素氮 /(mmol·L^{-1})	6.5～7.9	2
	8.0～9.9	3
	10.0～24.9	4
	≥25.0	6
血红蛋白 /(g·L^{-1}) 男性	120～129	1
	100～119	3
	<100	6
女性	100～119	1
	<100	6
其他表现	脉搏≥100 次 /min	1
	黑便	1
	晕厥	2
	肝脏疾病	2
	心力衰竭	2

知识点

消化道出血胃镜检查注意事项

1．签署书面知情同意书，向患者及家属告知检查目的、风险，对静脉曲张破裂出血要说明胃镜有诱发再出血的风险。说明胃内积血会影响视野、必要时胃镜下止血治疗、费用等内容，获得患方配合。

2．相对禁忌证　血压<90mmHg 或较基础收缩压减低>30mmHg，血红蛋白<50g/L，应先迅速纠正循环衰竭，血红蛋白上升至 70g/L 方行胃镜检查。对于门静脉高压食管 - 胃底静脉曲张破裂出血患者，如有肝性脑病，不能配合者要暂缓检查。

3．对危重患者必要时安排床边急诊胃镜或在重症监护室（ICU）进行检查。

4．术中监护及防止窒息。

思考：该患者入院次日行急诊胃镜检查发现胃窦溃疡（A2 期），幽门螺杆菌阳性，溃疡基底干净，未见活动性出血及血迹，Forrest 分级属第几级？

分析：患者胃镜下观察胃溃疡未见活动性出血，未见血凝块，基底干净，故 Forrest 分级为Ⅲ级（表 2-10-4，图 2-10-2）。

知识点

表 2-10-4　内镜出血性消化性溃疡的 Forrest 分级

Forrest 分级	溃疡病变	再出血概率 /%
Ⅰa	喷射样出血	55
Ⅰb	活动性渗血	55
Ⅱa	血管显露	43
Ⅱb	附有凝血块	22
Ⅱc	黑色基底	10
Ⅲ	基底清洁	5

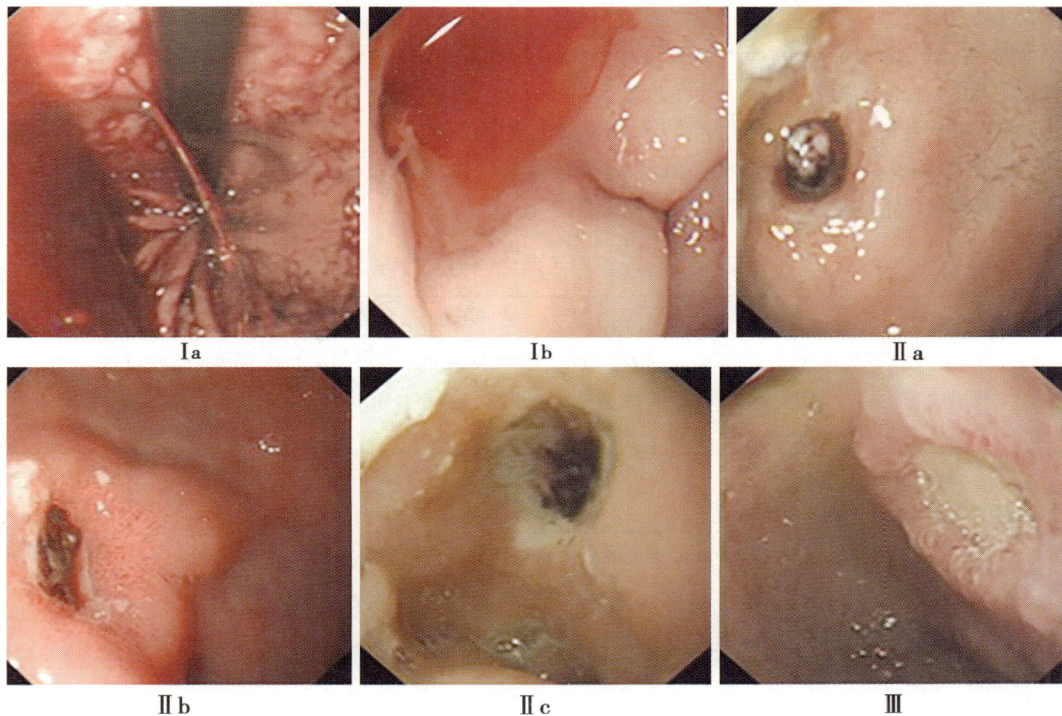

图 2-10-2　内镜下出血性消化性溃疡 Forrest 分级

2. 消化道出血的其他诊断方法　除胃镜检查外，其他的方法还包括肠镜、小肠镜、胶囊内镜、消化道造影、腹部 CT 及 MRI、血管造影、核素扫描、术中内镜等，每种方法各有优缺点，具体如下。

知识点

消化道出血的诊断方法

1. **胃镜**　可观察食管、胃、十二指肠降段，判断出血部位及病灶性质，能确定 90% 上消化道出血的病因。

2. **结肠镜**　是诊断大肠及回肠末端病变首选方法，消化道大出血时，因肠道清洁不良，可能出现肠腔黏膜观察不佳情况。

3. **双气囊小肠镜**　用于诊断小肠出血,诊断阳性率43%～80%。

4. **胶囊内镜**　是目前诊断小肠出血的首选方法。对小肠病变诊断阳性率60%～70%,活动性出血时检出率会增加。缺点:受电池限制,胶囊内镜的记录时间约8小时,肠道蠕动过慢者肠道检查可不完全,1%胶囊发生滞留,多见于肠道本身有病变者。

5. **全腹部增强CT及MRI**　对胆胰疾病、胃肠间质瘤、小肠肿瘤、腹主动脉瘤破裂、血管畸形、肠套叠等有诊断价值,可根据病情加做小肠造影(小肠CT造影或小肠MR造影)及腹主动脉成像。

6. **放射性核素显像**　静脉注射^{99m}Tc标记的自体红细胞后,做腹部放射性核素显像扫描,以探测标记物是否从血管外溢,对梅克尔憩室合并出血有诊断价值,出血量>0.5ml/min,阳性率高。

7. **血管造影**　选择性血管造影对急性或复发性消化道出血的诊断及治疗有重要作用,可发现血管畸形、血管扩张、血管瘤等血管性病变。在活动性出血,出血量>0.5ml/min时,阳性率较高。

8. **X线钡剂检查**　仅用于出血已停止或病情稳定、无法完成内镜检查的患者,包括食管造影、上消化道造影、小肠造影、钡灌肠等,其价值远不如内镜。

9. **剖腹探查或术中内镜**　各种检查均不能明确原因的应剖腹探查。术中内镜是诊断不明原因消化道出血重要方法。

3. 不明原因消化道出血(obscure gastrointestinal bleeding,OGIB)　指经常规消化内镜检查(包括食管至十二指肠降段的上消化道与肛门直肠至回盲瓣及回肠末端)、X线小肠钡剂检查(口服钡剂或钡剂灌肠造影)及小肠CT等检查仍不能明确病因的持续或反复发作的出血。可分为隐性和显性出血,前者反复缺铁性贫血和便隐血试验阳性,后者表现黑便、血便或呕血等肉眼可见出血,占消化道出血的3%～5%。不明原因消化道出血的可能病因见表2-10-5。诊断流程见图2-10-3。

表2-10-5　不明原因消化道出血的可能病因

部位	病因
上消化道	Cameron糜烂、血管扩张性病变、静脉曲张、Dieulafoy病变、胃窦血管扩张症、门静脉高压性胃病
下消化道	梅克尔憩室、小肠肿瘤、血管扩张性病变、新生物、胆道出血、胰性出血、主动脉肠瘘、非甾体抗炎药性肠病、克罗恩病、乳糜泻

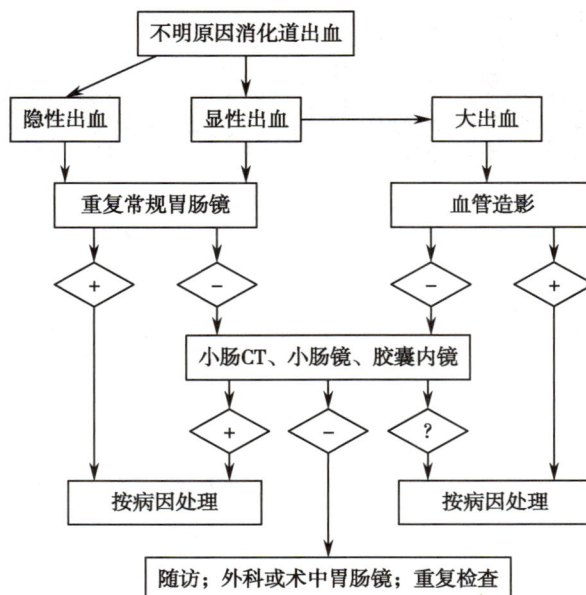

图2-10-3　不明原因消化道出血诊断流程

【诊断总结】

确定消化道出血后，应遵循诊断流程完善诊断内容。

一般诊断要求：

    出血部位
    性质
    病因
    并发症

本章病例诊断：

    胃溃疡（A2 期）并出血
    幽门螺旋杆菌感染
    重度失血性贫血
    冠心病，冠状动脉支架植入术后

【治疗】

一、上消化道出血的治疗

上消化道出血病情危急，特别是大量出血者，可危及患者生命，抗休克、迅速补充血容量治疗应放在一切医疗措施首位。

> **知识点**
>
> **上消化道出血一般处理**
>
> 1. 卧床休息。
> 2. 保持呼吸道通畅。
> 3. 生命体征监护，禁食者注意监测血糖。
> 4. 尽快建立有效静脉输液通道。
> 5. 饮食　活动性出血期间禁食，停止出血后 24 小时可给予冷流质。

思考：针对该患者如何进行监护及饮食安排？

分析：目前患者生命体征稳定，无活动性出血，可予冷全流饮食。注意观察大便，有无胸痛、胸闷等症状，因有头晕，注意防止跌倒。

（一）积极补充血容量

> **知识点**
>
> **积极补充血容量**
>
> 1. 病情紧急时，输液、输血同时进行，先输注平衡液或葡萄糖盐水甚至胶体扩容剂。
> 2. 输注浓缩红细胞指征　①收缩压低于 90mmHg，或较基础收缩压下降超过 30mmHg；②血红蛋白低于 70g/L，血细胞比容低于 25%；③心率增快，>120 次 /min。限制性输血理念（根据 2018 亚太工作组非静脉曲张性上消化道出血共识意见），在活动性心血管疾病患者中，输血的原则需要基于对失血量和心血管状态的评估来个性化制订。对于血压下降的大量活动性出血患者，可能需要更自由的输血策略。
> 3. 肝硬化患者可补充新鲜冰冻血浆和血小板。血小板输注对服用抗血小板药物的上消化道出血患者无益（根据 2018 亚太工作组非静脉曲张性上消化道出血共识意见）。
> 4. 对高龄、伴心肺肾疾病患者，应防止输液量过多诱发急性肺水肿。
> 5. 血容量充足的指征　收缩压 90～120mmHg；脉搏 <100 次 /min；尿量 >40ml/h、血 Na^+ <140mmol/L；神志清楚或好转，无明显脱水貌。

本例患者生命体征稳定，血红蛋白 80g/L，无须输血，注意电解质平衡。

（二）止血措施

不论是急性非曲张静脉出血或是门静脉高压所致食管 - 胃底静脉曲张破裂出血，均可以采取以下措施止血，包括药物、内镜、介入和手术等。

1. 药物止血

1）抑酸药：临床常用抑酸药包括质子泵抑制剂（PPI，表 2-10-6）和 H_2 受体拮抗剂（H_2RA）。PPI 是目前最强效的抑酸药，常用于上消化道出血的治疗。在明确病因前，首选静脉使用 PPI 进行经验性治疗，大出血患者推荐使用大剂量 PPI，可迅速提高胃内 pH 至 6 以上，巩固胃镜止血疗效，减少手术和住院费用。如艾司奥美拉唑 80mg 静脉推注后，以 8mg/h 输注持续 72 小时。常用的 PPI 针剂还有奥美拉唑或泮托拉唑、兰索拉唑等。H_2RA 难以维持胃内 pH>6，不推荐用于治疗急性消化道大出血。与氯吡格雷合并用药时，不推荐特定的质子泵抑制剂（根据 2018 亚太工作组非静脉曲张性上消化道出血共识意见）。

表 2-10-6　质子泵抑制剂规格及用法

通用药名	规格（针剂）/ mg	治疗剂量（小剂量）	治疗剂量（大剂量）	规格 / （mg·片$^{-1}$）	治疗量
esomeprazole，艾司奥美拉唑	40	40mg，每 12h 一次	80mg 静脉注射 + 8mg/h 维持	20、40	40mg，每日一次
lansoprazole，兰索拉唑	30			30	30mg，每日一次
omeprazole，奥美拉唑	40	40mg，每 12h 一次	同上	10、20	20mg，每日两次
pantoprazole，泮托拉唑	40	40mg，每 12h 一次	同上	40	40mg，每日两次
rabeprazole，雷贝拉唑	—	—	—	10	10mg，每日两次

2）血管活性药：血管活性药可减少门静脉血流量及降低门静脉压力，临床常用于急性食管 - 胃底静脉曲张破裂出血。包括生长抑素及类似物，是食管 - 胃底静脉曲张破裂出血的首选药物，当疗效欠佳时可改用特利加压素，血管升压素及垂体后叶激素副作用较大，在没有上述药物时可作为备选药物。

3）止血药物：止血药不论对静脉曲张或者非静脉曲张性上消化道出血的效果均不确切，不作为一线药物使用。对有凝血功能障碍者，可静脉推注维生素 K_1，氨甲苯酸抗纤溶。插入胃管可灌注冰冻去甲肾上腺素溶液（去甲肾上腺素 8mg，加入冰生理盐水 100～200ml）及凝血酶等。对消化道出血患者应慎重使用止血药物，尤其是老年人，应避免在低血容量基础上造成高凝状态诱发心脑血管意外。

2. 内镜治疗　内镜止血起效迅速、疗效确切，可降低消化道出血患者的再出血率、手术率和死亡率。

知识点

内镜治疗方法

1. 非静脉曲张性上消化道出血　内镜下表现为高危出血的患者，内镜止血联合大剂量 PPI 治疗应作为首选止血措施。

方法：药物喷洒和注射、热凝治疗（高频电、氩气血浆凝固术、热探头、微波、激光等）和止血夹治疗。

2. 静脉曲张性上消化道出血

（1）食管静脉曲张：内镜下食管曲张静脉套扎术、硬化剂注射。

（2）胃底静脉曲张：组织黏合剂注射止血。

3. 其他治疗措施

知识点

其他治疗措施

1. 三腔二囊管压迫止血　治疗食管 - 胃底静脉曲张破裂出血，暂时止血效果确切，但出血复发率高。吸入性肺炎、气管阻塞、食管壁黏膜糜烂坏死等并发症多。仅用于不具备急诊胃镜条件者过渡性治疗，以获得内镜或介入手术止血的时机。对不能配合的患者要慎用，或对患者予以约束。

2. **介入治疗**　用于经内镜及药物治疗失败非静脉曲张性上消化道出血患者：行选择性胃左动脉、胃十二指肠动脉、脾动脉或胰十二指肠动脉血管造影术。静脉曲张性上消化道出血：经颈静脉肝内门体分流术（TIPS）。

3. **外科治疗**

（1）非静脉曲张性上消化道出血：经药物、内镜、介入治疗仍不能止血，持续出血将危及患者生命时，须不失时机进行手术。

（2）静脉曲张性上消化道出血：肝功能 Child-Pugh A 级者行急诊分流手术有可能挽救患者生命；Child-Pugh B 级者多考虑实施急诊断流手术；Child-Pugh C 级者决定手术应极为慎重（病死率≥50%）。

4. **预防再出血治疗**　对非静脉曲张性上消化道出血，查明病因并予以相应的治疗非常重要，如合并幽门螺杆菌感应给予根除治疗并随访是否根除成功，如合并使用非甾体抗炎药或抗血小板药物，以及其他容易导致出血的药物时，应尽量避免使用该类药物，如不能停用该类药物，需与相关科室医师会诊协商改用相对副作用小的药物，如选择性 COX-2 抑制剂。同时密切观察大便颜色并定期复查便隐血，以早期发现消化道出血。

对静脉曲张性上消化道出血，应使用非选择性 β- 受体阻滞剂降低门静脉压力，基础心率宜降低20%，用药期间应监测心率，可用于 Child-Pugh A、B 级患者，C 级患者有可能减低肝血流量加重肝功能损害。禁忌证：窦性心动过缓、支气管哮喘、慢性阻塞性肺疾病、心力衰竭、低血压、房室传导阻滞。同时可进行内镜随访补救治疗。内镜治疗后第1、3、6个月复查胃镜了解胃底及食管静脉曲张情况，并做相应的治疗，直到静脉曲张消失。另外病因治疗对改善患者预后预防出血有一定帮助，如抗病毒治疗乙型肝炎后肝硬化、戒酒治疗酒精后肝硬化等。

二、下消化道出血的治疗

1. 针对病因的治疗。

2. **不明原因反复大量出血**　经内科保守治疗仍出血不止，危及生命，无论出血病变是否确立，均是紧急手术的指征，可行术中内镜探查，协助发现病灶。

【常见治疗方案举例】

本章病例治疗处方：
艾司奥美拉唑 80mg i.v.
生理盐水 50ml
艾司奥美拉唑 80mg i.v.，恒速泵泵入 5ml/h
铝碳酸镁 1 000mg tid
患者教育：
1）戒饮酒、避免劳累。
2）全流饮食，逐渐过渡到普食。
3）慎用非甾体抗炎药。
4）如需继续服用阿司匹林等药物时需与抑酸药及胃黏膜保护剂同时服用。
5）出血停止后需予以根除幽门螺菌治疗。
6）定期观察大便颜色并复查便隐血、胃镜等。
出血停止后面临的问题：
1）何时恢复使用抗血小板药物？
2）选择哪种抗血小板药物？
3）如何预防再出血？

　　分析：停用抗血小板药物超过 5 日，心脑血管并发症增多。该患者活动性出血已停止，胃溃疡面干净，再出血概率小。因此活动性出血停止后 3 日，加用抗血小板药物。恢复抗血小板药物的最佳时机：如果内镜检查显示溃疡基底清洁，可以考虑在第 1 日恢复这些药物；在接受内镜治疗的出血患者中，抗血小板药物可在治疗后 72 小时恢复。考虑氯吡格雷影响溃疡，循证医学报道阿司匹林并不比氯吡格雷增加出血风险。因此建议选择阿司匹林为抗血小板药物。必要时可以和心血管医师共同商讨拟订方案。为预防再出血：需要抗幽门螺杆菌治疗，规则抗溃疡治疗。PPI 将伴随阿司匹林服用，预防再次出血。

（沙卫红）

第十一章　消　瘦

消瘦(emaciation)是各种原因造成体重低于正常低限的一种状态。广义上讲,体重低于标准体重的10%,或者男女体质量指数分别低于 $21kg/m^2$ 及 $20kg/m^2$,就可以确定为消瘦。但由于低体重(low body weight)者并非均由某种疾病所致,所以有人主张将体重低于正常情况分为两种,低于标准体重的10%称为低体重,只有低于标准体重的20%才称为消瘦。

【病例导引】

患者,男性,72岁。

主诉:消瘦伴上腹不适3个月余。

现病史:患者近3个月体重进行性下降5kg,伴上腹不适、饱胀、食欲减退、胃纳稍减少、乏力。近1周低热,体温波动在37.6℃左右,偶尔恶心,但无呕吐及呕血,无明显腹痛、腹泻及黑粪,小便正常。

既往史:28年前消化性溃疡并消化道出血行胃大部切除术(毕I式手术)。

【问诊、体格检查要点】

上述病史,该患者怀疑的诊断有哪些?

思路1　消瘦的原因有哪些?

1. 口咽部和食管疾病致食物摄入困难　口、咽部、食管等疾病导致进食困难或吞咽困难。如口腔溃疡、外伤、炎症、肿瘤等,食管梗阻或狭窄,食管 - 胸腔瘘等。

2. 慢性疾病　器官或系统性慢性疾病导致机体消耗增加或吸收减少所致。

(1)恶性肿瘤:恶性肿瘤是消耗性疾病,是导致消瘦的常见原因之一,是老年消瘦患者的临床排查重点。不自主性体重减轻病因的10%~35%为恶性肿瘤。常见的恶性肿瘤,如胃癌、肝癌、胆管癌、胰腺癌、结直肠癌、肺癌、淋巴瘤、肾癌等均可导致消瘦。根据病史、体格检查及实验室检查结果,对怀疑肿瘤性疾病者,要进一步检查,如胸部、腹部及盆腔CT检查,内镜检查,可疑淋巴结或包块的活检,腹腔镜,蛋白电泳,必要时行PET检查等。

(2)非恶性肿瘤性慢性疾病:基本的评估对常见的慢性疾病容易确定,如严重的心、肺和肾脏疾病,炎性肠病,控制不良的或初发型糖尿病,甲状腺功能亢进,系统性硬化等。必要时对相关检查再复查或进一步有针对性地检查证实。对原因仍不能明确者,应根据基本评估提供的线索进行针对性的检查。

> **知识点**
>
> **导致体重减轻或消瘦的常见慢性非恶性肿瘤性疾病**
>
> 1. 消化系统疾病　消化性溃疡、吸收不良、消化不良、糖尿病性胃肠病、炎性肠病、慢性肝炎、胃瘫痪、肝硬化、慢性胆囊炎、慢性胰腺炎等。
>
> 2. 内分泌性疾病　甲状腺功能亢进、糖尿病、肾上腺功能不全。
>
> 3. 感染性疾病　HIV感染、病毒性肝炎、结核病、慢性真菌或细菌性疾病、肺脓肿、慢性寄生虫感染。
>
> 4. 严重的心、肺和肾脏疾病　心力衰竭所致的心源性恶病质、严重阻塞或限制性肺病、肾衰竭、肾

病综合征、慢性肾小球肾炎等。

5. 神经系统疾病　卒中、痴呆、吞咽困难、帕金森病、肌萎缩性脊髓侧索硬化症。

6. 风湿免疫性疾病　系统性硬化、系统性红斑狼疮、皮肌炎。

7. 其他疾病　妊娠、吸毒等。

3. 药物相关性　某些药物可引起食欲减退，导致摄入不足，也有药物造成的吸收不良。

知识点

引起体重减轻或消瘦的常见药物

1. 心血管药物　地高辛、阿司匹林、血管紧张素转换酶抑制剂、钙通道阻滞剂、袢利尿剂、螺内酯、肼屈嗪、他汀类和硝酸甘油。

2. 神经和精神疾病相关药物　选择性 5- 羟色胺再摄取抑制剂、神经松弛剂、苯二氮䓬类药物、三环抗抑郁药、锂制剂、抗癫痫药、左旋多巴、多巴胺激动剂。

3. 骨和关节药物（包括止痛药）　双膦酸盐类、非甾体抗炎药、麻醉剂、别嘌醇、秋水仙碱、羟基氯喹、金制剂。

4. 内分泌药物　左甲状腺素、二甲双胍。

5. 其他药物　抗生素、抗胆碱能类、抗组胺药、铁剂。

---

4. 精神、社会与心理因素　如神经性厌食、抑郁症等，可因厌食或拒食出现重度消瘦，少数因贫穷因素导致营养不良。

5. 特发性消瘦　10%～36% 的患者体重减轻原因不明或为特发性消瘦，对这部分患者应密切随访，必要时重新评估。这部分患者往往为老年患者，具有多种慢性疾病，通常长期服用多种药物，甚至还存在心理因素或社会问题，但任何单一的因素均不足以解释体重减轻的原因。

思路2　根据可能的病因，重点询问哪些病史？不能忽视哪些重要体征和常规检查？

（一）问诊要点

1. 患者的基础体重，体重变化及体重减轻的具体量。

2. 患者的营养摄入，有无摄入不足或自主性节食。

3. 伴随的症状，如上腹部不适、口渴、恶心、呕吐、腹胀、腹痛、腹泻、低热、黑粪和便血等。

4. 体重减轻与食欲的关系，恶性肿瘤性疾病多伴有明显食欲减退，糖尿病和甲状腺功能亢进食欲增加。

5. 既往的慢性疾病史，如慢性肝病、慢性肾病、糖尿病、严重的心肺疾病、结核病、慢性胰腺炎、胆囊炎和胆系结石等。长期服用的药物史。

6. 饮酒史及手术外伤史。

7. 发病以来的精神、情绪、性格变化；有无抑郁症、性情急躁和神经性厌食；人际交往情况及生活工作压力情况。

8. 有无输血、吸毒及不洁性生活史。

9. 家族有无遗传性疾病、肿瘤性疾病、感染性疾病史。

（二）体格检查要点

根据病史提供的线索，全面而有重点地进行全身系统性体格检查。包括身高与体重、营养状态、有无慢性病容、贫血、黄疸和浅表淋巴结肿大，有无甲状腺肿大及血管杂音，胸部、腹部、肌肉骨骼系统检查及神经系统和精神系统等检查。

【思路解析】

为明确诊断，实施必要的检查。

思路1　体格检查：轻度贫血貌、浅表淋巴结未触及，心肺(-)，腹部平软，肝脾肋下未触及，未及异常包块。

思路 2　常规实验室及辅助检查。

1. 血液学检查

全血细胞计数及其分类

肾功能（肌酐和尿素氮）

电解质（包括钙/磷）

肝功能（包括 γ- 谷氨酰转肽酶和乳酸脱氢酶）

血糖

甲状腺功能

红细胞沉降率和 C 反应蛋白

肿瘤标志物

2. 尿常规

3. 便隐血试验

4. 胸部放射学检查

5. 腹部超声检查

思路 3　临床思维。

（一）明确是否体重下降及下降的幅度是否达到消瘦

消瘦并没有一个明确的界定，通常以体重作为衡量标准，并以标准体重作为参照，而标准体重也无国内统一的标准。临床上，更多关注的是某一时间段内体重减轻的幅度，这往往是患者的主诉，真正意义上的消瘦恐怕更多的是非严重的临床状况或疾病的严重后果，以"消瘦"为主诉的临床实际价值值得商榷。当然，传统的体重下降并没有区分肌肉减少和脂肪减少。然而，消瘦和体重减轻的临床诊断思路基本一致。

（二）消瘦或体重减轻是否是患者主动性减重所致

知识点

消瘦与体重减轻的界定

1. 有临床意义的体重下降通常定义为半年内体重减少 5% 或绝对数值达 4.5kg。

2. 消瘦通常界定为体重低于标准体重的 10%。

一般认为标准体重 ±10% 范围内为正常。

长期食物摄入及利用能量不足是导致体重减轻的主要原因之一，严重者发生消瘦。体重超重者为达到自主性减重目的，采取有意识地节食、应用减肥药和催吐等方法致食物摄入不足及利用能量减少。

（三）确定不自主的体重减轻或消瘦的原因

不自主性体重减轻或消瘦涉及多个病理生理环节：能量摄入不足、消化和吸收减少、机体代谢消耗增加，以及粪便与尿液丢失过多。发生的机制通常涉及多个环节，可能以一种环节更突出。从发生的关键病理生理机制入手分析，基于病史、体格检查和实验室辅助筛查，大部分患者可明确诊断。应当强调的是有时可能有多种因素重叠存在。

患者第二次复诊，实验室检查显示血常规：血红蛋白 94g/L，癌胚抗原 6.8U/L。上消化道内镜：残胃恶性溃疡；活组织病理检查最终确诊为残胃癌（腺癌）。建议患者完善腹部 CT 检查，并请普外科及肿瘤内科继续诊治。

【诊断总结】

对消瘦的患者一定要寻找导致消瘦的病因，只有明确病因，才能给予相应的治疗。本章病例患者消瘦、食欲减退、上腹部不适及低热，体格检查及血液检查提示轻度贫血，既往有胃大部切除史，应高度怀疑恶性肿瘤性疾病，最终通过上消化道内镜及活组织病理检查确诊为残胃癌（腺癌）。

（沈锡中）

第三篇
消化内科常见疾病

第一章 胃食管反流病

胃食管反流病（gastroesophageal reflux disease，GERD）是一种因胃十二指肠内容物反流至食管、口咽、呼吸道等部位引起不适症状和/或并发症的疾病，根据内镜下是否存在糜烂等镜下病变表现，可将 GERD 分为反流性食管炎（reflux esophagitis，RE）、非糜烂性反流病（nonerosive reflux disease，NERD）和巴雷特食管（Barrett esophagus），也有学者主张将巴雷特食管归为 GERD 的并发症。

GERD 的发生与多种病理生理改变造成食管的防御能力下降、损害因素增加有关，反流的胃酸、胃蛋白酶、胆盐、胰酶等胃十二指肠内容物损伤食管黏膜而引起相应的症状。GERD 最典型的临床表现为胃灼热和反流，初诊患者推荐行上消化道内镜检查，以明确有无食管黏膜破损情况并排除其他可能引起胃灼热、反流症状的上消化道疾病。24 小时 pH 及阻抗监测能够提供酸、弱酸、弱碱反流存在的客观证据。患者可使用质子泵抑制剂（proton pump inhibitor，PPI）试验性治疗，可同时达到诊断和治疗的效果。GERD 的主要治疗方案包括改善生活习惯、抑酸及促动力治疗等，需要注意监测食管狭窄、巴雷特食管等并发症。

GERD 的发病机制见图 3-1-1。

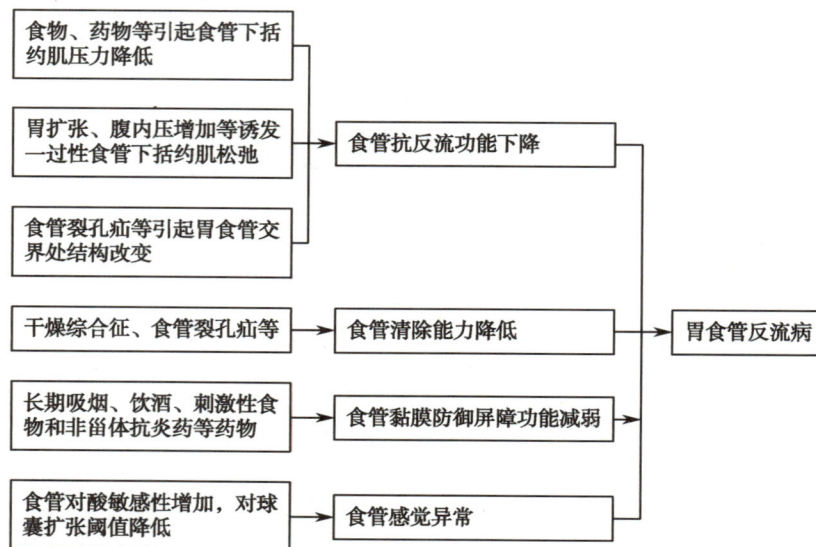

图 3-1-1 胃食管反流病的发病机制

【病例导引】

患者，男性，52 岁。

主诉：反酸、胃灼热 2 年，加重伴胸痛、吞咽困难 3 个月。

现病史：患者 2 年前开始出现反酸、胃灼热，伴咽部不适感，多于餐后及夜间出现，每周发生 1～2 次，自服"奥美拉唑"等药物可缓解。3 个月前上述症状加重，发作频繁，服用"奥美拉唑"效果不明显，伴胸骨后刺痛,严重时可放射至心前区及颈、背部,持续数分钟,可自行缓解。有时有吞咽困难及进食阻挡感,无心慌、胸闷,无腹痛、腹胀。于心内科就诊,行 24 小时心电图监测未见异常。

【诊断路径】

患者的症状主要表现为反酸、胃灼热、胸痛及吞咽困难,可循图 3-1-2 路径建立初步诊断。

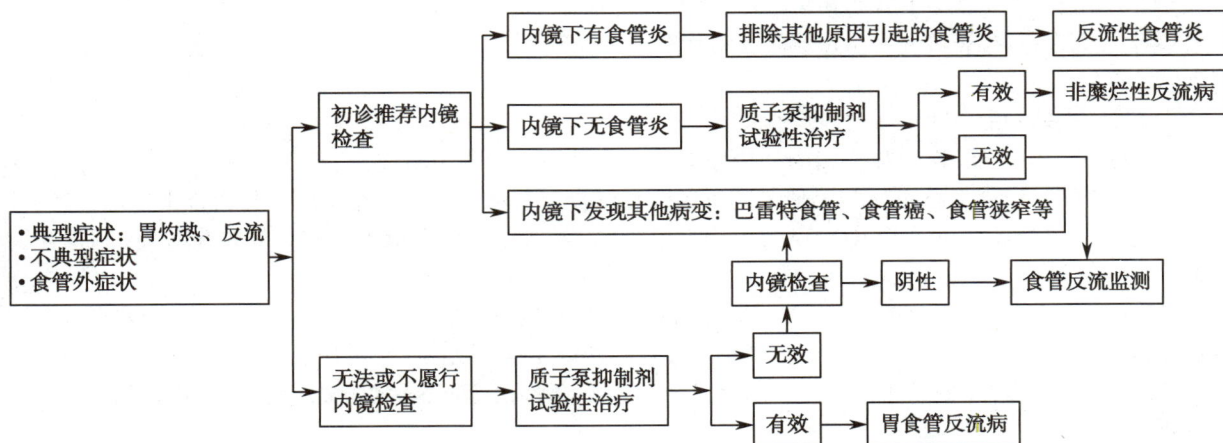

图 3-1-2　胃食管反流病的诊断路径

【思路解析】

1. 患者具有胃灼热和反酸的典型症状,可作出 GERD 的初步临床诊断。

> 知识点
>
> **胃食管反流病典型症状:胃灼热和反流**
>
> 胃灼热(反酸)定义为胸骨后烧灼感,常由胸骨下段向上延伸。反流定义为胃内容物向咽部或口腔方向流动的感觉,反流物含酸味时称反酸。胃灼热和反流常在餐后 1 小时出现,卧位、弯腰或腹内压增高时可加重,部分患者的胃灼热和反流症状可发生于夜间睡眠时。

2. 患者近 3 个月出现胸痛及吞咽困难,考虑为 GERD 的不典型症状,但需与其他疾病进行鉴别。

胸痛是 GERD 的不典型症状之一,应与心源性胸痛及食管癌、食管动力障碍性疾病(如胡桃夹食管等)等引起的胸痛进行鉴别。对于存在胸痛的患者,在进行 GERD 的评估之前需先排除心脏因素。吞咽困难可见于 GERD、食管癌、食管动力障碍性疾病等,内镜检查可协助鉴别诊断。

> 知识点
>
> **胃食管反流病的不典型症状**
>
> GERD 的不典型症状有胸痛、上腹痛、上腹烧灼感、嗳气等。其中胸痛症状应引起重视,GERD 可引起类似于缺血性胸痛的表现,一般认为由反流物刺激食管引起,严重时表现为剧烈刺痛,可放射至心前区、后背、肩部、颈部、耳后等部位,可不伴典型的胃灼热和反流症状。怀疑 GERD 的胸痛患者必须先排除心脏因素后才可以进行胃食管反流的评估。

3. 患者有咽部不适感，考虑为 GERD 的食管外症状。

> **知识点**
>
> ### 胃食管反流病的食管外症状
>
> 反流物刺激或损伤食管以外的组织或器官可引起食管外症状，如反复发生的咽喉炎、鼻窦炎、中耳炎、龋齿、慢性咳嗽、哮喘和特发性肺纤维化等，但需要注意这些症状的发生不一定是由 GERD 单一因素引起，可能合并其他多种致病因素，在确诊反流前需要首先排除非反流因素，尤其对 PPI 治疗无效的食管外症状的患者，需要进一步评估寻找相关原因。

4. 拟诊 GERD 后

（1）对于具有反流、胃灼热症状的初诊患者建议行上消化道内镜检查，内镜下可直接判断 RE 严重程度及有无并发症，结合活检可以与其他原因引起的食管炎及其他食管疾病相鉴别。如内镜下发现食管炎，排除其他原因食管炎后可确诊 RE；存在与反流相关的不适症状，但内镜下没有食管黏膜破损，则诊断为 NERD。

（2）如内镜检查阴性，可采用 PPI 试验性治疗，给予标准剂量 PPI，每日 2 次，连用 1～2 周，若症状明显缓解，可诊为 NERD。若疗效不佳，可行 24 小时食管阻抗 -pH 监测以评估患者症状难以控制的原因。

（3）对于拟诊患者，如无法行内镜检查，可选用 PPI 试验性治疗，若症状明显缓解，则支持酸相关 GERD 的诊断。

> **知识点**
>
> ### 内镜下反流性食管炎的洛杉矶分级
>
> 根据洛杉矶分级，对患者进行上消化道内镜检查时，根据内镜下食管黏膜的破损、糜烂情况，将 RE 分为 A、B、C、D 四级（表 3-1-1）。
>
> **表 3-1-1　内镜下反流性食管炎的洛杉矶分级**
>
> | 分级 | 内镜下表现 |
> | --- | --- |
> | A 级 | 一个或一个以上食管黏膜破损，长径小于 5mm |
> | B 级 | 一个或一个以上黏膜破损，长径大于 5mm，但没有融合性病变 |
> | C 级 | 黏膜破损有融合，但小于 75% 的食管周径 |
> | D 级 | 黏膜破损融合，至少达到 75% 的食管周径 |

> **知识点**
>
> ### 食管反流监测
>
> 食管反流监测是将监测电极由患者鼻腔插入，放置于食管下括约肌上方 5cm 处，对患者的酸、非酸反流进行 24 小时监测，为诊断 GERD 提供了客观证据。建议在未使用 PPI 治疗的患者中进行单纯 pH 监测，可明确 GERD 的诊断并指导治疗；对于已经接受 PPI 治疗的患者，建议进行食管阻抗 -pH 监测，评估患者可能存在的弱酸、弱碱反流的情况，进一步了解患者症状难以控制的原因。

5. 通过问诊、体格检查及影像、内镜检查了解 GERD 病因或诱因，分析其可能的病理生理机制；了解患者有无并发症，如上消化道出血、食管狭窄及巴雷特食管等。

【诊断总结】

确定 GERD 后,应完善其诊断内容。

一般诊断要求:　　　　　　　　　　　　　本章病例诊断:

　　GERD　　　　　　　　　　　　　　　　　GERD

　　NERD/RE　　　　　　　　　　　　　　　RE(C 级)

　　并发症

【治疗】

(一)改变生活方式

减轻体重、抬高床头、戒烟戒酒、避免睡前进食、避免食用咖啡、巧克力、辛辣或酸性食物、高脂饮食等可能诱发反流症状的食物。

(二)药物治疗

1. 抑酸药物　PPI 的抑酸效果显著优于 H_2 受体拮抗剂,是治疗 GERD 的首选药物,推荐疗程至少 8 周,以达到更好的症状控制和食管炎愈合效果。单剂量 PPI 治疗无效可改用双倍剂量,一种 PPI 无效可尝试换用另一种 PPI。对于合并食管裂孔疝的 GERD 患者及洛杉矶分级为 C 级和 D 级的患者,建议 PPI 加倍。H_2 受体拮抗剂抑酸能力弱,适用于轻中症患者。

2. 促动力药　可通过增加食管下端括约肌压力、改善食管蠕动功能、促进胃排空,从而减少胃内容物食管反流并减少其在食管的暴露时间。单独使用疗效差,抑酸治疗效果不佳时可联合应用促动力药。

3. 抗酸剂　可中和胃酸、缓解症状,其中铝碳酸镁还具有吸附胆汁的作用。

4. 手术及内镜治疗　抗反流手术可作为 PPI 治疗有效但需要长期服用药物的患者的治疗选择之一。射频治疗、内镜腔内胃食管成形术等内镜下治疗的长期有效性有待进一步证实。

知识点

胃食管反流病的维持治疗

GERD 具有慢性复发倾向,为减少症状复发,可采用维持治疗。具体分为按需治疗和长期治疗。NERD 及洛杉矶分级为 A 级和 B 级的轻度食管炎可采用按需治疗,即有症状时用药,症状消失时停药,药物首选 PPI,如果 H_2 受体拮抗剂或抗酸剂效果好亦可选用。对停药后症状很快复发且持续、洛杉矶分级为 C 级和 D 级的重度食管炎、巴雷特食管患者需要使用 PPI 长期维持治疗。维持治疗的剂量因人而异,以调整至患者无症状之最低剂量为宜。

【预防】

多数 GERD 病例呈慢性复发性,中止治疗后易复发。根据病情选择按需治疗或长期治疗可有效控制症状,减少并发症的发生。巴雷特食管为食管腺癌的癌前病变,应定期内镜监测。

(李延青)

第二章 食 管 癌

食管癌（esophageal cancer）是原发于食管黏膜上皮细胞的恶性肿瘤，主要包括鳞状细胞癌和腺癌，其中以鳞状细胞癌多见，早期无明显症状，进行性吞咽困难为晚期最典型的临床表现。早期食管癌（early esophageal carcinoma）指局限于黏膜层的癌，无论有无区域淋巴结转移。食管癌是常见的消化道肿瘤，全世界每年约50万人死于食管癌。其发病率和死亡率各国差异很大。我国是世界上食管癌高发地区之一，每年平均病死约20万人。男性多于女性，发病年龄多在40岁以上，高发区主要集中在太行山脉附近区域。

【病例导引】

患者，男性，65岁。

主诉：进食不畅感伴胸骨后不适3个月，加重1个月。

现病史：患者3个月前出现进食固体食物后有轻度不畅感，伴胸骨后不适，于进食干、硬、粗糙食物或刺激性食物时明显，停止进食或少量饮水后缓解。此后症状反复发作，时轻时重，以进半流食或流食为主。近1个月来病情逐渐加重，进半流质饮食后亦可出现，同时伴胸骨后烧灼感。

【诊断路径】

从患者进食不畅感伴胸骨后不适等主要症状着手，可循图3-2-1路径建立初步诊断。

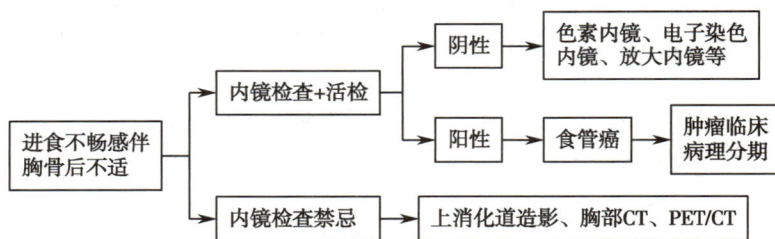

图 3-2-1　食管癌诊断思路

【思路解析】

1. 患者是老年男性，有进食不畅感伴胸骨后不适症状，需除外早期食管癌。

2. 早期食管癌可无症状或症状不明显，多数患者主要表现为胸骨后不适、烧灼感或疼痛，进食时有停滞感或轻度梗阻感，并于进食干、硬、粗糙食物或刺激性食物时明显。中晚期食管癌以吞咽困难呈持续性和进行性加重为最主要特征，常伴随以下症状。

（1）反流和呕吐：食管癌浸润使狭窄近段食管扩张，食物潴留引起，反流和呕吐物包括未消化食物、黏液、血液和脱落的坏死组织等。

（2）胸骨后疼痛：表现为吞咽时胸骨后或肩背等区域间歇性或持续性钝痛、灼痛，系由进食刺激食管糜烂、溃疡癌灶所致。

（3）出血：食管癌侵破血管可出现呕血和黑便，以溃疡型多见。肿瘤外侵至胸主动脉可造成致死性大出血。

（4）其他伴随症状：肿瘤外侵压迫喉返神经引起声音嘶哑，骨转移时引起局部疼痛，食管气管瘘出现进食后呛咳、呼吸困难和咳出食物等。

本例患者主要表现为进食不畅感和胸骨后不适，无进行性吞咽困难症状，更无以上中晚期食管癌的伴随症状。

3．若随着病情进展出现吞咽困难等症状，应如何和相应的食管良性疾病相鉴别？

（1）食管良性狭窄：食管化学性烧伤或反流性食管炎引起的瘢痕狭窄。前者以儿童及年轻人较多，一般有误服强酸或强碱史；后者病变一般位于食管下段，常伴有食管裂孔疝。鉴别主要靠内镜及活检。

（2）贲门失弛缓症：主要症状为吞咽困难，病程长，间歇性发作，患者平均年龄较低，上消化道造影有典型的改变，同时食管测压也可辅助诊断。

（3）食管憩室：食管中段的憩室常有吞咽障碍、胸骨后疼痛等症状，而吞咽困难较少。食管憩室有发生癌变的机会，因此在诊断食管憩室的时候应避免漏诊。

（4）食管结核：少见，可有吞咽困难，影像学表现为食管黏膜破坏，鉴别主要靠内镜及活检。

（5）食管其他肿瘤：以平滑肌瘤常见，也可有胃肠道间质瘤，一般症状与肿瘤的大小有关，上消化道钡餐造影检查表现为"涂抹征"，鉴别诊断依靠超声内镜检查、穿刺和手术病理。

（6）其他：如系统性硬化、皮肌炎、重症肌无力及食管外压迫，均须根据患者病史、症状、体征及 X 线检查和内镜检查来鉴别。

4．对于拟诊食管癌的患者首先行内镜与活检，既可直接观察病灶的形态，又可在直视下行活组织病理学检查。

（1）食管癌内镜下的表现：早期食管癌内镜下形态不一，表现为白斑、充血灶、局部黏膜糜烂粗糙或黏膜乳头样增生等；中晚期食管癌则通常表现为局部黏膜隆起、糜烂、溃疡形成，食管管腔狭窄，活检质脆或硬，易出血。

本例患者食管在距门齿 27～30cm 处黏膜散在片状颗粒样不平，局部糜烂，较符合早期食管癌的内镜下表现。

（2）早期食管癌的内镜下分型：依照 2005 年巴黎分型标准，具体可参考图 3-2-2。

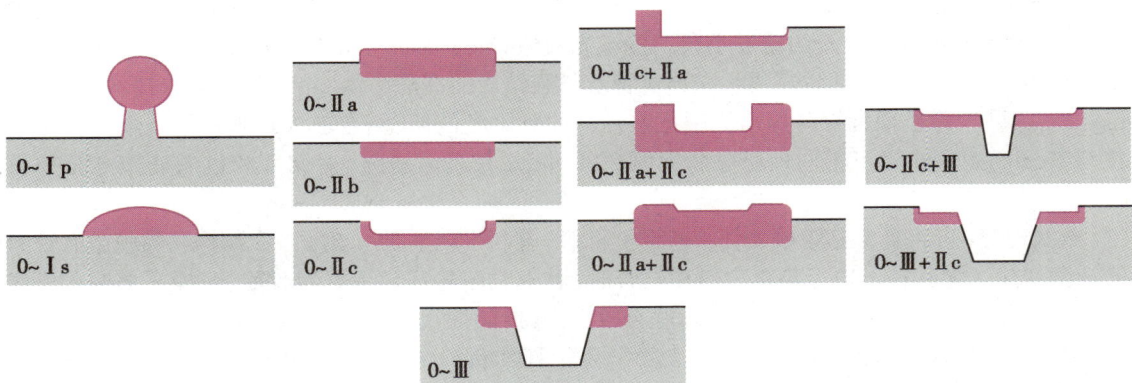

图 3-2-2　早期食管癌内镜下分型（巴黎分型，2005 年）

本例患者食管在距门齿 27～30cm 处片状黏膜糜烂，周边轻度扁平隆起，呈 0～Ⅱa+Ⅱc 型病。

（3）病变层次分类：表浅食管癌（superficial esophageal carcinoma）指局限于黏膜层或黏膜下层的食管浸润性癌，无论有无区域淋巴结转移。早期食管癌病变局限于黏膜层，为黏膜内癌，分为 M_1、M_2 和 M_3。病变仅局限于上皮内（epithelium，EP），未突破基底膜者，为 M_1（原位癌/重度异型增生，T_{is}）；M_2 指病变突破基底膜，浸润黏膜固有层（lamina propria mucosa，LPM）；M_3 指病变浸润黏膜肌层（muscularis mucosa，MM）。黏膜下癌根据其浸润深度可分为 SM_1、SM_2、SM_3。SM_1 指病变浸润黏膜下层上 1/3；SM_2 指病变浸润黏膜下层中 1/3；SM_3 指病变浸润黏膜下层下 1/3。具体可参考图 3-2-3。对于内镜下切除的食管鳞癌标本，以 200μm 作为区分黏膜下浅层和深层浸润的临界值，二者淋巴结转移风险有显著区别。

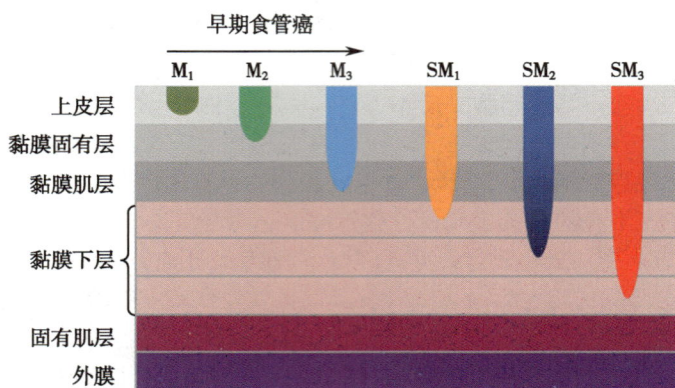

图 3-2-3　表浅食管癌分期模式图

（4）内镜下形态与病变层次的关系：黏膜内癌通常表现为 0～Ⅱb 型、0～Ⅱa 型及 0～Ⅱc 型，病灶表面光滑或呈规则的小颗粒状；而黏膜下癌通常为 0～Ⅰ型及 0～Ⅲ型，病灶表面呈不规则粗颗粒状或凹凸不平小结节状。据此可初步预测病变所达层次。

因此，本例食管癌患者可能为黏膜内癌。

5.普通白光内镜检查发现可疑病变后，可进一步行内镜染色、放大内镜等检查。

（1）色素内镜：最常用的是卢戈碘液是一种以碘为基础的可吸收染剂，对非角化的鳞状上皮中的糖原有亲和力，而癌变和不典型增生的鳞状上皮细胞内糖原含量减少或消失，对碘溶液反应不着色或淡染色，两者反差大，可用于指导活检和标记内镜手术范围。甲苯胺蓝是细胞核染色，由于癌细胞内 DNA 含量明显高于正常细胞核的含量，所以甲苯胺蓝染色后癌上皮与正常鳞状上皮的界线十分清楚。

（2）电子染色内镜：通过特殊的光学处理实现对食管黏膜的电子染色，比白光内镜能更清楚地显示黏膜表面结构、微血管形态及病变范围，又可弥补色素内镜的染色剂不良反应及染色耗时长等不足。电子染色内镜和普通白光内镜之间可实现反复切换对比观察，操作更为简便。窄带成像（narrow band imaging, NBI）技术已广泛应用于临床，利用窄带成像技术结合放大内镜观察食管上皮内乳头状毛细血管襻（intrapapillary capillary loops, IPCL）和黏膜微细结构有助于更好地区分病变与正常黏膜及评估病变浸润深度，已成为早期食管癌内镜检查的重要手段。蓝激光成像（blue laser imaging, BLI）技术联合使用 410nm、450nm 两种波长激光可获得黏膜表浅和深部血管及黏膜结构的高清图像，结合联动成像技术（linked color imaging, LCI）可改善早期食管鳞癌与周围正常黏膜的对比度，并可结合放大技术精细观察。智能电子染色内镜（I-Scan）技术增强了不同性质黏膜间颜色的对比，在表面增强、对比度和色调处理方面有了很大提升。

（3）放大内镜：可将食管黏膜放大几十甚至上百倍，有利于观察组织表面显微结构和黏膜微血管网形态特征的细微变化。尤其在与电子染色内镜相结合时，其对黏膜特征显示更为清楚，可提高早期食管癌诊断的准确性。窄带成像技术或蓝激光成像技术联合放大内镜可清楚显示食管上皮乳头内毛细血管襻的形态变化，最常用的是早期食管癌放大内镜下日本食管学会分型（Japanese Esophageal Society classification, JES 分型），既包括了血管形态又包括了无血管区（avascular area, AVA）。具体见表 3-2-1。

表 3-2-1　早期食管癌放大内镜下日本食管学会分型（JES 分型）

分型依据及分型	形态特点	临床意义或推测的浸润深度
IPCL		
A 型	血管形态正常或轻度改变	正常鳞状上皮或炎性改变
B 型	血管形态变化较明显	鳞状细胞癌
B1 型	全部血管扩张、迂曲、粗细不均及形态不一	侵及黏膜上皮层 / 黏膜固有层
B2 型	有缺少血管襻的异常血管	侵及黏膜肌层 / 黏膜下浅层（SM$_1$）
B3 型	高度扩张不规整的血管（血管不规整，管径大于 60μm，约为 B2 型血管的 3 倍以上）	侵及黏膜下中层（SM$_2$）或更深

分型依据及分型		形态特点	临床意义或推测的浸润深度
AVA			
小 AVA	AVA 直径≤0.5mm		侵及黏膜上皮层/黏膜固有层
中 AVA	AVA 直径>0.5～<3mm		侵及黏膜肌层/黏膜下浅层（SM$_1$）
大 AVA	AVA 直径≥3mm		侵及黏膜下中层（SM$_2$）或更深

注：IPCL，上皮内乳头状毛细血管袢；AVA，无血管区。

（4）超声内镜：可以显示食管壁各层次的结构，帮助判断肿瘤的浸润深度和有无淋巴结肿大。早期食管癌的内镜超声表现为管壁增厚、层次紊乱、中断及分界消失的不规则低回声。

本例患者蓝激光成像技术联合放大内镜示：距门齿 27～30cm 病变上皮乳头内毛细血管袢大部分呈 B1 型改变，局部呈 B2 型改变，小 AVA；卢戈碘染色示：距门齿 27～30cm 食管黏膜连续性环周不着色区域，病变黏膜口侧与肛侧边界不规则。具体见图 3-2-4。

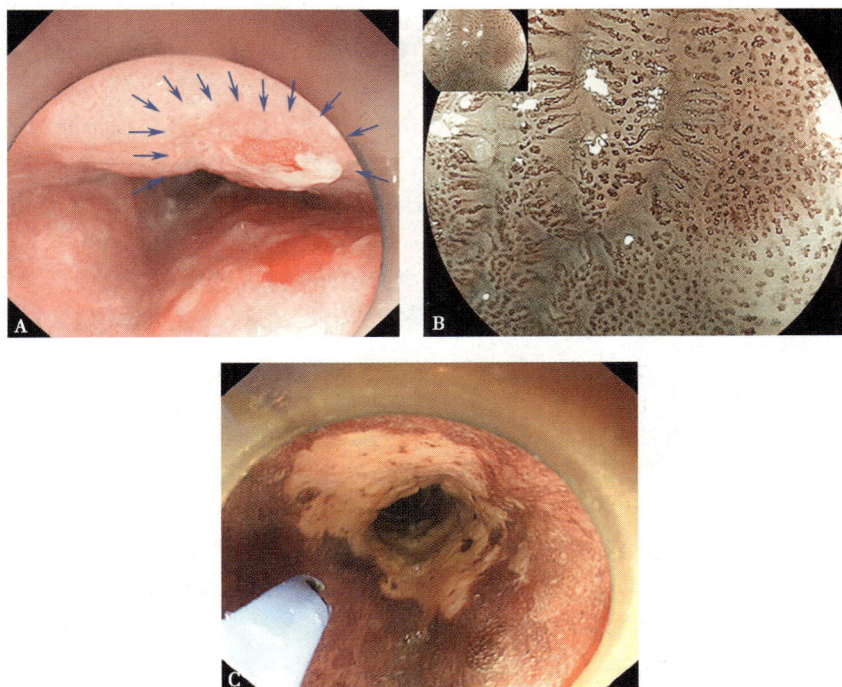

图 3-2-4 内镜检查结果

A. 普通白光内镜（箭头示片状黏膜糜烂）；B. 蓝激光成像（BLI）联合放大内镜；C. 色素内镜。

6. 对于考虑食管癌的患者，应进行病理诊断，明确食管癌的临床病理分期。

（1）食管癌的病变部位以食管中段居多，下段次之，上段最少。

（2）食管癌病理形态分型

①早期食管癌肉眼分型：隐伏型、糜烂型、斑块型和乳头型。

②中、晚期食管癌病理分型：髓质型、蕈伞型、溃疡型、缩窄型和腔内型。

（3）食管癌组织学分类：食管癌中 90% 以上是鳞状细胞癌，少数为腺癌，另有少数为恶性程度高的未分化癌。

（4）食管癌的扩散和转移

①直接转移：早中期食管癌主要为壁内扩散，因食管无浆膜层，容易直接侵犯邻近器官。

②淋巴转移：为食管癌的主要转移方式。

③血行转移：晚期可以转移到肝、肺、骨、肾、肾上腺、脑等处。

（5）食管癌的 TNM 分期可参照美国癌症联合会（AJCC）TNM 分期（第 8 版）。

本例患者食管癌的病变部位位于食管中段，肉眼形态分型为糜烂型，胸、腹部 CT 未见异常，活检病理示食管原位癌（鳞状细胞癌）。

【诊断总结】

本例患者以进食不畅感伴胸骨后不适为主要临床表现，内镜检查显示食管下段黏膜散在片状颗粒样不平，局部糜烂，活检病理提示食管原位癌（鳞状细胞癌）。据此诊断为食管下段鳞癌（$T_{is} N_0 M_0$）。

【治疗】

1. 食管癌的综合治疗原则 食管癌实行以手术切除及放射治疗为主的综合治疗原则。依据肿瘤的部位、分期、病理、生物学特征、患者全身情况等综合考虑，选择内镜治疗、外科手术、放疗及化疗等方法。

2. 内镜治疗

（1）早期食管癌：早期食管癌内镜治疗是近年来食管癌的诊治进展之一。常用的内镜治疗方法有：①内镜下切除术，主要包括内镜黏膜切除术（endoscopic mucosal resection，EMR）和内镜黏膜下剥离术（endoscopic submucosal dissection，ESD）等。②内镜下非切除治疗，包括射频消融术（radiofrequency ablation，RFA）、光动力疗法（photodynamic therapy，PDT）、氩离子凝固术（argon plasma coagulation，APC）、激光疗法、热探头治疗和冷冻疗法等。

内镜黏膜切除术指内镜下将黏膜病灶整块或分块切除，用于胃肠道表浅肿瘤诊断和治疗的方法。常用的食管内镜黏膜切除术技术包括传统的黏膜下注射-抬举-切除法及在其基础上演变而来的透明帽法（EMR with transparent cap，EMRC）、套扎法（EMR with ligation，EMRL）、分片黏膜切除术（endoscopy piecemeal mucosal resection，EPMR）等。

内镜黏膜剥离术是在进行黏膜下注射后使用特殊电刀逐渐分离黏膜层与固有肌层之间的组织，将病变黏膜及黏膜下层完整剥离的方法。操作步骤：①病灶周围标记；②黏膜下注射，使病灶充分抬举；③黏膜切开；④黏膜下剥离，使黏膜与固有肌层完全分离开，一次完整切除病灶；⑤创面处理，包括创面血管处理与病灶边缘检查；⑥标本的固定和处理。

早期食管癌内镜下切除的绝对适应证：病变局限在上皮层或黏膜固有层（M_1、M_2）。内镜下切除的相对适应证：①病变浸润黏膜肌层或黏膜下浅层（M_3、SM_1），未发现淋巴结转移的临床证据；②范围大于 3/4 环周、切除后狭窄风险大的病变可视为内镜下切除的相对适应证，但应向患者充分告知术后狭窄等风险。

内镜下切除的禁忌证：①明确发生淋巴结转移的病变；②若术前判断病变浸润至黏膜下深层及以上，原则上应行外科手术治疗。内镜下切除的相对禁忌证：①非抬举征阳性；②伴发凝血功能障碍及服用抗凝剂的患者，在凝血功能纠正前不宜手术；③有食管静脉曲张者；④一般情况差、无法耐受内镜手术者。

（2）进展期食管癌：内镜下进展期食管癌姑息治疗方法较多，包括单纯扩张术、食管支架置放术、光动力疗法、肿瘤内化疗药物注射术和癌肿消融术等。

3. 外科手术治疗 目前外科手术切除仍是治疗食管癌的主要方法，我国食管癌的外科手术切除率已达 80%～90%。

食管癌外科手术适应证：①Ⅰ、Ⅱ期和部分Ⅲ期食管癌；②食管癌放疗后复发，无远处转移，一般情况能耐受手术者。

食管癌外科手术禁忌证：①诊断明确的Ⅳ期、部分Ⅲ期（侵及主动脉及气管的 T_4 病变）食管癌患者；②心肺功能差或合并其他重要器官系统严重疾病，不能耐受手术者。

4. 放疗 放疗对鳞癌和未分化癌有效，而腺癌相对不敏感。放疗主要适用于手术难度大的食管上段癌和不能切除的中、下段食管癌。上段食管癌的放疗效果不亚于手术，故放疗为首选。手术前放疗可使瘤体缩小，提高切除率和存活率。手术中未能完全清除的病灶或病灶附近有残余未清除的淋巴结行术后放疗有益。

5. 化疗 适用于无法手术的晚期食管癌或食管癌手术后。食管癌对化疗药物敏感性低，单独用药疗效很差，主张联合化疗，但总的化疗效果仍不令人满意。

食管癌化疗常用方案：

（1）食管鳞癌：顺铂加氟尿嘧啶是最常用的化疗方案。其他可选择的有：顺铂加多西紫杉醇、顺铂加紫杉醇、奥沙利铂加氟尿嘧啶等。

（2）食管腺癌：ECF方案（表柔比星加顺铂加氟尿嘧啶）。

　　本章病例治疗：内镜治疗（内镜黏膜下剥离术）。术后病理示：食管黏膜鳞状上皮高级别上皮内瘤变伴局灶原位癌，灶性微浸润，侵及固有膜（M_2）；免疫组化染色示：肿瘤细胞呈CK阳性，侧切缘和基底切缘未见癌细胞。

（王邦茂）

第三章　慢性胃炎

胃炎（gastritis）是由各种不同病因引起的胃黏膜炎症。起初仅认为胃炎是一种组织学改变，直到 20 世纪 40 年代，由于胃镜的发明和初步应用，以及 1982 年幽门螺杆菌（Helicobacter pylori,Hp）的发现，胃炎作为一种临床疾病开始得到真正研究。慢性胃炎（chronic gastritis）是指由多种病因引起的慢性胃黏膜炎症病变，在我国是一种常见疾病。其发病率一般随年龄增长而增加，但由于多数患者无任何症状，因此确切发病率不明，估计患病率高于当地人群幽门螺杆菌感染率。目前，胃镜及活组织病理学检查是诊断和鉴别诊断慢性胃炎的主要手段。

【病例导引】

患者，女性，50 岁。

主诉：中上腹隐痛伴早饱、食欲缺乏半年余。

现病史：患者近半年来反复出现中上腹隐痛，为钝痛，与进食无明显关系，时有夜间加重，每次持续 10～20 分钟，可自行缓解。少量进食后即可出现上腹饱胀感，伴口苦、食欲缺乏、恶心，偶反酸或嗳气。曾自行口服一些助消化药物，疗效欠佳。

患者近期症状发作较为频繁。胃纳可，无明显体重下降。病程中无吞咽困难、无呕血或黑粪。近期无特殊药物服用史。

【诊断路径】

从患者有中上腹隐痛、早饱、食欲缺乏等主要症状着手，可循图 3-3-1 诊断路径建立初步诊断。

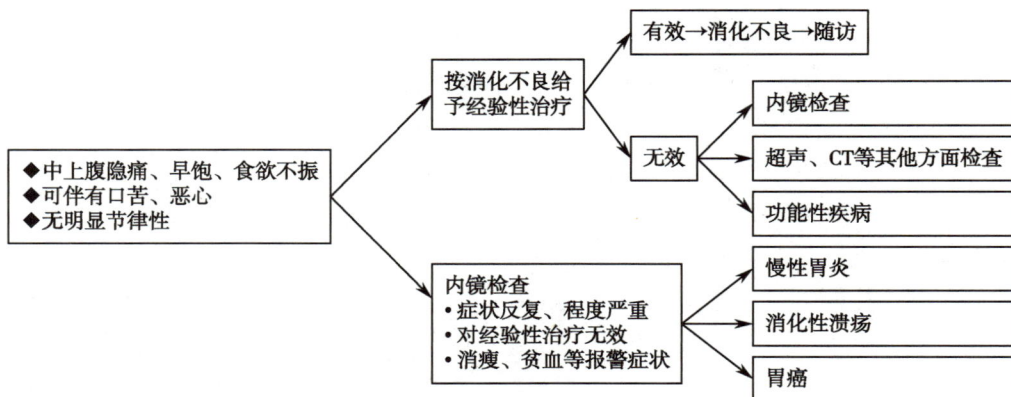

图 3-3-1　慢性胃炎诊断思路

【思路解析】

1. 患者有中上腹隐痛、早饱、食欲缺乏半年余，可作出慢性胃炎的初步诊断。

知识点

慢性胃炎症状

慢性胃炎症状不典型。多数患者可以无任何症状，有症状的患者主要表现为非特异性的消化不良症状，如上腹痛、腹胀、餐后饱胀、早饱感等。疼痛可以为烧灼痛或钝痛，通常无明显节律性，进食后可加重，亦可与饮食无关。此外还可伴有食欲减退、嗳气、反酸、恶心等症状。以上消化不良症状的有无及严重程度与慢性胃炎的分类、内镜所见和病理组织学分级均无明显相关性。部分胃黏膜有糜烂的患者可出现消化道少量出血，长期可导致缺铁性贫血。某些患者还可同时存在胃食管反流病及消化道动力障碍。而 A 型萎缩性胃炎患者可出现恶性贫血，常伴有全身衰弱、神情淡漠、舌炎、周围神经病变等，消化道症状一般较少。

2. 因患者的临床表现非特异性，故应注意与消化性溃疡、消化系恶性肿瘤、其他胆胰系统疾病等鉴别。消化性溃疡以上腹部规律性、周期性疼痛表现为主；当患者出现消瘦、黑便、贫血等报警症状的时候，应警惕胃癌。鉴别这些疾病的首选方法是进行内镜检查和胃黏膜病理组织学检查。此外，慢性胆囊炎、胆石症及胰腺疾病也可以出现上腹部疼痛、腹胀、嗳气等消化不良症状，易被误诊，必要时应进行超声或 CT 等检查以排除或明确诊断。

知识点

慢性胃炎的确诊检查

慢性胃炎的确诊主要是依赖内镜检查和胃黏膜病理组织学检查，幽门螺杆菌感染的检测有助于病因诊断。

测定基础胃酸分泌量（basic acid output，BAO）或最大泌酸量（maximal acid output，MAO），有助于萎缩性胃炎的诊断及指导临床治疗。胃蛋白酶原（pepsinogen，PG）反映主细胞数量，其分泌量一般和胃酸呈平行关系，分为Ⅰ和Ⅱ型，测定其浓度和两者的比值可以作为萎缩性胃炎的非内镜生物标志。

怀疑 A 型萎缩性胃炎的患者应检测血清胃泌素抗体和内因子抗体。维生素 B_{12} 吸收试验（Schilling 试验）、维生素 B_{12} 浓度测定有助于恶性贫血的诊断。

思考 1：如何在临床上合理应用各项检查来诊断萎缩性胃炎？

3. 进行胃镜检查之后

（1）如何解读胃镜报告？

慢性萎缩性胃炎黏膜色泽苍白或灰白，呈弥漫性或局灶性分布，也可有红白相间，以白为主；不同程度的皱襞变平或消失，外观黏膜薄，在不过度充气状态下可透见紫蓝色血管纹，局部可因小凹上皮增生而表现出颗粒样小结节。

慢性非萎缩性胃炎黏膜易充血，色泽较红，可见红斑（点状、片状、条状），可有黏膜水肿、粗糙不平，红白相间以红为主，表面可见白色渗出物，有时伴出血点和少量糜烂及胆汁反流。

知识点

1990 年悉尼系统确定 7 种内镜下胃炎的诊断，即：①红斑渗出性胃炎；②平坦糜烂性胃炎；③隆起糜烂性胃炎；④萎缩性胃炎；⑤出血性胃炎；⑥反流性胃炎；⑦皱襞增生性胃炎。该系统与以往相比明显进行了细化，比较具体，有利于诊断的标准化，但该分类过于烦琐。之后新悉尼系统（The Updated Sydney System）将慢性胃炎分为非萎缩性胃炎和萎缩性胃炎二大类（图 3-3-2），后者再分为自身免疫性胃炎和多灶性萎缩性胃炎。

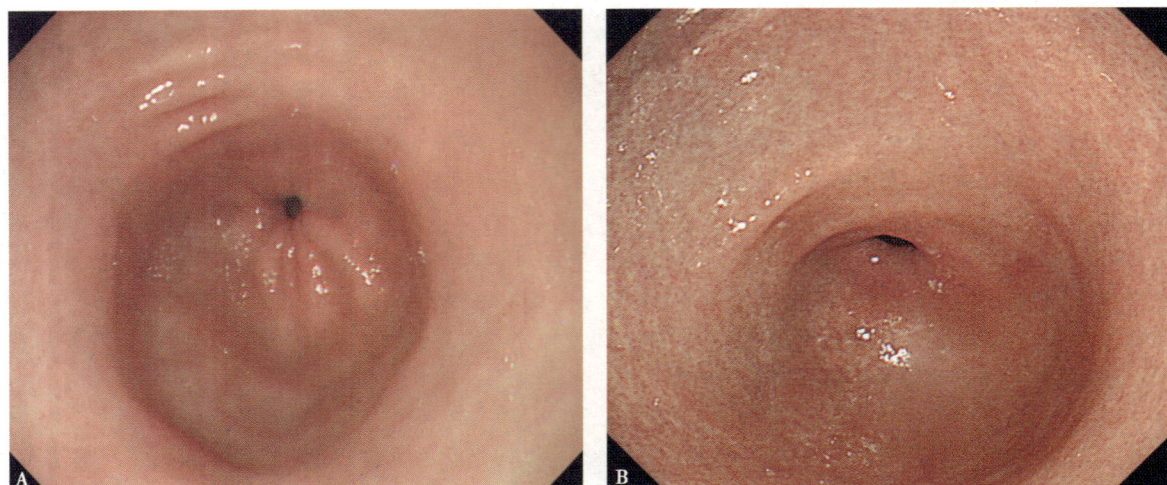

图 3-3-2 慢性胃炎内镜下的表现

A. 慢性非萎缩性胃炎；B. 慢性萎缩性胃炎。

（2）如何解读胃镜病理报告？

胃镜组织病理学诊断要包括部位特征和组织学变化程度。《中国慢性胃炎共识意见（2017 年）》提出对 5 种组织学变量（幽门螺杆菌、炎症反应、活动性、萎缩和肠化）程度进行分级，分成无、轻度、中度、重度 4 级。该分级标准采用我国慢性胃炎病理诊断标准和新悉尼系统的直观模拟评分法并用（图 3-3-3）。

知识点

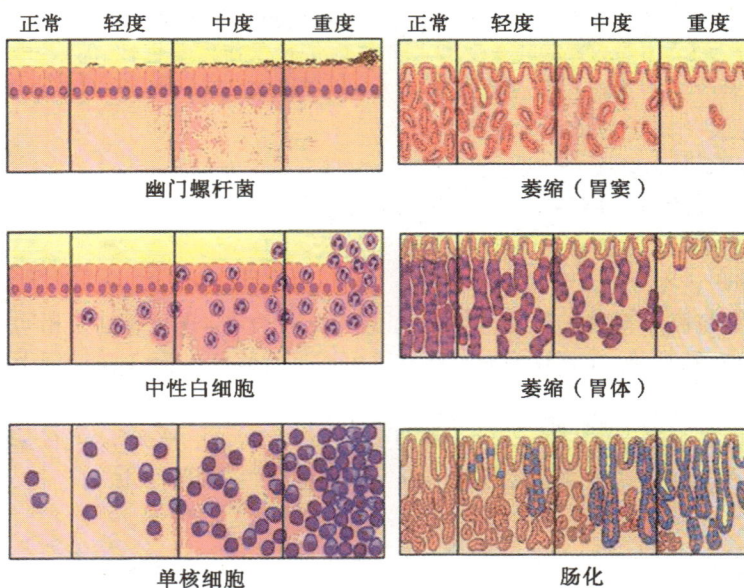

图 3-3-3 直观模拟评分（visual analogue scale）法分级

目前国际上提倡应用来自胃镜和病理检查结果的 OLGA（Operative Link on Gastritis Assessment，可操作的与胃癌风险相关的萎缩性胃炎评估）或 OLGIM（Operative Link for Gastric Intestinal Metaplasia Assessment，可操作的与胃癌风险相关的肠化评估）（表 3-3-1）分级、分期系统，为我们预测萎缩性胃炎进展提供较直观的信息，可大致判断萎缩性唯一癌变风险，但在我国现在尚难以推广应用。

表 3-3-1 胃黏膜萎缩程度分期（OLGA）

萎缩评分		胃体			
		无萎缩 （0分）	轻度萎缩 （1分）	中度萎缩 （2分）	重度萎缩 （3分）
胃窦	无萎缩（0分）	0期	Ⅰ期	Ⅱ期	Ⅱ期
	轻度萎缩（1分）	Ⅰ期	Ⅱ期	Ⅱ期	Ⅲ期
	中度萎缩（2分）	Ⅱ期	Ⅱ期	Ⅲ期	Ⅳ期
	重度萎缩（3分）	Ⅲ期	Ⅲ期	Ⅳ期	Ⅳ期

思考2：慢性胃炎除萎缩性和非萎缩性胃炎两类外，还有哪些特殊类型胃炎？

（3）通过询问病史、体格检查及内镜与病理检查了解。

1）慢性胃炎的病因或诱因，分析其发病机制。

思考3：对表3-3-2所列病因或诱因，你是否都逐一排查过？

知识点

表 3-3-2 慢性胃炎的病因学

病因	发病机制
幽门螺杆菌感染	尿素酶、空泡毒素蛋白损伤上皮细胞膜 细胞毒素相关基因蛋白引起炎症反应 菌体胞壁作为抗原产生免疫反应
自身免疫	壁细胞损伤后作为自身抗原激活免疫系统 胃黏膜屏障功能减弱
幽门括约肌功能不全	十二指肠液反流
高龄	胃黏膜退行性变、营养因子减少
残胃	G细胞减少，胃黏膜营养因子减少
长期饮酒、药物、刺激性食物	黏膜屏障功能减弱、化学损伤
慢性心力衰竭、肝硬化门静脉高压、尿毒症	淤血、黏膜屏障、修复能力减弱

WHO新近颁布的第11版国际疾病分类（ICD-11）中慢性胃炎分类方法（表3-3-3）基本沿用了病因分类，较重视幽门螺杆菌感染。

表 3-3-3 慢性胃炎的国际疾病分类第11版（ICD-11）

编号	胃炎分类
DA42	胃炎
DA42.0	自身免疫性胃炎
DA42.1	幽门螺杆菌引起的胃炎
DA42.2	嗜酸性粒细胞性胃炎
DA42.3	淋巴细胞性胃炎
DA42.4	变应性胃炎
DA42.40	IgE介导的过敏反应引起的变应性胃炎
DA42.41	非IgE介导的过敏反应引起的变应性胃炎
DA42.4Y	其他特指的变应性胃炎
DA42.4Z	变应性胃炎，未特指的
DA42.5	十二指肠胃反流引起的胃炎
DA42.6	Ménétrier病

编号	胃炎分类
DA42.7	具有特异性内镜下或病理学特征的病因不明的胃炎
DA42.70	病因不明的急性浅表性胃炎
DA42.71	病因不明的慢性浅表性胃炎
DA42.72	病因不明的急性出血性胃炎
DA42.73	病因不明的慢性萎缩性胃炎
DA42.74	病因不明的化生性胃炎
DA42.75	病因不明的肉芽肿性胃炎
DA42.76	病因不明的肥厚性胃炎
DA42.7Y	其他特指的病因不明的胃炎,伴特异性内镜下或病理学特征
DA42.8	外部原因引起的胃炎
DA42.80	酒精性胃炎
DA42.81	放射性胃炎
DA42.82	化学性胃炎
DA42.83	药物性胃炎
DA42.8Z	外部原因引起的胃炎,未特指的
DA42.9	胃蜂窝织炎
DA42.Y	其他特指的胃炎
DA42.Z	胃炎,未特指的

2）有无 A 型萎缩性胃炎的可能？

知识点

A 型萎缩性胃炎

A 型萎缩性胃炎的炎症及萎缩主要累及胃体部,炎症细胞主要是浆细胞和淋巴细胞。由于胃体的弥漫萎缩,泌酸腺弥漫性萎缩,导致胃酸分泌显著降低或无酸,血清胃泌素明显增高。当泌酸腺完全萎缩时称为胃萎缩。常发生于自身免疫基础上,又称为自身免疫性胃炎。北欧多见,我国有少数病例报道。

患者血液中存在自身抗体：壁细胞抗体（parietal cell1 antibody，PCA）和内因子抗体（intrinsic factor antibody，IFA）。壁细胞抗体的抗原是壁细胞分泌小管微绒毛膜上的质子泵 H^+-K^+-APT 酶,其与抗体结合形成免疫复合物,破坏壁细胞而使胃酸分泌减少或丧失。而内因子抗体则结合内因子,影响内因子吸收而导致维生素 B_{12} 吸收不良,故常合并恶性贫血。恶性贫血是 A 型萎缩性胃炎的终末阶段,标志着疾病进入最严重阶段。半数病例维生素 B_{12} 吸收试验（Schilling 试验）阳性。本病可伴有其他自身免疫性疾病,如桥本甲状腺炎、白癜风等。

3）有无肠化或上皮内瘤样变？

慢性萎缩性胃炎是最常见胃癌前状态,常伴有不同类型的胃黏膜上皮和腺体的化生,甚至出现胃癌前病变——上皮内瘤变。

知识点

肠上皮化生（肠化生或肠化，intestinal metapalsia，IM）是指病变区胃黏膜上皮被肠型腺上皮替代的现象。肠化范围越广,发生胃癌的危险性越高。通过 AB-PAS 和 HID-AB 黏液染色可将肠化分为完全型和不完全型。一般认为前者可能属于炎症反应的性质；而后者,特别是广范围的、较重程度的不完全肠化与胃癌发生更相关。

上皮内瘤变(intraepithelial neoplasia),是 WHO 国际癌症研究协会推荐使用的术语。病理表现为胃固有腺或化生的肠上皮在不断衰亡和增殖过程中出现不正常分化和增殖,不仅在形态结构上发生改变,还有恶变倾向。主要分为低级别和高级别上皮内瘤变,低级别上皮内瘤变大部分可逆转而较少恶变为胃癌。

思考4: 如何对这些有肠化或上皮内瘤样变的患者进行随访?

【诊断总结】

确定诊断为慢性胃炎后,应遵循胃镜及活组织病理学检测完善其诊断内容。

一般诊断要求:	本章病例诊断:
慢性胃炎	慢性萎缩性胃炎
萎缩性/非萎缩性胃炎?	幽门螺杆菌(阳性)
有无幽门螺杆菌感染?	肠化(中度)
有无肠化/上皮内瘤变?	

【治疗】

一、治疗目的和治疗药物原理

大致的治疗目的是消除病因或诱因、减少或去除症状(主要是消化不良症状)和控制萎缩性胃炎癌变。慢性胃炎的发病机制为胃内攻击因子与防御修复因子失衡。因此,慢性非萎缩性胃炎的治疗目的是去除病因、缓解消化不良症状和改善胃黏膜炎症。治疗应尽可能针对病因(包括根除幽门螺杆菌),遵循个体化原则。消化不良症状的处理与功能性消化不良相同。无症状、幽门螺杆菌阴性者无须特殊治疗。而慢性萎缩性胃炎的治疗原则是消除或减弱攻击因子,增强胃黏膜防御,改善萎缩和预防胃癌的发生。

有关幽门螺杆菌的根除、抑酸剂等消除攻击因子的治疗另有章节讨论,因此本节重点探讨胃黏膜保护和萎缩性胃炎预防癌变的问题。

二、胃黏膜保护药物

具有保护和增强胃黏膜防御功能或者防止胃黏膜屏障受到损害的一类药称为胃黏膜保护药。主要类型见表3-3-4。

表3-3-4　常用各种胃黏膜保护药物

通用药名	特殊作用
bismuth,铋剂	能杀灭幽门螺杆菌
hydrotalcite tablets,铝碳酸镁	保护胃黏膜,中和胃酸和减少胆汁酸对黏膜的损伤
sucralfate,硫糖铝	促进黏膜血流,吸附胆盐
rebamipide,瑞巴派特	保护黏膜,清除羟自由基
teprenone,替普瑞酮	促进黏膜上皮成分己糖胺及葡萄糖胺的生化合成
gefarnate,吉法酯	促使胃黏膜的主要防御因子糖蛋白、磷脂质增加,加速黏膜上皮新陈代谢

三、饮食保健

虽然尚无明确的证据显示某些饮食摄入与慢性胃炎症状的发生存在因果关系,且缺乏大型饮食干预临床研究的证据支持,但是饮食习惯的改变和生活方式的调整仍是慢性胃炎治疗的一部分。目前临床常用的改善生活方式的建议包括饮食调整,如少食多餐,避免高脂饮食和/或辛辣刺激、过甜过酸食物等。建议患者避免服用引起胃黏膜损伤的药物如非甾体抗炎药、咖啡、浓茶以及避免大量饮酒和吸烟。多食新鲜蔬菜和水果而不过度食用腌制或烟熏食物、霉变或油炸食物、含盐分过多的食物。

四、其他

近年来的研究显示某些维生素或微量元素对于抑制胃癌的发生有一定作用。大致包括叶酸、维生素 A 与维生素 E、硒、大蒜素和茶多酚等。

此外，某些中成药具有一定控制萎缩和肠化发展甚至有助于治疗异型增生的作用。

五、治疗注意点

有学者提出，在慢性胃炎的发展过程中可能有两个"不可逆转点"存在，即癌变的不可逆转点和萎缩肠化的不可逆转点。虽然具体机制仍不明了，但无疑告诉我们治疗的时机很重要。

1. 尽早清除病因。

2. 衡量利弊，选择用药。

六、常见治疗方案举例

本章病例治疗：
　　慢性萎缩性胃炎
　　幽门螺杆菌（阳性）
　　肠化（中度）

处方（14 日）：
奥美拉唑等质子泵抑制剂
丽珠得乐胶囊等铋剂
阿莫西林和 / 或其他抗生素（克拉霉素、甲硝唑、左氧氟沙星、四环素、呋喃唑酮等）组合

患者教育：
1）注意饮食，过酸、过辣等刺激性食物及生冷不易消化的食物应尽量避免。
2）饮食按时定量，多吃富含维生素食物，少食腌熏、烧烤食品。
3）戒烟、忌酒，忌饮浓茶、咖啡等刺激性饮料。
4）慎用、忌用对胃黏膜有损伤的药物。
5）两周后复诊。

两周后随访可能面临的问题：
1）症状有所改善，但未缓解，该继续服用什么药物？
2）症状缓解，还需要服药吗？
3）停药后症状复发怎么办？
4）什么时候需要再做胃镜？

知识点

慢性胃炎的治疗注意事项

1. 尽早清除病因　及早根除幽门螺杆菌可以延缓炎症反应向萎缩、肠化进展并降低胃癌发生率，最佳干预时间为胃癌前变化发生前（包括萎缩、肠化及上皮内瘤变）。根除幽门螺杆菌对轻度萎缩性胃炎预防癌变有较好效果，但近期也有报道即便进入肠化或上皮内瘤变阶段，根除幽门螺杆菌仍有较好预防作用。

2. 合理使用药物　治疗慢性胃炎的药物有很多，但缺乏严密设计的临床试验使得多数药物的确切疗效仍不明确。频繁地更换用药或者大复方用药，非但影响药物有效性的判断，且药物之间的相互作

用反而增加机体的负担。故应当衡量利弊，选择用药。尤其是老年人群，有些根除或无幽门螺杆菌感染的萎缩性胃炎，且萎缩和肠化一般难以逆转，故建议以解释、随访为主，适当选择保护胃黏膜上皮、促进黏液分泌或活化细胞代谢的药物。由于老年人群较易出现维生素和微量元素的缺乏，可考虑适量补充。

上例患者在两周治疗结束后，症状有改善，但偶尔还有上腹部不适和饱胀。

处方：
黏膜保护剂
促动力药
消化酶制剂

患者教育：
1）进食易消化的食物，细嚼慢咽。
2）症状缓解即可停药，若有反复，可按需服药。
3）可以适量补充叶酸、硒等微量元素。
4）定期胃镜监测。

知识点

萎缩性胃炎患者如何制订胃镜和病理随访计划

萎缩性胃炎每年的癌变率为 0.5%～1%，如何制订胃镜和病理的随访计划才能既提高早期胃癌的诊断率，又方便患者和符合医药经济学要求？

《中国慢性胃炎共识意见（2017 年）》建议为活检病理组织学提示中 - 重度萎缩并伴有肠化的慢性萎缩性胃炎 1 年左右胃镜随访一次，不伴有肠化或上皮内瘤变的慢性萎缩性胃炎则可酌情胃镜和病理组织学随访。对伴有低级别上皮内瘤变并证明此标本并非来于癌旁者，根据胃镜和临床情况缩短至 6 个月左右随访一次；而高级别上皮内瘤变需立即确认，证实后以内镜下治疗或手术治疗。

（房静远）

第四章　消化性溃疡

消化性溃疡（peptic ulcer，PU）是指各种致病因子作用下，黏膜发生炎症与坏死性改变，病变深达黏膜肌层，常发生于与胃酸分泌有关的消化道黏膜，其中以胃、十二指肠最常见，是最常见的消化系统疾病之一。本病可见于任何年龄，以 20～50 岁居多，男性多于女性，临床上十二指肠溃疡（duodenal ulcer，DU）多于胃溃疡（gastric ulcer，GU），两者之比约 3:1。

消化性溃疡主要分为胃溃疡、十二指肠溃疡及复合溃疡，其发病和幽门螺杆菌（Hp）感染、服用非甾体抗炎药（NSAIDs）及抗血小板药物等相关，典型的临床表现为慢性、节律性及周期性发作的上腹痛，可伴有腹胀、反酸、嗳气等；通过胃镜、钡餐和呼气试验等可以明确溃疡诊断和是否合并 Hp 感染；常见并发症包括出血、穿孔、癌变及幽门梗阻；治疗以抑酸药为主，合并 Hp 感染者应予根除以彻底治愈并预防复发和并发症发生。

【病例导引】

患者，男性，26 岁。

主诉：反复上腹痛 4 年，加重 2 日。

现病史：患者 4 年前开始时有反复剑突下疼痛发作，为持续性钝痛，多于冬春季节变化时出现，餐前及空腹时明显，进食后减轻，曾有夜间痛。2 日前劳累后出现腹痛加重，腹痛性质同前，伴反酸、嗳气，无黑便，无头晕、心悸等不适。发病以来，患者大便 1 次 /d，黄色成形，无体重减轻，未服用药物。

个人史：喜食辛辣食物，有饮酒史。

体格检查：体温 36.8℃、脉搏 86 次 /min、呼吸 20 次 /min、血压 126/68mmHg，无贫血貌，双肺呼吸音清，心率 86 次 /min，腹软，上腹部有压痛，无反跳痛，肠鸣音 4 次 /min。

【诊断路径】

从患者慢性、周期性、节律性上腹痛伴有反酸等主要症状着手，可循图 3-4-1 路径建立初步诊断。

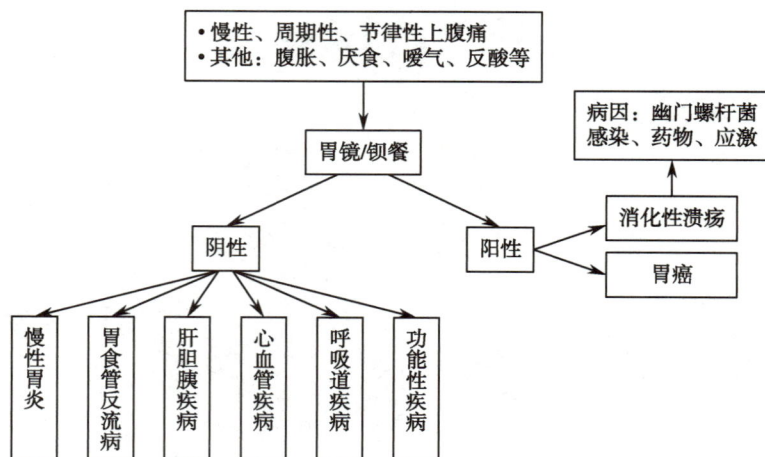

图 3-4-1　消化性溃疡诊断思路

【思路解析】

1. 患者有慢性、周期性、节律性上腹痛伴反酸症状,可作出消化性溃疡的初步临床诊断。

> **知识点**
>
> ### 消化性溃疡典型症状
>
> 上腹痛或不适为主要症状,性质可有钝痛、灼痛、胀痛、剧痛、饥饿样不适,可能与胃酸刺激溃疡壁的神经末梢有关,常具有以下特点:①慢性过程,病史可达数年或十余年;②周期性发作,多在秋冬和冬春之交发病,可持续数周或数月,缓解期长短不一;③部分患者有与进餐相关的节律性上腹痛,如饥饿痛或餐后痛;④腹痛可在进食或服用抑酸、抗酸剂后缓解。

2. 患者上腹痛多年,近2日腹痛加剧伴有反酸、嗳气,有消化性溃疡的典型症状,但应注意与胃食管反流病、慢性胃炎、功能性消化不良、胆胰等疾病鉴别,可通过胃镜或钡餐检查确定诊断。

> **知识点**
>
> ### 消化性溃疡非典型症状
>
> 部分病例无上述典型的疼痛,仅表现腹胀、厌食、嗳气、反酸等消化不良症状;或直接以呕血、黑便、穿孔、癌变等并发症为首发表现。

思考1: 关于慢性上腹痛,应与哪些疾病鉴别?

> **知识点**
>
> ### 需与消化性溃疡鉴别的疾病
>
> 1. 其他引起慢性上腹痛的疾病 虽然通过胃镜可以检出消化性溃疡,但部分患者在消化性溃疡愈合后症状仍不缓解,应注意是否有慢性肝、胆、胰疾病,慢性胃炎,功能性消化不良等与消化性溃疡曾经共存。
>
> 2. 胃癌 胃镜发现胃溃疡时,应注意与癌性溃疡鉴别,典型胃癌溃疡形态多不规则,直径常>2cm,边缘呈结节状,底部凹凸不平、覆污秽状苔。部分癌性胃溃疡与良性胃溃疡在胃镜下难以区别,因此,对于胃溃疡,应常规在溃疡边缘取活检。对有胃溃疡的中老年患者,当溃疡迁延不愈时,应多点活检,并在正规治疗6~8周后复查胃镜,直到溃疡完全愈合。
>
> 3. Zollinger-Ellison综合征 当溃疡为多发或位于不典型部位、对正规抗溃疡药物疗效差、病理检查已除外胃癌时,应考虑Zollinger-Ellison综合征。该综合征临床以高胃酸分泌,血胃泌素水平升高,多发、顽固及不典型部位消化性溃疡及腹泻为特征。临床疑诊时,应检测血铬粒素A及胃泌素水平;增强CT有助于发现肿瘤。由于这类肿瘤具有大量生长抑素受体表达,采用长效生长抑素类似物如奥曲肽微球治疗,可以有效缓解症状,使溃疡愈合,且能抑制肿瘤生长。

3. 拟诊消化性溃疡后,应通过胃镜明确诊断。

> **知识点**
>
> ### 消化性溃疡的内镜分期(图3-4-2)
>
> 1. 活动期(active stage,A期) 发病的初起阶段,溃疡边缘炎症、水肿明显,组织修复尚未发生。
> A1期:底被覆厚白苔,可污秽,苔上可有出血点或凝血块附着,周围黏膜隆起呈堤状,充血、水肿、

糜烂,呈明显炎症表现。

A2 期:溃疡周边的炎症水肿明显减轻,白苔(或黄苔)清洁,无出血,边界鲜明。

2. 愈合期(healing stage,H 期) 此期溃疡缩小,炎症消退,再生上皮和皱襞集中明显。

H1 期:溃疡缩小、变浅,苔变薄、消退,周围充血、水肿消失,有再生上皮和新生毛细血管。

H2 期:溃疡明显缩小,再生上皮加宽,周围黏膜皱襞向溃疡集中。

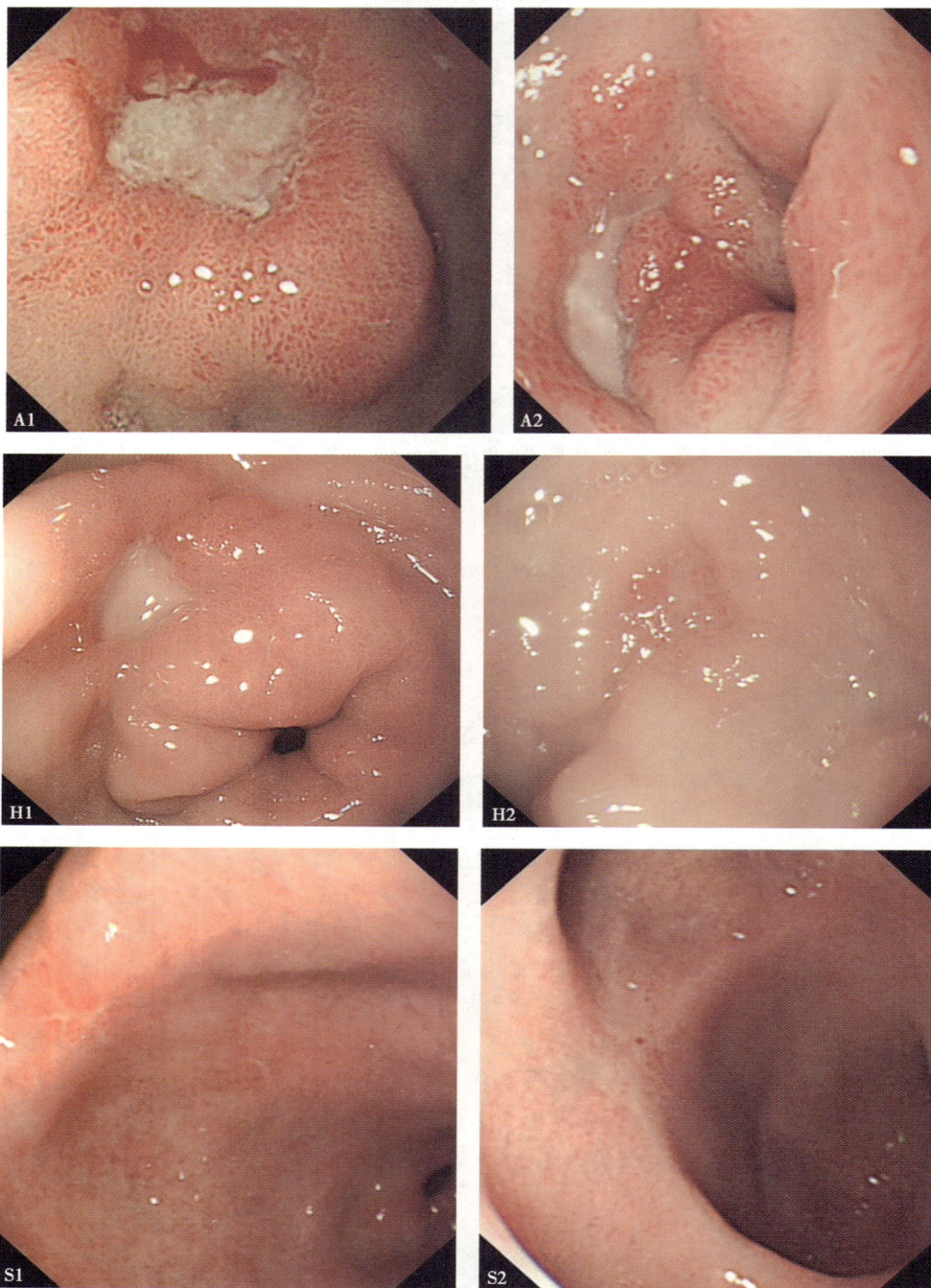

图 3-4-2 消化性溃疡的内镜分期
A. A1 期;B. A2 期;C. H1 期;D. H2 期;E. S1 期;F. S2 期。

3. 瘢痕期(scaring stage,S 期) 溃疡完全修复,为再生上皮覆盖。

S1 期:缺损黏膜完全为红色再生上皮覆盖,呈向心性放射状排列。此期又称红色瘢痕期。

S2 期：再生上皮增厚，红色消失，有时与周围黏膜不易区别，此期又称白色瘢痕期。

内镜检查是确诊消化性溃疡的主要手段，消化性溃疡并发急性出血时，应尽可能进行急诊内镜检查。胃溃疡患者应常规行组织学检查，以鉴别良、恶性。

知识点

X线钡餐检查

消化性溃疡的主要 X 线下表现是壁龛或龛影，由钡悬液填充溃疡的凹陷部分所造成。在正面观，龛影呈圆形或椭圆形，边缘整齐。因溃疡周围的炎性水肿而形成环形透亮区。对于不能耐受胃镜检查或不愿接受胃镜检查的患者，应安排 X 线钡餐检查。

通过问诊、体格检查及影像检查了解消化性溃疡的病因或诱因。

思考2：消化性溃疡病因或诱因（表3-4-1）。

知识点

表3-4-1 与消化性溃疡相关的病因和疾病

病因	疾病
感染	幽门螺杆菌、单纯疱疹病毒、结核病、巨细胞病毒、海尔曼螺杆菌
药物	非甾体抗炎药、糖皮质激素、抗血小板药、抗凝药、化疗药、双膦酸盐、西罗莫司
遗传	高胃酸
胃排空障碍	十二指肠 - 胃反流
激素	胃窦 G 细胞功能亢进、胃泌素瘤、系统性肥大细胞增生症
血供不足或血流淤滞	休克、肝硬化
浸润性疾病	克罗恩病、结节病
手术后状态	胃窦切除术后
放疗	

思考3：Hp 感染在消化性溃疡发病中的作用是什么？

知识点

幽门螺杆菌感染在消化性溃疡发病中的作用

检测 Hp 已成为消化性溃疡的常规检查项目，在检测 Hp 时，应排除近期使用质子泵抑制剂、铋剂和抗生素等药物所造成的假阴性结果。

（1）特殊溃疡：复合溃疡、幽门管溃疡、球后溃疡、巨大溃疡、老年人溃疡、儿童期溃疡、无症状性溃疡、难治性溃疡。

1）复合溃疡：指胃和十二指肠均有活动性溃疡，多见于男性，幽门梗阻发生率较高。复合溃疡中的胃溃疡较单独的胃溃疡癌变率低。

2）幽门管溃疡：餐后很快发生疼痛，早期出现呕吐，易出现幽门梗阻、出血和穿孔等并发症。

3）球后溃疡：指发生在十二指肠降段、水平段的溃疡。多位于十二指肠降段的初始部及乳头附近，溃疡多在后内侧壁，可穿透入胰腺。疼痛可向右上腹及背部放射，容易出血，严重的炎症反应可导致胆总管引流障碍，出现梗阻性黄疸或引发急性胰腺炎。

4）巨大溃疡：指直径>2cm 的溃疡，常见于有非甾体抗炎药服用史及老年患者。巨大十二指肠球部溃疡常位于后壁，易发展为穿透性，周围有大的炎性团块，疼痛剧烈而顽固，多放射至背部。巨大胃溃疡并不一定都是恶性的。

5）老年人溃疡：临床表现多不典型，常无症状或症状不明显，疼痛多无规律，较易出现体重减轻和贫血。胃溃疡多位于胃体上部，溃疡常较大，易误认为胃癌。由于非甾体抗炎药在老年人中使用广泛，老年人溃疡有增加的趋势。

6）儿童期溃疡：主要发生于学龄儿童，发生率低于成人。患儿腹痛多在脐周，时常出现呕吐，可能与幽门、十二指肠水肿和痉挛有关。随着年龄的增长，溃疡的表现与成年人相近。

7）无症状性溃疡：这些患者无腹痛或消化不良症状，常以上消化道出血、穿孔等并发症为首发症状，可见于任何年龄，以长期服用非甾体抗炎药患者及老年人多见。

8）难治性溃疡：经正规抗溃疡治疗而溃疡仍未愈合者。可能的因素有：①病因尚未去除，如合并 Hp 感染，继续服用非甾体抗炎药、抗血小板药等致溃疡药物等；②穿透性溃疡；③特殊病因，如克罗恩病、胃泌素瘤；④某些疾病或药物影响抗溃疡药物吸收或效价降低；⑤误诊，如胃或十二指肠恶性肿瘤；⑥不良诱因存在，包括吸烟、酗酒及精神应激等，处理的关键在于找准原因。

（2）有无并发症：如出血、穿孔、幽门梗阻、癌变等。

知识点

消化性溃疡并发症

1. 若出现呕吐咖啡色样物、黑便，甚至四肢厥冷、晕厥、尿少等循环衰竭表现，需考虑合并出血。
2. 若突发剧烈腹痛伴肌紧张，需考虑合并急性穿孔；若疼痛位置固定且放射至后背，需考虑后壁穿孔。
3. 若出现呕吐宿食表现，查体发现胃型、蠕动波、振水音等，需考虑合并幽门梗阻。
4. 若胃溃疡反复发作，且存在消瘦、食欲下降等表现，需注意是否存在癌变。

【诊断总结】

本例患者行电子胃镜及 ^{13}C 尿素呼气试验协助诊断，结果显示为十二指肠溃疡（A1 期），Hp 阳性。确诊消化性溃疡后，应循图 3-4-3 完善其诊断内容。

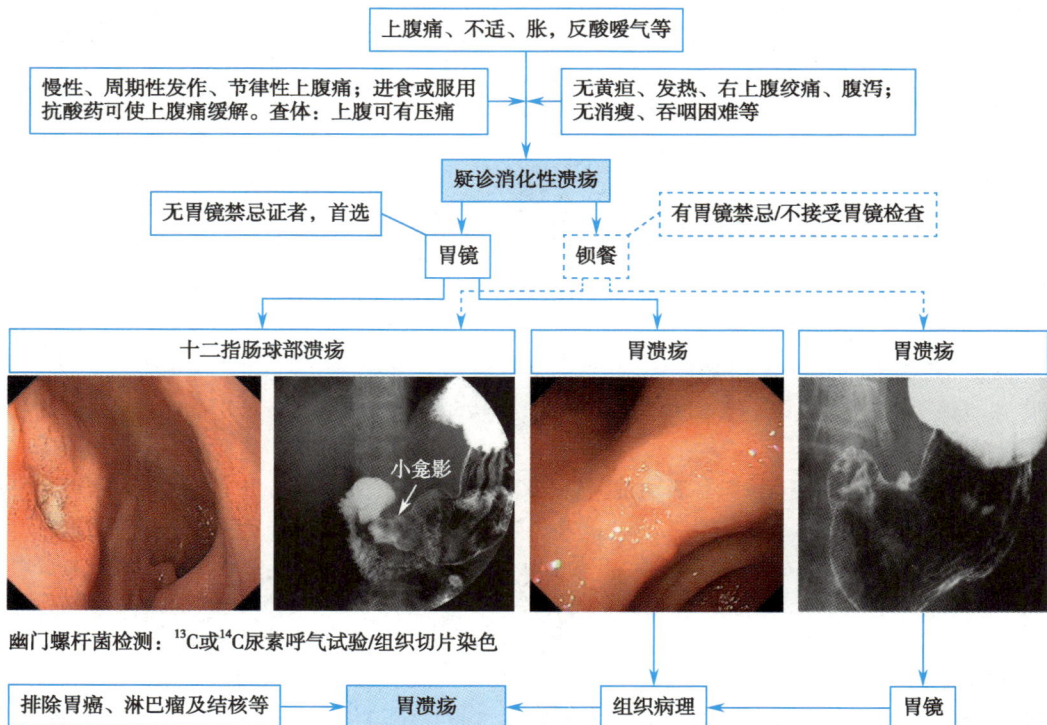

图 3-4-3 消化性溃疡诊断内容

一般诊断要求：　　　　　　　　　　　　　　本章病例诊断：

　　胃溃疡/十二指肠溃疡/复合溃疡　　　　　　　十二指肠溃疡（A1 期）

　　并发症　　　　　　　　　　　　　　　　　　Hp 感染

　　病因

【治疗】

消化性溃疡治疗目标为：去除病因，控制症状，促进溃疡愈合，预防复发和避免并发症。

一、一般治疗

作息规律，减少进食刺激性食物，慎重使用可诱发溃疡的药物，如非甾体抗炎药、抗血小板药物、激素等，若必须使用上述药物，需伴随服用制酸药物或胃黏膜保护剂。

针对该患者，应嘱其戒酒，减少进食刺激性食物。

二、药物治疗

1. 抑制胃酸分泌

（1）H_2 受体拮抗剂（H_2RA）：是治疗消化性溃疡的主要药物之一，疗效好，用药方便，价格适中，H_2RA 通常采用标准剂量，每日二次，疗程同质子泵抑制剂，但溃疡愈合率低于质子泵抑制剂。表 3-4-2 为常用 H_2RA。

（2）质子泵抑制剂（PPI）：抑酸作用强且长，抑酸时间可长达 72 小时。质子泵抑制剂治疗消化性溃疡多在 2～3 日内控制症状，溃疡愈合率高于 H_2RA。消化性溃疡治疗通常采用标准剂量的质子泵抑制剂，每日一次，早餐前半小时服用，治疗十二指肠溃疡疗程为 4 周，胃溃疡为 6～8 周。表 3-4-3 为常用质子泵抑制剂。

2. 保护胃黏膜

（1）铋剂：该药物覆于溃疡表面，阻断胃酸、胃蛋白酶对黏膜的自身消化，此外，铋剂还有杀菌作用。铋剂止痛效果较缓慢，4～6 周愈合率与 H_2RA 相仿，不良反应少，常见舌苔和粪便变黑。由于肾脏为铋的主要排泄器官，故肾功能不良者忌用铋剂。

（2）弱碱性抗酸剂：常用铝碳酸镁、磷酸铝、硫糖铝、氢氧化铝凝胶等。这些药物可中和胃酸，短暂缓解疼痛，促进溃疡及糜烂黏膜的愈合。

3. 根除 Hp

（1）根除 Hp 适应证：Hp 检测阳性者，无论是溃疡初发或复发，活动或静止，有无并发症都应行 Hp 根除治疗。

（2）根除 Hp 的方案选择：联合铋剂的四联疗法可作为首选根除方案。抗生素组成方案有四种：阿莫西林 + 克拉霉素；阿莫西林 + 左氧氟沙星；阿莫西林 + 呋喃唑酮；四环素 + 甲硝唑或呋喃唑酮。青霉素过敏者推荐方案为：克拉霉素 + 左氧氟沙星；克拉霉素 + 呋喃唑酮；四环素 + 甲硝唑或呋喃唑酮；克拉霉素 + 甲硝唑。对铋剂有禁忌者或证实 Hp 耐药率仍较低地区，也可选用非铋剂方案，包括标准三联方案、序贯疗法或伴同疗法。疗程为 10 日或 14 日。

三、并发症的治疗

1. 消化性溃疡合并出血

（1）内镜下治疗：消化性溃疡并发急性出血时，应尽可能进行急诊内镜检查，凡有活动性出血、溃疡底部血管暴露或有红色或黑色血痂附着时，应在内镜下止血。

（2）药物治疗：静脉使用质子泵抑制剂。可选择大剂量质子泵抑制剂方案：首剂 80mg+8mg/h 维持 72 小时。

2. 消化性溃疡并急性穿孔　禁食并放置胃肠减压。饱食后穿孔，需在 6～12 小时内施行急诊手术。慢性穿孔引起粘连和瘘管形成需外科手术处理。

3. 幽门梗阻 对于炎症和黏膜水肿引起的幽门梗阻,予以纠正水电解质紊乱及酸碱失衡,并正规抗溃疡治疗。经抗溃疡治疗后仍有梗阻表现时,可尝试内镜下球囊扩张治疗;内镜治疗失败或是器质性幽门梗阻者需外科手术治疗。

4. 胃溃疡恶变 需外科手术治疗。

表 3-4-2 常用 H_2 受体拮抗剂

通用药名		规格 /mg	治疗剂量
cimitidine	西咪替丁	200	200mg,每日 2 次
famotidine	法莫替丁	20	20mg,每日 2 次
nizatidine	尼扎替丁	150	150mg,每日 2 次
ranitidine	雷尼替丁	150	150mg,每日 2 次

表 3-4-3 常用质子泵抑制剂

通用药名		规格 /mg	治疗剂量
esomeprazole	艾司奥美拉唑	20	20mg,每日 1 次
lansoprazole	兰索拉唑	30	30mg,每日 1 次
omeprazole	奥美拉唑	20	20mg,每日 1 次
pantoprazole	泮托拉唑	40	40mg,每日 1 次
rabeprazole	雷贝拉唑	10	20mg,每日 1 次
ilaprazole	艾普拉唑	5	10mg,每日 1 次

知识点

十二指肠溃疡的治疗

质子泵抑制剂治疗十二指肠溃疡疗程 4 周,胃溃疡 6~8 周。十二指肠溃疡治疗结束后,无须复查胃镜。患者 4 周后随访,如除外上述危险因素,仍有症状不缓解,可考虑复查内镜等进一步检查,调整药物治疗方案,如增加质子泵抑制剂剂量和 / 或延长疗程。

对于复发性溃疡的治疗,应首先分析其原因,作出相应处理。Hp 根除失败者,应再次进行根除治疗。长期服用非甾体抗炎药或抗血小板药是导致消化性溃疡病复发的另一重要因素,如不能停药者,应改用选择性 COX-2 抑制剂,并同时服用质子泵抑制剂。

四、常见治疗方案举例

本章病例治疗处方:
十二指肠溃疡,Hp(+)
(初次杀菌治疗)

根除 Hp 处方(14 日):   抗溃疡处方(20 日):
艾司奥美拉唑 20mg, b.i.d.   艾司奥美拉唑 20mg, q.d.
阿莫西林 1 000mg, b.i.d.(AST)   硫糖铝混悬凝胶 1g, b.i.d.
克拉霉素 500mg, b.i.d.
胶体次枸橼酸铋 220mg, b.i.d.

患者教育:
1)增强患者的治疗信心,规律生活,避免发病及复发诱因,戒烟、酒。

2）避免食用咖啡、浓茶、辛辣等刺激性食物，以及使用易损伤胃黏膜的非甾体抗炎药、抗血小板药、糖皮质激素等。

3）保持乐观情绪，避免过度紧张。

4）溃疡活动期注意休息。

4周后随访可能面临的问题：

1）症状消失，可以停药吗？

2）还需要复查胃镜，确认病灶完全愈合吗？

3）停药后复发怎么办？

4）如何知道Hp是否根除成功？

5）何时复查Hp？

本病例治疗结束后的随访计划：

治疗结束停药1个月后行^{13}C尿素呼气试验检查以判断Hp是否根除（检测前应注意避免某些药物对检测结果影响，抗生素、铋剂应停用至少4周，抑酸剂应停用至少2周再进行检测）。

（沙卫红）

第五章 胃 癌

胃癌（gastric carcinoma）是起源于胃黏膜上皮的恶性肿瘤，是我国最常见的恶性肿瘤之一。就总人口来说，胃癌发病率在我国恶性肿瘤中居第二位，死亡率居我国恶性肿瘤的第三位；世界范围内其发病率居第四位，死亡率居第二位。近二十年，亚洲地区主要包括中国、韩国和日本，胃癌的发病率明显高于欧美国家。全球超过 70% 的胃癌新发病例来自发展中国家。这种地域差异可能与种族、环境因素、饮食习惯及幽门螺杆菌感染等有关。

胃癌有明显的年龄和性别特点：胃癌的发病率和死亡率随着年龄的增长而明显升高。发病年龄以中老年居多，35 岁以下较低，55～70 岁为高发年龄段。男性的胃癌发病率和死亡率高于女性，男女之比约 2∶1。我国不同地区胃癌的发病率也有较大差异。北方地区如甘肃、宁夏、青海及东北等地高发；南方地区如湖南、广西、广东、云南、贵州及四川发病率较低；目前我国有研究基地的胃癌高发地区包括甘肃省武威、辽宁省庄河、山东省临朐、江苏省扬中和福建省长乐等地。农村胃癌发病率及死亡率均高于城市。最近流行病学调查显示，我国胃癌粗发病率为 29.31/10 万、病死率 21.16/10 万。

【病例导引】

患者，男性，62 岁。

主诉：中上腹胀痛伴恶心、呕吐 1 个月余。

现病史：患者近 1 个月来进食后出现中上腹部胀痛，伴饱胀感、恶心，食欲逐渐下降，时有呕吐胃内容物，为宿食，否认咖啡色样液体，肛门排气排便存在。否认发热、腹泻。自行口服"护胃"药后疼痛有所改善，但恶心、呕吐发作频繁并加重。门诊查血常规示血红蛋白 80g/L，为小细胞低色素性贫血。既往有慢性胃炎史，不规律服药，未曾行胃镜检查。

患者自起病以来精神尚可，食欲缺乏，大小便正常，睡眠差。追问病史知其近半年体重减轻近 8kg。

【诊断路径】

胃癌缺乏特异性的临床表现。根据其生长方式（增殖、溃疡和浸润）、转移部位等可大致分为几种表现形式，初步诊断路径见图 3-5-1。

【思路解析】

根据不同的临床表现和患者的一般状况选择恰当的时机进行内镜检查。

1. 对于症状较轻或症状不典型者，可先予对症治疗。疗效不佳者进一步内镜检查。但对于存在报警症状（包括消化道出血、持续呕吐、消瘦、吞咽困难、吞咽疼痛或腹部肿块等）的患者，排除禁忌后需立即行内镜检查。

2. 有明显腹痛和梗阻症状如恶心、呕吐等需先排除肠梗阻、急性胰腺炎、急性胆囊炎等其他急腹症。在禁食、胃肠减压等对症治疗后可给予内镜检查。

3. 对于以呕血、黑便等消化道出血为首发症状者，需首先评估出血量及患者生命体征和一般状况。条件允许的情况下进行内镜检查，及时查找出血原因，必要时内镜下止血。

思考 1：如何评估出血量？如何判断患者有无失血性休克？有无输血指征？

106

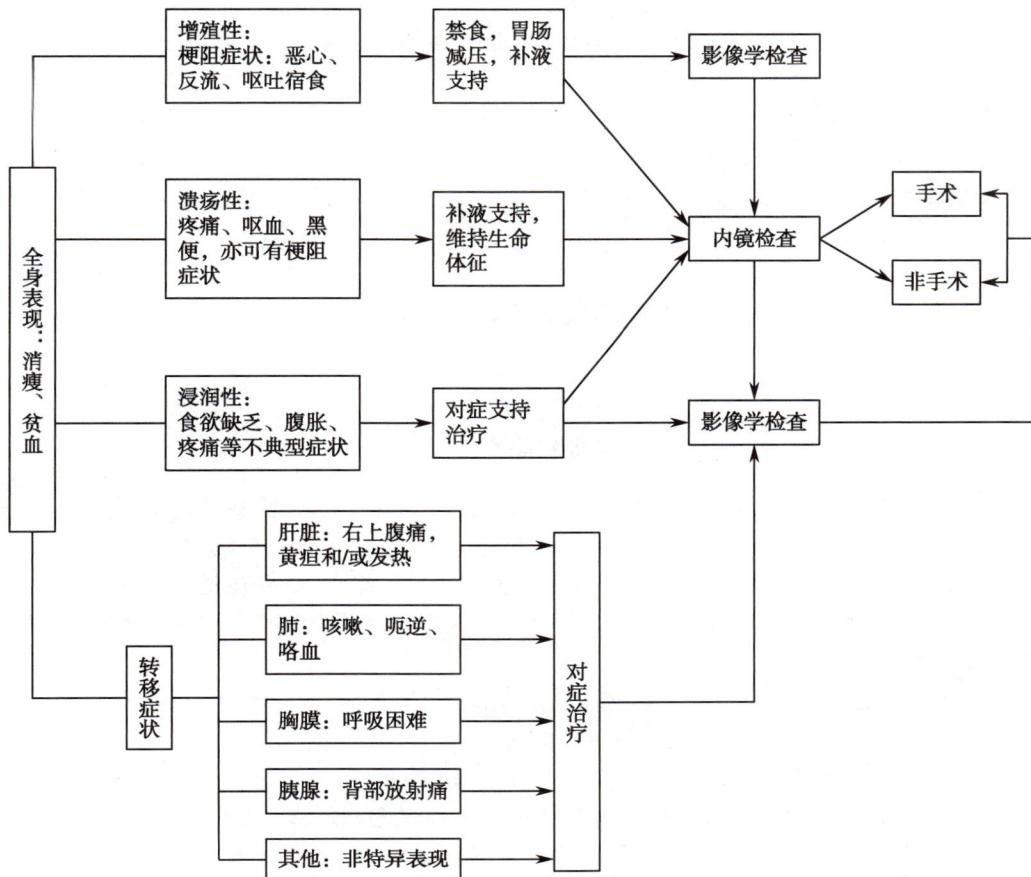

图 3-5-1　胃癌诊断思路

4. 对存在消瘦特别是进行性消瘦、贫血等全身症状,高度怀疑恶性病变者,需及时行内镜和病理检查明确诊断。

思考 2:胃癌常见的并发症有哪几种?

5. 此例患者有慢性胃炎病史,结合此次中上腹痛、梗阻及全身消瘦、贫血症状,高度怀疑胃癌。

知识点

胃癌的癌前变化

胃癌的癌前变化包括癌前疾病(即癌前状态)和癌前病变。前者是指与胃癌相关的胃良性疾病,有发生胃癌的危险性;后者是指较易转变为胃癌的病理组织学改变。近年来国外学者将上述的癌前疾病和癌前病变统归为广义的癌前病变(precancerous lesion),包括萎缩、肠化和异型增生。

1. 癌前疾病

(1)慢性萎缩性胃炎:详见慢性胃炎章节。

(2)胃息肉:非肿瘤性息肉约占 90%,主要包括增生性息肉和胃底腺息肉。直径多在 2cm 以下,癌变率低。肿瘤性息肉约占 10%,主要是指腺瘤。其癌变概率较高,特别是直径>2cm 的广基息肉。

(3)胃溃疡:癌变多从溃疡边缘发生,多因长期的炎症刺激、上皮反复破坏及修复再生和异型增生所致。

(4)残胃炎:毕Ⅱ式部分胃切除术较毕Ⅰ式更容易形成残胃恶变,癌变常在术后 10~15 年发生。

2. 癌前病变

(1)异型增生(dysplasia):也称为上皮内瘤变(intraepithelial neoplasia)。后者是 WHO 国际癌症研

究协会推荐使用的术语。胃黏膜腺体和上皮细胞在形态和功能上失去了正常分化。它是一种介于萎缩化生性病变和浸润性癌之间的病理改变。

（2）肠上皮化生（简称"肠化"）：是指正常的胃黏膜上皮被肠型上皮所代替。根据组织学形态和不同的黏液性质可以将肠化分为完全型和不完全型、小肠型和大肠型，以及混合型。部分学者认为肠化尤其是大肠型肠化与胃癌的发生有关。这种类型的肠化可能更容易发展为异型增生和癌。

思考3：胃癌可能的病因有哪些？幽门螺杆菌感染是否与胃癌发生有关？

6. 内镜检查结合黏膜活检，是目前最可靠的诊断手段。

知识点

早期胃癌的分型

早期胃癌是指癌组织局限于黏膜或黏膜下层，无论有无淋巴结转移。在我国，早期胃癌的发现率为5%～15%。内镜下亚甲蓝染色可使癌性病变处着色，有助于指导活检部位。放大内镜（包括窄带成像技术结合放大内镜）和共聚焦内镜能够观察胃黏膜的微细结构，可进一步提高对早期胃癌的识别。目前国内常用的早期胃癌分型方法有巴黎分型和日本分型。根据早期胃癌的内镜下表现，日本内镜学会1962年首先提出早期胃癌的分型。

Ⅰ型（息肉型）：病灶隆起呈小息肉状，基底宽无蒂，常大于2cm，占早期胃癌的15%左右。

Ⅱ型（浅表型）：癌灶表浅，分3个亚型，共占75%。

Ⅱa型（浅表隆起型）：病变稍高出黏膜面，高度不超过0.5cm，表面平整。

Ⅱb型（浅表平坦型）：病变与周围黏膜等平，但表面粗糙呈细颗粒状。

Ⅱc型（浅表凹陷型）：最常见，凹陷不超过0.5cm，病变底面粗糙不平，可见聚合黏膜皱襞的中断或融合。

Ⅲ型（溃疡型）：约占早期胃癌的10%，黏膜溃烂较Ⅱc深，但不超过黏膜下层，周围聚合皱襞有中断、融合或变形成杵状。

内镜下表现为Ⅱc型的早期胃癌（图3-5-2）。

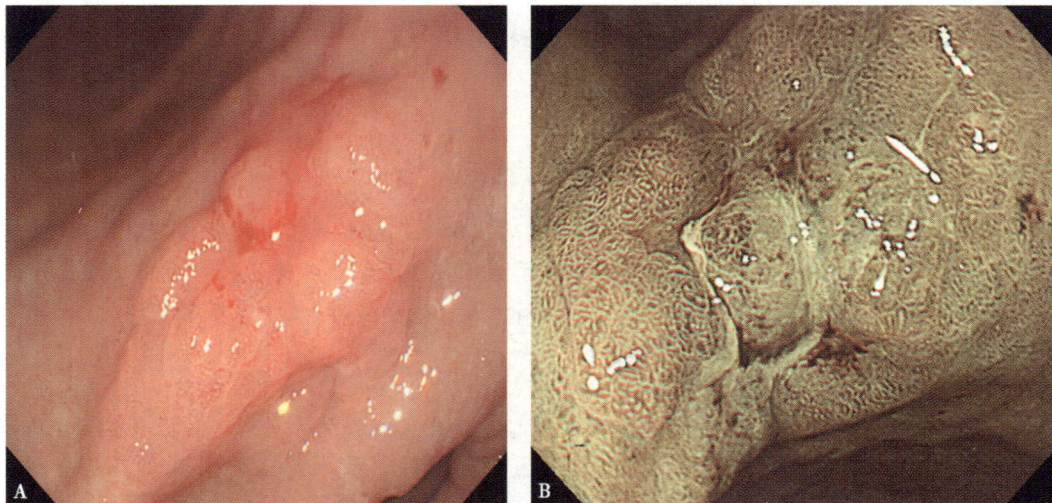

图3-5-2 胃镜下早期胃癌
A. 普通胃镜下；B. 窄带成像技术成像后。

思考4：如何提高早期胃癌的诊断率？

Borrmann 分型法

进展期胃癌的大体形态分型主要依据 Borrmann 分型法。

Ⅰ型：又称息肉型或蕈伞型，肿瘤呈结节状，向胃腔内隆起生长，边界清楚。此型不多见。

Ⅱ型：又称溃疡型，单个或多个溃疡，边缘隆起，形成堤坝状，边界较清楚，此型常见。

Ⅲ型：又称溃疡浸润型，隆起而有结节状的边缘向周围浸润，与正常黏膜无清晰的分界，此型最常见。

Ⅳ型：又称弥漫浸润型，癌组织发生于黏膜表层之下，在胃壁内向四周弥漫浸润扩散，同时伴有纤维组织增生，此型少见。病变如累及胃窦，可造成狭窄；如累及全胃，可使整个胃壁增厚、变硬，称为皮革胃（linitis plastica）。

思考5：此例患者内镜表现见图 3-5-3，最符合哪种类型？

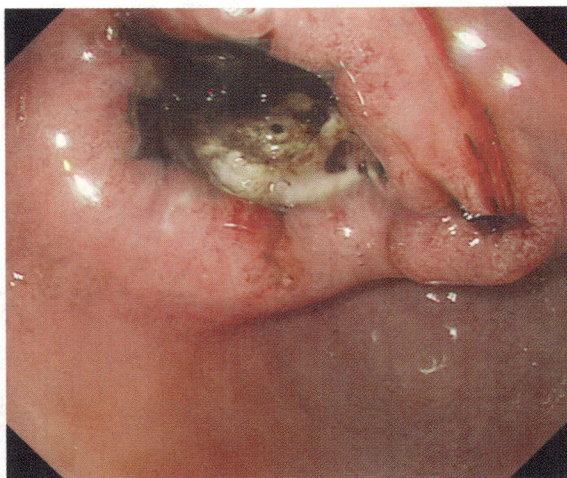

图 3-5-3 进展期胃癌内镜下表现

胃癌的分类/分型和分级

主要包括 WHO 分类和 Lauren 分型。

1. 2010 年出版的第 4 版 WHO 胃肿瘤病理组织学分类中有关胃癌的分类如下：腺癌、腺鳞癌、伴淋巴样间质癌（即髓样癌）、肝样腺癌、鳞状细胞癌和未分化癌。其中腺癌分为乳头状腺癌、管状腺癌、黏液腺癌、差黏附性癌（包括印戒细胞癌及其变异型）和混合型腺癌。

（1）乳头状腺癌：为高分化外生性癌，上皮指状突起形成乳头状结构。乳头轴心为纤维血管结缔组织，乳头表面被覆低柱状或立方细胞。肿瘤浸润边缘与周围组织有明确界限。有时可与管状腺癌混合存在。

（2）管状腺癌：癌细胞排列不规则，可形成大小不等的管腔，也可存在腺泡状结构。单个肿瘤细胞呈柱状、立方状或被腔内黏液压成扁平状，也可见到透明细胞。间质增生程度不等，有时非常显著。

（3）黏液腺癌：癌性腺体由柱状黏液分泌上皮组成，间质可见大量黏液积聚，形成细胞外黏液池。癌细胞可呈链状或不规则串状散在漂浮于黏液池中。

（4）印戒细胞癌：主要由散在或成团的富含细胞内黏液的癌细胞组成。癌细胞内含有丰富的黏液，细胞核被推挤偏位,形成经典的印戒细胞形态。黏液染色或免疫组化可以帮助诊断,尤其是在肿瘤细胞较少的时候。

2. Lauren 分型已被证实对评估胃癌的自然病史非常有用,尤其是关于它与环境因素、发生趋势及前驱病变的关系。肿瘤主要被分为两型。

(1)肠型:肿瘤内的腺体结构可以辨认,肿瘤分化程度从高分化到中分化,有时在肿瘤扩展区边缘可见到低分化癌,典型者发生在有肠化的背景中。癌周围的间质反应通常较弥漫型显著。多发生于胃的远端并伴有溃疡。

(2)弥漫型:由黏附性差的癌细胞弥漫浸润胃壁,一般不形成腺管结构,也可见少数花边状腺样或网状结构。癌细胞通常呈小圆形或印戒样。弥漫型胃癌波及范围较广,与肠腺化生无关,多见于年轻患者。

3. 根据肿瘤生长方式将胃癌分为

(1)膨胀型:肿瘤呈团块状生长,边缘和周围组织有明显的界线,浸润前沿可见较多淋巴细胞浸润,似把肿瘤组织包裹起来,预后较好。

(2)浸润型:癌细胞以分散方式向纵深扩散,穿插于周围组织中,与周围组织无明显界限,少数肿瘤细胞可浸润至远离肿瘤主体所在的部位,预后较差。

4. 胃癌的分级　根据癌组织的分化程度可分为高分化、中度分化和低分化三大类。这种分级系统主要用于管状腺癌,其他类型的癌一般不分级。

思考6: 此例患者的胃镜病理表现见图3-5-4,为良性还是恶性?

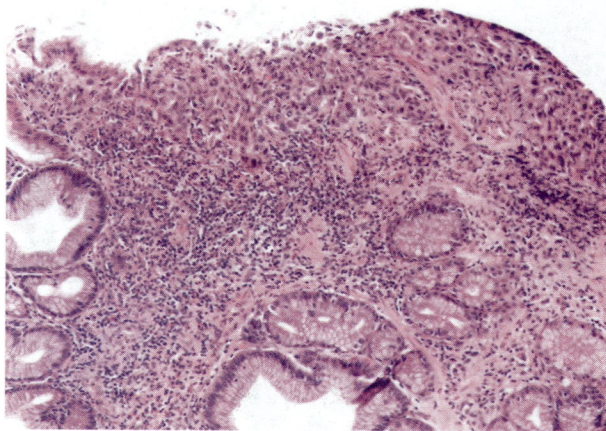

图3-5-4　低分化腺癌的病理表现

7. X 线钡餐检查对胃癌的诊断有一定价值,但对良恶性溃疡的判断有一定局限性。

知识点

X 线钡餐检查

胃双重造影对早期胃癌诊断有重要价值,可显示黏膜面的细微结构,可见胃小区及胃小沟破坏呈不规则的颗粒样杂乱影,有轻微僵硬,多数病变边界清楚。

1. 息肉型（Ⅰ型）　肿瘤呈类圆形凸向胃腔,高度超过 5mm,边界清楚。

2. 浅表型（Ⅱ型）　肿瘤浅表、平坦,形状不规则,边界清楚,少数病例境界不清。其中三个亚型中的隆起和凹陷均不超出 5mm。

3. 溃疡型（Ⅲ型）　肿瘤形成较明显的凹陷,深度超过 5mm,形状不规则。

进展期胃癌的 X 线表现:与胃的大体形态有密切关系。

1．充盈缺损、形状不规则，多见于蕈伞型癌。

2．胃腔狭窄，胃壁僵硬，多见于浸润型癌如皮革胃，也可见于蕈伞型癌。

3．龛影，多见于溃疡型癌，龛影形状不规则，多呈半月形，外缘平直，内缘不整齐；龛影位于胃轮廓之内；龛影周围绕以环堤，轮廓不规则而锐利，其中常见结节状或指压迹样充盈缺损，也称为半月综合征。

4．黏膜皱襞中断、破坏或消失，黏膜下肿瘤浸润常使皱襞异常粗大、僵硬，杵状或结节状，形态固定不变。

5．肿瘤处蠕动消失。

8．其他影像学检查（CT、PET/CT 等）可明确有无远处转移，有助于胃癌术前分期评估。

9．胃癌的实验室检查常见缺铁性贫血，系长期慢性失血所致。有自身免疫性胃炎基础病变者可见巨幼细胞贫血。偶有微血管病变引起的溶血性贫血。肝功能异常提示可能有肝转移。便隐血实验常呈持续阳性，有辅助诊断意义。肿瘤血清学检查可能出现异常，但对诊断胃癌的意义有限，对监测病情进展与复发、评估预后可能有一定帮助。如遇到癌胚抗原或 CA19-9 长期明显升高者，则必须进一步检查和严密随访。

【诊断总结】

1．胃癌的诊断主要依据内镜检查和病理活检。

此例患者的内镜诊断为胃窦深凹溃疡；病理诊断为低分化腺癌。

2．胃癌的 TNM 分期（表 3-5-1）需进行病理组织学和影像学等评估，综合肿瘤浸润深度、有无淋巴结转移及远处转移。

知识点

表 3-5-1　胃癌的 TNM 分期（美国癌症联合委员会，AJCC），第 7 版
临床病理 / 预后分期

临床分期	TNM 分期		
0 期	T_{is}	N_0	M_0
ⅠA 期	T_1	N_0	M_0
ⅠB 期	T_2	N_0	M_0
	T_1	N_1	M_0
ⅡA 期	T_3	N_0	M_0
	T_2	N_1	M_0
	T_1	N_2	M_0
ⅡB 期	T_{4a}	N_0	M_0
	T_3	N_1	M_0
	T_2	N_2	M_0
	T_1	N_3	M_0
ⅢA 期	T_{4a}	N_1	M_0
	T_3	N_2	M_0
	T_2	N_3	M_0
ⅢB 期	T_{4b}	N_0	M_0
	T_{4b}	N_1	M_0
	T_{4a}	N_2	M_0
	T_3	N_3	M_0
ⅢC 期	T_{4b}	N_2	M_0
	T_{4b}	N_3	M_0
	T_{4a}	N_3	M_0
Ⅳ 期	任何 T	任何 N	M_1

> **知识点**
>
> #### 需及早和定期胃镜检查的情况
>
> 对下列情况应及早和定期胃镜检查：①40 岁以上，特别是男性，近期出现消化不良、呕血或黑便、缺血性贫血；②慢性萎缩性胃炎伴胃酸缺乏，有肠化或异型增生；③良性溃疡但胃酸缺乏者；④胃溃疡经正规治疗 2 个月无效；⑤X 线发现大于 2cm 的胃息肉；⑥胃部分切除术后 10 年以上者；⑦胃泌素 G-17 升高，胃蛋白酶原（PG）Ⅰ和 PGⅠ/PGⅡ比值降低，可能系胃癌高危人群。

【治疗】

一、治疗方法

根据患者的临床病理分期、生物学特征、全身情况和年龄等可实施以下治疗方法：

1. 手术治疗　手术切除胃癌加区域淋巴结清扫是目前治疗胃癌的重要手段。根据切除范围不同可分为近端胃切除术、远端胃切除术及全胃切除术。根据手术清除淋巴结的范围不同，胃癌根治术分为 D0、D1、D2、D3、D4。目前国内普遍将 D2 根治术作为进展期胃癌淋巴结清扫的标准术式。胃癌切除术后分别用毕Ⅰ式、毕Ⅱ式及 Roux-en-Y 式重建消化道连续性。对那些无法通过手术治愈的患者，部分切除仍然是缓解症状最有效的手段，特别是有梗阻的患者。术后有 50% 的患者症状能够缓解。

思考 7：胃癌术后患者幽门螺杆菌检测阳性，是否还需要幽门螺杆菌根除治疗？

2. 内镜下治疗　早期胃癌一旦确诊，推荐接受内镜或外科治疗。当淋巴结转移概率非常低的时候可进行内镜治疗，并且病变大小和位置应确保能够整块切除。内镜下治疗包括内镜黏膜切除术（EMR）和内镜黏膜下剥离术（ESD）。早期胃癌的内镜下治疗通常参照日本早期胃癌 EMR/ESD 指南。根据肿瘤相关因素分为绝对适应证、扩大适应证及无适应证。

内镜下治疗的绝对适应证包括直径小于 2cm 的分化型黏膜内癌，不伴溃疡。扩大适应证包括：①不伴溃疡，直径≥2cm 的分化型黏膜内癌；②伴有溃疡，直径<3cm 的分化型黏膜内癌；③不伴溃疡，直径<2cm 的未分化型黏膜内癌。出现血管、淋巴管浸润的均不属于以上适应证。

内镜下治疗对操作技术及设备要求高，有一定的出血和穿孔风险。在对早期胃癌进行内镜下治疗前建议先给予超声内镜（EUS）检查以明确肿瘤浸润范围，进一步指导治疗。对不能根治性切除者，因为存在明确的淋巴结转移风险，应外科手术。对于已经进行内镜下治疗但未达到根治性切除者，可根据不同情况选择严密随访或追加外科手术。

3. 化疗　早期胃癌经内镜或外科手术根治性切除后一般不需要化疗。在病理类型为高度恶性、脉管有癌栓、淋巴结转移或癌组织扩散面积较大者可酌情予以化疗。胃癌对化疗并不敏感，化疗失败与癌细胞对化疗药物产生耐药性或多药耐药性（multi-drug resistance，MDR）有关。化疗分为术前、术中、术后化疗：

1）术前化疗即新辅助化疗，可使肿瘤缩小，增加手术根治及治愈机会。

2）术后化疗方式主要包括静脉化疗、腹腔内化疗、持续性腹腔温热灌注和淋巴靶向化疗等。术后辅助化疗可显著提高患者的生存期。一般在术后 3～4 周患者基本状况恢复正常后开始。联合化疗在 6 个月内完成，单药不宜超过 1 年。

单一药物化疗只适合于早期需要化疗的患者或不能耐受联合化疗者。常用药物有 5- 氟尿嘧啶（5-FU）、卡培他滨（氟尿嘧啶类）、替加氟（FT-207）、丝裂霉素（MMC）、阿霉素（ADM）、顺铂（DDP）或卡铂、奥沙利铂、亚硝脲类（CCNU，MeCCNU）、依托泊苷（VP-16）等。联合化疗多采用 2～3 种联合，以免增加药物毒副作用。常用的化疗方案包括 ECF（表柔比星、顺铂和 5-FU）或其改良方案，XELOX（卡培他滨联合奥沙利铂）等。目前临床上尚无标准的化疗方案，具体治疗方案需根据患者手术切缘、淋巴结转移、病理类型、全身状况等综合评估后制订个体化方案。

4. 生物靶向治疗　生物靶向治疗是指生物制剂直接作用或通过调节机体的免疫系统、增强免疫活性细胞和免疫效应因子对肿瘤细胞的识别、杀伤等从而达到相应的治疗目的。

在我国，绝大多数患者在确诊时已为进展期胃癌或发生了远处转移。进展期胃癌的治疗尚无统一的方案。全身化疗虽然可以缓解和改善存活率，但作用有限。一线化疗方案仅将进展期胃癌患者的生存期延长3～5个月。亦无标准的二线治疗方案。提高胃癌患者的生存率除了尽可能早诊断早治疗之外，生物靶向治疗是改善胃癌患者预后的一项重要措施。

人表皮生长因子受体 -2（human epidermal growth factor receptor-2，HER-2）、血管内皮生长因子受体（vascular endothelial growth factor receptor 2，VEGFR）和表皮生长因子受体（epidermal growth factor receptor，EGFR）的过表达与胃癌患者预后差相关。针对这些受体的分子靶向药物已经进入临床研究。重组人源化抗 HER-2 单克隆抗体——曲妥珠单抗，是第一个对胃癌治疗有效的生物靶向药物。中国临床肿瘤学会胃癌诊疗指南（2018）建议对所有胃癌患者进行 HER-2 表达状态的检测。HER-2 阳性是选择抗 HER-2 靶向药物的依据。研究显示 HER-2 阳性患者应用 5-FU 或卡培他滨 + 顺铂，联合或不联合曲妥珠单抗，平均生存期为13.8 个月及 11.1 个月。因此有指南推荐对 HER-2 阳性的进展期胃癌患者应用曲妥珠单抗联合顺铂及一种氟尿嘧啶（5-FU 或口服卡培他滨）治疗。单独或联合化疗应用分子靶向药物正作为二线治疗方案进行研究。

5. 放疗　包括术前、术后或姑息性放疗。效果欠佳，但未分化癌、低分化癌、管状腺癌、乳头状腺癌对放疗有一定的敏感性。

6. 其他治疗　包括中医中药治疗、光动力疗法、导向治疗、介入治疗、营养支持治疗等。

二、常见治疗方案举例

本章病例治疗处方：手术及术后辅助化疗。

1. **手术**　在全麻下行胃癌根治术（毕Ⅰ式、D2）。

2. **术后病理**　"胃窦小弯"管状腺癌（溃疡浸润型，6cm×5cm×1.8cm），中低分化，侵至浆膜。脉管内见癌栓，神经束未见侵犯，淋巴结见癌转移（13/40）。上、下切缘均阴性。pTNM 分期：Ⅲc 期。

3. **化疗方案**　改良 ECF 方案（表柔比星、顺铂、5-FU）。表柔比星 $50mg/m^2$ 静脉推注，顺铂 $50mg/m^2$ 静脉滴注，5-FU $400mg/m^2$ 快速滴注，5-FU 2 $400mg/m^2$ 静脉持续滴注大于 46 小时，亚叶酸钙 $400mg/m^2$ 静脉滴注大于 2 小时。每 2 周一次。

（房静远）

第六章　溃疡性结肠炎

溃疡性结肠炎（ulcerative colitis，UC）是一种病因未明的大肠黏膜慢性炎症性疾病，病变主要累及黏膜与黏膜下层，主要表现为慢性腹泻及黏液血便。病情轻重不一，呈发作与缓解交替的慢性病程。

溃疡性结肠炎是一种病因及发病机制尚未阐明的慢性免疫炎性肠病。其发病可能与遗传易感性、肠道微生态改变及自身免疫异常有关。炎症主要累及黏膜及黏膜下层，呈弥漫性连续性分布，由直肠黏膜向近端结肠黏膜蔓延，呈"倒灌性"改变。主要临床表现是慢性腹泻、黏液血便、腹痛、排便紧迫感或里急后重感。可有发热、疲乏等全身症状及关节痛、皮肤病变等肠外表现。大肠镜检查是主要的诊断手段，临床诊断需建立在排除如感染性肠炎等其他原因引起的肠道黏膜炎症的基础上。溃疡性结肠炎根据累及部位可分为直肠型、左半结肠型及广泛结肠型；根据病情可分为活动期及缓解期，其中活动期根据严重程度可分为轻、中、重度。溃疡性结肠炎的治疗主要是诱导缓解及维持缓解，治疗的主要药物包括氨基水杨酸类制剂、糖皮质激素、免疫抑制剂及生物制剂。重度患者内科治疗效果不好或出现并发症如中毒性巨结肠、大出血或癌变时需要外科手术治疗。

【病例导引】

患者，男性，45岁。

主诉：反复排黏液血便伴腹痛2年余，再发1个月。

现病史：患者于2年半前无明显诱因解黏液血便，5～6次/d，每次量60～100ml，伴里急后重感及脐周疼痛，排便后减轻，无发热。在当地医院查便常规提示白细胞（+++），红细胞（+++），隐血（+），便培养未发现致病菌。按急性肠炎给予诺氟沙星治疗，症状无好转。肠镜检查提示"溃疡性结肠炎"，给予口服"柳氮磺吡啶1.0g，每日4次"，症状好转后逐渐减量为0.5g，每日1次，维持治疗。1个月前再次出现上述症状，大便8～10次/d，带较多的鲜血，伴脐周阵发性绞痛、里急后重及发热，体温最高38.1℃。

患者起病以来反复出现口腔溃疡，无关节痛、皮疹等症状。

【诊断路径】

从患者腹泻、黏液脓血便、腹痛及里急后重等主要症状着手，可循图3-6-1路径建立初步诊断。

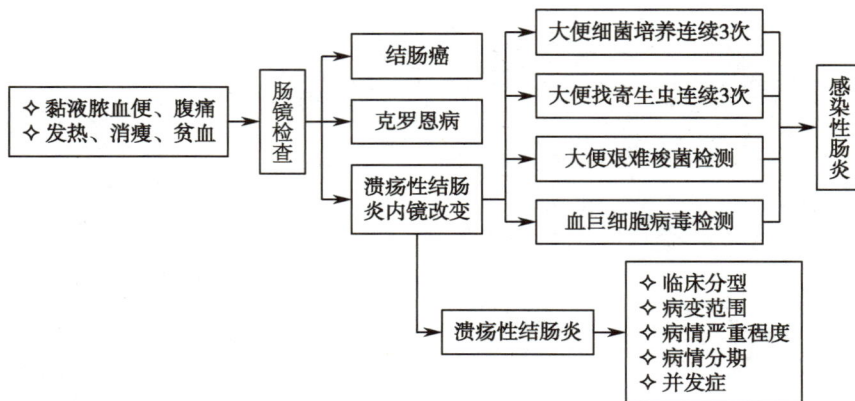

图3-6-1　溃疡性结肠炎诊断流程

【思路解析】

1. 具有持续或反复发作腹泻和黏液脓血便、腹痛、里急后重，伴有（或不伴）不同程度全身症状者，在排除细菌性痢疾、阿米巴痢疾、慢性血吸虫病、肠结核等感染性肠炎及克罗恩病、结直肠癌、缺血性肠炎、放射性肠炎等基础上，具有结肠镜检查重要改变中至少一项及黏膜活检组织学所见，可以诊断溃疡性结肠炎。

溃疡性结肠炎的诊断是基于排除感染性肠炎的基础上，综合病史、临床表现、内镜及组织学检查所得出。特别是初发病例，需完善各项检查以排除感染性肠炎。初发病例、临床表现及结肠镜改变不典型者，暂不予诊断，必须随访 3~6 个月的临床过程。

2. 对难治或重症复发的溃疡性结肠炎患者应注意排除巨细胞病毒（CMV）肠炎、假膜性小肠结肠炎等感染性肠炎。

难治、重症复发的溃疡性结肠炎或者长时间使用抗生素的患者应排除假膜性小肠结肠炎，临床上通过艰难梭菌谷氨酸脱氢酶（GDH）、核酸扩增试验、酶联免疫法检测毒素 A 及毒素 B、细菌培养等方法诊断；CMV 感染在溃疡性结肠炎患者很常见，特别是存在免疫抑制的重症溃疡性结肠炎患者，CMV 感染可能引起难治或严重复发。血 CMV IgM 抗体及 CMV-DNA 阳性提示存在 CMV 感染，肠黏膜组织病理学发现 CMV 包涵体及免疫组化 CMV-Ag 阳性可明确诊断。

3. 对初发、难治或重症的溃疡性结肠炎患者应进行结肠镜检查以明确诊断。

结肠镜检查是溃疡性结肠炎确立诊断、鉴别诊断、评估病变范围和活动性及对治疗的应答、评估并发症（如结肠狭窄、不典型增生、癌变）的重要手段。应完成全结肠及回肠末端的检查，观察黏膜病变，确定病变范围，分段取活组织检查。重症患者行肠道准备或清洁灌肠均易诱发结肠扩张甚至肠穿孔，应避免全结肠镜检查。建议只检查直肠和乙状结肠，明确诊断，排除感染，特别是 CMV 感染。

溃疡性结肠炎的内镜下表现为弥漫性、连续性炎症，从肛端直肠开始逆行向上扩展。内镜下常见的改变有：①黏膜充血、水肿、粗糙呈颗粒状，血管网纹模糊、紊乱或消失，质脆，触之易出血；②弥漫性点状糜烂或浅溃疡，常附着脓性分泌物；③慢性病变可见假息肉及黏膜桥形成，结肠袋变浅或消失，肠腔狭窄，缓解期病例可见黏膜萎缩、瘢痕形成。轻症病例以黏膜充血、水肿、血管网纹消失为特征。中度活动性病例表现为黏膜粗糙呈颗粒样改变，黏膜糜烂、脆性增加。自发性出血和溃疡是黏膜重度炎症的标志，深溃疡预示预后不良。溃疡性结肠炎内镜下表现见图 3-6-2 和图 3-6-3。

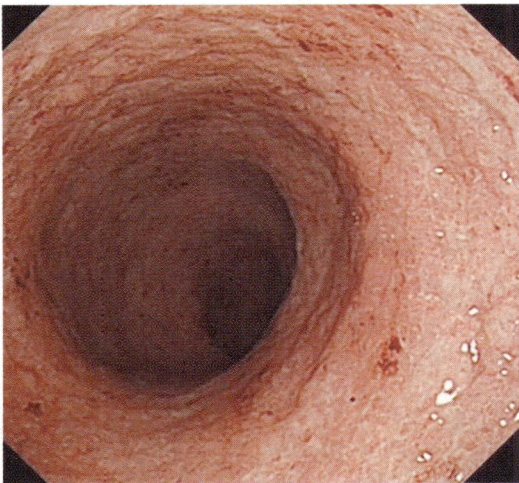

图 3-6-2　溃疡性结肠炎内镜下表现（一）
结肠黏膜充血、水肿、粗糙呈颗粒状，血管网纹消失。

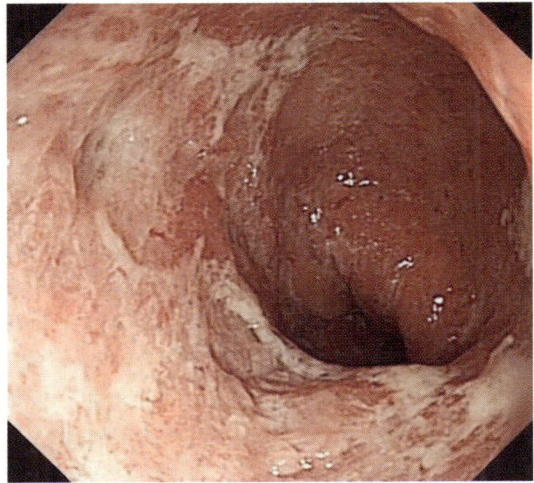

图 3-6-3　溃疡性结肠炎内镜下表现（二）
结肠黏膜弥漫性充血水肿、糜烂及溃疡形成，表面较多分泌物附着。

4. 拟诊溃疡性结肠炎后，应根据临床症状及影像学检查作出完整的诊断，包括其临床类型、病情严重程度、病变范围、病情分期及并发症。

（1）病情严重程度评估：疾病的活动程度影响治疗的形式，决定使用口服，静脉用药还是外科治疗。临床上多采用 Truelove 和 Witts 标准（表 3-6-1），亦可使用 Mayo 评分（表 3-6-2），该评分系统根据患者血便情况、医师评估并结合结肠镜检查来确定溃疡性结肠炎的严重程度，科研及临床药物研究多采用 Mayo 评分。

表 3-6-1　Truelove 和 Witts 溃疡性结肠炎分度

项目	轻度	重度
粪便/(次·d^{-1})	<4	>6
便血	轻或无	重
体温	正常	>37.5℃
脉搏	正常	>90 次/min
血红蛋白	正常	<75% 正常值
红细胞沉降率/(mm·h^{-1})	<20	>30

注：中度介于轻、重之间。

表 3-6-2　评估溃疡性结肠炎活动性的 Mayo 评分

项目	0分	1分	2分	3分
排便次数	正常	比正常增加 1～2 次/d	比正常增加 3～4 次/d	比正常增加 5 次/d 或以上
便血	未见出血	不到一半时间内出现便中混血	大部分时间内为便中混血	一直存在出血
内镜发现	正常或无活动性病变	轻度病变（红斑、血管纹理减少、轻度易脆）	中度病变（明显红斑、血管纹理缺乏、易脆、糜烂）	重度病变（自发性出血、溃疡形成）
医师总体评价	正常	轻度病情	中度病情	重度病情

注：3～5 分为轻度活动，6～10 分为中度活动，11～12 分为重度活动。

（2）病变范围（表 3-6-3）。

表 3-6-3　根据结肠镜下所见炎症病变累及的最大范围分类

分类	分布	结肠镜下所见炎症病变累及的最大范围
E1	直肠	局限于直肠，未达乙状结肠
E2	左半结肠	累及左半结肠（脾曲以远）
E3	广泛结肠	广泛病变累及脾曲以近乃至全结肠

【诊断总结】

典型的溃疡性结肠炎表现为腹泻、黏液脓血便、排便紧迫感及里急后重。溃疡性结肠炎的自然病程特点是反复的复发与缓解交替，约 5% 为持续发作型，也有约 5% 的患者一次急性发作后持续长时间的缓解。典型的症状及病史有助于迅速建立疾病的诊断、判断疾病的范围和严重性，但目前还没有溃疡性结肠炎诊断的金标准，其诊断是基于排除感染性肠炎的基础上，综合病史、临床表现、内镜及组织学检查所得出。初发病例、临床表现及结肠镜改变不典型者，暂不予诊断，必须随访起病后 3～6 个月的临床过程。

确定溃疡性结肠炎，应完善其诊断内容。

一般诊断要求：

溃疡性结肠炎

临床分型

病情的严重程度

病变范围

病情分期

并发症

本章病例诊断：

溃疡性结肠炎

（慢性复发型，重度，全结肠炎，活动期）

【治疗】

（一）溃疡性结肠炎治疗的原则

1．确定溃疡性结肠炎的诊断　从国情出发，强调认真排除各种有因可查的结肠炎；对疑诊病例可按溃疡性结肠炎治疗，进一步随诊，但建议先不用糖皮质激素。

2．掌握好分级、分期、分段治疗的原则　如诊断标准所示，分级指按疾病的严重程度，采用不同药物和不同治疗方法；分期指疾病分为活动期和缓解期，活动期以控制炎症及缓解症状为主要目标，缓解期应继续维持缓解，预防复发；分段治疗指确定病变范围以选择不同给药方法，远段结肠炎可采用局部治疗，广泛性结肠炎或有肠外症状者则以系统性治疗为主。溃疡性直肠炎治疗原则和方法与远段结肠炎相同，局部治疗更为重要，疗效优于口服用药。

3．综合考虑疾病活动程度、病变部位（直肠、左半结肠、全结肠）和疾病类型（复发频率、病程、对既往治疗的反应、药物不良反应、肠外表现）情况确定治疗药物、方法及疗程，尽早控制发作，防止复发。

4．注意疾病并发症，以便估计预后、确定治疗终点及选择内、外科治疗方法。注意药物治疗过程中的不良反应，随时调整治疗。

5．判断全身情况，以便评估预后及生活质量。

6．遵循综合性、个体化处理的原则，包括营养、支持、心理及对症处理；内、外科医师共同会诊，以确定内科治疗的限度和进一步的处理方法。

（二）溃疡性结肠炎的治疗方案

活动期溃疡性结肠炎的治疗目标是尽快控制炎症，缓解症状；缓解期应继续维持治疗，预防复发。

1. 治疗药物原理

（1）氨基水杨酸类制剂：5- 氨基水杨酸（5-ASA），又称美沙拉秦（mesalazine），在结肠内发挥局部黏膜抗炎作用，作用机制可能是通过影响花生四烯酸代谢产物的一个或多个步骤，抑制前列腺素合成，或清除自由基而减轻炎症反应，抑制免疫细胞的免疫反应及抑制激活的 T 淋巴细胞凋亡等综合作用。氨基水杨酸制剂适用于轻、中度溃疡性结肠炎的诱导缓解及维持治疗；灌肠剂适用于轻、中度结肠远端溃疡性结肠炎患者，尤其适用于病变部位距离肛门 60cm 以内者；栓剂适用于病变在直肠者。

（2）糖皮质激素（GCS）：作用机制为非特异性抗炎和抑制免疫反应，可能涉及免疫系统的多个环节，包括：①抑制核因子（NF-κB）激活；②GCS 可抑制炎症"瀑布"中的"下游"介质，如磷脂酶的活性被抑制，可阻止细胞磷脂中花生四烯酸转化为游离花生四烯酸，使白三烯等炎症介质生成减少，降低炎性肠病的炎症反应；③ GCS 对机体大多数细胞均有不同作用，可引起 T 细胞和 B 细胞功能的缺陷，包括抑制性细胞功能和细胞性细胞毒作用的降低，以及免疫球蛋白产生的抑制等；④高浓度的 GCS 也可抑制吞噬性中性粒细胞、单核细胞和淋巴细胞的功能，这可能与白介素 IL-1 和 IL-2 产生减少相关。GCS 适应于中重度溃疡性结肠炎，以及氨基水杨酸类制剂疗效不佳的轻、中型患者，尤其适用于重型活动期患者，对急性发作期有较好疗效。泼尼松 40～60mg/d［0.75～1.0mg/（kg•d）］，清晨一次服用或分次口服，病情控制后逐渐减量，3～4 个月停药。

（3）免疫抑制剂：常用的免疫抑制剂有硫唑嘌呤（azathioprine，AZA）及 6- 巯嘌呤（6-mercaptopurine，6-MP）、甲氨蝶呤（methotrexate，MTX）、环孢素 A（cyclosporinA，CsA）和他克莫司（tacrolimus，FK506）。硫唑嘌呤或 6- 巯嘌呤可用于对激素治疗效果不佳或对激素依赖者。对严重溃疡性结肠炎急性发作静脉用糖皮质激素治疗无效的病例，应用环孢素 A 部分患者可取得缓解而避免急诊手术。

（4）生物制剂：近年来针对炎性肠病发病炎症通路的关键炎症因子研制的各种单克隆抗体，如抗肿瘤坏死因子 -α（TNF-α）单抗英夫利西（infliximab）或阿达木（adalimumab），临床研究证实诱导重度溃疡性结肠炎的缓解有效。被证实对溃疡性结肠炎有效的生物制剂还有抑制炎症细胞迁移的维多珠单抗等。

2. 常见的治疗方案举例

例 1. 溃疡性结肠炎（初发型，中度，左半结肠炎，活动期）

处方：美沙拉秦肠溶片 500mg×84 片

sig. 1 000mg　t.i.d.

美沙拉秦灌肠液 4g×14 支

                 sig. 4g　q.N.（灌肠）

患者健康教育：

1. 急性发作期需休息，生活要有规律，注意劳逸结合。

2. 可适当从事轻度工作，以减轻心理压力，有利于疾病的康复。

3. 采用低脂、少渣饮食，禁食冷饮、水果及含纤维素多的蔬菜。

4. 灌肠液于睡前使用，灌肠时间尽量延长，最好保留至次日晨。

5. 两周后复诊。

两周后随访可能面临的问题：

1. 症状缓解，可以停药吗？

2. 还需要复查内镜确定病变是否愈合吗？

3. 症状无缓解怎么办？

知识点

溃疡性结肠炎治疗方案选择

轻中度的左半结肠炎首选局部灌肠加口服氨基水杨酸类制剂治疗。美沙拉秦为一线治疗药物，柳氮磺吡啶比 5-ASA 副作用发生率高；局部治疗可选择 5-ASA 灌肠液 1～4g，每晚 1 次保留灌肠；对于离肛门<50cm 的结肠炎患者，口服＋局部 5-ASA 可能比单一途径用药有效。治疗后患者症状多于 2～4 周后缓解，症状缓解后大部分溃疡性结肠炎患者亦反复发作，需维持治疗，首选氨基水杨酸类制剂维持治疗，维持治疗的剂量与诱导缓解的剂量相同，亦可减量至美沙拉秦 2g/d 维持。治疗 4～8 周后可复查肠镜了解结肠黏膜是否愈合。活动期若使用美沙拉秦疗效欠佳可改为 GCS 治疗。

例2. 溃疡性结肠炎（初发型，轻度，直肠炎，活动期）

处方：美沙拉秦栓剂 500mg×28 枚；sig. 500mg　b.i.d.（塞肛）

轻、中度溃疡性直肠炎患者首选美沙拉秦栓剂 1g/d，亦可选择美沙拉秦灌肠剂，栓剂在直肠内的药效更佳，且耐受性比灌肠剂好；使用美沙拉秦栓剂联合口服美沙拉秦或局部激素治疗可能比单一用药更有效。

例3. 溃疡性结肠炎（慢性复发型，中度，全结肠炎，活动期）

处方：泼尼松 5mg×112 粒

                 sig. 40mg　q.M.

美沙拉秦肠溶片 500mg×84 片

                 sig. 1 000mg　t.i.d.

知识点

轻、中度的广泛性结肠炎对美沙拉秦反应欠佳或已使用适当维持治疗的活动期患者需使用全身性 GCS 治疗，常用泼尼松 0.75～1.0mg/（kg·d）口服。症状好转后逐渐减量，如果患者在激素递减过程中或停药后 3 个月内症状复发，称为皮质激素依赖（steroid dependent，SD）。一年内复发≥2 次或激素依赖者可用免疫抑制剂维持治疗，推荐硫唑嘌呤/6-巯嘌呤作为首选。

例4. 本章病例——溃疡性结肠炎（慢性复发型，重度，全结肠炎，活动期）

处方：甲泼尼龙60mg　i.v. drip　q.M.

肠外营养（1 200kcal/d）

美沙拉秦灌肠液4g　q.N.（灌肠）

面临的问题：

1. 如何判断激素疗效？

2. 是否合并感染？

3. 症状无好转怎么办？

知识点

重症溃疡性结肠炎的治疗

静脉使用激素仍是治疗重症溃疡性结肠炎的主要传统治疗方案，重症溃疡性结肠炎患者应入院接受静脉激素治疗，如氢化可的松300～400mg/d或甲基泼尼松龙40～60mg/d，其给药时间超过7日者并无益处，更大剂量激素不增加疗效；对激素疗效不佳者，应及时内、外科会诊，确定结肠切除手术的时机和方式。我国炎性肠病诊治专家共识意见提出对重症溃疡性结肠炎着重强调入院监护、密切观察、内外科会诊、早期确定外科手术指征、激素无效病例及时拯救治疗，但药物治疗不应耽误外科手术的决策。临床上多采用牛津指南作为重症溃疡性结肠炎使用静脉激素治疗疗效判断的客观指标，即治疗3日后患者大便次数>8次/d，或C反应蛋白>45mg/L、大便次数3～8次/d，85%患者需要接受手术治疗。对激素无效的病例及时使用拯救治疗和/或外科手术，拯救治疗包括环孢素A及抗TNF-α单抗。对重症溃疡性结肠炎患者经大剂量的静脉激素治疗5～7日无明显缓解，不必继续加大剂量或延长治疗，可试用环孢素A 1～2周，也可使用TNF-α单抗，密切观察病情变化，如仍无效应尽早手术。如果有中毒性巨结肠，应及时转外科行手术治疗；结肠扩张越大，全身中毒症状越重，越需尽快手术治疗。

（三）手术治疗

手术绝对指征：致命性大出血、穿孔和癌变是外科手术治疗的绝对适应证。

手术相对指征：

（1）重度病例，经内科治疗5～7日无效，病情急剧恶化者。

（2）慢性顽固性病例，内科治疗效果不佳，营养状态差并严重影响生活质量者。

（3）肠腔狭窄伴部分肠梗阻。

（4）中毒性巨结肠。

（5）可能发生癌变者。

（6）难以忍受的肠道外并发症，如关节炎、坏疽性脓皮病、溶血性贫血、结膜炎、硬化性胆管炎等，切除病变结肠后，对缓解和控制肠外症状很有价值。

（7）青少年患者出现生长发育障碍。

例5

1. 溃疡性结肠炎（慢性复发型，重度，广泛结肠炎，活动期，消化道大出血）

2. CMV肠炎

选择治疗方案：手术治疗。

面临的问题：

1. 是否急诊手术？

2. 手术方式？

3. 围手术期药物治疗应注意哪些问题？

4. 术后是否维持治疗？

知识点

该患者出现重症溃疡性结肠炎并消化道大出血，同时合并 CMV 肠炎，内科治疗无效，需行急诊手术治疗，急诊条件下对溃疡性结肠炎的处理应特别注意彻底切除全部病变肠段，首选的术式为全结肠切除回肠造口术。待患者毒血症症状逐渐消退、病情稳定、一般情况改善后，择期行回肠贮袋肛管吻合术（ileal pouch-aml anastomosis，IPAA）。

围手术治疗药物的管理：GCS 治疗大于 6 周且每日用量≥20mg 泼尼松是手术并发症的危险因素，所以如果可能术前 GCS 应减量。急危重结肠炎患者激素减量的速度取决于术前使用激素的剂量和时间，减量时应避免激素撤药危象。一般而言，如果患者使用激素小于 2 周，术后可停药；如激素使用超过 2 周，结肠切除术后从每日 20mg 开始减起，每周减 5mg；术前使用硫唑嘌呤及环孢素 A 不增加术后并发症的风险，考虑到全结肠切除术后患者溃疡性结肠炎症状好转，可停用硫嘌呤类药物及环孢素 A。

（四）溃疡性结肠炎结直肠癌的监测及预防

溃疡性结肠炎患者发生结直肠癌的风险升高。荟萃分析显示，溃疡性结肠炎结直肠癌总的发生率为 3.7%；溃疡性结肠炎患者起病 10 年、20 年和 30 年后累计结直肠癌发生率分别为 2%、8% 和 18%；病变广泛的（脾曲以上）结肠炎、结肠病史 8 年以上、结直肠癌家族史、重度结肠炎、原发性硬化性胆管炎，以及结肠炎发病年龄早都是发生结直肠癌的高危因素。

知识点

发病 8～10 年的所有溃疡性结肠炎患者均应行一次肠镜检查确定当前的病变范围。如为 E3 型，则应从此隔年进行肠镜复查；如为 E2 型，则从起病 15 年开始隔年肠镜复查；如为 E1 型，无须进行肠镜监测。合并原发性硬化性胆管炎者，从该诊断确立起每年均应进行肠镜检查。对组织学检查发现有异型增生者，更应密切随访，如为重度异型增生，一经确认即行手术治疗。

有证据表明，溃疡性结肠炎的治疗能减少发生结直肠癌的危险性，长期规律服用 5-ASA 类制剂可以降低结直肠癌的风险。此外，熊去氧胆酸能减少溃疡性结肠炎伴原发性硬化性胆管炎患者发生癌的危险。

（陈旻湖）

第七章　克罗恩病

克罗恩病（Crohn disease，CD）是一种病因及发病机制尚未阐明的慢性非特异性炎症性疾病。病变多累及回肠末端和邻近结肠，但从口腔至肛门的各段消化道均可受累，呈节段性分布。临床上以腹痛、腹泻、体重下降、腹部包块、瘘管形成和肠梗阻为特点，可伴有发热等全身表现，以及关节、皮肤、眼、和口腔黏膜等肠外表现。

克罗恩病发病机制可能与遗传易感性、微生态失衡及肠道异常免疫反应有关。炎症累及肠壁全层，主要位于回肠末端及邻近结肠，但可累及全消化道，呈节段性分布。主要临床表现是腹痛、腹泻、消瘦、腹部包块、肛周脓肿及肛瘘；可有发热、疲乏、贫血等全身表现及口腔黏膜、关节、皮肤、肝脏、眼睛受累等肠外表现；易出现肠梗阻、肠瘘、腹腔脓肿等并发症。肠镜检查可发现受累肠黏膜呈节段性病变、纵行溃疡及"卵石"样改变，部分患者肠黏膜组织学检查可发现肉芽肿。小肠CT造影（computed tomography enterography，CTE）或小肠MR造影（magnetic resonance enterography，MRE）可发现小肠病变及腹腔脓肿等肠外病变。目前缺乏特异性诊断指标，需根据临床表现及各种检查结果在排除其他疾病基础上作出综合性判断，特别应注意排除肠结核。克罗恩病的治疗需要多学科团队的合作，治疗目标是诱导缓解与维持缓解，达到黏膜愈合可以改善患者的临床结局。治疗药物主要包括糖皮质激素、免疫抑制剂及生物制剂。不少患者在疾病过程中因为肠梗阻、肠瘘及腹腔脓肿等并发症需要外科手术治疗。

【病例导引】

患者，女性，20岁。

主诉：反复腹痛、腹泻3年，肛周流脓2个月。

现病史：3年前出现右下腹部疼痛，进食后加重。排不成形大便，含较多黏液，3～5次/d，排便后腹痛可减轻，但不能完全缓解。在多家医院就诊，诊断为"慢性肠炎""肠易激综合征"，给予对症处理，症状无明显缓解。2个月前出现肛周流脓，伴发热，最高体温38.2℃。起病以来，体重下降8kg。

【诊断路径】

从患者腹痛、腹泻、体重下降等主要症状着手，可循图3-7-1路径建立初步诊断。

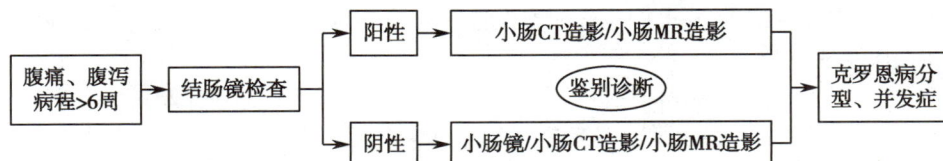

图 3-7-1　克罗恩病诊断思路

【思路解析】

1. 青年患者，腹痛、腹泻、体重下降，伴肛周流脓为主要症状，病史达3年，诊断上应考虑克罗恩病的可能。

克罗恩病的临床表现最常发生于青少年期。临床表现呈多样化，包括消化道表现、全身性表现、肠外表现及并发症。腹痛、腹泻及体重减轻是克罗恩病的最常见症状。如出现这些症状，特别是年轻患者，要考虑本病的可能，如同时伴有肠外表现和/或肛周病变应高度疑为本病。另外，肛周脓肿和肛周瘘管可为少部分克罗恩病患者的首诊表现，应予以注意。

2.怀疑克罗恩病患者，结肠镜检查和活检应列为诊断的首选常规检查，镜检应达末段回肠。镜下一般表现为节段性、非对称性的各种黏膜炎症，其中具特征性的内镜表现为非连续性病变、纵行溃疡和"卵石"样外观。

无论结肠镜检查结果如何（确诊克罗恩病或疑诊克罗恩病），均需选择有关检查明确小肠有否累及，并根据具体情况行上消化道检查，以便为诊断提供更多证据及进行疾病评估。

3.克罗恩病小肠检查手段包括小肠镜、胶囊内镜、CTE 或 MRE。这几种手段各有优缺点。

（1）胶囊内镜检查对发现小肠黏膜异常相当敏感，但对一些轻微病变的诊断缺乏特异性，如存在肠道狭窄有发生胶囊滞留的危险。主要适用于疑诊克罗恩病，但结肠镜及小肠放射影像学检查阴性者。胶囊内镜检查前需通过临床症状、小肠造影或探路胶囊排除肠梗阻，以免胶囊滞留。

（2）小肠镜可直视下观察病变、取活检及进行内镜下治疗，但为侵入性检查，有一定并发症风险。主要适用于结肠镜检查未发现结肠及回肠末端病变，临床高度怀疑小肠病变，需进行确认及取活检者。

（3）CTE 或 MRE 是迄今评估小肠炎性病变的标准影像学检查，可反映肠壁的炎症改变、病变分布的部位和范围、狭窄的存在及其可能的性质（炎症活动性或纤维性狭窄），以及肠腔外并发症，如瘘管形成、腹腔脓肿或蜂窝织炎等。典型克罗恩病的 CTE 或 MRE 表现见图 3-7-2 及图 3-7-3。

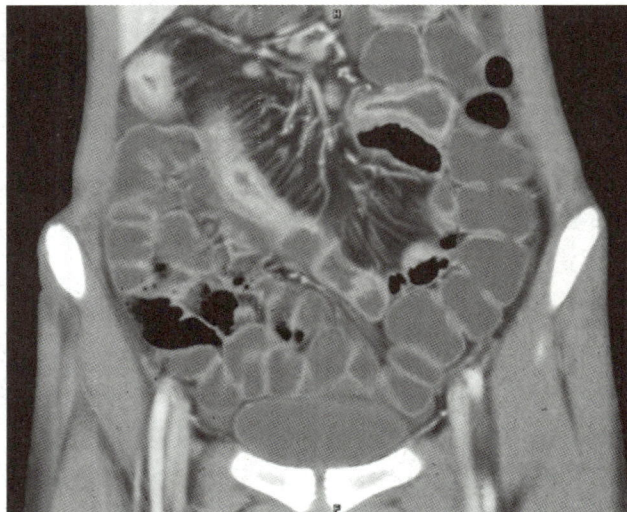

图 3-7-2　克罗恩病小肠 CT 造影（CTE）

增强后静脉期冠状位可见回肠近段多节段肠壁增厚，肠壁分层状强化，呈"靶环征"，肠系膜缘血管充血呈"梳样征"。

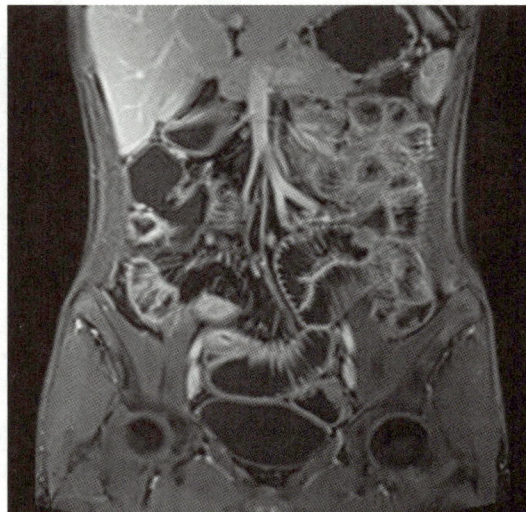

图 3-7-3　克罗恩病小肠 MR 造影（MRE）

MRI T_1WI 增强静脉期冠状位可见回肠多节段肠壁增厚，肠腔狭窄并近端肠腔轻度扩张。

（4）克罗恩病的鉴别诊断包括溃疡性结肠炎、肠结核、肠道白塞（Behcet）病、感染性肠炎（如 HIV 相关肠炎、血吸虫病、阿米巴肠病及耶尔森菌、空肠弯曲菌、艰难梭菌、巨细胞病毒等感染）、缺血性结肠炎、放射性肠炎、药物性肠炎（如非甾体抗炎药）、嗜酸细胞性胃肠炎、以肠道病变为突出表现的多种风湿性疾病（如系统性红斑狼疮、原发性血管炎等）、肠道恶性淋巴瘤、憩室炎、转流性肠炎等。

腹痛、腹泻、年轻患者，在包括我国在内的发展中国家最需与肠结核鉴别诊断，两者的鉴别诊断需结合临床症状、实验室检查、内镜学、影像学检查等多种手段，必要时往往需进行试验性抗结核治疗。

下列表现倾向克罗恩病诊断：肛周病变（尤其是肛瘘/肛周脓肿），并发瘘管、腹腔脓肿，疑为克罗恩病的肠外表现，如反复发作口腔溃疡、皮肤结节性红斑等；结肠镜下见典型的纵行溃疡、典型的"卵石"样外观、病变累及≥4 个肠段、病变累及直肠肛管。下列表现倾向肠结核诊断：伴活动性肺结核，结核菌素皮肤试验强阳性或 γ 干扰素释放试验阳性；结肠镜下见典型的环形溃疡、回盲瓣口固定开放；活检见肉芽肿分布在黏膜固有层且数目多、直径大（长径>400μm），特别是有融合，抗酸染色阳性。克罗恩病典型内镜表现：纵行溃疡、典型的"卵石"样外观，见图 3-7-4。肠结核典型内镜表现：环形溃疡、回盲瓣口固定开放，见图 3-7-5。鉴别有困难者，给予诊断性抗结核治疗，治疗数周内（2～4 周）症状明显改善，并于 2～3 个月后肠镜复查病变痊愈或明显好转，可作出肠结核的临床诊断。

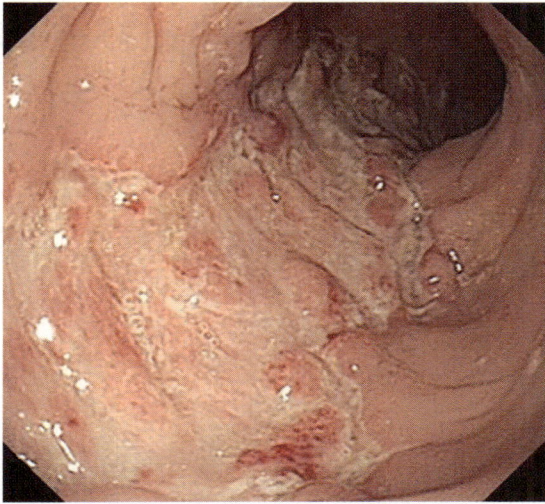

图 3-7-4 克罗恩病内镜下表现

可见沿降结肠纵轴分布的纵行溃疡，溃疡旁边的黏膜肿胀隆起，呈"卵石"样改变。

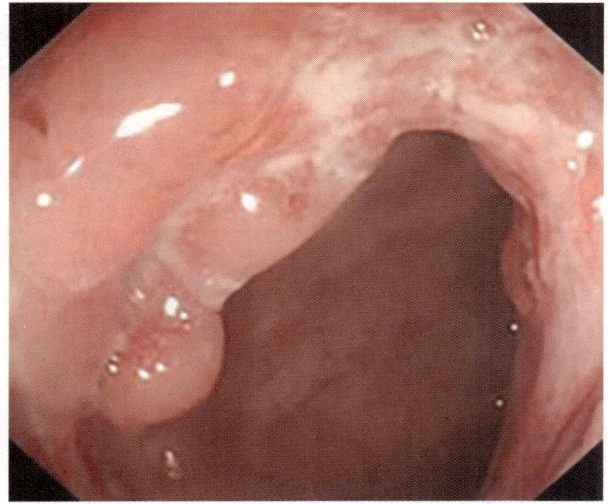

图 3-7-5 肠结核内镜下表现

可见盲肠黏膜充血、水肿、糜烂及溃疡形成，溃疡呈不规则形，环形分布。

【诊断总结】

确定克罗恩病诊断后，需要进行疾病评估，以利全面估计病情和预后、制订治疗方案。

（一）临床类型

推荐按蒙特利尔克罗恩病表型分类法进行分型（表 3-7-1）。

表 3-7-1 克罗恩病的蒙特利尔分型

分型依据	分型	特点	备注
确诊年龄（A）	A1	≤16 岁	
	A2	17～40 岁	
	A3	>40 岁	
病变部位（L）	L1	回肠末段	L1+L4[①]
	L2	结肠	L2+L4
	L3	回结肠	L3+L4
	L4	上消化道	
疾病行为（B）	B1[②]	非狭窄非穿透	B1p[③]
	B2	狭窄	B2p
	B3	穿透	B3p

注：①L4 可与 L1 至 L3 同时存在；②B1 随时间推移可发展为 B2 或 B3；③p 为肛周病变，可与 B1～B3 同时存在。

（二）疾病活动性评估

Best CDAI 计算法广泛应用于临床和科研（表 3-7-2）。

表 3-7-2 Best CDAI 计算法

变量	权重
稀便次数（1 周）	2
腹痛程度（1 周总评，0～3 分）	5
一般情况（1 周总评，0～4 分）	7
肠外表现与并发症（1 项 1 分）	20

续表

变量	权重
阿片类止泻药（0、1分）	30
腹部包块（可疑2分；肯定5分）	10
血细胞比容降低值（正常①：男40%，女37%）	6
100×（1−体重/标准体重）	1

注：①血细胞比容正常值按中国人群标准。

总分＝各分值之和。<150分为缓解期；≥150分为活动期，其中，150～220分为轻度，221～450分为中度，>450分为重度。

（三）肠外表现和并发症

见临床类型。

【诊断举例】克罗恩病（回结肠型、狭窄型＋肛瘘、活动期中度）

【治疗】

治疗策略：治疗目标为诱导缓解和维持缓解，促进黏膜愈合，防治并发症，改善生存质量。分为活动期的诱导治疗，以及缓解期的维持治疗。药物选择应考虑疾病活动性、病变范围和疾病行为。诱导治疗可选用糖皮质激素或生物制剂（如抗肿瘤坏死因子单抗英夫利西等）。维持治疗多选用免疫抑制剂（硫唑嘌呤、6-巯基嘌呤、甲氨蝶呤）。

知识点

克罗恩病治疗药物剂量

泼尼松 0.75～1mg/（kg·d）
硫唑嘌呤 1.5～2.5mg/（kg·d）
6-巯基嘌呤 1～1.5mg/（kg·d）
英夫利西单抗 5mg/kg

常见治疗方案

例1

处方：甲泼尼龙4mg×126粒；sig. 36mg q.d.。

患者健康教育：

1. 必须要求患者戒烟　继续吸烟会明显降低药物的疗效、增加缓解后复发率、增加手术率及术后复发率。

2. 营养支持　克罗恩病患者营养不良发生率比较高，注意检查患者的体重及其他营养指标，包括血清铁、钙等物质及维生素（特别是维生素D、维生素B_{12}）是否缺乏，并作出相应的处理。对重症患者可给予肠外或肠内营养。减少或避免进食辛辣或生冷食物。

3. 两周后复诊。

两周后随访可能面临的问题：

1. 如何判断激素诱导治疗有效？

2. 诱导缓解期激素使用多长时间，如何减量？

3. 服用激素有哪些常见的副反应？

例2

处方：英夫利西单抗100mg×3瓶；sig. 300mg i.v. drip。

患者健康教育：同前1、2。两周后复诊，拟第二次注射英夫利西单抗。

随访可能面临的问题：

1. 英夫利西单抗使用的禁忌证有哪些？
2. 英夫利西单抗注射过程，如何预防潜在的结核感染？
3. 英夫利西单抗注射的剂量、方案是什么？

知识点

英夫利西

英夫利西（infliximab，IFX）是一种抗肿瘤坏死因子 TNF-α 人鼠嵌合体 IgG1 单克隆抗体，通过拮抗克罗恩病免疫炎性发病通路中起关键作用的促炎因子 TNF-α 而起治疗作用。IFX 是首个正式用于克罗恩病治疗的新型生物制剂，已在世界各地应用十多年。IFX 使用适应证包括中度至重度克罗恩病，对糖皮质激素无效或依赖者，或免疫抑制剂无效者或不能耐受者。IFX 使用的禁忌证包括：感染、充血性心力衰竭、恶性肿瘤、神经系统脱髓鞘疾病、对鼠源蛋白成分过敏、近 3 个月内接种过活疫苗。人源化的抗 TNF-α 单抗阿达木过敏反应少见，且给药途径为皮下，使用较方便。作用于其他炎症通路靶点的生物制剂如维多珠单抗等，近年陆续用于临床，为克罗恩病的治疗提供更多选择。

例 3

处方：硫唑嘌呤 50mg×7 粒；sig. 50mg q.d.。

患者健康教育：同前 1、2。一周后查血常规，注意周围血白细胞计数。逐渐增加硫唑嘌呤剂量至 100mg/d。

随访可能面临的问题：

1. 硫唑嘌呤常见有哪些副作用？治疗前可以做什么检测以预防骨髓抑制？
2. 如何监测硫唑嘌呤的不良反应？

知识点

硫唑嘌呤

硫唑嘌呤的不良反应以服药 3 个月内常见，又尤以 1 个月内最常见。用药期间应全程监测定期随诊。前 1 个月内每周复查 1 次全血细胞，第 2~3 个月内每 2 周复查 1 次全血细胞，之后每月复查全血细胞。前 3 个月每月复查肝功能，之后视情况复查。我国炎性肠病诊治专家共识意见推荐在使用 AZA 前检测与巯嘌呤类药物代谢相关的 NUDT15 基因多态性，若发生变异，应避免使用或在严密监测下减量使用。而欧美国家推荐检测的硫代嘌呤甲基转移酶（TPMT）基因型，由于在亚洲人群发生变异的概率极低，不推荐检测。

（陈旻湖）

第八章 缺血性肠病

缺血性肠病（ischemic bowel disease）是由于肠道供血不足或血液回流障碍而导致的一组肠道结构或功能障碍性疾病，可不同程度地累及小肠、部分结肠或全部肠段。缺血性肠病可分为急性肠系膜缺血（acute mesenteric ischemia）、慢性肠系膜缺血（chronic mesenteric ischemia）和缺血性结肠炎（ischemic colitis）。

【病例导引】

患者，男性，65岁。

主诉：突发腹痛1小时。

现病史：患者于1小时前突发剧烈腹痛，以脐周明显，为持续性绞痛，伴恶心、心慌不适。随后解暗红色血便一次，量约100ml，便后腹痛无缓解。心电图提示心房颤动，腹部X线片可见肠腔积气，未见膈下游离气体。

患者近期精神、食欲可，体重、体力无明显下降，大便如上述，小便正常。既往房颤10余年，间断口服胺碘酮制剂，无抗凝药物使用史。

腹部体格检查：无明显阳性体征。

【诊断路径】

从患者腹痛、血便等症状，以及伴随疾病等着手，可循图3-8-1路径建立初步诊断。

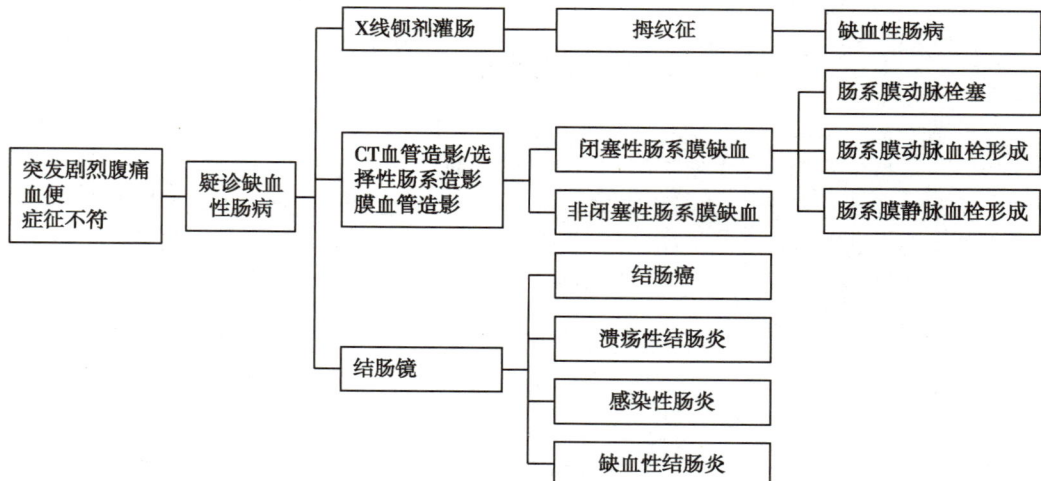

图3-8-1 缺血性肠病诊断思路

【思路解析】

1.患者既往房颤病史，用药不规律，有形成心房附壁血栓的风险，血栓脱落可形成外周血管栓塞。患者突发剧烈腹痛，伴暗红色血便，腹部体格检查无明显阳性体征，可作出缺血性肠病的初步临床诊断。

知识点

对于心律失常、风湿性心脏病、冠状动脉粥样硬化性心脏病或动脉硬化的患者，无论其治疗情况如何，一旦出现腹痛的症状与体征不相符，应高度怀疑缺血性肠病。

知识点

缺血性肠病的临床表现

急性肠系膜缺血起病急，早期可有脐周或上腹突发的疼痛，止痛药往往难以缓解，但腹软，甚至无压痛，"症征不符"是其典型特点。急剧腹痛而无相应的体征、器质性心脏病合并房颤、胃肠道排空障碍合称为"急性肠系膜缺血"三联征，可伴频繁呕吐、腹泻。6～12小时后，如血管阻塞不缓解，肠黏膜可发生坏死或溃疡，导致便血或呕血。12小时后如出现腹膜刺激征或腹部包块、肠鸣音消失、发热、心率加快等，提示肠缺血已不可逆。

慢性肠系膜缺血表现为发作性的缺血性腹痛、畏食和体重减轻。腹痛常位于上腹部或中腹部，一般在餐后15～30分钟发作，持续1～3小时，随后腹痛逐渐减轻，蹲坐位或卧位可使部分患者腹痛缓解。

缺血性结肠炎常见的临床症状包括腹痛、便急、血便或血性腹泻，腹痛多位于左下腹，为突发性绞痛，轻重不一，进食后加重。

2. 拟诊为缺血性肠病后

（1）选择性肠系膜血管造影：是急性肠系膜缺血诊断的金标准，能鉴别栓塞与血栓形成，有助于发现病变部位和范围，可为血管内药物灌注治疗、手术治疗提供依据。闭塞性病变的血管造影可见充盈缺损。非闭塞性肠系膜缺血动脉造影显示动脉本身无阻塞，但其主干或其分支有普遍或节段性痉挛，肠壁内血管充盈不佳为其特征性表现。

（2）CT血管造影（computed tomography angiography，CTA）：可发现3支主要分支中的栓子或血栓，并因其无创有可能替代动脉造影成为诊断急性肠系膜缺血首选检查手段。磁共振血管造影（magnetic resonance angiography，MRA）主要显示动脉主干病变，一般不作为首选检查。

（3）X线钡剂灌肠：可显示"拇纹征"，是缺血性肠病的特征性X线表现，反映黏膜下出血和水肿。钡剂灌肠可能会导致肠缺血加重甚至诱发肠穿孔，因此该检查不适用于伴腹膜刺激征的患者。

（4）腹部CT：可评估病变范围，缺血性肠病的CT表现为肠壁增厚、水肿。发现肠壁积气、门静脉气体等，则提示透壁性肠梗死。

（5）腹部超声：不仅可以显示近端血管的狭窄或闭塞程度，还可观察肠壁的结构及血供情况，可用于缺血性肠病的筛查和鉴别。

（6）结肠镜：诊断缺血性结肠炎的重要检查手段，能确定病变的部位、范围及严重程度，同时能行组织病理学检查，有助于与溃疡性结肠炎、感染性肠炎和结肠癌等相鉴别。对于疑诊缺血性结肠炎的患者，在发病48小时内行结肠镜检查（因黏膜下出血通常吸收较快）具有确诊意义。病理检查可见大量纤维素血栓和含铁血黄素沉着，是缺血性结肠炎特征性的病理表现。

知识点

缺血性结肠炎的结肠镜表现

病变呈节段性分布，边界清楚，黏膜可有不同程度的充血、水肿、糜烂、溃疡。部分严重者可见肠壁局部黏膜增厚呈紫红色、肠壁结节样瘤样隆起及肠腔狭窄。出血性结节是其特征性的结肠镜表现。

【诊断总结】

确诊缺血性肠病后，应完善其诊断内容。

一般诊断要求：

缺血性肠病

急性肠系膜缺血 / 慢性肠系膜缺血 / 缺血性结肠炎

并发症

其他疾病

本章病例诊断：

缺血性肠病

急性肠系膜缺血

房颤

知识点

缺血性结肠炎与其他结肠炎鉴别要点

缺血性结肠炎的患者存在发生缺血性肠病的高危因素，表现为突发性的腹痛，结肠镜检查可见病变部位黏膜与正常肠段黏膜之间界限清晰，一旦缺血改善，其症状消失快。

【治疗】

缺血性肠病的治疗方式主要包括内科保守治疗、介入治疗和手术治疗，应根据病情缓急而给予相应治疗。

大部分缺血性肠病患者可在控制原发病和去除危险因素的基础上，常规进行对症支持治疗，包括禁食、停用可疑药物、扩充血容量和改善微循环等，必要时胃肠减压和应用抗生素预防感染。对于症状明显的急性肠系膜缺血，早期可经造影导管向动脉内灌注血管扩张剂，罂粟碱已经被证实为安全可靠的扩血管药物。对于出现肠坏死、穿孔、狭窄或大量出血的缺血性肠病患者，可行手术治疗（图 3-8-2）。

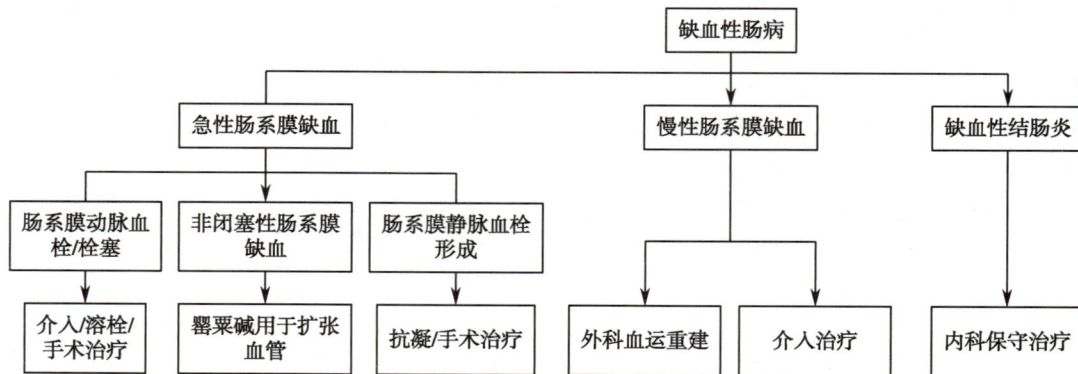

图 3-8-2 缺血性肠病治疗思路

（董卫国）

第九章 大 肠 癌

大肠癌亦称结直肠癌（colorectal cancer，CRC），是指发生于结肠与直肠黏膜上皮的恶性肿瘤，直肠与乙状结肠交界以上的大肠癌为结肠癌，直肠与乙状结肠交界至齿状线之间的癌为直肠癌。高脂肪食谱、食物纤维不足、肠道菌群紊乱、遗传因素等是其可能的病因。大肠癌的发生途径，包括腺瘤—腺癌途径，从无到有途径和炎症—癌症途径。发病率地域差异较大，以北美洲、大洋洲最高，欧洲居中，亚非地区较低。在我国，南方高于北方，且发病率也呈逐年升高的趋势。2017 年的《中国大肠癌流行病学及其预防和筛查白皮书》显示，大肠癌居恶性肿瘤发病率第 3 位，死亡率居第 5 位。

1. 大肠癌病因　高脂肪食谱与食物纤维不足、肠道菌群紊乱及遗传因素。
2. 临床表现　排便习惯改变与粪便性状改变是最早出现的症状。
3. 体格检查　腹部及直肠肿块，肛门指检。
4. 实验室检查和其他检查　便隐血、电子肠镜＋活检、肿瘤标志物及影像学检查。
5. 病理形态、组织学分型和临床病理分期。
6. 治疗　手术切除为主的综合治疗。
7. 预防　饮食及早期筛查。

大肠癌从细胞向癌演进，从腺瘤向癌演进一般经历 10～15 年，在此癌变过程中，遗传突变包括癌基因激活（K-ras、c-myc、EGFR）、抑癌基因失活（APC、DCC、P53）、错配修复基因突变（HMSHI、HLH1、PMS1、PMS2、GTBP）及基因过度表达（COX-2、CD44v）。APC 基因失活致杂合性缺失，APC/β catenin 通路启动促成腺瘤进程；错配修复基因突变致基因不稳定，可出现遗传性非息肉病结肠癌（hereditory non-polyposis colon cancer，HNPCC）综合征（图 3-9-1）。

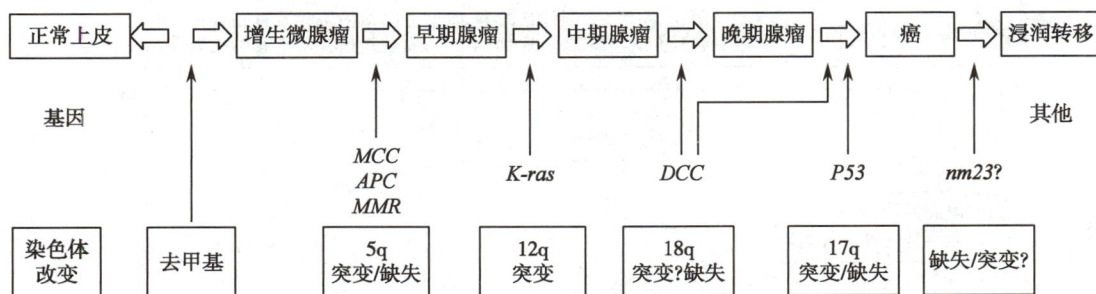

图 3-9-1　大肠癌癌变过程机制

【病例导引】

患者，男性，78 岁。

主诉：反复便血 3 个月。

现病史：3 个月余前无明显诱因出现大便带血，便色黑或鲜红，2～3 次 /d，大便变细，里急后重感，伴下腹痛。骶尾部持续性疼痛。外院查血常规示：血红蛋白 82g/L，便隐血试验（+++），未给予特殊治疗。否认疫水接触史。起病以来，体重下降 3kg。

体格检查：贫血貌。腹部无肌紧张，无反跳痛。肛门指检：可触及直肠菜花样肿块，质硬，指检后指套可见血性黏液。

【诊断路径】

从患者便血的主要症状着手，结合其他临床阳性及阴性症状、病史、体征，可循图 3-9-2 路径建立初步诊断。

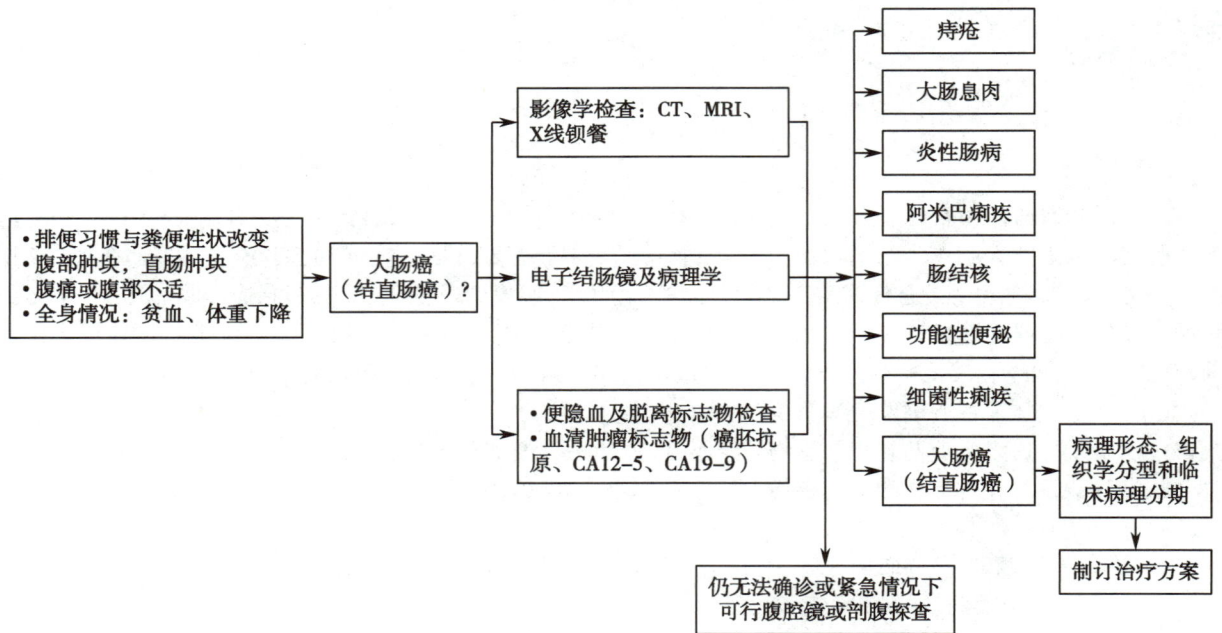

图 3-9-2 大肠癌诊断路径

【思路解析】

该病例诊断思路见图 3-9-3。

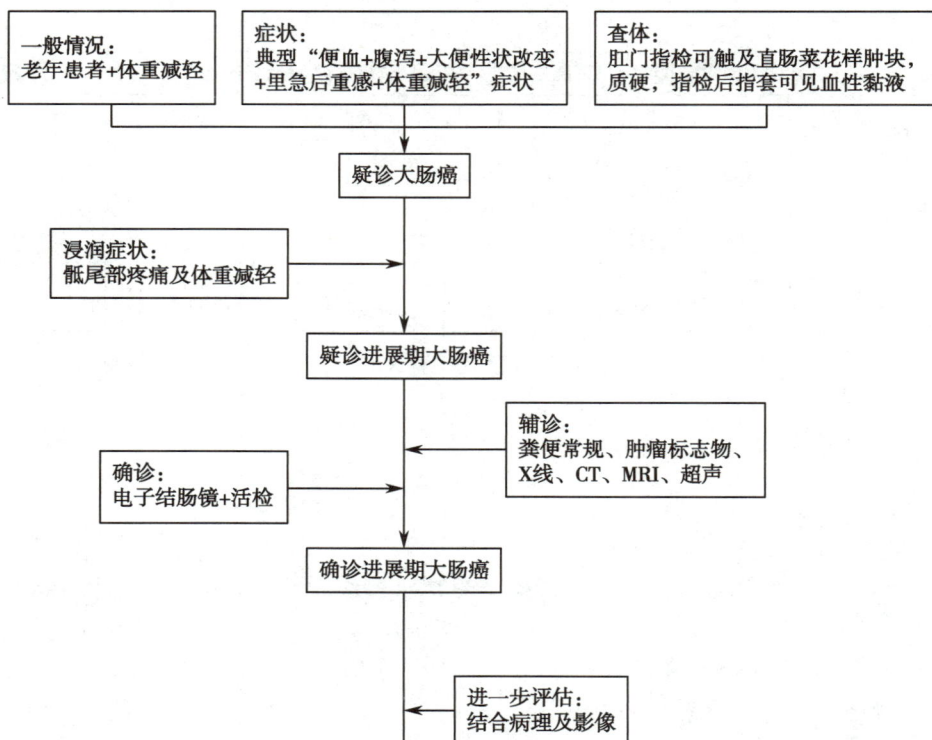

```
┌──────────────┐   ┌──────────────┐   ┌──────────────┐
│病理形态：       │   │组织学分型：      │   │临床病理：       │
│黏膜层、黏膜下层、 │   │腺癌、黏液癌及未分 │   │Dukes分期，TNM分期│
│固有基肌层、浆膜层 │   │化癌或其他       │   │              │
└──────────────┘   └──────────────┘   └──────────────┘
                            │
                            ▼
              ┌──────────────────┐      ┌──────────────┐
              │大肠癌（组织分型，Dukes │ ───▶ │制订综合治疗方案   │
              │分期，TNM分期）       │      │              │
              └──────────────────┘      └──────────────┘
```

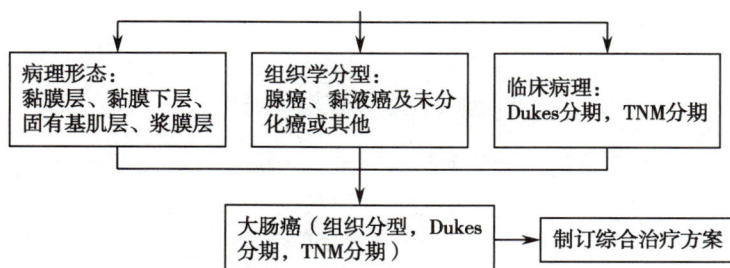

图 3-9-3　大肠癌诊疗思路解析

1. 患者是老年男性，典型"便血＋腹泻＋大便性状改变＋里急后重感＋体重减轻"症状，肛门指检可触及直肠菜花样肿块，质硬，指检后指套可见血性黏液，可作出直肠癌的初步诊断。

知识点

大肠癌典型症状

1. 排便习惯与粪便性状改变　常为本病最早出现的症状，包括血便、脓血便或伴里急后重。也可表现为顽固性便秘、大便变细，腹泻或便秘与腹泻交替。右侧大肠癌粪质可无异常。

2. 腹痛或腹部不适　多见于右侧大肠癌，以钝痛为主，疼痛部位位于右腹部，或可累及中上腹。因病变可使胃结肠反射加强，故可出现餐后痛。如并发肠梗阻则可有剧痛甚至阵发性绞痛。

3. 全身症状及并发症　晚期患者可出现进行性消瘦、恶病质、腹水等。可有贫血、低热症状，多见于右侧结肠癌。并发症见于晚期，主要有肠梗阻及癌肿腹腔转移引起的相关并发症。左侧直肠癌偶因急性完全性肠梗阻就诊。

知识点

大肠癌体征

1. 腹部肿块或直肠肿块　腹部肿块多为瘤体本身，也可为梗阻近侧肠腔的粪块蓄积。以右腹多见，肿块质硬，呈结节状。横结肠和乙状结肠癌肿块可有一定活动度。直肠指检可检出相当部分的直肠癌。直肠肿块多质地坚硬，表面呈结节状，可有肠腔狭窄。指检后指套上可有血迹或血性黏液，注意指检时应轻柔触摸，切勿挤压。

2. 腹部压痛　癌肿穿透并发生感染时，肿块固定，可有明显压痛。

2. 患者同时出现骶尾部疼痛及体重减轻，应考虑进展期直肠癌引起。

知识点

中晚期大肠癌伴随症状

癌肿侵犯前列腺、膀胱，可出现尿频、尿痛、血尿。侵犯骶前神经可出现骶尾部剧烈持续性疼痛。晚期出现腹腔及肝转移时可有消瘦、黄疸、水肿、腹水、肝大、贫血、恶病质等。

3. 拟诊大肠癌后

（1）对于拟诊大肠癌患者首先行电子肠镜及活检，既可直接观察病灶的形态，又可在直视下行活组织病理学检查。电子肠镜是目前诊断大肠癌的首选检查方法，可直接观察到回肠末端、全部结肠和直肠，同时镜下可以对可疑的病灶进行活检。此外，染色放大内镜、内镜窄带成像技术、超声肠镜及共聚焦激光显微内镜则明显提高了早期大肠癌的诊断率。

知识点

早期大肠癌内镜下表现

早期大肠癌指浸润深度局限于黏膜及黏膜下层的任意大小的结直肠上皮性肿瘤,无论有无淋巴结转移。可将其分为隆起型(Ⅰ型)和浅表型(Ⅱ型)。Ⅰ型又分为有蒂型(Ⅰp型)、亚蒂型(Ⅰsp型)和无蒂型(Ⅰs型),Ⅱ型分为浅表隆起型(Ⅱa)、浅表平坦型(Ⅱb)、浅表凹陷型(Ⅱc)、侧向发育型肿瘤(laterally spreading tumor, LST)。Ⅰs与Ⅱa的区分可根据关闭的活检钳的直径(一般为2.5mm),高于活检钳的即可称为Ⅰs型,而低于活检钳的为Ⅱa型(表3-9-1)。

进展期大肠癌内镜下表现为局部黏膜隆起、糜烂、溃疡形成,管腔狭窄,活检质脆或硬,易出血。可分为隆起型、溃疡型、浸润型(表3-9-1)。

表3-9-1　大肠癌内镜下分型

分型	表现
早期大肠癌	
Ⅰ型(隆起型)	病变明显隆起于肠腔,基底部直径明显小于病变的最大直径;或病变呈半球形,其基底部直径明显大于病变头部直径
Ⅰp型(有蒂型)	病变基底部有明显的蒂与肠壁相连
Ⅰsp型(亚蒂型)	病变基底部有亚蒂与肠壁相连
Ⅰs型(无蒂型)	病变明显隆起于黏膜面,但疾病基底无明显蒂的结构,基底部直径明显大于病变头端的最大直径
Ⅱ型(浅表型)	病变高度低平或者平坦隆起
Ⅱa(浅表隆起型)	病变直径<10mm,平坦型病变或者与周围黏膜相比略高
Ⅱb(浅表平坦型)	病变与周围黏膜几乎无高低差
Ⅱc(浅表凹陷型)	病变有浅凹陷
侧向发育型肿瘤(LST)	直径>10mm,以侧方发育为主
进展期大肠癌	
隆起型	肿瘤向肠腔内生长,肿块增大时表面可发生溃疡
溃疡型	向肠壁深层生长并向周围浸润,中心凹陷
浸润型	沿肠壁浸润,容易引起狭窄和梗阻,分化程度低

(2)通过影像学检查可以了解原发病灶的部位、浸润程度、病变分期及是否有远处转移。

知识点

常用影像学检查

常用影像学检查方法有:结肠气钡双重造影X线、计算机断层扫描成像(CT)、磁共振成像(MRI)。通过X线、CT、MRI检查可观察到肠壁的局限增厚、凸出等情况,确定原发病灶的范围、浸润深度等,并可观察远处转移情况。2017年《中国结直肠癌诊疗规范》推荐结肠癌患者行全腹+盆腔CT(平扫+增强)扫描,直肠癌者行MRI检查。PET/CT对于常规检查无法明确的转移复发病灶可作为有效的辅助,但不作为常规检查。近年来,CT结肠成像(CT colonoscopy, CTC)或仿真结肠镜检查的发展对大肠癌诊断有重要意义,该项检查通过螺旋CT扫描的计算机程序而产生患者结肠内部的二维或三维图像,可多方位、多角度、多层面显示结直肠病变的部位。

(3)实验室检查包括便隐血试验(可了解有无消化道出血)、大肠脱落细胞标志物基因检测及血清肿瘤标志物检测等。

实验室检查

1. 便隐血试验简便易行，虽非特异性，亦非确诊手段，但其阳性常提示需要进行大肠镜检查。与联苯胺法和愈创木酯法化学法相比，免疫法特异度高而灵敏度较低，其可测定血红蛋白分解后的球蛋白。由于方法简单易行，可作为普查筛检或早期诊断的线索。

2. 粪便大肠脱落细胞标志物检测与血液标志物不同的是，从大肠黏膜脱落细胞的标志物本身来自肿瘤，并可持续释放，检测这些标志物有助于增加筛检的特异度和灵敏度，包括粪便 DNA 检测 K-ras、P53 和 APC 等基因突变。

3. 血清肿瘤标志物检测对于大肠癌的诊断、疗效评价、随访监测具有重要意义。大肠癌患者在诊断、治疗前、疗效评价及随访时必须检测癌胚抗原、CA19-9；建议检测 CA242、CA72-4；有肝转移患者建议检测甲胎蛋白；有卵巢转移患者建议检测 CA12-5。

4. 对于确诊的大肠癌患者，应进行病理诊断，明确大肠癌的病理形态、组织学类型和临床病理分期。

（1）病理形态：根据病理形态分为早期大肠癌和进展期大肠癌。早期系指局限于大肠黏膜和黏膜下层，其中局限于黏膜层者为黏膜内癌；侵犯黏膜下层者可能发生淋巴结转移或血液循环转移。进展期则指肿瘤已侵入固有肌层。

（2）组织学类型：大肠癌的组织学类型及进展程度与预后密切相关，根据恶性程度不同患者生存率有明显差异。结肠癌组织学分类主要为腺癌，包括管状腺癌、乳头状腺癌、黏液腺癌和印戒细胞癌等。其他还有腺鳞癌和未分化癌。腺鳞癌主要见于直肠下段和肛管，较少见。分化型腺癌最常见，预后较好，未分化癌预后较差。

需要注意的是，大肠癌可以在一个肿瘤中出现两种及两种以上的组织类型，且分化程度非完全一致。

（3）临床病理分期：临床病理分期对大肠癌的预后判断和治疗方式的选择有重要意义。

以往大肠癌多采用 Dukes 分期（A 期：癌局限于肠壁；B 期：癌穿透浆膜层；C 期：伴局部淋巴结转移；D 期：远处转移。见表 3-9-2）。目前多倾向于采用美国癌症联合委员会（AJCC）/ 国际抗癌联盟（UICC）大肠癌 TNM 分期法（T：肠壁浸润程度；N：淋巴结转移情况；M：远处转移）对大肠癌进行病理学分期。

表 3-9-2　Dukes 分期

分期	定义
0	病灶侵犯黏膜层
A_1	病灶侵犯黏膜下层
A_2	病灶侵犯肌层，但未穿透浆膜
B	病灶侵入浆膜或 / 及浆膜外，但无淋巴结转移
C_1	病灶穿透肠壁，转移至癌肿附近结肠壁及结肠旁淋巴结
C_2	病灶穿透肠壁，转移至系膜和系膜根部淋巴结
D	远处转移或腹腔转移，或广泛侵及邻近脏器无法切除者

TNM 分期方法主要以原发肿瘤、区域淋巴结及远处转移情况为依据。

A. 原发肿瘤（T）

　　T_X，原发肿瘤无法评价；

　　T_0，无原发肿瘤证据；

　　T_{is}，原位癌，即肿瘤局限于上皮内或侵犯黏膜固有层；

T_1，肿瘤侵犯黏膜下层；

T_2，肿瘤侵犯固有肌层；

T_3，肿瘤穿透固有肌层到达浆膜下层，或侵犯无腹膜覆盖的结直肠旁组织；

T_4，肿瘤穿透腹膜脏层，或直接侵犯或粘连于其他脏器或结构，其中 T_{4a} 指肿瘤穿透腹膜脏层，T_{4b} 指肿瘤直接侵犯或粘连于其他脏器或结构。

B. 区域淋巴结（N）

N_X，区域淋巴结无法评价；

N_0，无区域淋巴结转移；

N_1，1～3 枚区域淋巴结转移，其中 N_{1a} 为 1 枚区域淋巴结转移，N_{1b} 为 2～3 枚区域淋巴结转移，N_{1c} 为浆膜下、肠系膜、结肠/直肠周围或周围软组织内有肿瘤卫星结节，无区域淋巴结转移；

N_2 为 4 枚以上区域淋巴结转移，其中 N_{2a} 为 4～6 枚淋巴结转移，N_{2b} 为 7 枚及其以上淋巴结转移。

C. 远处转移（M）

M_0，无远处转移；

M_1，有远处转移，其中 M_{1a} 为远处转移局限于 1 个脏器，M_{1b} 为远处转移至 1 个以上脏器/部位或腹膜。

相比之下，TNM 分期更有利于对疾病的评估。Dukes 分期与 TNM 分期比较见表 3-9-3。

表 3-9-3　Dukes 分期与 TNM 分期比较

Dukes 分期		TNM 分期
0		T_{is}
A	A_1	$T_1 N_0 M_0$
	A_2	T_2
B		T_3
		T_4
C	C_1	任何 $T\,N_1$
	C_2	任何 $T\,N_2$
D		任何 $T\,N\,M$

（4）大肠癌的扩散和转移

直接转移：可直接侵犯邻近器官，如乙状结肠癌常侵犯膀胱、子宫、输尿管等。

淋巴转移：为大肠癌的主要转移方式。结肠癌首先转移到结肠壁和结肠旁淋巴结，再到肠系膜血管周围和肠系膜血管根部淋巴结。上段直肠癌沿直肠上动脉、肠系膜下动脉及腹主动脉周围淋巴结转移。下端直肠癌可向上方和侧方转移。淋巴结转移途径是决定直肠癌手术方式的依据。

血行转移：多见于肝，其次为肺、骨等。

【诊断总结】

（一）诊断标准

目前常用的诊断标准是 2015 年中华医学会消化内镜学分会制定的《中国早期结直肠癌及癌前病变筛查与诊治共识》。该共识结合美国国立综合癌症网络（NCCN）指南划分了大肠癌高危人群。有以下任意一条者视为高风险人群：①便隐血阳性。②一级亲属有大肠癌病史。③以往有肠道腺瘤史。④本人有癌症史。⑤有大便习惯的改变。⑥符合以下任意 2 项者：慢性腹泻、慢性便秘、黏液血便、慢性阑尾炎或阑尾切除史、慢性胆囊炎或胆囊切除史、长期精神压抑，有报警症状。对于高危人群，行电子结肠镜检查或 X 线钡剂灌肠或气钡双重对比造影检查。钡剂灌肠对直肠癌诊断意义不大，直肠指检是直肠癌最重要的诊断方法。超声、CT 和 MRI 有助于了解有无腹部肿块和肿大的淋巴结，以及有无邻近脏器侵犯及肝转移。PET/CT 可发现肿瘤以外的高代谢区域，从而帮助制订治疗方案。诊断主要通过肠镜及黏膜活检而确定。

（二）鉴别诊断

右侧大肠癌须与大肠阿米巴痢疾、肠结核、血吸虫病、克罗恩病及阑尾病变鉴别；而左侧大肠癌则须与溃疡性结肠炎、克罗恩病、功能性便秘、慢性菌痢、血吸虫病、肠息肉、憩室炎和痔等相鉴别。

【治疗】

治疗的关键在于早期发现与早期诊断，以利于早期治疗。多数早期大肠癌可以治愈，五年生存率可达 90%，而晚期则不足 10%。治疗原则是以手术为主的综合治疗，进一步提高疗效有赖于多学科的综合治疗。依据肿瘤的部位、分期、病理、生物学特征、患者全身情况等综合考虑，可选择外科手术、放疗、化疗及内镜治疗等方法。

（一）内镜下治疗

对于早期大肠癌，通过对内镜下发现的异常征象（如粗糙、苍白、红斑或血管网消失的黏膜）进行黏膜染色放大或窄带成像、共聚焦内镜、超声肠镜等特殊内镜检查，确定病变部位、大小、范围及浸润深度，并选择最合适的治疗手段。2017 年《中国结直肠癌诊疗规范》认为内镜适应证为：①肿瘤最大径 <3cm；②切缘距离肿瘤 >3mm；③肿瘤活动，不固定；④仅适用于 T_1 期肿瘤；⑤高至中分化；⑥治疗前影像学检查无淋巴结转移征象。早期大肠癌内镜下治疗包括高频电圈法息肉切除术、热活检钳摘除术、内镜黏膜切除术、内镜下分片黏膜切除术、内镜黏膜剥离术及内镜下隧道式肿瘤剥离术（endoscopic submucosal tunnel dissection，ESTD）。ESTD 更适合大面积早期大肠癌。

（二）外科治疗

外科手术是大肠癌根治的方法之一，尤其对于早期者。目前多项临床试验证实腹腔镜和开腹结肠癌根治术在肿瘤学上疗效类似。即使中晚期甚至有广泛转移者，亦可通过捷径、造瘘等姑息手术改善生活质量。

结肠癌切除范围必须包括癌肿所在肠袢及其系膜和区域淋巴结。直肠癌手术切除范围包括癌肿、足够的两端肠段、已侵犯的邻近器官的全部或者部分、四周可能被浸润的组织及全直肠系膜。

（三）化疗

化疗主要是用于术前、术中和术后的辅助治疗，治疗时应根据大肠癌临床病理分期给予相应的化疗方案（表 3-9-4）。对于不能手术和放疗的患者也可做姑息治疗。给药途径包括全身用药、肠腔化疗和腹腔化疗等。除常规肿瘤化疗外，近年来一些生物靶向药物，如西妥昔单抗等相继应用于临床，主要用于一线治疗失败的转移性大肠癌，已证实可以显著改善患者的总生存时间。

表 3-9-4　大肠癌化疗方案

分期	推荐辅助化疗方案	疗程
Ⅰ期	不推荐化学辅助治疗	—
Ⅱ期（适合于有高危因素者：组织学分化差、T_4、血管淋巴管浸润、术前肠梗阻 / 肠穿孔等）	5-FU/LV、卡培他滨、5-FU/LV/ 奥沙利铂或 CapeOx 方案	术后 4 周内开始，疗程 3～6 个月
Ⅲ期	5-FU/CF、卡培他滨、FOLFOX 或 CapeOx 方案	术后 4 周内开始，疗程 3～6 个月
Ⅳ期	5-FU/LV、伊立替康、奥沙利铂、卡培他滨和包括西妥昔单抗（K-ras 基因野生型患者）及贝伐珠单抗	—

注：5-FU，5- 氟尿嘧啶；LV，亚叶酸；CF，亚叶酸钙；CapeOx 方案为奥沙利铂＋卡培他滨联用方案；FOLFOX 方案为奥沙利铂＋亚叶酸钙 +5- 氟尿嘧啶联用方案。

（四）新辅助治疗

新辅助治疗目的在于提高手术切除率，提高保肛率，延长患者无病生存期。推荐新辅助放化疗仅适用于距肛门 <12cm 的直肠癌。除结肠癌肝和 / 或肺转移外，不推荐结肠癌患者术前行新辅助治疗。推荐以氟尿嘧啶类药物为基础的新辅助放化疗。治疗后必须重新评价，并考虑是否可行手术。

对于Ⅲ期、Ⅳ期大肠癌患者应用辅助化疗、新辅助化疗，而在中低位、中晚期直肠癌建议新辅助放化疗。

（五）放疗

有淋巴结转移者，放疗或许有效。

此外，对于晚期肿瘤固定无法切除者，结合放疗的综合治疗可以改善局部控制率。术前放疗可以提高手术切除率，降低患者的术后局部复发率。术后放疗仅适合于晚期患者或手术未达到根治或术后局部复发的患者。直肠癌新辅助长程同步放化疗结束推荐间隔 5～12 周接受根治性手术，或短程放疗（25Gy/5 次）联合即刻根治性手术（放疗完成后 1～2 周内）。

（六）支持治疗

主要有营养支持治疗；使用止吐药物对症治疗化疗药物不良反应；胃肠梗阻者予以胃肠减压等。此外，还应注意心理治疗。

（七）大肠癌分期治疗模式

（1）$cT_1N_0M_0$ 大肠癌：首选手术治疗，包括内镜下切除、局部切除或结肠切除术。侵入黏膜下层的浅浸润癌（SM_1），可考虑行内镜下切除，如果具有预后不良的组织学特征，或者非完整切除，标本破碎切缘无法评价，推荐追加结肠切除术＋区域淋巴结清扫。完全性切除的 I 期大肠癌，术后不行辅助放疗或化疗。

（2）$T_{2～4}N_{0～2}M_0$ 结肠癌：首选的手术方式是切除相应结肠肠段＋区域淋巴结清扫。家族性腺瘤性息肉病如已发生癌变，建议行全结直肠切除＋回肠储袋肛管吻合术；对于尚未发生癌变者，可根据病情选择全结直肠切除或肠管节段性切除。如肿瘤侵犯周围组织器官，建议联合器官整块切除。对于已经引起梗阻的可切除结肠癌，推荐行一期切除吻合，或一期肿瘤切除近端造口远端闭合，或造口术后二期切除，或支架植入术后限期切除。如果肿瘤为局部晚期，不能切除或者患者不能耐受手术，建议给予包括手术在内的姑息性治疗，如近端造口术、短路手术、支架植入术等。

（3）$T_{2～4}N_{0～2}M_0$ 直肠癌：必须行根治性手术治疗。中上段直肠癌推荐行低位前切除术；低位直肠癌推荐行腹会阴联合切除术或慎重选择保肛手术。中下段直肠癌必须遵循全直肠系膜切除原则，尽可能锐性游离直肠系膜，保证环周切缘阴性，对可疑环周切缘阳性者，应追加后续治疗。肠壁远切缘距离肿瘤≥2cm，直肠系膜远切缘距离肿瘤≥5cm 或切除全直肠系膜。在根治肿瘤的前提下，尽可能保留肛门括约肌功能、排尿和性功能。

【预防】

大肠癌由于存在息肉—腺瘤—腺癌的演进过程，历时长，因而为预防提供了可能。

（一）大肠癌的一级预防

大肠癌的一级预防措施主要包括饮食干预、化学预防和癌前病变治疗。饮食干预中研究较多的是改变不良饮食习惯，应增加膳食纤维和微量元素的摄入，同时减少饱和脂肪酸的摄入等。钙剂、大豆、蔬菜均为有益饮食、健康食品，有防护作用。化学预防中常用的阻断演进的物质有非甾体抗炎药和选择性 COX-2 抑制剂等。阿司匹林已有临床试验研究报告，舒林酸具有可逆性还原、不可逆性氧化抑制前列腺素产物诱导息肉退缩作用，维生素 A、维生素 C、维生素 E 可抑制直肠腺瘤上皮增生。癌前病变主要包括腺瘤性息肉、炎性肠病（特别是溃疡性结肠炎）等，对癌前病变的早期诊断及早期治疗可明显减少大肠癌的发生，检查过程应借助染色放大内镜等内镜技术以提高早期大肠癌的检出率。

（二）大肠癌的二级预防

2015 年《中国早期结直肠癌及癌前病变筛查与诊治共识》推荐采用连续 3 次免疫法便隐血检测来筛查早期大肠癌及癌前病变，对高风险人群采用规范化全结肠镜检查行早期大肠癌的筛查，对未行结肠镜检查的直肠肿瘤可疑患者宜行直肠指检。

（三）手术预防及随访

2017 年 NCCN 指南建议服用小剂量阿司匹林作为大肠癌术后的二级化学预防。大肠癌治疗后均推荐定期随访。术后随访包括：①病史和体格检查及癌胚抗原、CA19-9 监测，每 3 个月 1 次，共 2 年，然后每 6 个月 1 次，共 5 年，5 年后每年 1 次；②胸部、腹部及盆腔 CT 或 MRI，每半年 1 次，共 2 年，然后每年 1 次，共 5 年；③术后 1 年内行肠镜检查，如有异常，1 年内复查；如未见息肉，3 年内复查；然后 5 年 1 次，随诊检查出现的结直肠腺瘤均推荐切除。如术前肠镜未完成全结肠检查，建议术后 3～6 个月行肠镜检查。

（令狐恩强）

第十章　功能性胃肠病

功能性胃肠病（functional gastrointestinal disorders，FGIDs）是指存在明确的消化道症状（如恶心、呕吐、腹痛、腹泻、腹胀、便秘等），而无法用器质性病变或生化异常解释的消化道功能性疾病。最新的罗马Ⅳ标准将功能性胃肠病重新定义为肠-脑互动异常。按照罗马Ⅳ标准 FGIDs 的分类，功能性胃肠病涉及成人与儿童，包括食管、胃、十二指肠、肠道、直肠肛门、胆囊与奥迪（Oddi）括约肌，共 8 章 32 类功能性疾病，临床上常见的包括功能性消化不良、肠易激综合征及功能性便秘等。本章主要阐述肠易激综合征（irritable bowel syndrome，IBS），并附述其他功能性胃肠病的分类及部分诊断标准。

第一节　肠易激综合征

IBS 是一种常见的功能性肠病，定义为反复发作的腹痛，伴有排便习惯改变或排便性状改变，常规检查缺乏可解释症状的形态学和生化指标的异常。根据排便习惯改变 IBS 可分为 4 个亚型：便秘型（IBS with predominant constipation，IBS-C）、腹泻型（IBS with predominant diarrhea，IBS-D）、混合型（IBS with mixed bowel habits，IBS-M）和未定型（IBS Unclassified，IBS-U）。IBS 患者生活质量差，患者往往反复就医和用药，耗费了大量的医疗资源。

IBS 发病机制复杂，由多种因素共同作用，包括：

1. 胃肠动力异常　胃肠动力异常被认为是 IBS 症状发生的重要病理生理机制，不仅累及结肠，还可能存在小肠、肛门、直肠，以及食管和胃等广泛的胃肠道运动异常。

2. 内脏高敏感性　IBS 患者肠道对机械、化学或温度等刺激的敏感性增高，内脏感觉功能障碍涉及肠道、脊髓和大脑多个水平。

3. 肠道通透性异常　IBS 患者的肠道通透性明显异常，其原因包括食物不耐受、肠道菌群失调、免疫异常，以及心理因素如应激等。

4. 免疫功能紊乱　IBS 患者肠道局部存在低度的免疫激活，且 IBS 患者亦出现外周血免疫异常，如 IBS 患者外周血单个核细胞和巨噬细胞白介素 IL-6 和 IL-8 增多，另外部分 IBS 患者外周血活化的 T 细胞数量增加，相应的细胞因子如 IL-5 和 IL-13 表达水平也增加。

5. 感染　部分患者在肠道急性感染后出现 IBS 症状，且症状迁延，称为感染后 IBS。

【病例导引】

患者，女性，32 岁。

主诉：间断腹痛伴大便习惯改变 5 年，加重 4 个月余。

现病史：患者 5 年前间断出现餐后腹痛，疼痛每 2～3 周发作 1 次，每次持续数日，疼痛常位于中腹部或下腹部，疼痛在排便后可缓解。疼痛发作时常伴有粪便稀松和次数增多，严重时可每日 4～5 次稀松便。其他时间可能 3～4 日不排便，粪便坚硬或呈块状。粪便中无血和黏液，不伴体重下降及夜间疼痛。无胃肠道疾病家族史。除 10 年的偏头痛史外无其他疾病史。

多次实验室检查血常规、血生化、便常规及乳糜泻血清学检查均未发现异常。结肠镜检查未见异常。

【诊断路径】

可循图 3-10-1 路径建立初步诊断。

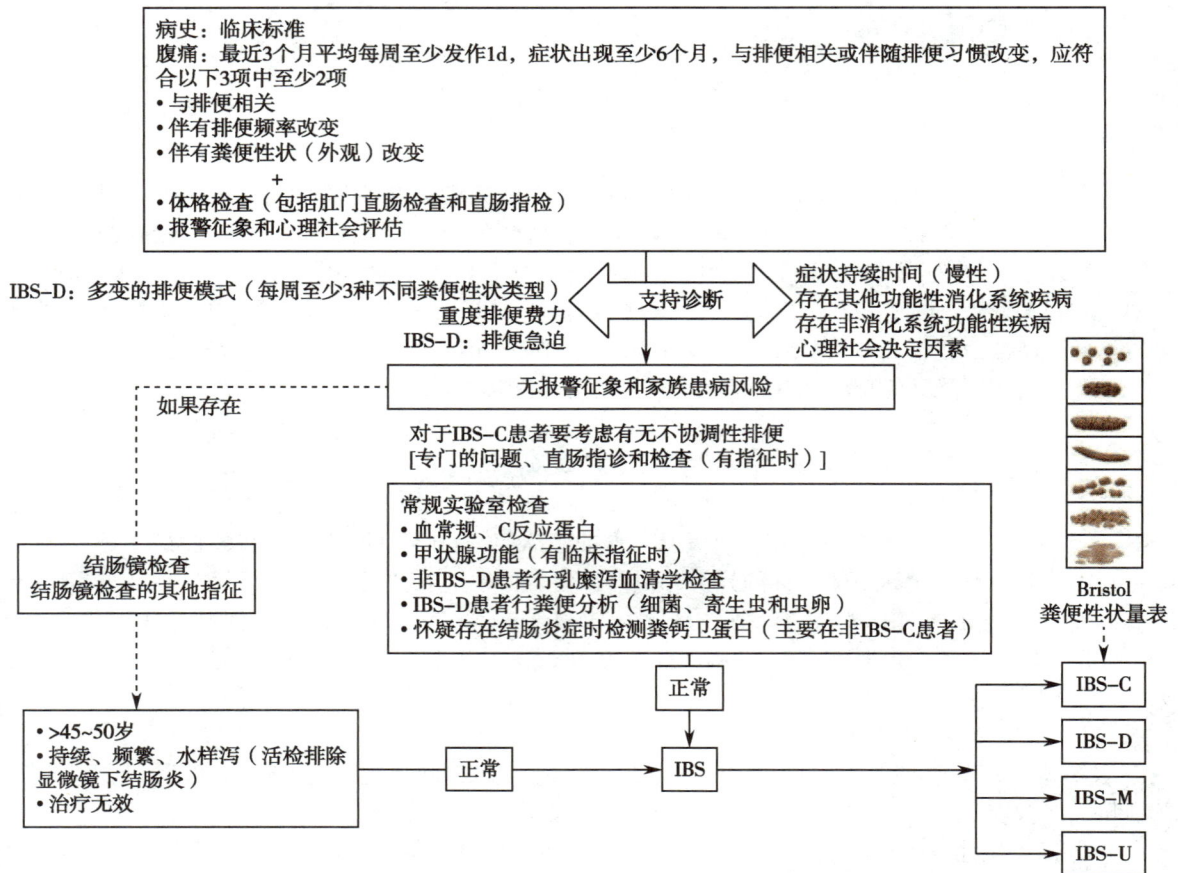

图 3-10-1　IBS 诊断流程

IBS. 肠易激综合征；IBS-C. 便秘型肠易激综合征；IBS-D. 腹泻型肠易激综合征；IBS-M. 混合型肠易激综合征；IBS-U. 未定型肠易激综合征。

【思路解析】

患者有典型的腹痛伴大便习惯紊乱症状，且便后腹痛可缓解，时间也符合 IBS-M 的诊断标准，无明显报警症状，血清学检查及结肠镜检查均无阳性发现，所以可以初步作出 IBS 的诊断。

拟诊 IBS 后，必须考虑排除其他器质性病变。出现腹痛症状需要与胰胆疾病、泌尿系统疾病、妇科疾病、肠道蛔虫症等疾病相鉴别，腹泻症状需要与感染性腹泻、吸收不良综合征、乳糜泻、结直肠肿瘤等疾病相鉴别。并注意一定要排除报警信号，如便血、消瘦、贫血、有结肠癌家族史等，应高度重视，作出相应的排除，结肠镜在排除结直肠癌方面有很重要的作用。其他包括腹部超声、CT 等也可酌情考虑。

【诊断总结】

IBS 的诊断是基于临床症状的，因此详细地询问病史和细致、系统地进行体格检查在 IBS 的诊断和鉴别诊断中至关重要。

知识点

肠易激综合征罗马Ⅳ诊断标准*

反复发作的腹痛,近3个月内平均发作至少1日/周,伴有以下2项或2项以上:

1. 与排便相关。

2. 伴有排便频率的改变。

3. 伴有粪便性状(外观)改变

*诊断前症状出现至少6个月,近3个月符合以上诊断标准。

根据患者粪便性状的不同,罗马Ⅳ诊断标准进一步将IBS分为四种亚型,分别为便秘型IBS、腹泻型IBS、混合型IBS、未定型IBS:

1. 便秘型IBS(IBS-C)　粪便性状1型或2型>25%,且6型或7型<25%。

2. 腹泻型IBS(IBS-D)　粪便性状6型或7型>25%,且1型或2型<25%。

3. 混合型IBS(IBS-M)　粪便性状1型或2型>25%,且6型或7型>25%。

4. 未定型IBS(IBS-U)　排便习惯无法准确归入以上3型中的任何一型。

粪便性状分型采用Bristol粪便性状量表:1型为分散的干球粪,如坚果,很难排出;2型为腊肠状,多块的;3型为腊肠样,表面有裂缝;4型为腊肠样或蛇状,光滑而柔软;5型为柔软团块,边缘清楚(容易排出);6型为软片状,边缘毛糙,或糊状粪;7型为水样粪,无固形成分。

对于有报警症状和体征的患者应进行必要的检查,包括结肠镜检查、血常规、肿瘤标志物等检查排除器质性疾病:①发热、体重下降>3kg、便血或黑粪、贫血、腹部包块,夜间腹泻、腹痛,以及其他不能用功能性疾病解释的症状和体征者;②新近出现持续的大便习惯(频率、性状)改变或发作形式发生改变或症状逐步加重者;③有结直肠癌、乳糜泻及炎性肠病家族史者;④年龄≥40岁者;⑤短期经验性治疗无效。

此外,还需与引起腹痛、腹泻和便秘等排便习惯改变的其他功能性肠病,以及胃肠道或全身性器质性疾病进行鉴别。

【治疗】

IBS的治疗目标是消除患者顾虑,减轻或缓解症状,减少发作的频率及程度,提高生活质量。由于IBS的病因和发病机制复杂,目前尚无一种方法或药物有肯定的疗效,提倡个体化治疗。

(一)一般治疗

建立良好的医患关系,向患者进行充分的解释,回答患者关心的问题,使患者真正了解和认知IBS的发病因素、病程特点,对患者进行支持。嘱患者调整生活方式,寻找症状的诱因,从而采取相应的调整。

(二)饮食治疗

避免或减少诱发IBS症状的食品,如对消化道有不良刺激、引起过敏或不耐受、消化道内易产气的食物等。已有的研究表明可能与以下饮食有关:过度饮食、辛辣食物、高脂/油腻食物、奶制品、咖啡因、酒精及高蛋白食物等。

膳食纤维的摄入可能对某些IBS患者有益,尤其是便秘型IBS患者,可改善IBS患者的肠道功能,但不可溶的纤维素能导致腹胀和腹部不适的症状,从而加重IBS患者的症状,而可溶性纤维素如车前草能改善IBS患者的症状。近年来研究显示高FODMAP(fermentable oligosaccharides, disaccharides, monosaccharides and polyols;可酵解的低聚糖、双糖、单糖及多元醇)饮食可加重IBS症状,因此部分患者可尝试低FODMAP饮食疗法。

(三)药物治疗

1. 便秘症状的药物治疗

1)缓泻剂:常用高渗性泻剂或容积性泻剂。高渗性泻剂常用的为聚乙二醇(PEG)、乳果糖,容积性泻剂主要有欧车前子、甲基纤维素和多羧钙,这些药物不被肠道吸收,可吸附水分或通过高渗透性增加肠道内水分,使大便容量增加,促进肠运动。

2)促动力剂:普芦卡必利是选择性5-HT$_4$受体激动剂,对慢传输型便秘患者有治疗作用,具有选择性强、不良反应少及对肠道的促动力作用强的特点。普芦卡必利（每日 2mg，口服）可以改善慢性便秘的症状，包括排便频率，粪便的连续性和排便费力。最常见的副作用是头痛、恶心和腹泻，但通常是短暂的，往往发生在开始治疗的 24 小时内。

3）促分泌剂：鲁比前列酮（lubiprostone）是前列腺素的衍生物，其主要机制是选择性激活肠上皮 2 型氯离子通道（ClC-2），通过增加氯离子分泌，进而驱动水钠的细胞旁被动转运。鲁比前列酮（24μg，每日 2 次口服）治疗 12 周可有效改善 IBS-C 患者便秘症状。

利那洛肽（linaclotide）是含有 14 个氨基酸的短肽，作用于肠上皮细胞鸟苷酸环化酶 C（GC-C）受体，提高胞内环磷酸鸟苷（cGMP）的浓度，激活肠上皮细胞顶膜上氯离子通道囊性纤维化跨膜电导调节因子（CFTR）而促进氯离子分泌；并提高结肠疼痛的阈值，促进完全自发肠道蠕动。其治疗慢性便秘患者可增加排便频率和改善粪便的连续性，减轻排便费力感和整体便秘症状。

4）胆汁酸调节剂：回肠胆汁酸转运体抑制剂（elobixibat）则可抑制回肠胆汁酸重吸收，增加结肠胆汁酸浓度，进而促进肠道分泌和排便，目前处于Ⅲ期临床试验，有望用于 IBS-C 患者治疗。

2. 腹泻症状的药物治疗

1）止泻剂：对腹泻症状较轻者，可选用吸附剂止泻，如八面体蒙脱石。对腹泻症状较重者，可选用减慢肠运动的止泻剂，如 μ- 阿片受体激动剂。洛哌丁胺（Loperamide）是外周 μ- 阿片受体激动剂，可以减缓结肠传输，增加水和离子的吸收。

2）$5-HT_3$ 拮抗剂：阿洛司琼是一种高度选择性 $5-HT_3$ 受体拮抗剂，可以使结肠松弛，提高内脏感觉阈值，减慢小肠转运。阿洛司琼治疗女性 IBS-D 患者时可以有效缓解腹痛、减少排便次数和减轻直肠紧迫感。但其能导致便秘、缺血性肠炎，应慎重使用。

3）利福昔明：利福昔明是一种不可吸收的广谱抗生素，美国食品药品监督管理局（FDA）批准利福昔明用于治疗非便秘型 IBS。多中心临床试验提示短期内使用能改善 IBS 患者的粪便硬度、腹胀、腹痛及整体症状。

3. 腹痛症状的药物治疗

1）解痉剂：包括抗胆碱能药或平滑肌松弛剂，可以抑制消化道收缩。消化道选择性钙通道阻滞剂，如匹维溴铵和奥替溴铵，可解除平滑肌痉挛，抑制餐后结肠运动反应，减轻 IBS 患者的腹痛症状，对腹泻和便秘均有一定疗效。

2）抗抑郁药：抗抑郁药可以降低内脏敏感性，从而缓解腹痛，同时处理 IBS 患者并存的心理障碍，常用的药物包括三环类抗抑郁药（tricyclic antidepressants，TCAs）和选择性 5-HT 再摄取抑制剂（selective serotonin reuptake inhibitor，SSRIs）。

（四）菌群调节治疗

益生菌可能对 IBS 患者有益，其机制可能包括调节肠道细菌群落、调节黏膜免疫功能、恢复黏膜屏障功能等。研究表明常用的益生菌如双歧杆菌和乳酸杆菌可以减轻 IBS 患者腹痛、腹胀、排便不尽感等，且没有明显副作用，对腹泻患者的效果得到认可，对便秘的作用需要进一步研究证实。

（五）心理行为学治疗

心理行为学治疗包括认知行为治疗（cognitive behavioral therapy，CBT）、催眠疗法、松弛疗法、生物反馈治疗、情绪意识训练等。心理行为学治疗可用于难治性 IBS 患者和作为药物治疗的辅助治疗。

第二节　功能性胃肠病的分类及诊断标准

A. 食管疾病（esophageal disorders）

A1. 功能性胸痛（functional chest pain）

诊断标准 * 必须包括以下所有条件：

1. 胸骨后疼痛或不适 **

2. 无胃灼热和吞咽困难等与食管相关的症状

3. 无胃食管反流或嗜酸性食管炎导致该症状的证据

4. 无主要的食管动力障碍性疾病 †

* 诊断前症状出现至少 6 个月，近 3 个月符合以上诊断标准，且症状出现频度为至少每周 1 日

** 必须排除心源性胸痛的诊断

† 指贲门失弛缓症／食管胃连接部（EGJ）流出道梗阻、弥漫性食管痉挛、胡桃夹（Jackhammer）食管、蠕动缺失

A2. 功能性烧心（胃灼热）（functional heartburn）

诊断标准 * 必须包括以下所有条件：

1. 胸骨后烧灼样不适或烧灼样疼痛

2. 优化的抑酸治疗症状无减轻

3. 无胃食管反流 ** 或嗜酸性粒细胞性食管炎导致该症状的证据

4. 无主要的食管动力障碍性疾病 †

* 诊断前症状出现至少 6 个月，近 3 个月符合以上诊断标准，且症状出现频度为至少每周 2 日

** 酸暴露时间增加和／或反流相关症状

† 指贲门失弛缓症／食管胃连接部流出道梗阻、弥漫性食管痉挛、胡桃夹食管、蠕动缺失

A3. 反流高敏感（reflux hypersensitivity）

诊断标准 * 必须包括以下所有条件：

1. 胸骨后症状，包括胃灼热和胸痛

2. 内镜检查正常，无嗜酸性粒细胞性食管炎导致该症状的证据

3. 无主要的食管动力障碍性疾病 **

4. 有反流事件诱发症状的证据，但 pH 或 pH- 阻抗监测显示食管酸暴露正常 †

* 诊断前症状出现至少 6 个月，近 3 个月符合以上诊断标准，且症状出现频度为至少每周 2 日

** 指贲门失弛缓症／食管胃连接部流出道梗阻、弥漫性食管痉挛、胡桃夹食管、蠕动缺失

† 对抑酸治疗有效不排除此诊断

A4. 癔球症（globus）

诊断标准 * 必须包括以下所有条件：

1. 持续性或间断性的、非疼痛性的咽喉部哽噎感或异物感，体格检查、喉镜检查或内镜检查未发现结构性病变

　a. 感觉在餐间出现

　b. 无吞咽困难或吞咽疼痛

　c. 食管近端无胃黏膜异位

2. 无胃食管反流或嗜酸性粒细胞性食管炎导致该症状的证据

3. 无主要的食管动力障碍性疾病 **

* 诊断前症状出现至少 6 个月，近 3 个月符合以上诊断标准，且症状出现频度为至少每周 1 日

** 指贲门失弛缓症／食管胃连接部流出道梗阻、弥漫性食管痉挛、胡桃夹食管、蠕动缺失

A5. 功能性吞咽困难（functional dysphagia）

诊断标准 * 必须包括以下所有条件：

1. 固体和／或液体通过食管时有黏附、滞留或通过异常的感觉

2. 无食管黏膜或结构异常导致该症状的证据

3. 无胃食管反流或嗜酸性粒细胞性食管炎导致该症状的证据

4. 无主要的食管动力障碍性疾病 **

* 诊断前症状出现至少 6 个月，近 3 个月符合以上诊断标准，且症状出现频度为至少每周 1 日

** 指贲门失弛缓症／食管胃连接部流出道梗阻、弥漫性食管痉挛、胡桃夹食管、蠕动缺失

B. 胃十二指肠疾病

B1. 功能性消化不良 **（functional dyspepsia，FD）

诊断标准 *

1. 包括以下 1 项或多项：

　a. 餐后饱胀不适

　b. 早饱不适感

　c. 中上腹痛 #

d. 中上腹烧灼不适

和

2. 无可以解释上述症状的结构性疾病的证据（包括胃镜检查）

*诊断前症状出现至少 6 个月，近 3 个月符合以上诊断标准

**诊断 B1a. 餐后不适综合征和 / 或 B1b. 上腹痛综合征必须符合以上标准

(#英文原文为 bother some epigastric pain，意思是指令人不适的中上腹痛）

B1a. 餐后不适综合征（postpran dialdistress syndrome，PDS）

诊断标准*必须包括以下 1 项或 2 项，且至少每周 3 日：

1. 餐后饱胀不适（以致影响日常活动）

2. 早饱不适感（以致不能完成平常餐量的进食）

常规检查（包括胃镜检查）未发现可解释上述症状的器质性、系统性或代谢性疾病的证据

*诊断前症状出现至少 6 个月，近 3 个月符合以上诊断标准

支持诊断的条件：

1. 也可存在餐后中上腹痛或烧灼感、中上腹胀气、过度嗳气和恶心

2. 呕吐要考虑其他病症

3. 胃灼热不是消化不良的症状，但常与本病并存

4. 如症状在排便或排气后减轻，通常不应将其考虑为消化不良的症状

5. 其他个别消化症状或症状群（如胃食管反流病和 IBS 症状）可与 PDS 并存

B1b. 上腹痛综合征（epigastric pain syndrome，EPS）

诊断标准*必须包括以下 1 项或 2 项，且至少每周 1 日：

1. 中上腹痛#（以致影响日常活动）

2. 中上腹烧灼不适（以致影响日常活动）

常规检查（包括胃镜检查）未发现可解释上述症状的器质性、系统性或代谢性疾病的证据

*诊断前症状出现至少 6 个月，近 3 个月符合以上诊断标准

支持诊断的条件：

1. 疼痛可因进餐诱发或缓解，或者可发生在空腹

2. 也可存在餐后中上腹胀气、嗳气和恶心

3. 持续呕吐提示可能为其他病症

4. 胃灼热不是消化不良的症状，但常与本病并存

5. 疼痛不符合胆囊或奥迪括约肌功能障碍的诊断标准

6. 如症状在排便或排气后减轻，通常不应将其考虑为消化不良的症状

7. 其他消化症状（如胃食管反流病和 IBS 症状）可与 PDS 并存

(#英文原文为 bother some epigastric pain，意思是指令人不适的中上腹痛）

B2. 嗳气症（belching disorders）

诊断标准*：令人不适的嗳气（以致影响日常活动），源自食管或胃，症状超过每周 3 日

B2a. 过度胃上嗳气（源自食管）（excessive supragastric belching）

B2b. 过度胃嗳气（源自胃）（excessive gastric belching）

支持诊断的标准*：

1. 观察到频繁、反复的嗳气，支持胃上嗳气

2. 胃嗳气尚无明确的临床关联

3. 必要时需要进行腔内阻抗检测来区分胃上嗳气和胃嗳气

*诊断前症状出现至少 6 个月，近 3 个月符合以上诊断标准

B3. 恶心和呕吐症（nausea and vomiting disorders）

B3a. 慢性恶心呕吐综合征（chronic nausea and vomiting syndrome）

诊断标准*必须包括以下所有条件：

1. 令人不适的恶心（以致影响日常活动），出现至少每周 1 日，和 / 或呕吐发作每周 1 次或多次 / 周

2．不包括自行诱发的呕吐、进食障碍、反食或反刍

3．常规检查（包括胃镜检查）未发现可解释上述症状的器质性、系统性或代谢性疾病的证据

*诊断前症状出现至少6个月，近3个月符合以上诊断标准

B3b. 周期性呕吐综合征（cyclic vomiting syndrome，CVS）

诊断标准*必须包括以下所有条件：

1．有固定模式的发作性呕吐，呈急性发作，持续时间少于1周

2．最近1年内间断发作3次，近6个月至少发作2次、间隔至少1周

3．发作间歇期无呕吐，但可以存在其他的轻微症状

*诊断前症状出现至少6个月，近3个月符合以上诊断标准

支持诊断的标准：有偏头痛史或偏头痛家族史

B3c. 大麻素剧吐综合征（cannabinoid hyperemesis syndrome，CHS）

诊断标准*必须包括以下所有条件：

1．固定模式的呕吐发作，在发作形式、时间和频度上与周期性呕吐综合征（CVS）类似

2．在长时间使用大麻后发病

3．在坚持戒断使用大麻后，呕吐发作减轻

*诊断前症状出现至少6个月，近3个月符合以上诊断标准

支持诊断的标准：可能与病态的沐浴行为有关（长时间用热水泡澡或淋浴）

B4. 反刍综合征（rumination syndrome）

诊断标准*必须包括以下所有条件：

1．持续或反复发作地将刚咽下的食物反入口腔中，继之吐出或再咀嚼后咽下

2．反刍之前无干呕

*诊断前症状出现至少6个月，近3个月符合以上诊断标准

支持诊断的标准：

1．毫不费力的反食之前通常无恶心

2．反刍物含有可辨认的食物，无异味

3．反刍物变酸后发作趋于停止

C. 肠道疾病

C1. 肠易激综合征（irritable bowel syndrome，IBS）

诊断标准*：

反复发作的腹痛，近3个月内平均发作至少每周1日，伴有以下2项或2项以上：

1．与排便相关

2．伴有排便频率的改变

3．伴有粪便性状（外观）改变

*诊断前症状出现至少6个月，近3个月符合以上诊断标准

IBS 亚型诊断标准（图3-10-2和图3-10-3）

主导型的排便习惯是基于粪便性状，至少一次排便不正常的天数*

　　IBS 便秘型（IBS-C）：>1/4（25%）的排便为 Bristol 粪便性状1型或2型，且<1/4（25%）的排便为 Bristol 粪便性状6型或7型。在流行病学或临床工作中采用：患者报告的不正常排便通常为便秘（如 Bristol 粪便性状量表图中的1型或2型，见图3-10-2）。

　　IBS 腹泻型（IBS-D）：>1/4（25%）的排便为 Bristol 粪便性状6型或7型，且<1/4（25%）的排便为 Bristol 粪便性状1型或2型。在流行病学或临床工作中采用：患者报告的不正常排便通常为腹泻（如 Bristol 粪便性状量表图中的6型或7型，见图3-10-2）。

　　IBS 混合型（IBS-M）：>1/4（25%）的排便为 Bristol 粪便性状1型或2型，且>1/4（25%）的排便为 Bristol 粪便性状6型或7型。在流行病学或临床工作中采用：患者报告不正常排便通常为便秘和腹泻（参照 Bristol 粪便性状量表，在不正常排便中超过1/4为便秘、超过1/4为腹泻，见图3-10-2）。

　　IBS 不定型（IBS-U）：患者符合 IBS 的诊断标准，但其排便习惯无法准确归入以上3型中的任何一型，故

称之为不定型。在流行病学或临床工作中采用：患者报告的不正常排便（便秘和腹泻）为少见。

在临床药物试验中，建议 IBS 分型应基于至少 2 周的症状日记，以"25% 为尺度"。

*IBS 分型与排便习惯异常有关（IBS-C、IBS-D 和 IBS-M），评定患者时应停用针对排便异常的药物。

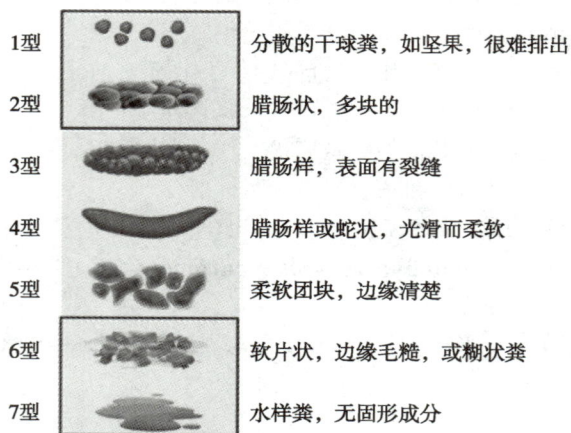

图 3-10-2　Bristol 粪便性状量表

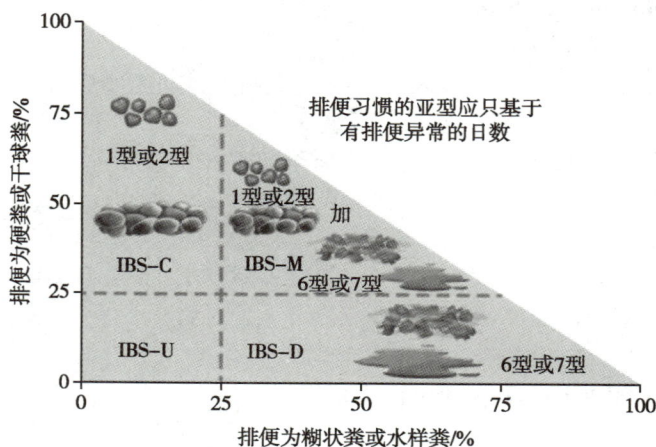

图 3-10-3　肠易激综合征亚型诊断标准

IBS-C. 便秘型肠易激综合征；IBS-M. 混合型肠易激综合征；
IBS-U. 未定型肠易激综合征；IBS-D. 腹泻型肠易激综合征。

C2. 功能性便秘（functional constipation，FC）

诊断标准 *：

1. 必须包括下列 2 项或 2 项以上 **：

a. 1/4（25%）以上的排便感到费力

b. 1/4（25%）以上的排便为干球粪或硬粪（Bristol 粪便性状量表 1～2 型）

c. 1/4（25%）以上的排便有不尽感

d. 1/4（25%）以上的排便有肛门直肠梗阻 / 堵塞感

e. 1/4（25%）以上的排便需要手法辅助（如用手指协助排便、盆底支持）

f. 每周自发排便少于 3 次

2. 不用泻剂时很少出现稀粪

3. 不符合 IBS 的诊断标准

* 诊断前症状出现至少 6 个月，近 3 个月符合以上诊断标准

** 以研究为目的时，如患者符合阿片引起的便秘（opioid-induced constipation，OIC）的诊断标准，就不应

诊断 FC，因为难以区分阿片的副作用和其他原因的便秘。但临床医师要注意 FC 和阿片引起的便秘二者可重叠

C3. 功能性腹泻(functional diarrhea)

诊断标准[*]：

25% 以上的排便为松散粪或水样粪[**]，且不伴有明显的腹痛或腹胀不适

[*] 诊断前症状出现至少 6 个月，近 3 个月符合以上诊断标准

[**] 应排除符合 IBS-D 诊断标准的患者

C4. 功能性腹胀 / 腹部膨胀(functional bloating/distension)

诊断标准[*] 必须包括下列 2 项：

1. 反复出现腹胀和 / 或腹部膨胀，症状出现平均至少为每周 1 日；腹胀和 / 或腹部膨胀较其他症状突出[**]

2. 不符合 IBS、功能性便秘、功能性腹泻或餐后不适综合征的诊断标准

[*] 诊断前症状出现至少 6 个月，近 3 个月符合以上诊断标准

[**] 腹胀可伴有轻度腹痛及轻微的排便异常

C5. 非特异性功能性肠病(unspecified functional bowel disorder)

诊断标准[*]：肠道症状不能归咎于器质性疾病，也不符合 IBS、功能性便秘、功能性腹泻、功能性腹胀 / 腹部膨胀的诊断标准

[*] 诊断前症状出现至少 6 个月，近 3 个月符合以上诊断标准

C6. 阿片引起的便秘(opioid-induced constipation , OIC)

诊断标准：

1. 在开始使用阿片、改变剂型或增加剂量过程中新出现的、加重的便秘症状，且必须包括下列 2 项或 2 项以上：

a. 1/4（25%）以上的排便感到费力

b. 1/4（25%）以上的排便为干球粪或硬粪（Bristol 粪便性状量表 1～2 型）

c. 1/4（25%）以上的排便有不尽感

d. 1/4（25%）以上的排便有肛门直肠梗阻 / 堵塞感

e. 1/4（25%）以上的排便需要手法辅助（如用手指协助排便、盆底支持）

f. 每周自发排便少于 3 次

2. 不用泻剂时很少出现稀粪

D. 中枢介导的胃肠道疼痛病

D1. 中枢介导的腹痛综合征[**](dentrally mediated abdominal pain syndrome , CAPS)

诊断标准[*] 必须包括下列所有条件：

1. 持续或近乎持续的腹痛

2. 与生理行为（如进餐、排便或月经）无关或偶尔有关[†]

3. 疼痛使日常活动的某些方面受限[††]

4. 疼痛不是伪装的

5. 腹痛不能用其他的结构性疾病、功能性胃肠病或其他的疾病情况来解释

[*] 诊断前症状出现至少 6 个月，近 3 个月符合以上诊断标准

[**] CAPS 与合并的心理社会问题有独特的相关性，但尚缺乏一个专门病名用于其诊断

[†] 能存在一定程度的胃肠功能紊乱

[††] 日常功能应包括工作、性生活、社会 / 消遣活动、家庭生活和自理或照顾他人能力的下降

D2. 麻醉剂肠道综合征 / 阿片引起的胃肠道痛觉过敏(narcoticbowelsyndrome/opioid-induced GI hyperalgesia)

诊断标准必须包括下列所有条件：

1. 慢性或频繁出现的腹痛[*]，急性大剂量或长期使用麻醉剂治疗

2. 疼痛的性质和强度不能用目前或此前诊断的胃肠疾病[**] 来解释

3．具备以下2项或2项以上：

a．沿用或逐渐加大麻醉剂的用量，疼痛不能完全缓解，甚至加重

b．减小麻醉剂用量时，疼痛明显加重；加至原剂量时疼痛改善［冲高回落效应（soar and crash）］

c．疼痛发作频率、持续时间和严重程度进行性加重

*必须多数天数出现疼痛

**患者可能有结构性疾病的诊断（如炎性肠病、慢性胰腺炎），但这些疾病的特点或活动性不足以解释患者的疼痛

E． 胆囊和奥迪括约肌疾病

E1．胆源性疼痛（ biliary pain ）

诊断标准：

疼痛位于中上腹和／或右上腹，并符合以下所有条件：

1．疼痛逐渐加重至稳定水平，持续30分钟或更长时间

2．发作间歇期不等（不是每日发作）

3．疼痛程度以致影响患者的日常活动或迫使患者急诊

4．与排便的相关性不明显（<20%）

5．改变体位或抑酸治疗疼痛无明显减轻（<20%）

支持诊断的标准：

疼痛可以伴有以下表现：

1．恶心和呕吐

2．放射至背部和／或右肩胛下区

3．半夜痛醒

E1a．胆囊功能障碍（ functional gallbladder disorder ）

诊断标准必须包括以下2项：

1．符合胆源性疼痛的诊断标准*

2．无胆囊结石或其他结构性疾病

支持标准：

1．胆囊核素显像显示胆囊排空指数低

2．转氨酶、直接胆红素和淀粉酶／脂肪酶正常

*胆源性疼痛的诊断标准：见E1

E1b．胆管奥迪括约肌功能障碍（ functional biliary sphincter of Oddi disorder ）

诊断标准必须包括以下所有条件：

1．符合胆源性疼痛的诊断标准*

2．转氨酶升高或胆管扩张，但非同时存在

3．无胆管结石或其他结构性异常

支持标准：

1．淀粉酶／脂肪酶正常

2．奥迪括约肌压力测定异常

3．肝胆核素显像异常

*胆源性疼痛的诊断标准：见E1

E2．胰管奥迪括约肌功能障碍（ functional pancreatic sphincter of Oddi disorder ）

诊断标准必须包括以下所有条件：

1．有记录的反复发作的胰腺炎［典型疼痛伴淀粉酶或脂肪酶升高>正常值3倍和／或急性胰腺炎的影像学证据］

2．排除了其他病因的胰腺炎

3．超声内镜检查阴性

4．括约肌压力测定异常

F. 肛门直肠疾病

F1. 大便失禁（fecal incontinence）

诊断标准*：年龄至少 4 岁，反复发生不能控制的粪质排出

*近 3 个月符合以上诊断标准。以研究为目的时，症状出现至少 6 个月，近期 2～4 次，超过 4 周

F2. 功能性肛门直肠疼痛（functional anorectal pain）

F2a. 肛提肌综合征（levator ani syndrome）

诊断标准*必须包括以下所有条件：

1. 慢性或复发性直肠疼痛或隐痛

2. 发作持续 30 分钟或更长时间

3. 牵拉耻骨直肠肌时有触痛

4. 排除其他原因导致的直肠疼痛，如炎性肠病、肌间脓肿、肛裂、血栓性痔、前列腺炎、尾骨痛和明显的盆底结构性改变

*诊断前症状出现至少 6 个月，近 3 个月符合以上诊断标准

F2b. 非特异性功能性肛门直肠疼痛（unspecified functional anorectal pain）

诊断标准*：症状符合肛提肌综合征的诊断标准，向后牵拉耻骨直肠肌时无触痛

*诊断前症状出现至少 6 个月，近 3 个月符合以上诊断标准

F2c. 痉挛性肛门直肠疼痛（proctalgia fugax）

诊断标准*必须包括以下所有条件：

1. 反复发作的位于直肠部的疼痛，与排便无关

2. 发作持续数秒至数分钟，最长时间 30 分钟

3. 发作间歇期无肛门直肠疼痛

4. 排除其他原因导致的直肠疼痛，如炎性肠病、肌间脓肿、肛裂性痔、前列腺炎、尾骨痛和明显的盆底结构性改变

*以研究为目时，诊断前症状出现至少 6 个月，近 3 个月符合以上诊断标准

F3. 功能性排便障碍（functional defecation disorders，FDD）

诊断标准*必须符合以下所有条件：

1. 患者必须符合功能性便秘和 / 或便秘型 IBS 的诊断标准

2. 在反复试图排便过程中，经以下 3 项检查中的 2 项证实有特征性排出功能下降：

a. 球囊逼出试验异常

b. 压力测定或肛周体表肌电图检查显示肛门直肠排便模式异常

c. 影像学检查显示直肠排空下降

*诊断前症状出现至少 6 个月，近 3 个月符合以上诊断标准

符合 FDD 诊断标准的患者进一步分为 F3a 和 F3b

F3a. 排便推进力不足（inadequate defecatory propulsion）

诊断标准*：压力测定显示直肠推进力不足，伴或不伴肛门括约肌和 / 或盆底肌不协调性收缩**

*诊断前症状出现至少 6 个月，近 3 个月符合以上诊断标准

**该检查标准应采用年龄和性别相应的正常值

F3b. 不协调性排便（dyssynergic defecation）

诊断标准*：肛周体表肌电图或压力测定显示在试图排便过程中，盆底不协调性收缩，但有足够的推进力**

*诊断前症状出现至少 6 个月，近 3 个月符合以上诊断标准

**检查标准应采用年龄和性别相应的正常值

G. 儿童功能性胃肠病：婴儿 / 幼儿

G1. 婴儿反食（infant regurgitation）

诊断标准：

3 周～12 月龄健康的婴儿，必须包括以下 2 项：

1. 反胃每日 2 次或更多次,持续至少 3 周

2. 无干呕、呕血、吸入性肺炎、睡眠呼吸暂停、发育障碍、喂养或吞咽困难,或异常体态

G2. 反刍综合征(rumination syndrome)

诊断标准必须包括以下所有条件,且至少持续 2 个月:

1. 腹肌、膈肌和舌肌的反复收缩

2. 不费力地将胃内容物反入口腔,或吐出,或再咀嚼后咽下

3. 具备以下 3 项或 3 项以上:

a. 发病年龄在 3~8 月龄

b. 按胃食管反流病和反食治疗无效

c. 不伴有痛苦的征象

d. 睡眠中和当婴幼儿与周围人交流时不发生反刍

G3. 周期性呕吐综合征(cyclic vomiting syndrome,CVS)

诊断标准必须包括以下所有条件:

1. 6 个月内有 2 次或 2 次以上阵发性不停地呕吐,伴或不伴干呕,持续数小时至数日

2. 每位患儿有固定的发作模式

3. 发作间隔数周至数月,发作间期可恢复至基线健康状态

G4. 婴儿腹绞痛(infant colic)

诊断标准:

以临床为目的,必须包括以下所有条件:

1. 症状开始和停止时婴儿小于 5 月龄

2. 婴儿无明显诱因反复出现的长时间哭闹、烦躁,或易激惹,看护人无法预防或安抚婴儿

3. 无生长发育受限、发热或病态的证据

"烦躁(fussing)"是指间断地发出难受的声音,属于婴儿"行为",它不完全等同于哭闹,也不是醒着舒适的样子。婴儿经常在哭闹和烦躁之间波动,因此,在实际工作中,难以区分这两个症状。

以临床研究为目的,婴儿腹绞痛的诊断必须符合以上标准,并同时包括以下 2 项:

1. 在研究者或临床人员进行的为期 7 日的电话或面对面访视中,看护人反映婴儿至少 3 日有哭闹或烦躁,且≥3h/d

2. 在筛选的婴儿中,至少有 1 次前瞻性 24 小时行为日记证实婴儿 24 小时哭闹加烦躁的时间≥3 小时

G5. 功能性腹泻(functional diarrhea)

诊断标准必须包括以下所有条件:

1. 反复出现无痛性排便,每日 4 次或 4 次以上,为大量不成形粪便

2. 症状持续 4 周以上

3. 发病年龄在 6 月龄~5 岁

4. 若热量摄入足够,不会引起生长发育障碍

G6. 婴儿排便困难(infant dyschezia)

诊断标准:

小于 9 月龄婴儿,必须包括以下 2 项:

1. 在成功排出软便或排便不成功前,排便用力和哭闹至少 10 分钟

2. 无其他健康问题

G7. 功能性便秘(functional constipation,FC)

诊断标准:

小于 4 岁婴幼儿,在 1 个月内必须包括以下至少 2 项:

1. 排便次数为每周 2 次或更少

2. 有粪便过度潴留史

3. 有排便疼痛或排干硬粪便史

4. 有排粗大粪便史

5. 直肠中存在大团粪块

学会如厕排便的儿童，可采用以下额外标准：

6. 在学会如厕排便后，出现大便失禁至少每周 1 次

7. 有排粗大粪便史，甚至可造成厕所堵塞

H. 儿童功能性胃肠病：儿童／青少年

H1. 功能性恶心和呕吐病（functional nausea and vomiting disorders）

H1a. 周期性呕吐综合征（cyclic vomiting syndrome，CVS）

诊断标准必须包括以下所有条件：

1. 6 个月内发作有 2 次或 2 次以上剧烈的、持续恶心和阵发性呕吐，持续数小时至数日

2. 每位患者有固定的发作模式

3. 发作间隔数周至数月，发作间期可恢复至基线健康状态

4. 经适度的评估，症状不能归咎于其他疾病情况

H1b. 功能性恶心和功能性呕吐（functional nausea and functional vomiting）

H1b1. 功能性恶心（functional nausea）

诊断标准[*]必须包括以下所有条件：

1. 以令人不适的恶心为主要症状，出现至少每周 2 次，通常与进食无关

2. 不总是伴随呕吐

3. 经适度的评估，恶心不能完全用其他疾病情况来解释

[*]诊断前至少 2 个月符合以上标准

H1b2. 功能性呕吐（functional vomiting）

诊断标准[*]必须包括以下所有条件：

1. 呕吐发作平均至少每周 1 次

2. 无自行诱发的呕吐，不符合进食障碍或反刍的诊断标准

3. 经适度的评估，呕吐不能完全用其他疾病情况来解释

[*]诊断前至少 2 个月符合以上标准

H1c. 反刍综合征（rumination syndrome）

诊断标准[*]必须包括以下所有条件：

1. 反复反刍，再咀嚼或吐出，且为：

a. 进食后即发生

b. 睡眠中无症状

2. 反刍前无干呕

3. 经适度的评估，症状不能完全用其他疾病情况来解释；应排除进食障碍

[*]诊断前至少 2 个月符合以上标准

H1d. 吞气症（aerophagia）

诊断标准[*]必须包括以下所有条件：

1. 过度的吞气动作

2. 由于胃肠道气体增加导致的腹部膨胀，日间明显

3. 反复嗳气和／或排气增加

4. 经适度的评估，症状不能完全用其他疾病情况来解释

[*]诊断前至少 2 个月符合以上标准

H2. 功能性腹痛病（functional abdominal pain disorders）

H2a. 功能性消化不良（functional dyspepsia，FD）

诊断标准：

诊断前症状出现至少 2 个月，必须包括以下令人不适症状中的 1 条或更多条，至少每月 4 次：

1. 餐后饱胀

2. 早饱感

3. 上腹痛或烧灼感，与排便无关

4. 经适度的评估，症状不能完全用其他疾病情况来解释

对 FD，现采用以下分型：

H2a1. 餐后不适综合征（postprandial distress syndrome，PDS）

包括餐后饱胀不适或早饱感，以致不能完成平常餐量的进食。支持诊断的条件包括中上腹胀气、餐后恶心，或过度嗳气

H2a2. 上腹痛综合征（epigastric pain syndrome，EPS）

包括以下所有条件：令人不适（以致影响正常活动）的中上腹疼痛或烧灼感，疼痛不广泛，也不放射至腹部其他区域或胸部，在排便或排气后无减轻。支持诊断的条件包括：①烧灼样疼痛，但不出现在胸骨后部位；②常因进餐诱发或缓解，或者但也可发生在空腹时

H2b. 肠易激综合征（irritable bowel syndrome，IBS）

诊断标准*必须同时包括以下所有条件：

1. 腹部疼痛，至少每月 4 次，伴有以下 1 项或更多项：

a. 与排便相关

b. 排便频率的改变

c. 粪便性状（外观）的改变

2. 在有腹痛和便秘的患儿，便秘缓解后腹痛无减轻（疼痛随便秘减轻的患儿属于功能性便秘，而非IBS）

3. 经适度的评估，症状不能完全用其他疾病情况来解释

*诊断前至少 2 个月符合以上标准

H2c. 腹型偏头痛（abdominal migraine）

诊断标准*：

发作至少 2 次，且必须包括以下所有条件：

1. 急性发作性剧烈的脐周、腹中线或弥漫性疼痛，持续 1 小时或更长时间（指最重且令人痛苦的症状）

2. 发作间隔数周至数月

3. 疼痛影响正常活动，甚至使患儿丧失活动能力

4. 每位患者有固定的发作模式和症状

5. 疼痛可伴随以下 2 种或者多种症状：

a. 厌食

b. 恶心

c. 呕吐

d. 头痛

e. 畏光

f. 面色苍白

6. 经适度的评估，症状不能完全用其他疾病情况来解释

*诊断前至少 6 个月符合以上标准

H2d. 功能性腹痛 - 非其他特指（functional abdominal pain-not otherwise specified）

诊断标准*发作至少每月 4 次，必须包括以下所有条件：

1. 发作性或者持续性腹痛，不只是在生理情况下发作（如进食、月经期）

2. 不符合 IBS、功能性消化不良，或腹型偏头痛的诊断标准

3. 经适度的评估，症状不能完全用其他疾病情况来解释

*诊断前至少 2 个月符合以上标准

H3. 功能性排便障碍（functional defecation disorders）

H3a. 功能性便秘（functional constipation，FC）

诊断标准*：必须包括以下 2 项或 2 项以上，症状出现至少每周 1 次，持续至少 1 个月，不符合 IBS 的诊断标准。

1．年龄至少 4 岁的儿童，排便次数为每周 2 次或更少

2．大便失禁至少每周 1 次

3．有粪便潴留的被动姿势或过度忍受粪便潴留的病史

4．有排便疼痛或排干硬粪便的病史

5．直肠中存在大团粪块

6．有排粗大粪便史，甚至可造成厕所堵塞

7．经适度的评估，症状不能完全用其他疾病情况来解释

*诊断前至少 2 个月符合上述标准

H3b. 非潴留性大便失禁（nonretentive fecal incontinence）

诊断标准：

年龄至少 4 岁，病史至少 1 个月，必须包括以下所有条件：

1．在不适当的公共场所排便

2．无粪便潴留的证据

3．经适度的评估，大便失禁不能完全用其他疾病情况来解释

（陈旻湖）

第十一章　慢性病毒性肝炎

　　慢性病毒性肝炎一般是指病毒性肝炎病程持续半年以上者。到目前为止，病毒性肝炎主要为分为甲、乙、丙、丁、戊5型。其中甲型和戊型肝炎病毒经消化道即粪-口途径传播，在免疫功能正常的个体只引起急性肝炎；乙型、丙型和丁型肝炎病毒均经血液途径传播，既可引起急性肝炎又可引起慢性肝炎。临床上需要进行抗病毒治疗的主要是慢性乙型肝炎和慢性丙型肝炎。

【病例导引】

　　患者，男性，39岁。
　　主诉：轻微乏力20余年，食欲降低伴尿黄1年。
　　现病史：20余年前无明显诱因出现轻微乏力伴腹胀，偶伴恶心、无呕吐，食欲尚可。1年前出现食欲轻度降低、尿微黄，查HBsAg阳性，转氨酶轻度升高，未予系统诊治。现查HBsAg、HBeAg、抗-HBc阳性，HBV-DNA $3.2×10^7$U/ml；丙氨酸转氨酶150U/L，天冬氨酸转氨酶120U/L，总胆红素60μmol/L，白蛋白40g/L；血常规示血红蛋白120g/L，白细胞计数 $4.0×10^9$/L，血小板计数 $120×10^9$/L；腹部超声显示肝脏大小尚正常，但回声明显增粗，门静脉不宽、脾脏不厚。否认乙肝家族史。

【诊断路径】

　　根据患者的病程长短及实验室检查结果可作出慢性病毒性肝炎的诊断，见图3-11-1。

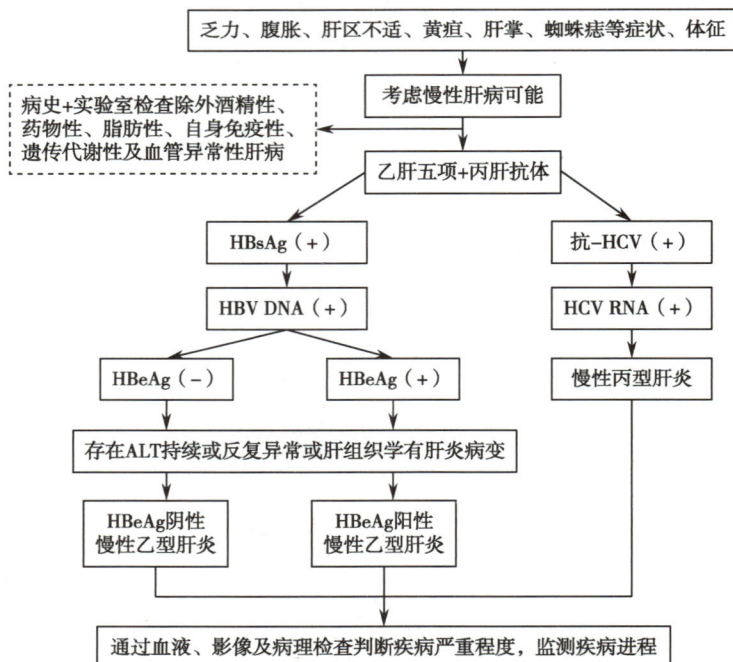

图3-11-1　慢性肝炎诊断思路
HBsAg. 乙型肝炎表面抗原；HBeAg. 乙型肝炎e抗原；HBV. 乙肝病毒；HCV. 丙肝病毒；ALT. 丙氨酸转氨酶。

【思路解析】

知识点

慢性病毒性肝炎临床表现

慢性病毒性肝炎可表现为：①乏力、全身不适；②食欲缺乏、恶心、厌油、腹胀等；③肝区不适或疼痛；④肝脾大；⑤皮肤、巩膜黄染，肝掌、蜘蛛痣等。此外，还可出现男性乳腺发育、性功能减退，女性月经不规则及不孕等。

但值得注意的是，部分慢性乙型、丙型肝炎患者可无任何症状，因此早期很难发现。另外，慢性丙型肝炎可有多系统肝外表现，如血液系统疾病（如混合冷球蛋白血症等）、自身免疫性疾病（如甲状腺炎）、肾脏疾病（如膜增生性肾炎）、皮肤病（如迟发性皮肤卟啉症）、内分泌系统疾病（如 2 型糖尿病）等。

【思路解析】

1. 有乏力、食欲缺乏、腹胀、尿黄、巩膜黄染等非特异性临床表现，应考虑肝炎的可能。

2. 以转氨酶升高为主的肝功能异常，HBsAg、HBeAg、抗 -HBc 阳性，HBV-DNA>10^7U/ml，且病史超过 6 个月，符合慢性乙型肝炎的诊断。

知识点

乙型肝炎血清学检测和各项指标所代表的意义

- 包括 HBsAg、抗 -HBs、HBeAg、抗 -HBe、抗 -HBc 和抗 -HBc IgM。
- HBsAg 阳性表示 HBV 感染；抗 -HBs 为保护性抗体，其阳性表示对 HBV 有免疫力，见于乙型肝炎康复及接种乙型肝炎疫苗者；HBeAg 阳性可作为 HBV 复制和传染性高的指标；抗 -HBe 阳性一般提示 HBV 复制水平低（但有前 C 区突变者，仍可有病毒复制和肝炎活动）；抗 -HBc IgM 阳性提示乙型肝炎急性期或者慢性乙型肝炎急性发作；抗 -HBc 总抗体主要是抗 -HBc IgG 阳性，表示感染过 HBV。

丙型肝炎血清学检测和各项指标所代表的意义

- 包括抗 -HCV、HCV-RNA 和 HCV 核心抗原。
- 抗 -HCV 阳性说明人体感染了 HCV，但不是保护性抗体，也不代表病毒血症。在 HCV 急性感染早期或免疫抑制的个体，血清 HCV-RNA 阳性，抗 -HCV 可以阴性。在慢性期，二者均阳性。在 HCV 清除后，抗 -HCV 仍可持续很多年。
- HCV 核心抗原阳性与 HCV-RNA 阳性有较好的相关性，在缺乏 HCV-RNA 检测条件时，可考虑进行 HCV 核心抗原的检测，用于慢性 HCV 感染者的实验室诊断。

3. 通过问诊、体格检查及实验室检查了解以下问题：
（1）了解 HBV 感染途径：本例无乙肝家族史及输血史等，感染途径不明。

知识点

HBV 及 HCV 主要的传播途径

HBV 及 HCV 是血源传播性病毒，主要的传播途径如下：

1. 母婴传播　是我国慢性 HBV 感染的重要途径，也可见于 HCV 感染。可通过宫内、围产期传播和出生后水平传播，以围产期传播为主，因新生儿皮肤或黏膜破损接触母血、羊水或阴道分泌物而传染。分娩后传播主要由于母婴间密切接触。随着乙型肝炎疫苗联合乙型肝炎免疫球蛋白（HBIG）的应用，母婴传播率已降低到 5%～10%。

2．经破损的皮肤、黏膜传播　由于血液中 HBV 含量很高，微量的污染血进入人体即可造成感染。也是 HCV 主要传播方式之一，主要发生于使用未经严格消毒的医疗器械、注射器、侵入性操作和手术，以及注射毒品等。其他如修足、文身、扎耳环孔、共用剃须刀和牙刷等也可传播。

3．经输血和血制品传播　由于对献血员实施严格的 HBsAg、抗 -HCV 筛查，经输血或血液制品引起的 HBV 感染已较少发生。

4．性传播　HBV、HCV 可以经性接触传播。与 HBV、HCV 感染者性接触，特别是有多个性伴侣者，其感染危险性较高。

5．其他不明传播途径　接吻、拥抱、喷嚏、咳嗽、食物、饮水、共用餐具和水杯，以及无皮肤破损、无血液暴露的其他接触，一般不会传播 HBV 和 HCV。

（2）通过病毒血清学检查了解病毒复制情况。
（3）通过相关血液生化、影像学检查，必要时行病理学检查评估疾病的严重程度。

知识点

慢性乙型肝炎的诊断要点

1．急性乙肝病程超过半年仍有 HBsAg 阳性及肝功能试验异常。
2．原有 HBsAg 长期携带史，目前出现肝炎症状、体征及肝功能异常。
3．发病日期不明确或无肝炎病史，但根据症状、体征和实验室及影像学、肝组织病理学检查结果综合分析符合慢性肝炎表现。

慢性丙型肝炎的诊断要点

1．急性丙型肝炎超过半年仍抗 -HCV 阳性、HCV-RNA 阳性及血清转氨酶丙氨酸转氨酶（alanine aminotransferase，ALT）、天冬氨酸转氨酶（aspartate aminotransferase，AST）轻到中度升高。
2．抗 -HCV 阳性，HCV-RNA 阳性，但发病日期不明确或无肝炎病史，根据慢性肝炎的症状、体征和实验室及影像学、肝组织病理学检查结果综合分析符合慢性肝炎表现。

【诊断总结】　确定慢性乙型肝炎后，应遵循图 3-11-1 完善其诊断的内容。

一般诊断要求：　　　　　　　　　　　　　本章病例诊断：
　慢性乙型肝炎　　　　　　　　　　　　　　慢性乙型肝炎
　并发症？

【治疗】

一、慢性乙型肝炎

（一）抗病毒治疗一般适应证

1．一般适应证
（1）HBV-DNA 水平：HBeAg 阳性患者，HBV-DNA≥$2×10^4$U/ml；HBeAg 阴性患者，HBV-DNA≥$2×10^3$U/ml。
（2）ALT 水平：一般要求 ALT 持续升高≥2×ULN（健康人群高限）；如用干扰素治疗，ALT 应≤10×ULN。
2．对持续 HBV-DNA 阳性、达不到上述治疗标准，但有以下情形之一者，疾病进展风险较大，可考虑给予抗病毒治疗：
（1）ALT 处于（1～2）×ULN，特别是年龄大于 30 岁者，肝活检或纤维化无创检测提示肝脏炎症坏死≥G2/ 纤维化分期≥S2。

（2）ALT<1×ULN，但年龄大于 30 岁且有肝细胞癌（HCC）或肝硬化家族史者，肝活检或纤维化无创检测提示肝脏炎症坏死≥G2/ 纤维化分期≥S2。

（3）存在肝硬化的客观依据（如组织学、影像学、肝脏硬度测定、内镜检查及血液学指标，以及出现腹水、食管 - 胃底静脉曲张破裂出血及肝性脑病等失代偿期表现）时，无论 ALT 处于什么水平，只要 HBV-DNA 阳性，均建议积极抗病毒治疗。

（二）慢性乙型肝炎的抗病毒治疗方案

抗病毒治疗的目的是抑制病毒复制，减轻肝组织炎症坏死及纤维化，减少或延缓肝硬化、肝衰竭和肝细胞癌的发生，延长存活时间，提高生活质量。目前国内外治疗乙型肝炎的药物主要包括干扰素类和核苷（酸）类似物。

1. 干扰素类　具有抗病毒和免疫调节双重机制，疗程固定、疗效比较持久；但需要注射给药、不良反应明显，不适用于失代偿期肝硬化及接受免疫抑制治疗患者。

聚乙二醇化干扰素（Peg-IFN）：Peg-IFN-α-2a 成人推荐治疗剂量180μg，每周 1 次，皮下注射，疗程 48 周；Peg-IFN-α-2b 推荐治疗剂量为 1.5μg/kg，每周 1 次，皮下注射，疗程 48 周（可根据患者耐受情况适当调整剂量）。推荐根据 HBV-DNA 及 HBsAg 定量水平的变化采取个体化疗程。

（1）不良反应及处理：IFN-α 导致的不良反应，包括流感样症状、骨髓抑制、抑郁等精神神经症状、自身免疫、甲状腺功能减退等，其中大部分为轻度或自限性，极少数为严重不良反应，应引起重视，给予对症处理或者停药。

（2）治疗监测

①血常规：使用开始治疗后的第 1 个月，应每 1～2 周检查 1 次，以后每月检查 1 次，直至治疗结束。

②生化学指标：包括 ALT、AST 等，治疗开始后每月 1 次，连续 3 次，以后随病情改善可每 3 个月 1 次。

③病毒学标志：治疗开始后每 3 个月检测 1 次 HBsAg、HBeAg、抗 -HBe 和 HBV-DNA。

④其他：3 个月检测 1 次甲状腺功能、血糖和尿常规等指标；如治疗前就已存在甲状腺功能异常，则应每月检查甲状腺功能。

⑤定期评估精神状态，尤其是对有明显抑郁症和有自杀倾向的患者，应立即停药并密切监护。

2. 核苷（酸）类似物　靶向于 HBV 的聚合酶区，抑制病毒复制，服用方便，抗病毒活性强，无明显不良反应，且可用于失代偿期肝病患者和其他特殊人群；但血清转换率较低，疗程长且不固定，可产生耐药性。目前，国内外已批准的包括拉米夫定（lamivudine，LAM）、阿德福韦酯（adefovir dipivoxil，ADV）、恩替卡韦（entecavir，ETV）、替比夫定（telbivudine，LdT）、替诺福韦酯（tenofovir dipiovxil，TDF）及丙酚替诺福韦（tenofovir alafenamide fumarate，TAF）。其中，国内外指南优先推荐的药物包括 ETV、TDF 和 TAF。

（1）核苷（酸）类似物的疗程：HBeAg 阳性患者，在达到 HBV-DNA 低于检测下限、ALT 复常、HBeAg 血清学转换后，再巩固治疗至少 3 年（每隔 6 个月复查 1 次）仍保持不变，且总疗程建议至少 4 年，可考虑停药，但延长疗程可减少复发。HBeAg 阴性患者，建议达到 HBsAg 消失且 HBV-DNA 检测不到，再巩固治疗 1 年半（经过至少 3 次复查，每次间隔 6 个月）仍保持不变时，可考虑停药。

（2）核苷（酸）类似物治疗过程中的监测：①每 3 个月检测 1 次生化学指标、HBV-DNA；②每 6 个月检测 1 次血常规、乙肝五项、甲胎蛋白、腹部超声及肝硬度测定值（LSM）等；③其余检测根据既往病情及用药情况决定。

（3）耐药的预防与处理：国内所指南均推荐应正确掌握抗病毒治疗适应证，应选择高耐药屏障的药物（如 ETV、TDF 或 TAF）作为初始治疗方案，以减少耐药的发生。对已发生 LAM、LdT、ETV 耐药变异者可改为 TDF 或 TAF 治疗；反之，对于已发生 ADV 或 TDF 耐药变异者，加用 ETV 仍有效。

（4）治疗结束后的监测：不论有无应答，停药后 6 个月内每 2 个月检测 1 次，以后每 3～6 个月检测 1 次 ALT、AST、HBV 血清标志和 HBV-DNA。如随访中有病情变化，应缩短检测间隔。对所有慢性乙型肝炎特别是肝硬化患者，应每 6 个月一次检查肝脏超声和血清甲胎蛋白。对肝硬化患者首次内镜检查发现有静脉曲张者，每年复查；首次内镜检查无静脉曲张者，应每 2 年复查。

二、慢性丙型肝炎的治疗

（一）抗病毒治疗指征

只有血清 HCV-RNA 阳性的丙型肝炎患者才需要抗病毒治疗。单纯抗 -HCV 阳性而 HCV-RNA 阴性者，可判断为既往 HCV 感染者，不需要抗病毒治疗。

（二）慢性丙型肝炎治疗方案

传统的药物包括 Peg-IFN-α 和利巴韦林，经过规范的联合方案治疗 6～12 个月，60%～70% 的患者可以获得持久病毒学应答；此方案不良反应较多、耐受性较差，有其绝对和相对禁忌证。目前，国内外指南均推荐应用口服小分子直接抗病毒药物（direct-acting antiviral agents，DAAs）治疗，主要包括 NS3/NS4 蛋白酶抑制剂、NS5A 抑制剂，以及 NS5B 聚合酶抑制剂。经过 3～6 个月的 DAAs 治疗 90%～95% 以上的患者可以获得持久病毒学应答，而且副作用少、耐受性好。

1. HCV 基因 1a 型的治疗方案

（1）索磷布韦（sofosbuvir）400mg，联合雷迪帕韦（ledipasvir）90mg，每日 1 次。无肝硬化者疗程 8 周，有肝硬化者疗程 12 周。

（2）艾尔巴韦（elbasvir）50mg/ 格拉瑞韦（grazoprevir）100mg，每日 1 次，疗程 12 周（基线 HCV-RNA>8×10⁵U/ml 时不推荐该方案）。索磷布韦 400mg，联合西美瑞韦（simeprevir）150mg，每日 1 次。无肝硬化者疗程 8 周，有肝硬化者疗程 12 周。

2. HCV 基因 1b 型的治疗方案

（1）索磷布韦 400mg，联合雷迪帕韦 90mg，每日 1 次。无肝硬化者疗程 8 周，有肝硬化者疗程 12 周。

（2）艾尔巴韦 50mg/ 格拉瑞韦 100mg，每日 1 次，无肝硬化或代偿期肝硬化疗程 12 周，肝纤维化 F0～F2 疗程 8 周。

（3）奥比帕利片（ombitasvir，paritaprevir and ritonavir tablets），每片含奥比他韦（ombitasvir）12.5mg、帕立瑞韦（paritaprevir）75mg 和利托那韦（ritonavir）50mg），2 片 / 次，每日 1 次；联合达塞布韦（dasabuvir）250mg，1 片 / 次，每日 1 次，无肝硬化或代偿期肝硬化疗程 12 周，肝纤维化 F0～F2 疗程 8 周。

3. HCV 基因 4～6 型　索磷布韦 400mg，联合雷迪帕韦 90mg，每日 1 次。无肝硬化者疗程 8 周，有肝硬化者疗程 12 周。其中，4 型也可艾尔巴韦 50mg/ 格拉瑞韦 100mg，每日 1 次，疗程 12 周（基线 HCV-RNA>8×10⁵U/ml 时不推荐该方案）。

4. HCV 基因 1～6 型采用全基因型方案简化治疗

（1）索磷布韦 400mg 与维帕他韦（velpatasvir）100mg 复合制剂，每日 1 次，疗程 12 周。

（2）格卡瑞韦（glecaprevir）300mg/ 哌仑他韦（pibrentasvir）120mg，每日 1 次，无肝硬化疗程 8 周，代偿期肝硬化 12 周。

（3）索磷布韦 400mg，每日 1 次，联合达拉他韦（daclatasvir）60mg，每日 1 次，疗程 12～24 周。

（三）特殊丙型肝炎患者的治疗及注意事项

1. 对于急性丙型肝炎，可以立即开始治疗，或观察 12 周 HCV-RNA 仍未转阴时再开始治疗。国外共识认为 DAAs 方案更安全、更有效，建议有条件者及时采用。

2. 合并 HBV 感染者，如果 HBsAg 阳性和 HBV-DNA 阳性，应同时开始抗 HBV 治疗。如果 HBsAg 阳性 HBV-DNA 检测不到，可立即开始抗 HBV 治疗，也可密切监测 HBV-DNA 和肝脏生化指标，发现 HBV 激活后开始抗 HBV 治疗。对于 HBsAg 阴性但抗 -HBc 阳性，也应密切监测肝脏生化指标和 HBV-DNA，以及时发现 DAAs 可能导致的 HBV 激活，并给予抗 HBV 治疗。

3. 酗酒及吸毒者，慢性酒精中毒及吸毒可能促进 HCV 复制，加剧肝损害，从而加速发展为肝硬化甚至肝细胞癌的进程。因此，治疗丙型肝炎应同时戒酒及戒毒。

4. 合并肾功能不全者，如果估测的肾小球滤过率（eGFR）<30ml/（min·1.73m²），应尽量避免应用索磷布韦。

5. 对于失代偿期肝硬化，应尽量避免含有蛋白酶抑制剂的方案。

6. 和其他药物的相互作用，请参考有关指南和英国利物浦大学肝病药物相互作用的专门网站。

（四）直接抗病毒药物（DAAs）治疗中的监测

1. 应采用高灵敏度实时定量聚合酶链反应（PCR）试剂（检测下限≤15U/ml），在治疗基线、第 4 周、12 周与治疗结束时，以及治疗结束后 12 或 24 周时检测 HCV-RNA；同时检测肝脏生化、肾功能（尤其是服用索磷布韦者）及血常规等安全性指标。

2. 对于接受利托那韦 / 帕立瑞韦 / 奥比他韦、达塞布韦方案治疗的患者需监测胆红素。

3. 治疗期间应检测并发症药物的有效性和毒性，以及潜在药物间的相互作用。

4. 在获得持续病毒性应答（病毒学治愈）的人群，仍应至少每 6 个月检测血清甲胎蛋白及肝脏超声，因为发生肝细胞癌的风险并未完全消除（特别是治疗前已有肝硬化者）。

【乙肝和丙型肝炎的预防】

1. 疫苗预防　接种乙肝疫苗是预防 HBV 感染的最有效方法。乙肝疫苗的接种对象主要是新生儿，其次为婴幼儿和高危人群。乙肝疫苗全程接种共 3 针，按照 0、1、6 个月程序。对 HBsAg 阳性母亲的新生儿，应在出生后 24 小时内尽早注射乙型肝炎免疫球蛋白（HBIG），最好在出生后 12 小时，剂量 100U，同时在不同的部位接种 10μg 重组酵母乙肝疫苗，可显著阻断母婴传播。为预防母婴传播，高 HBV-DNA（2×10^5U/ml）孕妇可在妊娠晚期使用 TDF 治疗。对于未接受抗病毒治疗，以及在分娩时或分娩后早期停止抗病毒治疗的乙型肝炎孕妇，应在分娩后 6 个月内密切监测病毒学、血清学情况。目前尚无丙肝疫苗。

2. 严格执行《中华人民共和国献血法》，推行无偿献血。通过检测 HBsAg、抗 -HCV、ALT，严格筛选献血员。

3. 大力推广安全注射。医务人员应按照医院感染管理中标准防护的原则，在接触人的血液、体液、分泌物、排泄物时，均应戴手套，严格防止医源性传播。服务行业中的理发、刮脸、修脚、穿刺和文身等用具也应严格消毒，注意个人卫生，不共用剃须刀和牙具等用品。

4. 避免不安全的性行为。对性活跃期人群应进行正确的性教育，避免多个性伴侣和无防护的性行为。

（贾继东）

第十二章 肝 脓 肿

　　肝脓肿是病原体侵入肝脏之后形成的占位性感染灶，根据病原菌的不同，肝脓肿可分为细菌性肝脓肿和阿米巴肝脓肿。细菌性肝脓肿又称化脓性肝脓肿，一般是其他感染器官或组织的病原体通过不同途径侵入肝脏形成。阿米巴肝脓肿是肠道阿米巴感染的常见并发症，多见于溶组织内阿米巴流行地区。随着抗生素、抗阿米巴药物的应用及脓肿引流技术的广泛开展，肝脓肿的预后得到了很大改善，但是糖尿病、肿瘤性疾病发病率居高不下，经皮肿瘤消融、化疗栓塞等手术逐渐开展和增多，与这些易感因素相关的肝脓肿的诊断和治疗仍需引起重视。细菌性肝脓肿和阿米巴肝脓肿在病原体、发病机制、临床表现、诊疗方法等方面均有相似之处，但也有各自的特点，需要注意鉴别并全面掌握。

　　两种类型肝脓肿的病原体不同，侵犯肝脏的途径和机制也有所不同。肝脓肿临床主要症状为高热寒战、肝区疼痛、肝大伴压痛等。细菌性肝脓肿高热、寒战等毒血症表现相对更为明显，有时可伴随胸、肺部等器官感染相关的并发症，而阿米巴肝脓肿有时可有腹泻等阿米巴肠病的表现，并发症主要与阿米巴原虫随血源播散、继发性细菌感染及脓肿破溃等因素相关。诊断肝脓肿的主要影像学检查方法有腹部超声和CT，两种肝脓肿的影像学表现类似，但在脓肿的不同时期影像学表现有所不同。两种肝脓肿的实验室检查结果各有不同特点，需结合病史、临床表现及辅助检查结果综合分析后进行鉴别诊断。血培养、脓肿穿刺液培养可协助寻找病原学证据，并指导抗生素使用。脓腔引流、抗感染或抗阿米巴治疗及手术是肝脓肿治疗的主要方法，临床需要根据患者的具体病情针对性制订个体化治疗方案，同时需要注意基础疾病、伴发疾病的治疗及全身支持治疗。

　　肝脓肿是由于病原体通过不同途径进入肝脏而引起的。胆道系统病变引起胆道狭窄或梗阻，胆汁引流不畅引发胆道感染时，病原体可循胆管进入肝脏，这是细菌性肝脓肿形成的主要机制。肝脏的一个重要特征是有门静脉和肝动脉的双重血液供应，其中门静脉主要汇集来自消化道和胰腺的血流，因此容易受到各种细菌、寄生虫等病原体的侵袭，而全身或局部的感染引起菌血症时病原体也有可能循肝动脉而侵入肝脏。另外，肝脏毗邻器官较多，这些器官发生感染，以及肝脏外伤、手术时，病原体有时会直接侵犯肝脏，都会导致脓肿病灶形成。部分患者原发病灶或细菌入侵途径不明，称为隐源性肝脓肿。阿米巴肝脓肿是阿米巴感染后常见的肠外表现，主要是阿米巴滋养体通过门静脉循环进入肝脏形成的，滋养体也可以直接透过肠壁或经淋巴道侵入肝脏。肝脓肿的发生机制见图3-12-1。

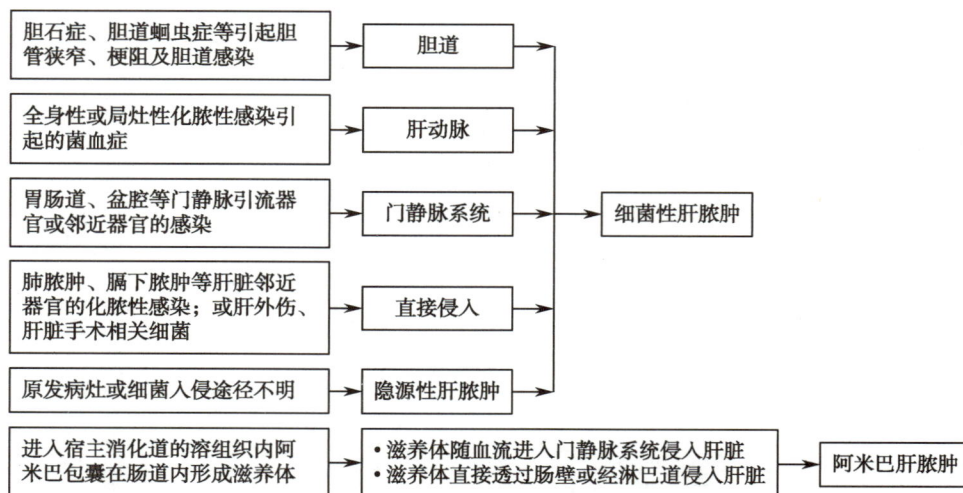

图 3-12-1　肝脓肿的发生机制

【病例导引】

患者,女性,63岁。

主诉:发热伴右上腹痛半月余。

现病史:患者半月余前无明显诱因开始出现发热,体温最高 38.5℃,伴右上腹阵发性钝痛,疼痛严重时有肩背部放射痛,无明显加重或缓解因素,症状发作无明显规律性,无寒战,无头痛,无咳嗽、咳痰。于当地医院给予"退热"等对症处理,效果欠佳。

4年余前因"胆囊结石"行"保胆取石术",术后恢复良好,平时无明显发热、腹痛等症状。

【诊断路径】

从患者发热、右上腹痛等症状,以及"胆囊结石""保胆取石术"病史入手,可循图 3-12-2 路径建立初步诊断。

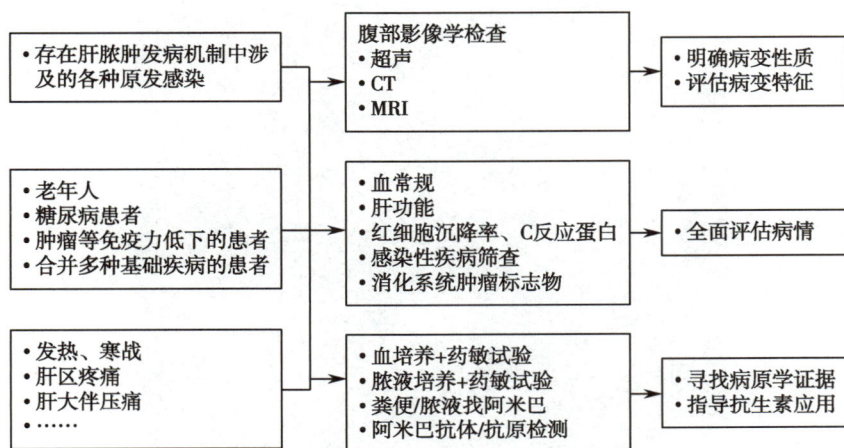

图 3-12-2 肝脓肿的诊断路径

【思路解析】

1. 患者为老年女性,既往有"胆囊结石""保胆取石术"病史,本次出现发热、右上腹痛,应考虑有肝脓肿的可能。

2. 为明确诊断,可首先进行腹部超声、腹部 CT 等影像学检查,影像学检查可以初步明确肝脓肿的性质,还可以评估病变位置、大小等特征,并同时显示肝胆系统结石、胆道狭窄等并发疾病,有助于下一步治疗方案的制订。影像学检查还可以帮助鉴别胆囊炎、胰腺炎、消化系统肿瘤,以及急腹症等可能引起发热、腹痛等症状的其他疾病,必要时应行增强 CT、腹部 MRI 等检查与肝癌、肝囊肿等其他肝脏占位性病变鉴别。

知识点

诊断肝脓肿常用的影像学检查及影像学特点

细菌性肝脓肿和阿米巴肝脓肿的影像学表现类似,但脓肿在不同时期有不同的影像学特点。

(1)腹部超声:超声检查无损伤,价格低,对肝脓肿诊断符合率高,可重复检查以判断疗效,还可以用于脓肿定位并指导穿刺引流。典型的肝脓肿显示为肝区呈边缘模糊的液性暗区,偶呈回声增强影。病变初期呈分布不均匀的低至中等回声,与周围组织有模糊且不规则的边界;随着病程进展,脓肿开始坏死液化,此时超声可见蜂窝状结构;液化范围逐渐扩大,超声可见较厚脓肿壁形成的回声增强带;脓液稀薄时,超声呈现大片无回声区或稀疏低回声,脓液黏稠且伴有脱落坏死组织时,超声可见不规则分

布的低回声，周围可有纤维组织包裹；部分肝脓肿可探及分层及气液平面；慢性肝脓肿时脓肿壁回声较强，有时可见钙化。

（2）腹部CT：与超声相比，腹部CT检查有一定辐射，但不受体位和肠道气体的影响，诊断准确率较高。肝脓肿CT表现：病变可单发或多发，单房或多房，密度均匀或不均匀，多数呈低密度，偶可见高密度，病变一般呈圆形或椭圆形，也可有其他不规则形状，边界较为清晰，脓腔内部有时可见气体影，脓肿壁可见围绕病灶边缘的环形高密度影。增强扫描后，脓肿可有轻至中度强化，强化不均匀，病灶内可出现多个较小的环状强化，但动脉期病灶周围肝组织明显强化。

（3）MRI：可对直径更小的肝脏小脓肿作出早期诊断，但检查时间长，花费较高，一般不作为肝脓肿的首选影像学检查方法，临床怀疑存在肝脓肿但腹部超声和CT均未见脓肿病灶时可选择MRI。

本病例中，患者就诊后接受了腹部CT检查，CT示：肝脏右叶见低密度影，大小约7.9×6.2cm，边界清晰，病灶内似见分隔（图3-12-3）。

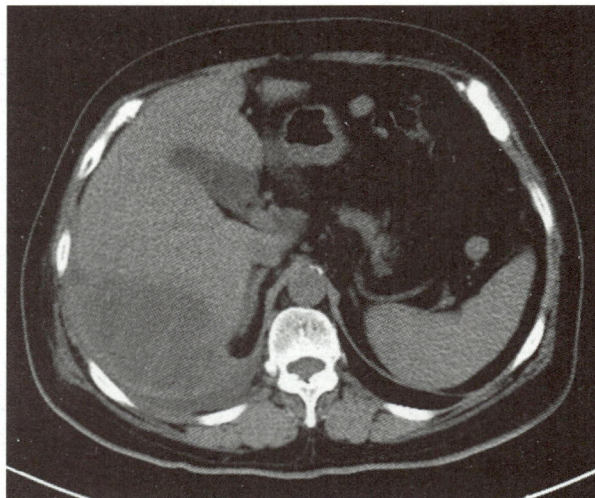

图3-12-3　肝脓肿的CT表现

3. 为全面评估病情，应同时进行血常规、肝功能、红细胞沉降率、C反应蛋白等血液指标的检测，乙肝、丙肝等肝炎指标及消化系统肿瘤标志物检测有助于鉴别诊断。怀疑阿米巴肝脓肿者应常规粪便找阿米巴原虫，并通过血清免疫学方法检测阿米巴抗体或抗原。

知识点

肝脓肿实验室检查一般会有哪些表现？

（1）细菌性肝脓肿患者白细胞总数及中性粒细胞计数明显增多，红细胞沉降率增快，C反应蛋白水平升高，均与细菌感染有关；肝功能一般会有一定损害，大部分患者会有碱性磷酸酶、γ-谷氨酰转肽酶明显升高，部分患者转氨酶、胆红素会有增高；低蛋白血症较明显时提示预后较差。

（2）阿米巴肝脓肿患者白细胞及中性粒细胞计数常为正常或轻度增多，合并细菌感染时可明显增多；红细胞沉降率常增快；肝功能一般无明显异常，有时可出现转氨酶和胆红素的增高；慢性病程的阿米巴肝脓肿会有不同程度的贫血和低蛋白血症。怀疑阿米巴肝脓肿者应常规粪便找阿米巴原虫，但检出率较低，多次送检可提高检出阳性率；阿米巴感染患者血中有多种阿米巴抗体，因此血清免疫学检测阿米巴抗体对确诊阿米巴感染有重要价值，其中以间接血凝法最为敏感，但需要注意阿米巴抗体阳性可持续数年，因此血清免疫学检测无法区分现症感染和既往感染；在脓液、肝活检组织或血清中检测阿米巴抗原，也有助于阿米巴肝脓肿的诊断。

4.对于细菌性肝脓肿，应及时抽血并行血培养，有助于寻找病原学证据并指导抗生素应用；脓肿引流治疗时应抽取脓液进行培养＋药敏试验。对于怀疑阿米巴肝脓肿的患者，抽取脓液找阿米巴原虫的同时，应进行细菌培养＋药敏试验，以了解是否合并细菌感染。脓液中找到阿米巴滋养体可提供病原学证据，但检出率较低。

5.邻近膈肌的肝脓肿可引起胸痛、咳嗽、呼吸困难等胸膜炎表现，脓肿破溃进入胸腔、腹腔可引起相应脏器急性感染的临床表现，所以，应根据患者症状、体征、体格检查及相关的血液化验及影像学等检查，评估有无肺部、腹部等并发症存在，并注意鉴别细菌性肝脓肿和阿米巴肝脓肿（表3-12-1）。

表3-12-1　细菌性肝脓肿与阿米巴肝脓肿的鉴别诊断

鉴别点	细菌性肝脓肿	阿米巴肝脓肿
病因	继发于胆道或其他化脓性感染	继发于阿米巴肠病
起病特点	起病较急，发热、寒战等毒血症表现较明显	起病较缓，发热、寒战等毒血症表现有时不明显
实验室检查	白细胞计数增多，中性粒细胞增多为主，血清阿米巴抗体、抗原检测阴性	白细胞计数正常或轻度增多，合并菌感染时可明显增多，血清阿米巴抗体、抗原检测阳性
脓肿	脓肿较小，也可有较大脓肿，可单发或多发	以单个大脓肿多见
脓液	黄白色，细菌培养可阳性	棕褐色，继发细菌感染时可呈黄白色，脓液中可找到阿米巴滋养体
治疗	抗感染治疗有效	抗阿米巴治疗有效

【诊断总结】

确定肝脓肿诊断后，应完善其诊断内容。

一般诊断要求：
　细菌性/阿米巴肝脓肿
　病原学
　并发症

本章病例诊断：
　细菌性肝脓肿

【治疗】

（一）细菌性肝脓肿的治疗

主要治疗方式为抗感染治疗联合脓液引流，必要时需行手术治疗，同时必须强调基础疾病的治疗。

1.**抗感染治疗**　抗生素的选择应根据肝脓肿病因、血培养＋药敏试验或脓液培养＋药敏试验结果综合考虑，为增加疗效、减少耐药及不良反应，推荐两种及以上抗生素联合使用。在未确定致病菌之前，首选覆盖革兰氏阴性及革兰氏阳性需氧菌和厌氧菌的广谱抗生素，如阿莫西林、氨基苷类联合甲硝唑，或三代头孢菌素联合甲硝唑。血培养或脓液培养＋药敏试验结果可帮助进行针对性选择或调整抗生素种类。对于抗生素的疗程没有具体的规定，一般为1～2周，并且应根据患者对抗感染治疗的反应进行个体化治疗。脓肿引流之后，患者病情稳定，可考虑将静脉用抗生素调整为口服。脓肿处于早期阶段或直径<2cm的多发小脓肿，或部分脓肿直径<5cm但症状不明显者，单独使用抗感染治疗有时即可达到治愈。肝脓肿的抗感染治疗时间较长，应注意观察和监测抗生素的不良反应。

2.**脓肿引流**　脓肿引流联合抗生素治疗已经成为细菌性肝脓肿最重要的治疗方案。根据不同情况，脓肿引流可选择细针穿刺引流或置管引流。

知识点

细菌性肝脓肿引流治疗时，细针穿刺引流和置管引流如何选择？

经皮细针穿刺治疗肝脓肿，成功率高且住院时间短，如果细针穿刺无法将脓液抽吸干净，应考虑进行置管引流。以下情况可考虑直接选择进行置管引流：脓腔较大，如直径>5cm；脓腔壁厚，不适合进行细针穿刺；多房性肝脓肿；脓液浓稠不适宜进行细针穿刺吸引。置管引流后可使用含抗生素的生理盐水冲洗脓腔。根据脓肿大小的变化情况，如果引流管不再排脓，临床症状消失，白细胞、红细胞沉降率等指标恢复正常，复查影像学脓腔明显缩小或消失，可拔除引流管。

3. 手术治疗　多数肝脓肿经过脓液引流联合抗生素治疗均可达到很好的治疗效果，而外科手术治疗创伤大、恢复慢、住院时间长、花费大，因此一般不推荐进行手术治疗。手术治疗应在处理肝脓肿引发的急性外科并发症，以及脓肿引流的同时，处理好潜在的并发疾病，尤其是导致胆道感染的疾病，以减少肝脓肿的复发。

> **知识点**
>
> 肝脓肿手术治疗适应证
>
> 　　肝脓肿经引流、抗生素等非手术治疗无效或不适合行非手术治疗者；脓液黏稠或坏死组织较多，无法顺利引流者；肝左叶脓肿，抗生素治疗无效，而穿刺途径需要经过胸腔或心包者；巨大肝脓肿，肝区剧烈疼痛或有腹膜刺激征提示脓肿将要破溃，或脓肿已经破溃入胸腔、腹部或心包腔者；肝脓肿合并腹腔内需要外科手术处理的原发病灶。

4. 全身支持治疗　合并糖尿病的患者应积极控制血糖；合并胆石症、胆道蛔虫症、全身或局灶性感染等原发疾病者应积极治疗原发病。感染严重、病程较长者，注意纠正贫血、低蛋白血症、水电解质平衡紊乱等全身情况，加强营养支持治疗。

（二）阿米巴肝脓肿的治疗

合理选用抗阿米巴药物，适当联合脓肿引流是治疗阿米巴肝脓肿的主要手段，必要时应行外科手术治疗。

1. **抗阿米巴药物**　目前使用的抗阿米巴药物按照作用部位可分为两类：对肝、肺等肠外阿米巴有效的甲硝唑、依米丁、氯喹等药物，以及对肠内阿米巴治疗有效的卡巴砷、甲硝唑、依米丁、氯碘喹、双碘喹啉、鸦胆子等药物。治疗阿米巴肝脓肿既要消灭肝内阿米巴原虫，还应清除肠道内阿米巴以防止复发。甲硝唑对肠内外阿米巴滋养体及包囊均有杀灭作用，是本病的首选药物，推荐口服 0.4～0.6g，每日 3～4 次，10～20日为 1 个疗程，如果 1 个疗程治疗有效但未痊愈者，可继续服用 1～2 个疗程。对无法口服的重症患者，可静脉滴注甲硝唑或奥硝唑。氯喹口服后在肝内浓度较高，可有效治疗阿米巴肝脓肿，但疗效不如甲硝唑，且不良反应较多，因此主要用于甲硝唑治疗无效者。为避免肠道再感染引起本病复发，推荐在疗程结束后，再口服肠内抗阿米巴药物 1 个疗程，可选择使用二氯尼特、巴龙霉素。

2. **脓肿引流**　早期发现的直径<3cm 的小脓肿可使用抗阿米巴药物治愈，无须脓肿引流；脓腔较大、药物治疗无效或脓肿有穿破风险者，可进行超声引导下穿刺引流，可根据不同情况选择经皮穿刺抽脓或置管引流。如果有以下情况时，可考虑行手术治疗：脓肿部位较深，或位于肝门等部位，有刺穿肝脏或损伤大血管、胆管可能，穿刺风险较大；脓肿位于肝脏左叶穿刺容易穿破心包者；脓液黏稠或合并细菌感染导致引流不畅者；脓肿破溃引起腹膜炎、心包炎等外科并发症。

3. 合并细菌感染时，应联合抗生素治疗，脓肿发生破溃引起并发症时会明显增加死亡率，内外科可联合予以积极处理。

【预防】

肝脓肿患者的预后取决于潜在的病因及共存疾病和患者的基础状态，早期诊治，尤其是早期发现较小的脓肿病灶，针对性应用敏感抗生素，联合脓肿引流，可有效改善患者预后。早期处理和控制胆结石、胆囊炎，以及全身或局部化脓性病灶等可能引起肝脓肿的各种病因，可有效预防肝脓肿的发生。

（李延青）

第十三章 药物性肝损伤

药物性肝损伤（drug-induced liver injury，DILI）是指在治疗过程中，由各类处方或非处方的化学药物、生物制剂、传统中药、天然药、保健品、膳食补充剂及其代谢产物乃至辅料等所诱发的肝损伤。DILI 是最常见和最严重的药物不良反应之一，轻者可有转氨酶可恢复性升高，有或无乏力、虚弱、恶心、厌食、右上腹痛、黄疸、瘙痒、皮疹等症状，重者可致急性肝衰竭甚至死亡。重视 DILI 的诊治，不仅关系用药后患者的安全问题，而且有助于临床医师执业过程中规避可能遇到的风险。但是迄今仍缺乏简便、客观、特异的诊断指标和特效的治疗手段，临床医师应根据病史、症状、体征及各项辅助检查综合判断，及早诊断和干预。

DILI 的发病机制通常可分为药物直接肝毒性和特异质性肝毒性作用，具体发病机制仍未十分明确。目前 DILI 仍为排他性诊断，应首先判断是否存在肝损伤，并排除其他可能引起肝损伤的因素，然后通过因果关系评估确定肝损伤与可疑药物的相关程度，并判断 DILI 的临床分型，评估 DILI 严重程度分级。治疗 DILI 应在充分权衡停药引起原发病进展和继续用药导致肝损伤加重的风险的基础上及时停用可疑药物，并根据 DILI 的临床类型选用适当的药物治疗，重症患者必要时可考虑紧急肝移植。

DILI 发病机制尚未充分阐明，一般认为是由多种机制先后或共同作用的结果。通常可分为药物直接肝毒性和特异质性肝毒性作用。两者引起 DILI 的主要机制概括如图 3-13-1 所示。

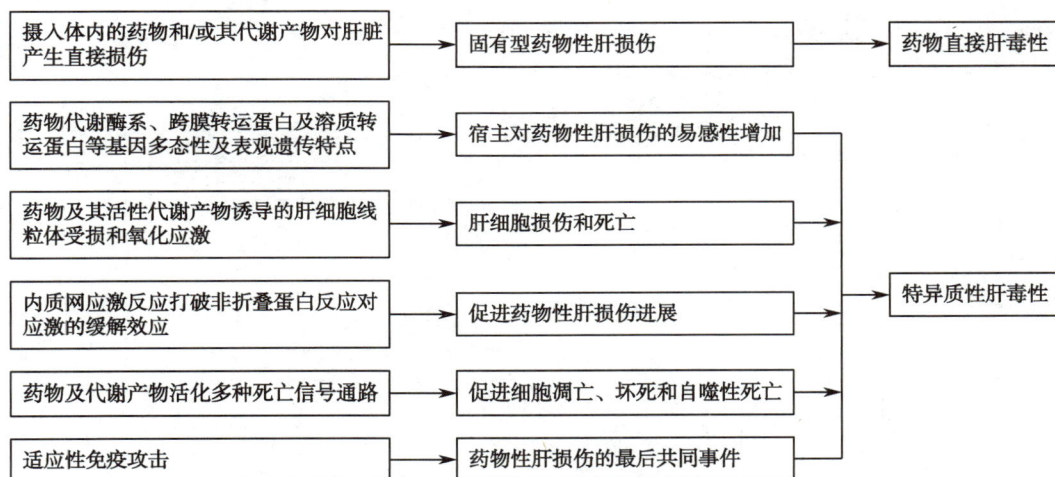

图 3-13-1　药物性肝损伤的发病机制

【病例导引】

患者，女性，45 岁。

主诉：腹胀 20 余日。

现病史：20 余日前患者因月经不规律、经量偏多误口服"土三七"治疗约 2 周后出现腹胀，偶有腹泻，伴右下腹痛，无发热、乏力，无恶心、呕吐，于当地诊所就诊，给予"青霉素"输液治疗 4 日，效果欠佳。

既往无肝炎、结核病史及密切接触史，无其他特殊用药史，无食物及药物过敏史，无疫区接触史，无吸烟饮酒史。

体格检查：中年女性，皮肤黏膜无黄染、皮疹及出血点，无肝掌及蜘蛛痣，巩膜无黄染，腹膨隆，触诊软，无压痛及反跳痛，肝脾肋下未触及肿大，墨菲征阴性，肝肾区无叩击痛，移动性浊音阳性，肠鸣音 5～6 次/min，双下肢凹陷性水肿。

　　辅助检查：血丙氨酸转氨酶（ALT）358U/L，天冬氨酸转氨酶（AST）264U/L，γ-谷氨酰转肽酶（GGT）109U/L，碱性磷酸酶（ALP）163U/L，总胆红素 23.7μmol/L，直接胆红素 11.2μmol/L，白蛋白 34.4g/L，血总胆固醇 2.24mmol/L；凝血酶原时间（PT）15.60 秒，凝血酶原时间 - 国际标准化比值（PT-INR）1.46，活化部分凝血活酶时间（APTT）26.40 秒，尿胆红素阴性，尿胆原正常，尿隐血（+++）；HAV、HBV、HCV、HEV、CMV、EBV 或 HSV 感染指标阴性；全套自身抗体和自身免疫性肝病抗体检查阴性；胸腹盆 CT 平扫 + 增强：双肺散在炎症，左侧胸腔及心包少量积液；肝脏强化密度不均，静脉期及延时期不均匀强化逐渐明显，呈"花斑"状、"地图"状改变，结合病史，考虑肝小静脉闭塞综合征，建议 MRI 进一步检查；胆囊炎、脾大、门静脉高压、腹水、盆腔积液，建议结合临床。

【诊断路径】

> **知识点**
>
> ### 三七与土三七是否为同一种药物？
>
> 　　三七为五加科植物三七的干燥根和根茎。性味与归经：甘、微苦，温。归肝、胃经。功能与主治：散瘀止血，消肿定痛。用于咯血、吐血、衄血、便血、崩漏、外伤出血、胸腹刺痛、跌扑肿痛。
>
> 　　土三七又异名为菊叶三七、血当归等，为菊科植物三七草的根。性味与归经：甘苦，温。功能与主治：破血散瘀，止血，消肿。治跌打损伤、创伤出血、吐血、产后血气痛。有肝毒性。

　　该患者有误服"土三七"病史，服用后出现腹胀等症状，转氨酶明显升高，考虑疑似"土三七"引起 DILI 的可能，可循以图 3-13-2 路径建立初步诊断。

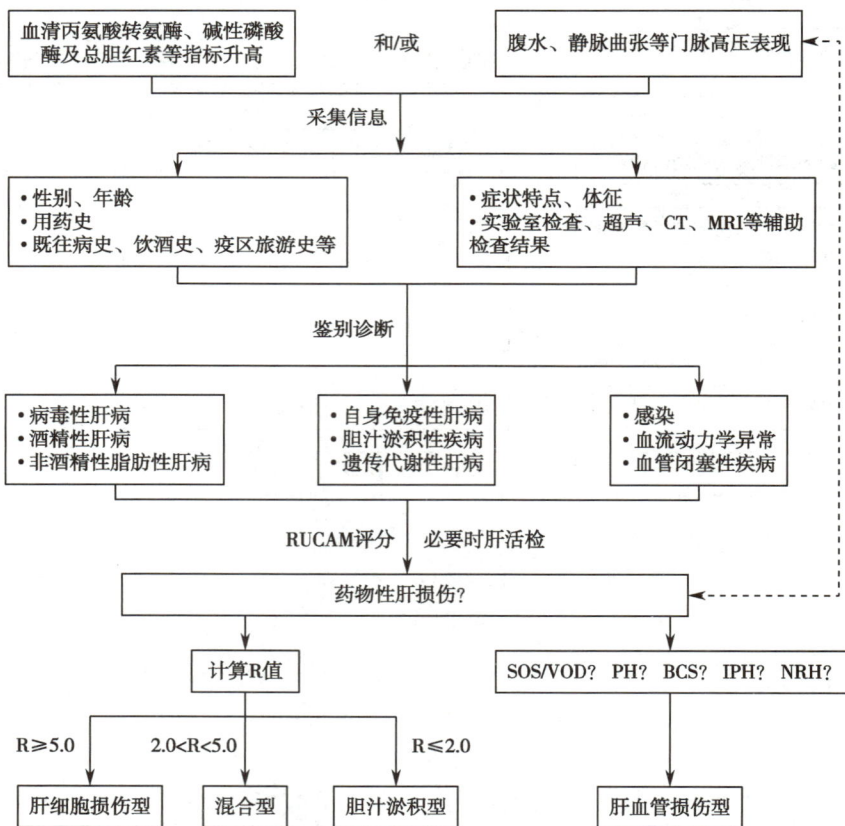

图 3-13-2　药物性肝损伤诊断流程图

SOS/VOD. 肝窦阻塞综合征 / 肝小静脉闭塞病；PH. 紫癜性肝病；BCS. Budd-Chiari 综合征；
IPH. 特发性门静脉高压；NRH. 肝脏结节性再生性增生。

【思路解析】

1. 详细了解病史、症状、体征及辅助检查，明确是否存在肝损伤。

本例患者误服"土三七"后出现腹胀等症状，氨基转移酶明显升高，明确存在肝损伤。

2. 排除其他疾病导致的 DILI。目前 DILI 的诊断仍属于排他性诊断，确认存在肝损伤之后，要排除其他可能引起肝损伤的因素。

根据患者的既往史、实验室检查等指标，初步排除病毒性肝病、酒精性肝病、非酒精性脂肪性肝病、自身免疫性肝病、胆汁淤积性疾病、遗传代谢性肝病、感染、血流动力学异常、血管闭塞性疾病等其他可能引起肝损伤的因素。

3. 通过因果关系评估确定肝损伤与可疑药物的相关程度，并判断 DILI 的临床分型。

知识点

如何通过因果关系评估确定肝损伤与可疑药物的相关程度？

推荐使用 RUCAM 因果关系评估量表（表 3-13-1）对 DILI 进行诊断评分，首先计算 R 值，根据 R 值对 DILI 进行初步分型。然后使用 RUCAM 因果关系量表评估药物与肝损伤之间的关系。RUCAM 结果分 5 级：极可能，>8 分；很可能，6~8 分；可能，3~5 分；不太可能，1~2 分；可排除，≤0 分。

表 3-13-1 RUCAM 因果关系评估量表

RUCAM 因果关系评估量表

药物：＿＿＿＿ 初始 ALT：＿＿＿＿ 初始 ALP：＿＿＿＿ R 值 =[ALT/ULN]÷[ALP/ULN]= ＿＿＿＿

肝损伤类型：肝细胞损伤型（R≥5.0），胆汁淤积型（R≤2.0），混合型（2.0<R<5.0）

	肝细胞损伤型		胆汁淤积型或混合型		评价
1. 服药至发病时间					
	初次用药	再次用药	初次用药	再次用药	
从用药开始					
提示	5~90d	1~15d	5~90d	1~90d	+2
可疑	<5d 或>90d	>15d	<5d 或>90d	>90d	+1
从停药开始					
可疑	≤15d	≤15d	≤30d	≤30d	+1

注：若肝损伤反应出现在开始服药前，或停药后>15d（肝细胞损伤型）或>30d（胆汁淤积型），则应考虑肝损伤与药物无关，不应继续进行 RUCAM 评分。

2. 病程	ALT 在峰值和 ULN 之间的变化	ALP（或总胆红素）在峰值与 ULN 之间的变化	
停药后			
高度提示	8d 内下降≥50%	不适用	+3
提示	30d 内下降≥50%	180d 内下降≥50%	+2
可疑	不适用	180d 内下降<50%	+1
无结论	无资料或 30d 后下降≥50%	不变、上升或无资料	0
与药物作用相反	30d 后下降<50%，或再次升高	不适用	−2
若继续用药			
无结论	所有情况	所有情况	0
3. 危险因素	乙醇	乙醇或妊娠（任意 1 种）	
饮酒或妊娠	有	有	+1
	无	无	0
年龄	≥55 岁	≥55 岁	+1

续表

RUCAM 因果关系评估量表			
	<55 岁	<55 岁	0
4. 伴随用药			
无伴随用药，或无资料，或伴随用药至发病时间不相合			0
伴随用药至发病时间相符合			−1
伴随用药已知有肝毒性，且至发病时间提示或相合			−2
伴随用药的肝损伤证据明确（再刺激反应呈阳性，或与肝损伤明确相关并有典型的警示标志）			−3
5. 除外其他肝损伤原因			
第Ⅰ组（6 种病因）			
急性甲型肝炎（抗 -HAV IgM 阳性）或 HBV 感染（HBsAg 和 / 或抗 -HBc IgM 阳性）或 HCV 感染（抗 -HCV 阳性和 / 或 HCV-RNA 阳性，伴有相应的临床病史）	排除组Ⅰ和组Ⅱ中的所有病因		+2
	排除组Ⅰ中的所有病因		+1
胆道梗阻（影像检查证实） 酒精中毒（有过量饮酒史且 AST/ALT≥2） 近期有低血压、休克或肝脏缺血史（发作 2 周以内）	排除组Ⅰ中的 5 或 4 种病因		0
第Ⅱ组（2 类病因）			
合并有自身免疫性肝炎、脓毒症、慢性乙型或丙型肝炎、原发性胆汁性胆管炎或原发性硬化性胆管炎等基础疾病或临床特征及血清学和病毒学检测提示急性 CMV、EBV 或 HSV 感染	排除组Ⅰ中的少于 4 种病因		−2
	非药物性因素高度可能		−3
6. 药物既往肝损伤信息			
肝损伤反应已在产品介绍中标明			+2
肝损伤反应未在产品介绍中标明，但曾有报道			+1
肝损伤反应未知			0
7. 再用药反应			
阳性	再次单用该药后 ALT 升高 2 倍	再次单用该药后 ALP（或总胆红素）升高 2 倍	+3
可疑	再次联用该药和曾同时应用的其他药物后，ALT 升高 2 倍	再次联用该药和曾同时应用的其他药物后，ALP（或总胆红素）升高 2 倍	+1
阴性	再次单用该药后 ALT 升高，但低于 ULN	再次单用该药后 ALP（或总胆红素）升高，但低于 ULN	−2
未做或无法判断	其他情况	其他情况	0

注：ALT，丙氨酸转氨酶；ALP，碱性磷酸酶；ULN，健康人群高限；HAV，甲肝病毒；IgM，免疫球蛋白 M；HBV，乙肝病毒；HbsAg，乙型肝炎表面抗原；抗 -HBc，乙型肝炎核心抗体；HCV，丙肝病毒；RNA，脱氧核糖核酸；CMV，巨细胞病毒；EBV，EB 病毒；HSV，单纯疱疹病毒。

在我国也应特别注意排除急性戊型肝炎，因此本项计分标准尚待今后完善。也应注意排除 IgG4 胆管炎。

知识点

药物性肝损伤临床分型

1. 急性 DILI 和慢性 DILI　是基于病程的分型。慢性 DILI 定义为：DILI 发生 6 个月后，血清 ALT、AST、ALP 及总胆红素仍持续异常，或存在门静脉高压或慢性肝损伤的影像学和组织学证据。临床上，急性 DILI 占大多数，其中 6%～20% 可发展为慢性。

2. DILI 基于受损靶细胞类型的分类　①肝细胞损伤型：ALT≥3ULN，且 R≥5。②胆汁淤积型：ALP≥2ULN，且 R≤2。③混合型：ALT≥3ULN，ALP≥2ULN，且 2<R<5。若 ALT 和 ALP 达不到上述标准，称为"肝脏生化学检查异常"。R=（ALT 实测值 /ALT ULN）/（ALP 实测值 /ALP ULN）。④肝血

管损伤型：相对少见，发病机制尚不清楚，靶细胞可为肝窦、肝小静脉和肝静脉主干及门静脉等的内皮细胞，临床类型包括肝窦阻塞综合征/肝小静脉闭塞病（SOS/VOD）、紫癜性肝病（PH）、Budd-Chiari综合征（BCS）、可引起特发性门静脉高压（IPH）的肝汇管区硬化和门静脉栓塞、肝脏结节性再生性增生（NRH）等。其致病药物包括含吡咯烷生物碱的草药（例如土三七）、某些化疗药、避孕药、免疫抑制剂、同化激素等，其靶向血管内皮细胞各有不同或存在交叉。

结合病史及实验室检查，本例患者为急性DILI。

计算R值为5.49，基于受损靶细胞类型的分类为肝细胞损伤型。但结合患者使用"土三七"病史，以及CT检查结果，考虑存在肝小静脉闭塞病（肝血管损伤型）。

根据患者用药史、发病时间、病程中ALT下降、实验室检查排除其他肝损伤因素等信息，利用RUCAM因果关系评估量表进行评分，该病例评分为9分，极可能为DILI。

知识点

药物性肝损伤的哪些情况应考虑肝组织活检？

以下情况应该考虑行肝组织活检：临床和实验室检查仍不能确诊DILI，尤其是自身免疫性肝炎仍不能排除时；停用可疑药物后，肝脏生化指标仍持续上升或出现肝功能恶化的其他迹象；停用可疑药物1~3个月，肝脏生化指标未降至峰值的50%或更低；怀疑慢性DILI或伴有其他慢性肝病时；长期使用某些可能导致肝纤维化的药物，如甲氨蝶呤等。

4. 评估DILI严重程度分级。

知识点

药物性肝损伤严重程度评估

通常将DILI严重程度分为1~5级，如表3-13-2所示。

表3-13-2　DILI严重程度分级

分级		表现
0级	无肝损伤	患者对暴露药物可耐受，无肝毒性反应
1级	轻度肝损伤	血清ALT和/或ALP呈可恢复性升高，总胆红素<2.5ULN，且INR<1.5。可有或无乏力、虚弱、恶心、厌食、右上腹痛、黄疸、瘙痒、皮疹、体重减轻等症状
2级	中度肝损伤	血清ALT和/或ALP升高，总胆红素≥2.5ULN，或虽无总胆红素升高，但INR≥1.5。上述症状可有加重
3级	重度肝损伤	血清ALT和/或ALP升高，总胆红素≥5ULN，伴或不伴INR≥1.5。症状进一步加重，需住院治疗，或住院时间延长
4级	急性肝衰竭（ALF）	血清ALT和/或ALP升高，总胆红素≥10ULN或每日上升≥1.0mg/dl（17.1μmol/L），INR≥2.0或PTA<40%，可同时出现：①腹水或肝性脑病；或②与DILI相关的其他器官功能衰竭
5级	致命	因DILI死亡，或需接受肝移植才能存活

注：DILI，药物性肝损伤；ALT，丙氨酸转氨酶；ALP，碱性磷酸酶；ULN，健康人群高限；INR，国际标准化比值；PTA，凝血酶原活动度。

该患者DILI严重程度评估为1级，属于轻度肝损伤。

【诊断总结】

完整的 DILI 诊断应包括诊断命名、临床类型、病程、RUCAM 评分结果、严重程度分级。

本病例诊断为：药物性肝损伤，肝细胞损伤型，肝血管损伤型（肝小静脉闭塞病观察），急性，RUCAM 9分（极可能），严重程度 1 级。

【治疗】

DILI 的基本治疗原则是：及时停用可疑肝损伤药物，尽量避免再次使用可疑或同类药物；充分权衡停药引起原发病进展和继续用药导致肝损伤加重的风险；根据 DILI 的临床类型选用适当的药物治疗；急性 / 亚急性肝衰竭（ALF/SALF）等重症患者必要时可考虑紧急肝移植。

（一）停药

怀疑 DILI 后应立即停用可疑的肝损伤药物，这是最为重要的治疗措施。立即停药后约 95% 患者可自行改善甚至痊愈；少数发展为慢性，极少数进展为 ALF/SALF。在原发疾病必须治疗而无其他替代治疗手段时可酌情减少用药剂量。

（二）药物治疗

1. N- 乙酰半胱氨酸　重型患者可选用 N- 乙酰半胱氨酸（NAC）。NAC 可清除多种自由基，越早应用效果越好。成人一般用法：$50\sim150mg/(kg\cdot d)$，总疗程不低于 3 日。治疗过程中应严格控制给药速度，以防不良反应。

2. 糖皮质激素　糖皮质激素宜用于超敏或自身免疫征象明显且停用肝损伤药物后生化指标改善不明显甚或继续恶化的患者，但糖皮质激素对 DILI 的疗效尚缺乏随机对照研究，应严格掌握治疗适应证，并应充分权衡治疗收益和可能的不良反应。

3. 保肝药物　急性 DILI 为异甘草酸镁的治疗适应证，可用于治疗 ALT 明显升高的急性肝细胞型或混合型 DILI。经验表明，对于轻至中度肝细胞损伤型和混合型 DILI，炎症较重者可试用双环醇和甘草酸制剂；炎症较轻者可试用水飞蓟宾。胆汁淤积型 DILI 可以选用熊去氧胆酸。有报道腺苷甲硫氨酸治疗胆汁淤积型 DILI 有效。但是需要注意的是，上述保肝药物的确切疗效有待严格的前瞻性随机对照研究加以证实。

4. 其他情况　对 SOS/VOD 可以早期应用低分子量肝素进行抗凝治疗。妊娠期 DILI 的治疗，除了停用肝损伤药物外，还应关注妊娠结局的改善，注意预防早产，加强胎儿监护以把握终止妊娠时机。

（三）肝移植

对出现肝性脑病和严重凝血功能障碍的 ALF/SALF，以及失代偿性肝硬化，可考虑肝移植。

【预防】

提高医护人员及广大公众对 DILI 的认知和警惕性，采取说明书中黑框警示药物肝毒性、严密监测药物不良反应、遵循指南合理用药、用药期间监测肝功能、加强用药知情同意管理、加强安全用药的公众健康教育等方式，加强 DILI 的风险管理，将会有效预防 DILI 的发生。

（李延青）

推荐阅读资料

[1] 中华医学会肝病学分会药物性肝病学组 . 药物性肝损伤诊治指南（2015 年版）. 临床肝胆病杂志，2015，31（11）：1752-1768.

[2] CHALASANI N P, HAYASHI P H, BONKOVSKY H L, et al. Practice Parameters Committee of the American College of Gastroenterology. ACG clinical guideline: the diagnosis and management of idiosyncratic drug-induced liver injury. Am J Gastroenterol，2014，109（7）：950-966；quiz 967.

[3] DEVARBHAVI H. An update on drug-induced liver injury. J Clin Exp Hepatol，2012，2（3）：247-259.

第十四章 脂肪性肝病

脂肪性肝病（fatty liver disease）是指甘油三酯在肝脏过度沉积的临床病理综合征，很多病因均可导致肝脏脂肪样变性，其组织病理谱可有脂肪肝、脂肪性肝炎、脂肪性肝硬化、肝癌等（图3-14-1）。腹部超声是发现脂肪肝最常用的检测方法，CT可更客观地反映肝脏脂肪浸润的情况。非酒精性脂肪性肝病（non-alcoholic fatty liver disease，NAFLD）和酒精性脂肪性肝病（alcoholic fatty liver disease，即酒精性肝病）临床较为常见，在我国已成为危害人体健康、仅次于病毒性肝炎的第二大肝病。

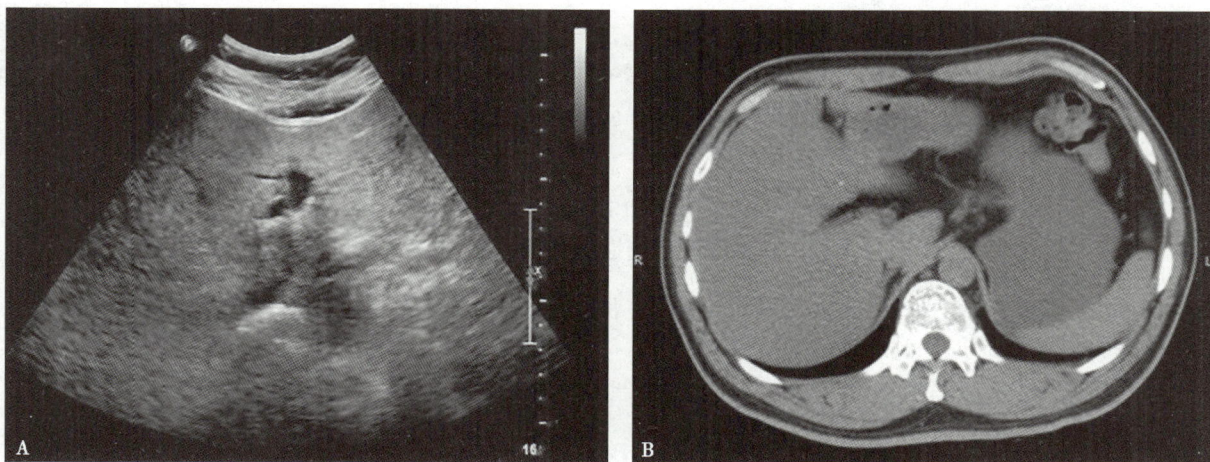

图3-14-1 脂肪肝的超声及CT表现

A. 脂肪肝（超声）：肝脏近场回声弥漫性增强，肝内管道结构显示不清，肝脏远场回声逐渐衰减。B. 脂肪肝（CT）：肝脏呈局灶或弥漫性低密度影，脂肪浸润区CT值下降，肝/脾CT值之比<1.0。局灶性脂肪肝呈段、叶片状分布低密度灶，无占位效应；增强后病灶无明显强化，肝内血管走行自然，显示更为清晰。

第一节 非酒精性脂肪性肝病

非酒精性脂肪性肝病（NAFLD）是指除酒精和其他明确的肝损害因素所致的、以弥漫性肝细胞大泡性脂肪变为主要特征的临床病理综合征。NAFLD是全球最常见的慢性肝病，普通成人NAFLD患病率介于6.3%～45%。中国NAFLD患病率变化与肥胖症、2型糖尿病（T2DM）和代谢综合征（METS）流行趋势相平行。NAFLD起病隐匿且进展缓慢，是健康体检丙氨酸转氨酶（ALT）和γ-谷氨酰转肽酶（GGT）增高的主要病因。

【病例导引】

患者，女性，51岁。

主诉：反复右上腹部隐痛1年半，复发1周。

现病史：1年半前出现间断右上腹隐痛，无规律，不伴放射痛，可自行缓解，与进食及体位无关，伴腹胀。心电图及胃镜检查未见异常。

1周前症状复发，ALT轻度升高，腹部超声：脂肪肝。

【诊断思路】（图 3-14-2）

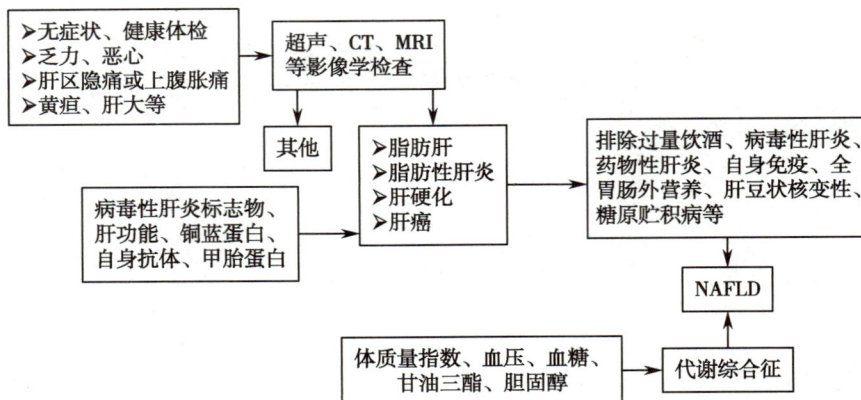

图 3-14-2 非酒精性脂肪性肝病（NAFLD）诊断思路

【思路解析】

肝活检组织学无疑是诊断脂肪性肝病的金标准，但因其有创及取材的局限，不作为临床常规诊断方法。

知识点

非酒精性脂肪性肝病组织病理

单纯性脂肪性肝病：肝小叶内>30% 的肝细胞发生脂肪变，以大泡性脂肪变性为主，根据脂肪变性在肝脏累及的范围可将脂肪性肝病分为轻、中、重三型。不伴有肝细胞变性坏死、炎症及纤维化。

非酒精性脂肪性肝炎（non-alcoholic steatohepatitis, NASH）：腺泡 3 区出现气球样肝细胞，腺泡点灶状坏死，门管区炎症伴 / 或门管区周围炎症。腺泡 3 区出现窦周 / 细胞周纤维化，可扩展到门管区及其周围，出现局灶性或广泛的桥接纤维化（图 3-14-3）。

脂肪性肝硬化：肝小叶结构完全毁损，代之以假小叶形成和广泛纤维化，为小结节性肝硬化。根据纤维间隔有否界面性肝炎，分为活动性和静止性。脂肪性肝硬化发生后肝细胞内脂肪变性可减轻甚至完全消退。

CT 诊断脂肪肝的准确性不优于超声，主要用于弥漫性脂肪肝伴有正常肝岛及局灶性脂肪肝与肝脏占位性病变的鉴别诊断。磁共振波谱（MRS）能检出 5% 以上的肝脂肪变，准确性很高，但是花费高。

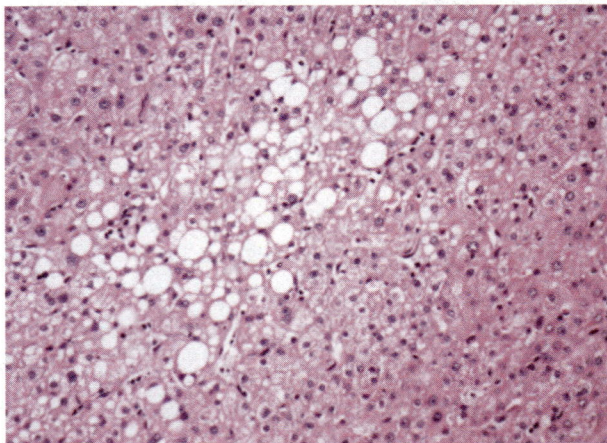

图 3-14-3 非酒精性脂肪性肝炎病理图片

通过超声或 CT 发现脂肪肝后，应通过详细病史询问及系列检查，完成下列诊断步骤：

1. 排除过量饮酒（无饮酒史或饮酒折合乙醇量男性<140g/ 周，女性<70g/ 周）、病毒性肝炎、药物性肝炎、自身免疫性肝病、全胃肠外营养、肝豆状核变性、糖原贮积病等导致脂肪性肝病的特定疾病。应该注意的是，脂肪肝可由"非酒精"因素[胰岛素抵抗（IR）和代谢紊乱]与乙醇（酒精）滥用、基因 3 型 HCV 感染、药物等一种或多种病因共同导致，应该尽可能寻找可能的病因。

2. 了解 NAFLD 的疾病谱类型，即单纯性脂肪性肝病、非酒精性脂肪性肝炎、脂肪性肝硬化、肝癌；脂肪肝患者转氨酶升高，常提示存在 NASH。在 NAFLD 患者中识别 10%～30% 的 NASH 更具有临床意义。代谢综合征患者血清 ALT 水平持续增高，提示可能存在 NASH。由于血清 ALT 正常并不意味着无肝组织炎症损伤，ALT 增高亦未必是 NASH，因此需要进一步的肝活检组织学检查证实。尽管存在创伤和并发症，以及取样误差和病理观察者之间差异等缺点，肝活检至今仍是诊断 NASH 的"金标准"。FibroScan® 的振动控制瞬时弹性成像（VCTE）检测的肝硬度测定值（LSM）可用于肝纤维化的评估，有助于区分无、轻度纤维化（F0、F1）与进展期肝纤维化（F3、F4）。

该患者体质量指数（BMI）为 28kg/m²，无饮酒史，诊断高血压病 3 年、2 型糖尿病 1 年；辅助检查排除其他可导致脂肪性肝病的特定疾病；血甘油三酯 5.7mmol/L，ALT 87U/L，AST 74U/L，白蛋白、凝血酶原时间正常，甲胎蛋白（−）。

3. 是否伴有代谢综合征及心血管事件风险评估。

知识点

代谢综合征诊断标准

符合以下 5 项条件中 3 项者诊断为代谢综合征：

①肥胖症：腰围>90cm（男性），>80cm（女性），和 / 或 BMI>25kg/m²。②甘油三酯增高：血清甘油三酯≥1.7mmol/L，或已诊断为高甘油三酯血症。③高密度脂蛋白胆固醇（HDL-C）降低：男性 HDL-C <1.03mmol/L，女性<1.29mmol/L。④血压增高：动脉血压≥130/85mmHg 或已诊断为高血压病。⑤空腹血糖（FPG）增高：FPG≥5.6mmol/L 或已诊断为 2 型糖尿病。鉴于心血管事件是影响 NAFLD 患者预后的主要因素，所有 NAFLD 患者都应进行心血管事件风险评估。

【诊断总结】

确定 NAFLD 后，应完善其诊断内容。

一般诊断要求：
NAFLD 伴 / 不伴代谢综合征
肝功能分级

本章病例诊断：
NASH 伴代谢综合征
肝功能 A 级

【治疗】

（一）治疗目的

治疗 NAFLD 的首要目标为减重和改善胰岛素抵抗，预防和治疗代谢综合征、2 型糖尿病、高血压病、心脑血管疾病等相关并发症；次要目标为减少肝脏脂肪沉积，避免导致 NASH 和慢加急性肝衰竭；对于 NASH 和脂肪性肝纤维化患者还需阻止肝病进展，减少肝硬化、肝细胞癌及其并发症的发生。

（二）治疗方法

治疗方法有行为干预、药物治疗、手术治疗等。

1. 行为干预 减少体重和腰围是预防和治疗 NAFLD 及其并发症最为重要的治疗措施。生活方式的改变对于 NAFLD 的转归起主要作用，体重超重（BMI>25kg/m²）的应该考虑减肥治疗。减重和运动可改善胰岛素抵抗，是治疗肥胖相关 NAFLD 的主要措施。通常初始的减重目标是减去基础体重的 10%，速度控制在 0.5～1kg/ 周。

建议体重<90kg 者，每日热量摄入为 1 000～1 200kcal；体重>90kg 者，每日热量摄入为 1 200～1 500kcal。对伴有高脂血症的患者进行饮食控制及结构调整。饮食处方主要包括限制总热量，特别是减少饱和脂肪酸的摄入，将饮食中总脂肪量控制在总热量的 30% 以下。根据患者兴趣并以能够坚持为原则选择体育锻炼方式，每日坚持中等量有氧运动 30 分钟，每周 5 次，如每日行走 10 000 步或其他的活动，如游泳、骑车和力量锻炼。

2. 药物治疗 药物主要用于治疗代谢综合征及预防 NAFLD 的进展，但目前各国指南对药物的疗效尚无共识，而且 NAFLD 肝脏处于应激状态，不宜同时使用多种药物。治疗药物包括胰岛素增敏药物、抗氧化损伤药物、调脂药物、肝细胞保护药物等。

> **知识点**
>
> 　　二甲双胍并不能改善成人 NAFLD 患者的肝组织学损害，故不推荐用于 NASH 的治疗，但其可以改善胰岛素抵抗、降低血糖和辅助减重。吡格列酮可改善 NASH 患者的肝损害，主要用于无糖尿病的 NASH 患者，常规用法：15～30mg，每日 1 次。
>
> 　　维生素 E 具有抗氧化作用，可减轻氧化应激反应，适用于脂肪性肝炎治疗，但不适用于治疗合并糖尿病的 NASH、NASH 相关肝硬化或隐源性肝硬化。
>
> 　　保肝药物作为辅助治疗推荐用于以下类型 NAFLD 患者：①肝活检确诊的 NASH；②临床特征、实验室及影像学检查提示存在 NASH 或进展性肝纤维化；③应用相关药物治疗代谢综合征和 2 型糖尿病过程中出现转氨酶升高；④合并药物性肝损害、自身免疫性肝炎、慢性病毒性肝炎等其他肝病。可使用水飞蓟宾、双环醇、多烯磷脂酰胆碱、甘草酸二铵、还原性谷胱甘肽、S-腺苷甲硫氨酸、熊去氧胆酸等针对肝脏损伤且安全性良好的治疗药物。
>
> 　　NAFLD 患者伴血脂异常者应予他汀类药物治疗，其治疗目的不应仅仅局限于对 NAFLD 患者血生化和肝组织学的改善、脂质代谢紊乱的纠正，更应强调其远期预后，即降低心脑血管事件的发生率，延长生存期，提高生活质量。瑞舒伐他汀常规用法：10mg，每晚一次，最大剂量 20mg，每晚一次。

3. 手术治疗　不提倡手术治疗，但严重肥胖的 NAFLD 患者可行胃旁路手术。国际糖尿病联盟建议，重度肥胖（BMI≥40kg/m²）的 2 型糖尿病患者，以及中度肥胖（35kg/m²≤BMI≤39.9kg/m²）但保守治疗不能有效控制血糖的 2 型糖尿病患者应考虑减重手术。

（三）治疗方案举例

> 本章病例治疗处方：
> 甘草酸二铵 50mg×150 粒
> 　　　　　　 sig. 150mg　 t.i.d.
> 氯沙坦 50mg×14 粒
> 　　　　 sig. 50mg　 q.d.
> 罗格列酮 4mg×14 粒
> 　　　　　 sig. 4mg　 q.d.
> 患者健康教育：
> 1. 控制饮食　热量摄入 1 000～1 200kcal/d，饮食中总脂肪量控制在总热量的 30% 以下。
> 2. 锻炼　每日行走 10 000 步或其他活动，如游泳、骑车和力量锻炼，减重速度控制在 0.5～1kg/ 周。
> 3. 禁酒、慎用药　严格禁酒；不宜服用不必要且疗效不明确的药物、各种解热镇痛的复方感冒药、不正规的中药偏方及保健品，避免肝毒性损伤。
> 4. 检测血压及血糖　1～2 次 /d。
> 5. 随访计划　2 周后复查肝功能，调整药物；在治疗和随访过程中，建议密切观察患者的生活方式、体重、腰围和动脉血压变化，每隔 3～6 个月复查血液生化学指标和糖化血红蛋白（HbA1c），6～12 个月复查上腹部超声。

第二节　酒精性脂肪性肝病

　　酒精性脂肪性肝病，即酒精性肝病（alcoholic liver disease，ALD），是由于长期大量饮酒所致的肝脏疾病。初期通常表现为脂肪肝，进而可发展成为酒精性肝炎、酒精性肝纤维化和酒精性肝硬化。严重嗜酒时可诱发广泛肝细胞坏死，甚至肝衰竭。酒精性肝病已成为我国最主要的慢性肝病之一。

【病例导引】

患者，男性，40岁。

主诉：腹胀、乏力、食欲缺乏半年余，加重1周。

现病史：半年前出现腹胀、乏力、食欲缺乏，每日进食少量粥及汤类食物，伴出冷汗、手震颤，饮酒后症状减轻。症状反复，未予重视。1周前上述症状明显加重，转氨酶升高，AST>ALT，GGT升高，腹部超声：肝实质回声弥漫性增强（图3-14-4）。

既往史：饮酒20余年，每日饮白酒约250ml。

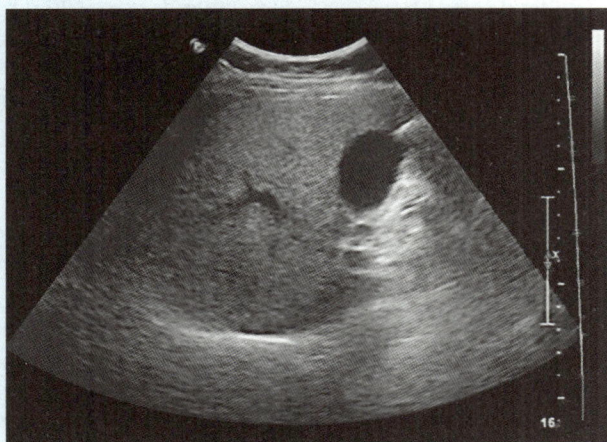

图3-14-4　患者腹部超声图像

【诊断思路】（图3-14-5）

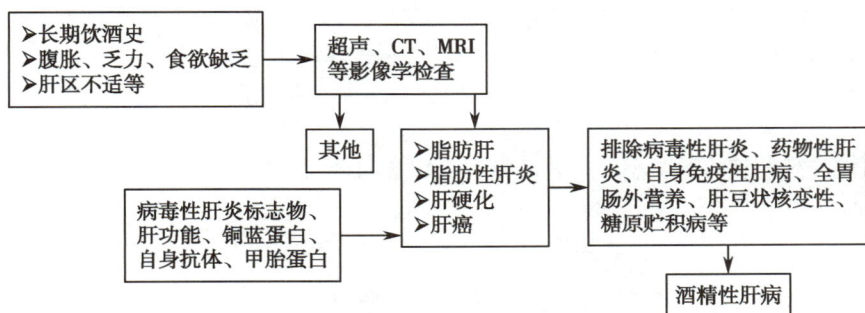

图3-14-5　酒精性肝病诊断思路

【思路解析】

1. 酒精性肝病的一个最为显著的特点是具有长期的饮酒史，本例患者嗜酒20余年，现出现腹胀、乏力、食欲缺乏等临床症状，综合血生化、超声等影像学检查，可以建立酒精性脂肪性肝炎的诊断。

超声是目前最常用的酒精性肝病诊断方法，具有无辐射、无创伤、价格低廉等优点，可作为首选。但不能区分单纯性脂肪肝与脂肪性肝炎，且难以检出<30%的肝细胞脂肪变，且易受设备和操作者水平的影响。瞬时弹性成像诊断：能通过一次检测同时得到肝脏硬度和肝脏脂肪变程度两个指标。受控衰减参数（CAP）测定系统诊断肝脏脂肪变的灵敏度很高，可检出仅有5%的肝脏脂肪变性，特异度高、稳定性好，且CAP诊断不同程度肝脏脂肪变的阈值不受慢性肝病病因的影响。CT显示弥漫性肝脏密度降低，肝脏与脾脏的CT值之比≤1.0。弥漫性肝脏密度降低，肝/脾CT比值≤1.0但>0.7者为轻度，肝/脾CT比值≤0.7但>0.5者为中度，肝/脾CT比值≤0.5者为重度。磁共振波谱分析、双回波同相位和反相位肝脏MRI可以定量评估酒精性肝病肝脏脂肪变程度，但检查费用昂贵、设备要求高。

知识点

世界各地相关饮酒量的危险阈值

对酒精耐受量不同个体差异巨大，世界各地现设定的相关饮酒量的危险阈值不同。澳大利亚：平均男性≥40g/d，女性≥20g/d；大量饮酒史≥60g/d；每周 5 日以上饮酒。美国：平均男性≥60g/d；女性≥48g/d。日本：平均男性≥80g/d，且连续 5 年以上；女性比男性量低。英国：平均男性≥30g/d；女性≥20g/d。中国大陆：平均男性≥40g/d；女性≥20g/d 超过 5 年；或两周内有大量饮酒史，≥80g/d。酒精性肝损伤及酒精性肝病的影响因素较多，包括饮酒量、饮酒年限、乙醇（酒精）饮料品种、饮酒方式、性别、种族、肥胖、肝炎病毒感染、遗传因素、营养状况等。

知识点

酒精性肝病临床诊断标准

中华医学会肝病学分会脂肪肝和酒精性肝病学组推荐的酒精性肝病临床诊断标准如下：

（1）有长期饮酒史，一般超过 5 年，折合乙醇量男性≥40g/d，女性≥20g/d；或 2 周内有大量饮酒史，折合乙醇量>80g/d[乙醇量（g）换算公式 = 饮酒量（ml）× 乙醇含量（%）×0.8]。

（2）临床症状为非特异性，可无症状，或有右上腹胀痛、食欲缺乏、乏力、体重减轻、黄疸等；病情加重，可有神经精神症状、蜘蛛痣、肝掌等表现。

（3）血清天冬氨酸转氨酶（AST）、丙氨酸转氨酶（ALT）、γ- 谷氨酰转肽酶（GGT）、总胆红素、凝血酶原时间（PT）、平均红细胞容积（MCV）和缺糖转铁蛋白（CDT）等指标升高。其中 AST/ALT>2、GGT 升高、MCV 升高为酒精性肝病的特点，而 CDT 测定虽然较特异但临床未常规开展。戒酒后这些指标可明显下降，通常 4 周内基本恢复正常（GGT 恢复较慢），有助于诊断。

（4）肝脏超声、CT、MRI 或瞬时弹性成像检查有典型表现。

（5）排除嗜肝病毒现症感染、药物和中毒性肝损伤、自身免疫性肝病等。

2．了解酒精性肝病的疾病谱类型 符合酒精性肝病临床诊断标准者，其临床分型诊断如下。

知识点

酒精性肝病临床分型

1．轻症酒精性肝病 肝脏生物化学指标、影像学和组织病理学检查结果基本正常或轻微异常。

2．酒精性脂肪肝 影像学诊断符合脂肪肝标准，血清 ALT、AST 或 GGT 可轻微异常。

3．酒精性肝炎 短期内肝细胞大量坏死，可发生于有或无肝硬化的基础上，主要表现为血清 ALT、AST 或 GGT 升高，可有血清总胆红素增高，可伴有发热、外周血中性粒细胞升高。重症者出现肝衰竭的表现，如黄疸、凝血机制障碍、肝性脑病、急性肾衰竭、上消化道出血等，常伴有内毒素血症。

4．酒精性肝纤维化 临床症状、体征、常规超声显像和 CT 检查常无特征性改变。未做肝活检时，应结合饮酒史、瞬时弹性成像或 MRI、血清纤维化标志物（透明质酸、Ⅲ型胶原、Ⅳ型胶原、层粘连蛋白）、GGT、AST/ALT、AST/ 血小板比值、胆固醇、载脂蛋白 -A1、总胆红素、α_2- 巨球蛋白、铁蛋白、稳态模式胰岛素抵抗等综合评估，作出诊断。

5．酒精性肝硬化 有肝硬化的临床表现和血清生物化学指标、瞬时弹性成像及影像学的改变。

组织病理学诊断

主要为大泡性或大泡性为主伴小泡性的混合性肝细胞脂肪变性。依据病变肝组织是否伴有炎症反应和纤维化，可分为单纯性脂肪肝、酒精性肝炎、肝纤维化和肝硬化。酒精性肝病的病理学诊断报告应包括肝脂肪变程度（F0～3）、炎症程度（G0～4）、肝纤维化分级（S0～4）。

1．单纯性脂肪肝 依据肝细胞脂肪变性占据所获取肝组织标本量的范围，分为 3 度（F0～3）。F0：<5% 肝细胞脂肪变；F1：5%～<33% 肝细胞脂肪变；F2：33%～<66% 肝细胞脂肪变；F3：≥66% 肝细胞脂肪变。

2. 酒精性肝炎和肝纤维化 酒精性肝炎时肝脏脂肪变程度与单纯性脂肪肝一致，分为3度（F0~3），依据炎症程度分为4级（G0~4）。G0：无炎症；G1：腺泡3带有少数气球样肝细胞，腺泡内散在个别点灶状坏死和中央静脉周围炎；G2：腺泡3带明显出现气球样肝细胞，腺泡内点灶状坏死增多，出现Mallory小体，门管区轻至中度炎症；G3：腺泡3带广泛的气球样肝细胞，腺泡内点灶状坏死明显，出现Mallory小体和凋亡小体，门管区中度炎症和/或门管区周围炎症；G4：融合性坏死和/或桥接坏死。依据纤维化的范围和形态，肝纤维化分为4期（S0~4）。S0：无纤维化；S1：腺泡3带局灶性或广泛的窦周/细胞周围纤维化和中央静脉周围纤维化；S2：纤维化扩展到门管区，中央静脉周围硬化性玻璃样坏死，局灶性或广泛的门管区星芒状纤维化；S3：腺泡内广泛纤维化，局灶性或广泛的桥接纤维化；S4：肝硬化。

3. 酒精性肝病诊断比较容易，但轻度酒精性肝病和早期肝硬化容易漏诊。在中国，酒精性肝病常与乙肝病毒感染共存，这些患者更容易发展为肝硬化及肝癌。

【诊断总结】

确定酒精性肝病后，应完善其诊断内容。

一般诊断要求：

酒精性肝病/酒精性脂肪肝/酒精性肝炎/酒精性肝纤维化/酒精性肝硬化

肝功能分级

本章病例诊断：

酒精性肝炎

肝功能A级

【治疗】

酒精性肝病的治疗原则：戒酒和营养支持，减轻酒精性肝病的严重程度，改善已存在的继发性营养不良和对症治疗酒精性肝硬化及其并发症。

（一）戒酒

戒酒是治疗酒精性肝病最主要和最基本的措施，戒酒可改善预后及肝损伤的组织学、降低门静脉压力、延缓纤维化进程、提高所有阶段酒精性肝病患者的生存率。对酒精未形成依赖的患者通常容易配合治疗。对酒精依赖患者则需要心理干预和药物治疗。心理干预即对患者进行理论教育和行动上的指导，使酒精依赖者主动或被动减少对酒精的摄入。药物治疗可选用阿坎酸、纳曲酮和双硫仑。迄今为止，戒酒治疗没有固定的心理或药物治疗方法。戒酒过程中应注意戒断综合征。

知识点

酒精戒断综合征

酒精戒断综合征是指对酒精已形成躯体依赖，因疾病或某些原因突然停止饮酒或减少饮量后出现震颤、幻觉、意识障碍、肌肉抽搐、自主神经功能紊乱等一系列神经精神症状，严重者可导致死亡。苯二氮䓬类药物是急性酒精戒断综合征的首选，能减轻戒断症状和减少癫痫和/或谵妄发作的危险，但需要注意的是药物不良反应及适应人群。

（二）营养支持

与 NAFLD 需要严格控制饮食不同，酒精性肝病患者需要良好的营养支持，在戒酒的基础上应提供高蛋白、低脂饮食，并注意补充维生素 B 及叶酸。

（三）药物治疗

1. 糖皮质激素可改善重症酒精性肝炎患者28日的生存率。

2. 美他多辛可加速乙醇（酒精）从血清中清除，有助于改善乙醇（酒精）中毒症状、乙醇（酒精）依赖，以及行为异常，从而提高生存率。

3. S-腺苷甲硫氨酸治疗可改善酒精性肝病患者的临床症状和血清生物化学指标。多烯磷脂酰胆碱可防止组织学恶化的趋势。甘草酸制剂、水飞蓟宾类和还原型谷胱甘肽等药物有不同程度的抗氧化、抗炎、保护肝细胞膜及细胞器等作用,可改善肝脏生物化学指标。双环醇治疗也可改善酒精性肝损伤。但不宜同时应用多种抗炎保肝药物,以免加重肝脏负担及因药物间相互作用而引起不良反应。

4. 酒精性肝病常伴有肝纤维化的病理学改变,应重视抗肝纤维化治疗。

5. 处理酒精性肝硬化并发症(如食管 - 胃底静脉曲张破裂出血、自发性腹膜炎、肝性脑病和肝细胞癌等)。

(四)肝移植

在戒断酒瘾的基础上,对严重酒精性肝硬化(Child-Pugh C 级)患者应考虑肝移植治疗。早期肝移植可提高患者生存率,但肝移植需前戒酒 3~6 个月,且无其他脏器的严重酒精性损害。

(五)治疗方案举例

本章病例治疗处方:
多烯磷脂酰胆碱 228mg×24 粒
　　　　　　　sig. 228mg q.d.
谷胱甘肽 100mg×30 粒
　　　　　sig. 200mg t.i.d.
叶酸 0.4mg×31 粒
　　　sig. 0.4mg q.d.
维生素 C 100mg×100 粒
　　　sig. 100mg t.i.d.
患者健康教育:严格戒酒;高蛋白、高碳水化合物、低脂饮食;充分休息,适当运动;4 周后复查肝功能。

(田德安)

第十五章　肝　硬　化

肝硬化（liver cirrhosis）是由多种原因引起的一种慢性、进行性、弥漫性炎症及纤维化肝病。在致病因子反复或持续作用下，肝细胞呈弥漫性变性、坏死、凋亡；残存肝细胞再生，形成再生结节；结缔组织弥漫性增生形成纤维隔，最终分割及破坏正常肝小叶结构，代之以硬化性结节或假小叶为特征的病理性改变，主要临床表现为肝功能损害与门静脉高压。

【病例导引】

患者，男性，46 岁。

主诉：腹胀、乏力、食欲缺乏 20 日，呕血 1 日。

现病史：20 日前出现腹胀，伴食欲下降、厌油、少尿、乏力，不伴腹痛，无发热。院外治疗后症状缓解。3 日前劳累后症状加重，出现双下肢水肿。1 日前进食较硬食物后呕血 3 次，含食物及暗红色血凝块，约 500ml，感头昏、心悸，不伴腹痛。血常规：血红蛋白 88g/L，白细胞计数 $2.8×10^9$/L，血小板计数 $72×10^9$/L；超声：肝体积缩小、腹水。

既往史：乙肝病毒感染 20 年，间歇性肝功能异常，多呈转氨酶轻度升高，未治疗。

【诊断路径】（图 3-15-1）

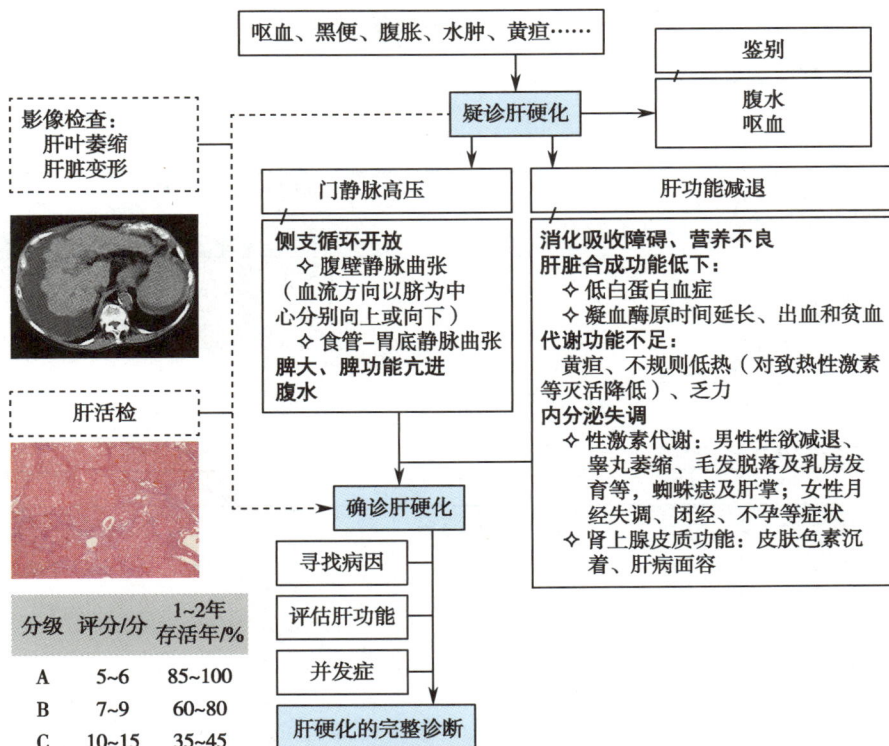

图 3-15-1　肝硬化诊断流程图

【思路解析】

（一）疑诊肝硬化

本例患者有典型肝功能减退的症状，如腹胀、厌油、食欲下降、乏力、双下肢水肿等症状。本次发病有上消化道出血，腹部超声示"肝脏缩小变形、脾大、腹水"，提示肝硬化并发食管 - 胃底静脉曲张破裂出血。

（二）临床诊断肝硬化

需要收集反映肝功能减退及门静脉高压的临床表现、实验室及影像学证据，证据越充分，诊断的把握度越高。该患者具备这两方面的多数证据，临床诊断肝硬化。

体格检查：血压 90/50mmHg，心率 108 次 /min。消瘦，神志清楚，急性病容，贫血貌。胸前可见两枚蜘蛛痣，肝掌明显。心肺无异常。腹部膨隆，腹壁未见曲张静脉，肝脏肋下未触及，脾脏左肋下约 3cm，质硬，全腹深压痛，反跳痛可疑，移动性浊音阳性，肠鸣音活跃，双下肢中度凹陷性水肿。

（三）诊断肝硬化后，需要了解的信息

1. 肝硬化病因　病史提示乙肝病毒感染是该患者肝硬化的病因，需检测乙肝病毒标志物及 DNA，确定其是否感染及 DNA 复制水平。

> 知识点
>
> #### 肝硬化病因
>
> 导致肝硬化的病因很多，中国最常见的是乙型及丙型病毒性肝炎，其次是酒精性肝病、非酒精性脂肪性肝病、药物和毒物、自身免疫性肝炎、慢性胆汁淤积、循环障碍、遗传代谢因素等。因此还需要排除其他病因所引起的肝硬化。

2. 肝功能状况　该患者肝功能分级有待进一步实验室检测确定。

> 知识点
>
> #### 肝功能的 Child-Pugh 分级（表 3-15-1）
>
> 该评分预测短期存活率的灵敏度及特异度约为 80%。

表 3-15-1　肝功能的 Child-Pugh 分级

观测指标	分数 / 分		
	1	2	3
肝性脑病分期	无	Ⅰ～Ⅱ	Ⅲ～Ⅳ
腹水	无	少	多
胆红素 /(mol·L^{-1})	<34	34～51	>51
白蛋白 /(g·L^{-1})	>35	28～35	<28
凝血酶原时间（＞对照）/s	<4	4～6	>6

分级	评分 / 分	1~2 年存活率 /%
A	5～6	85～100
B	7～9	60～80
C	10～15	35～45

3. 并发症　该患者曾呕血约 500ml，应考虑食管 - 胃底静脉曲张破裂出血；体格检查发现全腹深压痛，反跳痛可疑，移动性浊音阳性，提示可能合并自发性腹膜炎。

知识点

肝硬化并发症

食管 - 胃底静脉曲张破裂出血、自发性腹膜炎及各种感染、电解质平衡紊乱、肝性脑病、肝肾综合征、肝肺综合征、门静脉血栓形成、原发性肝癌等。

该患者实验室及影像检查：

HBsAg（+），HBeAb（+），HBcAb（+），HBV-DNA $4.2×10^5$ copies/ml，点胆红素 34μmol/L，ALT 64U/L，AST 72U/L，白蛋白 29g/L，凝血酶原时间 15 秒，甲胎蛋白 104μg/L，肾功能正常，空腹血糖 7.1mmol/L，血电解质正常；腹水微浑，淡黄色，比重 1.023，不凝，有核细胞数 $1.0×10^9$/L，总蛋白 30g/L，葡萄糖 4.2mmol/L；尿常规（-）；便常规隐血（+++）。

胸部 CT 平扫：左侧少量胸腔积液。

腹部增强 CT+ 血管三维重建：肝硬化，脾大，食管 - 胃底静脉曲张，中量腹水。

【诊断总结】

确定肝硬化后，应完善其诊断内容。

一般诊断要求：

（原因）肝硬化（代偿 / 失代偿期）

肝功能分级

并发症

其他疾病

本章病例诊断：

乙肝肝硬化失代偿期

肝功能 B 级（Child-Pugh 8 分）

食管 - 胃底静脉曲张破裂出血

自发性腹膜炎

可疑 2 型糖尿病

【治疗】

入院初即刻救治。

（一）一般急救措施

1. 卧位，保持呼吸道通畅，避免呕血时吸入引起窒息，必要时吸氧，活动性出血期间禁食。

2. 严密监测患者生命体征，如神志变化、心率、血压、呼吸及尿量；观察呕血与黑粪、血便情况；定期复查血红蛋白浓度、红细胞计数、血细胞比容与血尿素氮。

（二）积极补充血容量

尽快建立有效的静脉输液通道和补充血容量。查血型和配血，在配血过程中，可先输平衡液或葡萄糖盐水。

知识点

补充血容量

输液量以稳定循环状态（血压、脉搏等）、维持肾脏灌注为目标，尿量是有价值的参考指标。下列情况为输浓缩红细胞的指征：①收缩压 <90mmHg，或较基础收缩压降低幅度 >30mmHg；②心率增快（>120 次 /min）；③血红蛋白 <70g/L 或血细胞比容 <25%。输血量以使血红蛋白达到 70g/L 左右为宜。

（三）止血措施

肝脏功能储备及肝静脉压力梯度（HVPG）是决定食管 - 胃底静脉曲张破裂出血的重要因素，肝静脉压力梯度降低至少 20% 或保持 HVPG 在 12mmHg 以下，可有效用于防治肝硬化食管 - 胃底静脉曲张破裂出血。因此在多种止血措施中，可循下列路径选择止血措施。

1. 药物 尽早给予血管活性药物，如生长抑素、奥曲肽、特利加压素等，疗效相似，可减少门静脉血流量，降低门静脉压，从而止血。

知识点

常用的血管活性药物

生长抑素及其类似物奥曲肽不改变全身血流动力学状态，短期使用无严重不良反应，成为治疗食管 - 胃底静脉曲张破裂出血的常用药物，用法如下：

1．生长抑素　首剂 250μg 静脉缓注，继以 250μg/h 持续静脉滴注。本品半衰期极短，滴注过程中不能中断，若中断超过 5 分钟，应重新注射首剂。疗程 3～5 日。

2．奥曲肽　半衰期较长，首剂 100μg 静脉缓注，继以 25～50μg/h 持续静脉滴注。疗程 3～5 日。

3．特利加压素　起始剂量 2mg/4h，出血停止后可改为 1mg/ 次，每日 2 次，疗程 3～5 日。

4．垂体加压素　0.2U/min 持续静脉滴注，可逐渐增加剂量至 0.4U/min。该药可致腹痛、血压升高、心律失常、心绞痛等副作用，严重者甚至可发生心肌梗死。故对老年患者应同时使用硝酸甘油，以减少该药的不良反应。该药目前使用相对较少。

---

2. 内镜治疗 若无上消化道内镜检查禁忌，可考虑急诊内镜治疗，止血成功率与视野是否清晰及操作医师的经验及技术水平有关。

知识点

内镜治疗常用技术

1．内镜下曲张静脉套扎术（endoscopic variceal ligation，EVL）

适应证：①食管静脉曲张急性出血；②预防食管静脉曲张再出血。

并发症：①术中及术后致命性大出血；②术后胸痛、吞咽梗阻。

2．硬化剂治疗

适应证：同内镜下曲张静脉套扎术。

并发症：①术中及术后致命性大出血；②术后胸痛、吞咽梗阻、低热；③穿孔；④狭窄；⑤加重门静脉高压性胃病。

3．组织黏合剂注射治疗

适应证：①急性胃底静脉曲张破裂出血；②预防胃底静脉曲张再出血。

并发症：①注射治疗后排胶出血；②败血症；③异位栓塞。

一般食管静脉曲张急性出血多选择内镜下曲张静脉套扎术；胃底静脉曲张破裂出血多选择内镜下组织黏合剂注射治疗。从远期效果看，套扎治疗优于硬化剂治疗。

　　入院后在有效补充血容量的同时，立即给予患者质子泵抑制剂、生长抑素等止血药静脉滴注，输注红细胞悬液 2U。再次呕鲜血 2 次，总量约 600ml，伴心悸，临床观察血压、脉搏不稳定，肠鸣音亢进。考虑仍有活动性出血，遂行急诊内镜检查及止血术，见食管 - 胃底静脉曲张明显，有活动性出血，立即在内镜下对胃底曲张静脉注射组织黏合剂，对食管曲张静脉行套扎治疗。术后患者解黑色糊状便 3 次，无呕血，不伴心悸，出血停止。

3. 气囊压迫止血 在药物治疗无效的大出血时暂时使用，为后续有效止血措施的使用争取时间，起"桥梁"作用。

知识点

三腔二囊管放置及护理

涂抹液状石蜡后,经鼻腔插入至胃,确定胃囊位于胃腔之后,注气入胃囊(囊内压50～70mmHg),向外加压牵引,用以压迫胃底曲张静脉;若未能止血,再注气入食管囊(囊内压为35～45mmHg),以压迫食管曲张静脉。为防黏膜糜烂,一般持续压迫时间不应超过24小时,放气解除压迫一段时间后,必要时可重复充气压迫。气囊压迫短暂止血效果肯定,但患者痛苦大、并发症较多,如吸入性肺炎、窒息、食管炎、食管黏膜坏死、心律失常等,不宜长期使用,拔管后早期再出血率高。当患者合并充血性心力衰竭、呼吸衰竭、心律失常及不能肯定为曲张静脉破裂出血时,不宜使用。

4. 经颈静脉肝内门体分流术(transjugular intrahepatic portosystemic shunt,TIPS)

知识点

经颈静脉肝内门体分流术

在肝内门静脉属支与肝静脉间置入特殊覆膜的金属支架,建立肝内门体分流,降低门静脉压力,减少或消除由于门静脉高压所致的腹水和食管-胃底静脉曲张破裂出血(图3-15-2)。

由于其对急性大出血的止血率达到95%,新近的国际共识意见认为,对于大出血和估计内镜治疗成功率低的患者应在72小时内行TIPS。TIPS会增加心脏前负荷,既往有心脏病的患者容易诱发心力衰竭。2017中国肝硬化腹水及相关并发症治疗指南提出肝性脑病、心肺疾病、肝衰竭(胆红素5.8mg/dl,即99μmol/L以上)、脓毒血症是TIPS的绝对禁忌证,2012年美国肝脏疾病研究会(AASLD)治疗指南中,还将70岁以上高龄、肝功能评分12分以上作为TIPS的禁忌证。通常择期TIPS对患者肝功能要求

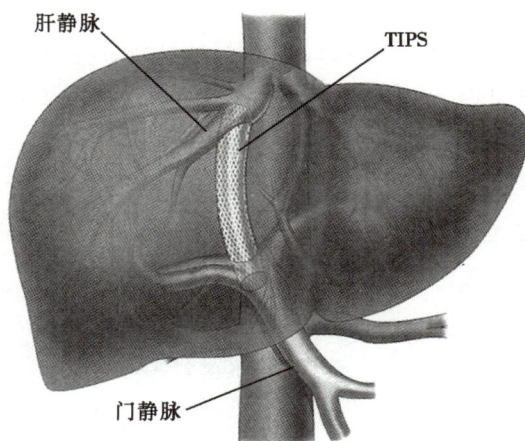

图3-15-2　经颈静脉肝内门体分流术(TIPS)

为Child-Pugh评分B级以上,食管-胃底静脉曲张急性大出血时,TIPS对肝功能的要求可放宽至Child-Pugh评分C级,这与该血管介入微创治疗具有创伤小、恢复快、并发症少和疗效确切等特点有关。

(四)止血后住院期间的治疗

1. 预防再出血

(1)质子泵抑制剂:降低胃酸,促进凝血,使血凝块不易被胃蛋白酶消化。

(2)降低门静脉压力:继续使用生长抑素及其类似物奥曲肽等药物。

2. 去除或减轻病因　抗乙肝病毒(HBV)治疗:复制活跃的HBV是肝硬化进展最重要的危险因素之一,对于乙肝肝硬化失代偿,不论ALT水平如何,当HBV-DNA阳性,均应给予抗HBV治疗。常用药物有阿德福韦、拉米夫定、恩替卡韦、替诺福韦等,无固定疗程,需长期应用。

知识点

肝功能失代偿乙肝肝硬化治疗

肝功能失代偿乙肝肝硬化治疗指征为HBV-DNA阳性,ALT正常或升高。治疗目标是通过抑制病毒复制,改善肝功能,以延缓或减少肝移植的需求。2018年欧洲肝病学会(EASL)失代偿期肝硬化的

管理临床实践指南指出，抗病毒治疗可延缓疾病进展，降低失代偿风险和提高生存率，但该治疗不能改变终末期肝硬化的最终结局。

3. 慎用损伤肝脏及肾脏的药物 避免不必要、疗效不明确的药物，减轻肝脏代谢负担，保护或改善肝功能。避免损伤肾脏的药物如氨基糖苷类，慎用非甾体抗炎药类解热镇痛药物，后者可致肾脏前列素合成从而减少肾血流灌注，增加出现急性肾衰竭、低钠血症等风险。

4. 肠内营养 肝硬化患者常存在营养不良风险及营养风险，需评估患者营养状态。应进食易消化的食物，以碳水化合物为主，蛋白质摄入量以患者可耐受为宜，植物蛋白耐受性优于动物蛋白，故以植物蛋白为主，辅以多种维生素，可给予胰酶制剂助消化。对食欲减退、食物不耐受者，可给予易消化的、蛋白质已水解为短肽的肠内营养剂，或者支链氨基酸制剂。

> **知识点**
>
> 肝硬化时若碳水化合物供能不足，机体将消耗蛋白质供能，加重肝脏代谢负担。肠内营养是机体获得能量的最好方式，对于肝功能的维护、防止肠源性感染十分重要。应鼓励肠内营养，减少肠外营养。

5. 保护肝细胞 保护肝细胞药物虽有一定的药理学基础，但普遍缺乏循证医学证据，过多使用可加重肝脏负担。肝外胆汁淤积时，微创方式解除胆道梗阻，可避免对肝功能的进一步损伤。

> **知识点**
>
> **常用的护肝药物**
>
> 由于胆汁中鹅去氧胆酸的双亲性，当与细胞膜持续接触，可溶解细胞膜。可口服熊去氧胆酸降低肝内鹅去氧胆酸的比例，减少其对肝细胞膜的破坏；也可使用 S-腺苷甲硫氨酸等。其他保护肝细胞的药物有多烯磷脂酰胆碱、水飞蓟宾、还原型谷胱甘肽及甘草酸二铵等。

6. 腹水

（1）限制钠、水摄入：合理限盐（4～6g/d），入水量约 1 000ml/d，如有低钠血症，则应限制在 500ml 以内。

（2）利尿：常联合使用保钾及排钾利尿剂，即螺内酯联合呋塞米，剂量比例约为 100mg：40mg。一般开始用螺内酯 60mg/d+ 呋塞米 20mg/d，逐渐增加至螺内酯 120mg/d+ 呋塞米 40mg/d。利尿效果不满意时，应酌情配合静脉输注白蛋白，每放 1 000ml 腹水，补充 6～8g 白蛋白。利尿速度不宜过快，以免诱发电解质紊乱、肝性脑病、肝肾综合征等。

> **知识点**
>
> 顽固性腹水：是指饮食限钠和使用大剂量利尿剂（螺内酯 400mg/d 和呋塞米 160mg/d）时，腹水仍不能缓解，在治疗性腹腔穿刺术后迅速再发。

（3）自发细菌性腹膜炎（SBP）：SBP 是肝硬化常见并发症，可使病情进一步恶化，迅速发展为肝肾衰竭，是肝硬化等终末期肝病患者死亡的主要原因之一。SBP 多起病隐匿，临床表现多种多样，容易漏诊。腹水中性粒细胞计数≥0.25×10^9/L；或腹水细菌培养阳性；降钙素原（PCT）>0.5μg/L，排除其他部位感染可以诊断SBP。治疗可选用肝毒性小、主要针对革兰氏阴性杆菌并兼顾革兰氏阳性球菌的抗生素，如头孢哌酮或喹诺酮类等，疗效不满意时，根据治疗反应和药敏试验结果进行调整。对于重度社区获得性 SBP，单药方案推荐亚胺培南/西司他丁、美罗培南、比阿培南等。厌氧菌感染时可使用甲硝唑或替硝唑。SBP 容易复发，用药时间不宜少于两周。由于 SBP 多系肠源性感染，除抗生素治疗外，应注意保持大便通畅、维护肠道菌群。

（4）预防肝性脑病：详见本篇第十六章。

本章病例治疗处方：

经急诊内镜治疗后患者未再出现呕血及血便。但仍有发热，体温波动于37.8～38.8℃，腹胀加重，伴少尿。

医嘱如下：

肝病、消化道出血患者护理常规

一级护理

告病危

流汁饮食（低盐、低脂、要素饮食）

稀醋酸溶液灌肠1次

10%GS 250ml+10% KCl 7ml+ 甘草酸二铵 150mg i.v. q.d.

0.9%NS 100ml+ 艾司奥美拉唑 40mg i.v. q.d.

5%GNS 100ml+10% KCl 5ml+ 头孢哌酮舒巴坦 2.0g i.v. q.12h.

10% 白蛋白 50ml i.v. q.o.d.；奥曲肽 100μg i.h. q.8h.

阿德福韦酯 10mg　q.d.；乳果糖 15ml　q.d.

呋塞米 20mg　q.d.；螺内酯 20mg　t.i.d.

两周后患者出院，出院医嘱：

阿德福韦酯 10mg q.d.；艾司奥美拉唑 20mg q.d.；普萘洛尔 10mg q.d.；呋塞米 20mg q.d.

螺内酯 20mg t.i.d.；胰酶制剂 1～2 片 t.i.d.

定期复查血甲胎蛋白定量及肝脏超声；定期复查胃镜并根据食管 - 胃底静脉曲张情况给予相应治疗。

患者健康教育：

1. 休息 不宜进行重体力活动及高强度的体育锻炼，应多卧床休息。

2. 酒精及药物　严格禁酒；不宜服用不必要且疗效不明确的药物、各种解热镇痛的复方感冒药、不正规的中药偏方及保健品，避免肝毒性损伤。失眠时应在医师指导下慎重使用镇静、催眠药物。

3. 饮食　低盐、低脂、适量蛋白、易消化、产气少的食物；进食不宜过快、过多；食物不宜过于辛辣和粗糙，在进食带刺或骨的鱼及肉类时，应注意避免咽下刺或骨渣。

4. 保持大便通畅，不要用力排大便。

5. 避免感染　居室应通风，养成良好的个人卫生习惯，避免着凉及不洁饮食。

6. 坚持遵医嘱服药，每月门诊随访，2个月后拟行第2次内镜下曲张静脉套扎术。

7. 可以与家人、朋友共餐。应避免血液途径的传染，如不宜共用剃须刀等可能引起创伤的生活用品；接触患者开放伤口时应戴手套。性生活应适当，建议使用安全套。

（田德安）

第十六章　肝　性　脑　病

肝性脑病（hepatic encephalopathy，HE）是肝衰竭或门体分流引起的中枢神经系统神经精神综合征，主要临床表现为一系列潜在可逆性神经精神异常，可以从人格改变、行为异常、扑翼样震颤到出现意识障碍、昏迷。在30%~45%肝硬化患者和10%~50%经颈静脉肝内门体分流患者中，可发生显性肝性脑病。某些肝性脑病患者临床表现不明显，只能通过专项检查才可发现，称为轻微肝性脑病。在高达80%的肝硬化患者中，存在轻微肝性脑病。

【病例导引】

患者，男性，50岁。

主诉：反复腹胀、黄染1年，发热3日，加重伴昏睡1日。

现病史：1年前出现反复腹胀、乏力及皮肤巩膜黄染，血检肝功能异常，经常服用中药，症状无明显缓解。3日前在外就餐后出现腹痛、腹泻及发热，体温高达39℃，自服"阿莫西林"，无缓解，逐渐出现情绪烦躁、言语粗暴、随地便溺等行为异常。1日前出现昏睡，可唤醒，但不能正常回答问题。

既往史：10年前曾诊断慢性乙型病毒性肝炎，未接受抗病毒治疗。

体格检查：生命体征平稳，昏睡，可唤醒。巩膜轻度黄染，可见蜘蛛痣及肝掌，双肺未闻及干湿啰音，腹软、稍膨隆，无压痛及反跳痛，肝未扪及，脾肋下2cm，移动性浊音（+），腱反射和肌张力亢进，可引出扑翼样震颤。

【诊断路径】（图3-16-1）

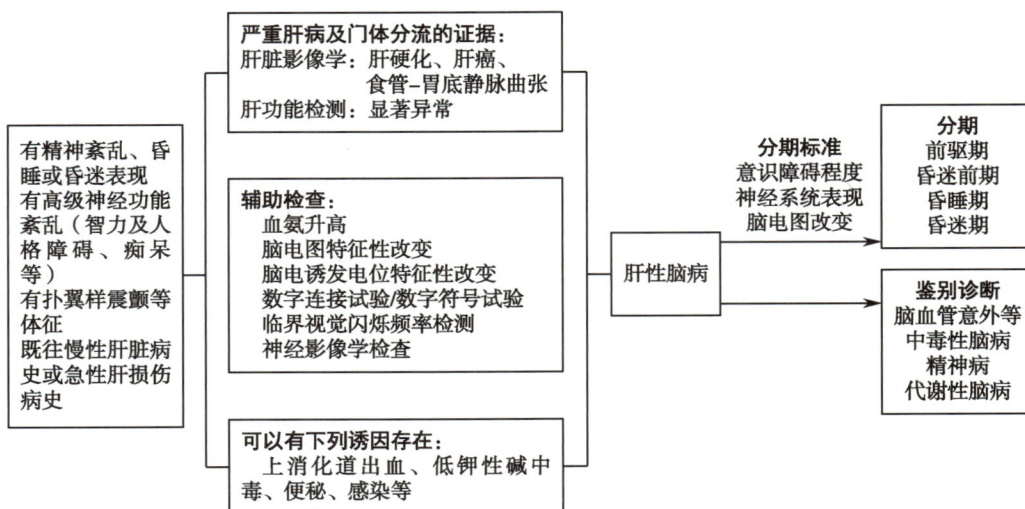

图3-16-1　肝性脑病诊断流程图

【思路解析】

【问题1】 根据上述病史,患者可能的诊断是什么?

思路1 患者神经精神症状的原因可能有哪些?

意识障碍根据其严重程度分为嗜睡、昏睡、昏迷。如是在某些疾病中逐渐产生,如本例患者有慢性乙型病毒性肝炎10年,反复肝功能异常,在此基础上出现神经、精神症状,逐渐进入昏睡,体格检查引出扑翼样震颤,可拟诊肝性脑病。

大部分肝性脑病由肝硬化引起,其他病因包括重症肝炎、暴发性肝衰竭、原发性肝癌、严重胆道感染及妊娠期急性脂肪肝等。肝性脑病的常见诱因有:消化道出血、大量排钾利尿、放腹水、高蛋白饮食、催眠镇静药、麻醉药、便秘、尿毒症、外科手术及感染等。本例患者有发热、腹痛、腹泻,可能为感染诱发。

思路2 根据可能的病因,重点询问哪些病史?不能忽视哪些重要体征和常规检查?

1. 询问病史并进行体格检查,需注意发现肝性脑病特征性的认知障碍和神经肌肉障碍。应询问患者是否出现睡眠模式改变及导致正常日常活动困难的认知能力改变(注意力持续时间减少、短期记忆障碍)。还应询问患者有关工作表现受损及工作或驾驶相关事故的情况。还应检查患者有无神经肌肉功能障碍的体征。

2. 如果怀疑轻微肝性脑病,应进行心理测试。

3. 排除精神状态改变的其他原因 进行血清实验室检查以排除代谢异常;如果患者的临床表现提示可能存在其他病因(例如创伤导致的硬膜下血肿),应进行脑CT扫描。

4. 虽然在肝性脑病患者中,动脉和静脉氨浓度经常升高,但氨浓度升高不是诊断肝性脑病的必要条件。此外,在无肝性脑病的患者中,也可能存在氨浓度升高。

5. 应评估肝性脑病患者是否存在潜在诱因。该评估应包括以下内容:
- 病史:以确定患者是否曾使用任何药物或毒素(包括酒精);是否有便秘。
- 体格检查:以寻找是否存在消化道出血或低血容量的体征。
- 通过血液和尿液、粪便培养及对腹水患者进行穿刺寻找感染源。
- 常规血清化学检查,查看是否存在代谢异常和电解质异常。
- 血清甲胎蛋白。

6. 肝性脑病患者通常有晚期慢性肝病,因此存在很多严重肝功能障碍相关的体征。体格检查结果可能包括肌萎缩、黄疸、腹水、肝掌、水肿、蜘蛛痣及肝病性口臭。

【问题2】 为明确诊断,应该实施哪些必要的检查?

思路1 进行必要的实验室检查及辅助检查,以了解肝病的详细情况及诱因。

1. 肝炎病毒标志物 HBsAg(+),HBeAg(+),HBcAb(+)。

2. HBV-DNA 2.50×10^4 U/ml。

3. 肝功能检查:总胆红素51μmol/L,ALT 90U/L,AST 104U/L,白蛋白32g/L;肾功能、电解质正常。

4. 凝血酶原时间16秒。

5. 血氨1.15mg/L。

6. 甲胎蛋白(-)。

7. 便常规示白细胞10个/HP。

8. 本例患者就诊时已有明显的神经精神功能障碍,应根据临床分期标准描述其脑病的程度,也可应用脑电图协助判断预后。

9. 病情缓解后应了解患者是否存在肝硬化的其他并发症,如通过增强CT+血管重建了解患者有无食管-胃底静脉曲张、门静脉血栓、肝癌等,通过腹部超声了解胆道有无结石和肝脏情况,以及有无腹腔积液、胸腔积液等。

知识点

肝性脑病的分类和分级

分类:
- A型:急性肝衰竭时发生的肝性脑病。

- B 型：门体旁路但无肝细胞本身疾病时发生的肝性脑病。
- C 型：肝硬化伴门静脉高压或门体分流时发生的肝性脑病。
- 轻微型：心理测试或神经生理测试结果异常但无临床表现【轻微型并非与 A、B、C 三型并列的分类】。

分级：
- Ⅰ级：行为改变、轻度意识错乱、言语不清、睡眠障碍。
- Ⅱ级：嗜睡、中度意识错乱。
- Ⅲ级：明显意识错乱（昏睡）、语无伦次、昏睡但能唤醒。
- Ⅳ级：昏迷、对疼痛无反应。

Ⅰ级肝性脑病患者可能存在轻度扑翼样震颤，而Ⅱ级或Ⅲ级肝性脑病患者存在明显扑翼样震颤。Ⅳ级肝性脑病患者通常无扑翼样震颤，反而可能表现为去皮质或去大脑姿势。

轻微型肝性脑病

对于有慢性肝病史的患者，应有发现轻微型肝性脑病的意识，以便早期治疗，下述检测方法有助于检出轻微型肝性脑病。

1. 诱发电位 是大脑皮质或皮质下接收各种感觉器官受刺激的信息后所产生的电位，有别于脑电图所记录的大脑自发性电活动，包括视觉、听觉、躯体诱发电位。

2. 临界视觉闪烁频率 视网膜胶质细胞病变可作为肝性脑病时大脑胶质星形细胞病变的标志。

3. 心理智能检测 联合应用木块图试验、数字连接试验及数字符号试验，筛选轻微肝性脑病。这些方法简便，无须特殊器材，但受年龄、教育程度的影响。老年人和教育层次比较低者在进行测试时较为迟钝，影响结果。

思路 2 确定肝性脑病后，应完善其诊断内容。

【诊断总结】

一般诊断要求：	本病例诊断：
肝性脑病分级	肝性脑病（3 级）
基础肝病诊断	乙肝肝硬化失代偿期
肝功能分级	肝功能 C 级（Child-Pugh 10 分）
诱发肝性脑病的其他疾病或综合征	感染性腹泻

【治疗】

肝性脑病的治疗原则及措施如下：

1. 去除肝性脑病发作的诱因。

2. 积极治疗原发肝病、保护肝脏功能。

（1）复制活跃的 HBV 是肝硬化进展最重要的危险因素之一，对于乙肝肝硬化失代偿期，不论 ALT 水平如何，当 HBV-DNA 阳性，均应给予抗 HBV 治疗。常用药物有阿德福韦酯、替比夫定、恩替卡韦及拉米夫定、替诺福韦酯等，需长期应用。应审慎应用干扰素治疗代偿期肝硬化，对乙肝肝硬化失代偿期不宜使用干扰素。

（2）卧床休息、禁酒、避免疗效不明确的药物，减轻肝脏的代谢负担。

（3）肝外胆道梗阻时，微创方式解除胆道梗阻，可避免肝功能的进一步损伤。

3. 减少肠内氮源性毒性物质的生成与吸收，促进体内氨代谢，降低血氨。

（1）清洁肠道：特别适用于上消化道出血或便秘患者。可给予：①乳果糖、乳梨醇或 25% 硫酸镁口服或鼻饲导泻；②生理盐水或弱酸液（如稀醋酸溶液）清洁灌肠。

乳果糖是一种口服不吸收的双糖，其在结肠内被乳酸菌、厌氧菌等分解为乳酸和醋酸，降低结肠 pH，使肠腔呈酸性，有利于乳酸杆菌等益生菌繁殖，使肠道细菌产氨减少，从而减少氨的形成和吸收。乳果糖的缓泻作用还有助于肠内含氮毒性物质的排出。

（2）口服抗生素：可抑制肠道产尿素酶的细菌，减少氨的生成。常用的抗生素有利福昔明、甲硝唑、新霉素等。利福昔明具有广谱、强效的抑制肠道细菌生长的作用，口服不吸收，只在胃肠道局部起作用。

（3）益生菌制剂：含双歧杆菌、乳酸杆菌的微生态制剂可通过调节肠道菌群结构，抑制产氨、产尿素酶细菌的生长，对减少氨的生成有一定作用。

（4）促进体内氨的代谢：L-鸟氨酸-L-门冬氨酸是一种鸟氨酸和门冬氨酸的混合制剂，其中鸟氨酸能增加氨基甲酰磷酸合成酶和鸟氨酸氨基甲酰转移酶活性，其本身也可通过鸟氨酸循环合成尿素而降低血氨。门冬氨酸可促进谷氨酰胺合成酶活性，促进脑肾利用和消耗氨以合成谷氨酸和谷氨酰胺而降低血氨，减轻脑水肿。谷氨酸钠或钾、精氨酸等药物理论上具有降血氨作用，以往曾在临床上广泛应用，但至今尚无证据肯定其疗效。

知识点

肝性脑病的发病机制

目前对肝性脑病发病机制仍缺乏清晰的认识。然而，数十年来的经验表明，发病涉及氨浓度的升高，并且中枢神经系统通过 γ-氨基丁酸（gamma-aminobutyric acid，GABA）受体产生抑制性神经传导，以及中枢神经递质和循环中氨基酸的改变也可能起到一定作用。

氨是诱发肝性脑病的特征最为明确的神经毒素。正常情况下，经血液循环弥散至肠道的尿素及食物中的蛋白质在肠菌的作用下分解生成氨。非离子型氨（NH_3）有毒性，且能透过血脑屏障。离子型氨（NH_4^+）呈盐类形式存在，相对无毒，不能透过血脑屏障。NH_3 与 NH_4^+ 的互相转化受 pH 梯度影响，当结肠内 pH<6 时，NH_3 从血液弥散入肠腔，随粪排出；当肠腔 pH>6 时，NH_3 大量入血。肝功能减退时，肝脏将氨转化为尿素的能力减弱，如果存在门体分流，氨还可绕过肝脏直接进入体循环，到达中枢神经系统，干扰脑的能量代谢，降低三羧酸循环效率，致使大脑细胞能量供应不足，导致功能紊乱而出现肝性脑病。

GABA 是重要的抑制性神经递质，由肠道细菌合成，在肝衰竭和门体分流时，可绕过肝脏直接进入体循环，通过血脑屏障与大脑接触后神经细胞膜上的 GABA 受体结合而激活该受体。GABA 受体与苯二氮䓬（BZ）受体及巴比妥受体紧密相连，组成 GABA/BZ 复合体，共同调节氯离子通道。GABA/BZ复合体中任何一个受体被激活时，导致神经细胞膜过度极化而不易除极，突触后电位和神经传导因而被抑制。肝功能失代偿期患者脑组织中的 GABA/BZ 受体数目明显增加。GABA/BZ 受体也是其他许多镇静安眠药物的作用点，肝衰竭患者也因此对镇静安眠药极为敏感。

神经递质传递神经细胞的冲动，分兴奋性与抑制性两类，二者保持生理平衡。食物中的芳香族氨基酸（如酪氨酸）经肠菌脱羧酶的作用分别转变为酪胺和苯乙胺。肝功能正常时，这两种胺在肝内被单胺氧化酶分解清除；肝衰竭时，清除减少，此两种胺进入脑组织，在脑内经 β-羟化酶的作用分别形成不能传递神经冲动的假性神经递质 β-多巴胺和苯乙醇胺，并取代突触中的正常递质，继而发生神经传导障碍，出现意识障碍与昏迷。

肝性脑病发病机制的各种假说并非互相排斥。许多描述的异常可能同时存在，并最终导致肝性脑病发生。氨与其他毒素的协同作用可解释很多出现于肝衰竭中的异常，如血脑转运神经递质前体、氨基酸神经递质代谢和脑葡萄糖氧化发生的变化。这些变化可导致抑制性神经递质系统（GABA、5-羟色胺）激活和兴奋性神经递质系统（谷氨酸、儿茶酚胺）受损，从而导致神经抑制的增强。脓毒症、神经炎症和肠道菌群的改变似乎也是晚期肝病出现脑功能改变的影响因素。

4. 调节神经递质　氟马西尼可以拮抗内源性苯二氮䓬所致的神经抑制。对部分 3 级和 4 级的患者具有促醒作用。静脉注射氟马西尼起效快，往往只需数分钟之内，但维持时间很短，通常在 4 小时之内。其用量为 0.5～1mg 静脉注射，或 1mg/h 持续静脉滴注。

支链氨基酸制剂是一种以亮氨酸、异亮氨酸、缬氨酸等为主的复合氨基酸。其机制为竞争性抑制芳香族氨基酸进入大脑,减少假性神经递质的形成,其疗效尚有争议,但对于不能耐受蛋白质的营养不良者,补充支链氨基酸有助于改善其氮平衡。

5．营养支持　目的在于促进机体的合成代谢,抑制分解代谢,保持正氮平衡。急性起病数日内禁食蛋白质(1～2 级肝性脑病可限制在 20g/d 以内),神志清楚后从 20g/d 开始逐渐增加至 1g/(kg•d)。慢性肝性脑病患者无禁食必要,应尽量保证热能供应和各种维生素补充,酌情输注血浆或者白蛋白。

6．阻断门体分流　经颈静脉肝内门体分流术(TIPS)术后引起的肝性脑病多是暂时的,随着术后肝功能改善、尿量增加及肠道淤血减轻,肝性脑病多呈自限性,很少需要行减小分流道直径的介入手术。对于肝硬化门静脉高压所致的严重侧支循环开放,可通过 TIPS 联合曲张静脉的介入断流术,阻断异常的门体分流。

7．人工肝　用分子吸附剂再循环系统可清除肝性脑病患者血液中部分有毒物质,对肝性脑病有暂时的、一定程度的缓解作用,适用于急性肝衰竭的患者,为肝移植做准备。

8．肝移植　由肝衰竭所导致的严重和顽固性的肝性脑病是肝移植的适应证。

【健康教育】

肝性脑病患者健康教育主要包括如下内容:

1．不宜进行重体力活动及高强度的体育锻炼,应多卧床休息。

2．严格禁酒;不宜服用不必要且疗效不明确的药物、各种解热镇痛的复方感冒药、不正规的中药偏方及保健品,避免肝毒性损伤。失眠时应在医师指导下慎重使用镇静、催眠药物。

3．对已有食管 - 胃底静脉曲张者,进食不宜过快、过多,食物不宜过于辛辣和粗糙,在进食带骨的肉类时,应注意避免吞下刺或骨。

4．食物应以易消化、产气少的主食为主,常吃蔬菜水果,调味不宜过于辛辣,保持大便通畅,不要用力排大便。

5．限制肝硬化患者钠和水的摄入,应以低盐饮食为宜。

6．注意避免感染　居室应通风,养成良好的个人卫生习惯,避免着凉及不洁饮食。

7．了解自己肝硬化的病因,坚持服用针对病因的药物,如口服抗乙肝病毒的药物等,病情稳定者,每 3～6 个月应进行医疗随访,进行相关的实验室检测和超声、CT 及 MRI 检查。

8．有轻微型肝性脑病患者的反应力较低,不宜驾车及高空作业。

9．乙肝患者可以与家人、朋友共餐。应避免血液途径的传染,如不宜共用剃须刀等可能有创的生活用品;接触患者开放伤口时应戴手套。性生活应适当,如没有生育计划,建议使用安全套。

(沈锡中)

第十七章　原发性肝癌

原发性肝癌（primary liver cancer）是指发生在肝细胞或肝内胆管细胞的癌肿，其中肝细胞癌（hepatocellular carcinoma，HCC）占原发性肝癌中的绝大多数，而胆管细胞癌（cholangiocarcinoma）不足5%。在我国，原发性肝细胞癌多继发于慢性病毒性肝炎，尤其以慢性乙型及丙型肝炎为主。本病恶性程度高、浸润和转移性强，影像学检查和甲胎蛋白检测相结合是早期诊断的主要手段，而其远期疗效取决于能否早期诊断及早期治疗。其并发症包括肝性脑病、消化道出血、肝癌结节破裂。治疗分为根治性治疗及非根治性治疗，具体方法应根据疾病分期进行选择。

【病例导引】

患者，男性，50岁。

主诉：间断乏力、食欲减退25年，加重伴皮肤黄染20日。

现病史：25年前无明显诱因出现乏力、食欲减退，在当地医院检查发现"肝功能轻度异常"，服用"保肝"药物后症状缓解。此后上述症状反复出现，20年前开始伴有间断腹胀、下肢水肿，经常自服"助消化""保肝"等药物，时好时坏，一直未引起重视。20日前上述症状加重并出现皮肤黏膜黄染。

体格检查：慢性肝病面容，皮肤巩膜轻度黄染。肝肋下未触及，脾肋下2cm。余未见异常。

否认饮酒史，否认特殊疾病史，家族中母亲有"肝炎"史（具体不详）。

辅助检查：AST 78U/L，ALT 84U/L，白蛋白30g/L，总胆红素64.3μmol/L，直接胆红素46.8μmol/L，甲胎蛋白>1 000μg/L。乙肝病毒血清学指标显示HBsAg、抗-HBe及抗-HBc阳性，HBV-DNA $2×10^4$U/ml，白细胞计数 $2.9×10^9$，血红蛋白110g/L，血小板计数 $98×10^9$/L，凝血酶原活动度65%。

腹部超声：肝表面凹凸不平，右叶见3cm×4cm低回声区，边界不清。少量腹水。

肝脏增强CT：肝脏体积缩小，被膜不光整，肝表面凹凸不平；肝右叶前上段可见团块状低密度影，边缘模糊，大小为3.2cm×4.1cm，呈分叶状，其内密度不均，增强后动脉期可见病灶明显不均匀强化，可见小动脉穿入病灶内，门静脉期及平衡期可见病灶密度明显减低。胆囊不大，胆道系统未见异常。脾大，脾下缘低于肝下缘水平，密度均匀，增强后未见确切异常强化灶（图3-17-1）。少量腹水。

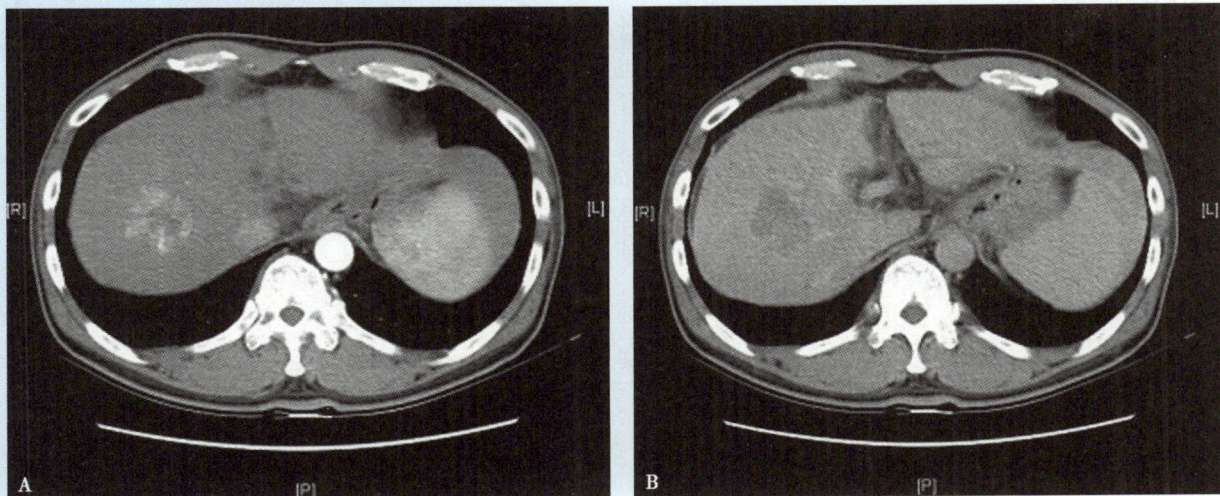

189

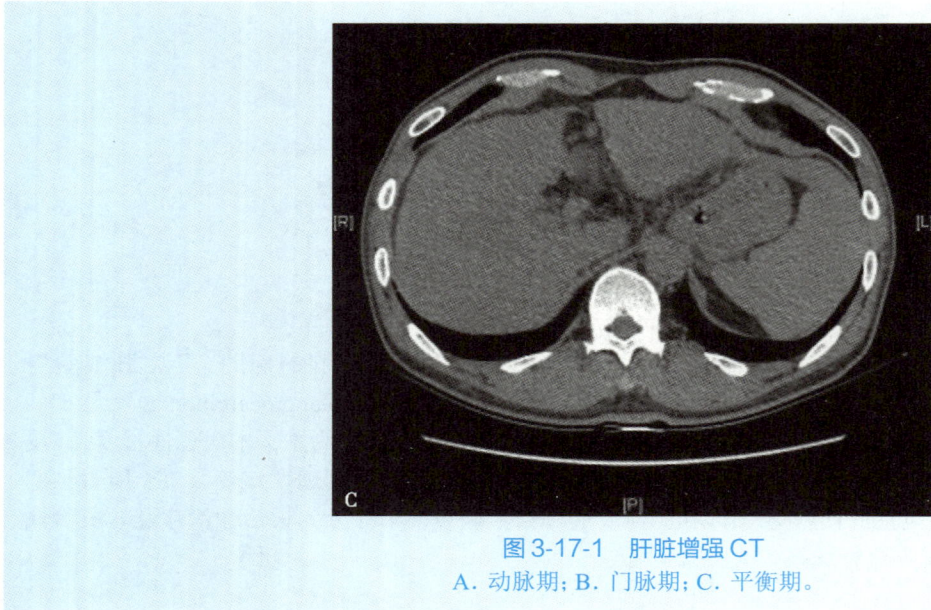

图 3-17-1 肝脏增强 CT
A. 动脉期；B. 门脉期；C. 平衡期。

【诊断路径】

我国于 2009 年发布了"原发性肝癌规范化诊治专家共识"，结合我国国家卫生和计划生育委员会于 2017 年发布的《原发性肝癌诊治规范》，以及 2018 年欧洲肝病学会（EASL）和美国国立综合癌症网络（NCCN）发布的肝癌实践指南，对于发现肝脏占位的患者，可遵循图 3-17-2 路径建立诊断。

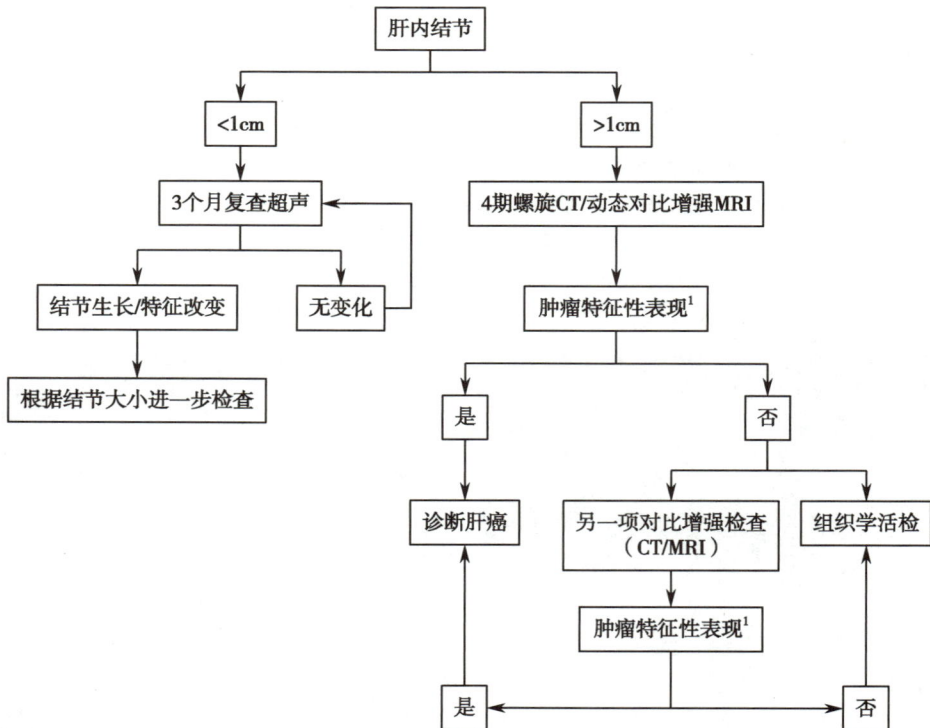

图 3-17-2 原发性肝癌诊断流程图
1. 肿瘤特征性表现：动脉期快速不均质血管强化（arterial hypervascularity），而静脉期或延迟期快速洗脱（venous or delayed phase washout）。

【思路解析】

1. 发病原因 患者有乏力、食欲减退、腹胀的症状；既往有"肝功能异常"的病史；家族中母亲有"肝炎"病史。诊断首先考虑存在慢性乙型或丙型肝炎，在此基础上发生肝硬化和肝癌。

肝癌的致病因素除了最重要的病毒性乙型、丙型肝炎外，酒精等各种原因所致肝硬化均可导致肝癌。此外，一些环境、遗传因素也与肝癌的发生相关。

2. 临床表现

（1）症状：原发性肝癌起病隐匿，早期症状常不明显，故也称亚临床期。出现典型的临床症状时一般已属中、晚期。症状主要表现为肝区疼痛，常常呈持续性，以及乏力、食欲缺乏、腹胀、恶心、腹泻等消化道非特异性症状。可伴有发热、消瘦等肿瘤消耗性全身症状。此外存在伴癌综合征（paraneoplastic syndrome）时可有自发性低血糖、红细胞增多症等一些特殊表现。

本病例仅表现为消化道非特异性症状，因此被患者忽视而延误病情。

（2）体征：原发性肝癌因多继发于肝硬化的基础上，因此可能存在脾大、黄疸、腹水等肝硬化的典型体征。中晚期肝癌的最常见体征是肝大，可触及包块，质硬，伴或不伴明显压痛。右叶肝癌多在肋缘下触及，左叶肝癌则位于剑突下。由于肿瘤本身血管丰富，再加上癌肿压迫大血管，可在肝区出现血管杂音。肝区摩擦音提示肿瘤侵及肝包膜。肝外转移时则有转移部位相应的体征。

本病例存在慢性肝病面容、黄疸、脾大、腹水体征，符合慢性肝炎肝硬化表现。因癌肿较小，远离包膜、血管，因此缺乏特异性体征。

3. 实验室及辅助检查

（1）影像学检查是首选辅助检查，对肝癌的定性、定位、分期诊断均有意义（表3-17-1）。

知识点

表3-17-1 肝癌影像学检查方法及特点

检查方法	特点
超声显像	一般可显示直径2cm以上肿瘤 还有助于判断肝静脉、门静脉有无癌栓
增强CT	分辨率高于超声，图像清晰稳定，可全面客观地反映肿瘤性状 肝癌诊断最常规手段，增强CT可作为临床诊断标准
增强MRI	高分辨率，多参数、多方位成像，可采用特殊对比剂 提高小肝癌检出率，以及与其他良性病变的鉴别率 可作为CT补充手段，观察肿瘤及与周围组织关系强于CT
PET/CT	通过肝脏占位的生化代谢信息判断良恶性 特别适用于评估肿瘤远处转移情况
肝动脉造影	可显示0.5~1.0cm的微小肿瘤 属于有创检查，用于其他方法诊断效果不佳者

本例患者超声提示肝右叶境界不清低回声病灶，进一步增强CT出现了原发性肝癌的典型表现（动脉期快速不均质血管强化，而静脉期或延迟期快速洗脱）。

（2）血清学肿瘤标志物在肝细胞癌的诊断中存在重要意义。

知识点

血清学肿瘤标志物

甲胎蛋白（AFP）是目前认为最具临床价值的肝细胞癌标志物，可用于预测肝癌发生风险，对肝癌进行诊断筛查并可用于监测疗效、评价病情，以及预测肝癌复发和生存率。此外，其他血清生化指标 ALT，以及肿瘤标志物甲胎蛋白 -L3 及异常凝血酶原与甲胎蛋白联合应用可提高早期肝细胞癌的诊断率并可预测患者的生存情况。单纯甲胎蛋白增高时，应对患者进行每 3 个月 1 次的随访；甲胎蛋白>200μg/L，同时增强 CT 或 MRI 提示肝脏存在>2cm"快进快出"强化现象病灶，可实现肝癌临床诊断。

本例患者甲胎蛋白>1 000μg/L，因此更应高度怀疑原发性肝癌的可能性。

（3）病理学检查是诊断原发性肝癌的金标准。

知识点

病理学检查

对于没有肝硬化背景，或影像学表现不典型者，应依靠组织学检查确诊。根据组织学特征可分为肝细胞型、胆管细胞型、混合型，以及特殊类型。肝细胞型最为多见，占 90% 以上，胆管细胞型不足 5%，其余分型更少见。病理还可完善肝癌药物靶向分子、预后相关分子标志物的检测结果，以供临床治疗参考。

【诊断总结】

原发性肝癌多以临床影像学诊断为主。因症状体征均不典型，对于存在易患因素的患者，应积极完善肝脏影像学检查，如有>2cm 肝脏占位性病变，一般通过增强 CT 或 MRI 判断肝癌特性，如同时伴有甲胎蛋白>200μg/L，基本可实现临床诊断。而对于甲胎蛋白不高，缺乏肝癌特异性影像表现者，应进一步考虑肝动脉造影检查，甚至需借助肝穿刺活检明确病理学诊断。PET/CT 主要用于诊断肝外转移。诊断时应注意与肝硬化及活动性肝炎、继发性肝癌、肝脏良性肿瘤及肝脓肿相鉴别。

本例患者有慢性乙型肝炎（有肝炎病史、HBsAg 阳性），影像学检查符合肝硬化伴有典型原发性肝癌的表现，很容易与单纯肝硬化及活动性肝炎相鉴别，血清甲胎蛋白明显升高，可基本排除继发性肝癌、肝脏良性肿瘤及肝脓肿。

进一步了解有无并发症并应对原发性肝癌进行分期，以便选择治疗方案和评估预后。

【治疗】

1. 并发症的治疗　原发性肝癌终末期存在多种并发症，包括肝性脑病，其占肝癌死亡原因的 1/3；消化道出血约占死亡原因的 15%；肝癌结节破裂出血发生率为 9%～14%。在治疗原发灶之前，需先控制并发症，维持患者生命。

本例患者尚未出现上述并发症，可直接针对原发灶进行治疗。

2. 肝癌分期是制订治疗方案的基础　根据国内外指南推荐，采用巴塞罗那临床肝癌（BCLC）分期系统进行疾病分期（表 3-17-2）。

知识点

表 3-17-2　巴塞罗那临床肝癌（Barcelona clinic liver cancer, BCLC）分期系统

分期	PST[①]	肿瘤特征	肝脏功能评分
0 期（极早期肝癌）	0	单个肿瘤<2cm	Child-Pugh A
A 期（早期肝癌）	0	单个肿瘤	Child-Pugh A～B
	0	三个肿瘤均<3cm	Child-Pugh A～B
B 期（中期肝癌）	0	多个肿瘤	Child-Pugh A～B
C 期（进展期肝癌）	1～2	血管浸润或肝外转移	Child-Pugh A～B
D 期（终末期肝癌）	3～4	任何肿瘤	Child-Pugh C

注：① PST 即全身总体状态评分（performance status test）。PST 0：正常活动；PST 1：有症状，但几乎不影响下床活动；PST 2：日间卧床时间少于 50%；PST 3：日间卧床时间多于 50%；PST 4：完全卧床。

本例患者为单个肿瘤，Child-Pugh A 级，因此应属 A 期患者。

3．本例患者应优先选择以肿瘤切除和肝移植为主的根治疗法，并在此基础上进一步考虑抗病毒治疗抑制乙型肝炎病毒复制，防止疾病复发。

（1）肝切除术（hepatectomy）是根治肝癌的首选方法。

手术切除必需条件：一般状况良好，无明显重要器官疾病；肝功能 Child-Pugh A 级，或经短期治疗后可恢复到 A 级的 Child-Pugh B 级；肝功能生化学指标基本在正常范围；无无法切除的肝外转移肿瘤。

根治性肝切除的局部条件：单发肝癌，表面较光滑，周围界限清楚或有假包膜形成，被肿瘤破坏的肝组织小于全肝的 30%，或虽大于 30%，但无瘤侧肝脏代偿性增大，达到全肝的 50% 以上；多发性肿瘤不超过 3 个，且局限在肝脏的某一段或一叶内。

如不符合根治性切除，可考虑姑息性肝切除。若不适宜姑息性肝切除，也可考虑术中肝动脉结扎和／或肝动脉、门静脉插管化疗等非切除性姑息性外科治疗。

（2）肝移植术：适合于肝功能储备差但局部条件尚好者。国际上广泛采用米兰标准，即孤立病灶者≤5cm；单个病灶≤3cm，总体不超过 3 个病灶者。不伴有静脉癌栓、肝内播散或肝外转移。

4．射频消融术　消融治疗是在影像技术（超声或 CT）引导下以射频和微波消融或无水酒精注射等方法局部直接杀伤肝癌的治疗手段，也属于根治性治疗。消融可经皮，也可在腹腔镜或开腹手术中应用。本例患者如不能或不愿行手术治疗，可选择该方案。

手术要求：直径≤5cm 单发病灶；直径≤3cm 并在 3 个以内的多发病灶，不伴有血管、胆管浸润或远处转移，肝功能 Child-Pugh A 级或 B 级。

禁忌证：肝脏表面外裸肿瘤、肿瘤呈浸润状、Child-Pugh C 级、严重门静脉高压、存在肝癌合并症。

5．经肝动脉栓塞化疗（transcatheter arterial chemoembolization，TACE）是针对中期肝癌的首选非手术治疗方法。

适用于中期以上及不能或不愿手术患者，禁忌证包括 Child-Pugh C 级、肿瘤破坏肝组织大于 70% 全肝组织、严重门静脉高压、全身转移及存在肝癌并发症等。

6．晚期肝癌多考虑姑息治疗及全身治疗。

（1）放疗：局限肝癌，但因存在禁忌证不能手术或肿瘤位置特殊无法切除者；术后残留病灶；易引起并发症（胆管、血管癌栓）的局部病灶；淋巴结、肾上腺或骨转移者。

（2）分子靶向治疗：索拉菲尼多靶点阻断肝癌相关通路，是进展期以上肝癌的标准用药，仑伐替尼是最近批准治疗原发性肝癌另一靶向药物。适用于无法手术及远处转移，但肝功能属于 Child-Pugh A 或 B 级的肝癌患者。

（3）全身化疗：肝癌属于对化疗药低敏感的肿瘤，故局部化疗效果优于全身化疗，但对于局部化疗禁忌、全身转移、合并门静脉癌栓的患者，以奥沙利铂为主的系统化疗方案在临床试验中优于单纯支持治疗。

（4）基因、免疫、内分泌、干细胞等技术，尚不属临床的常规方法，需要大量的循证医学证据。

α 干扰素可用于乙型肝炎相关性肝癌手术后，可有抗病毒治疗同时缓解复发；类似免疫调节剂还包括胸腺素 α_1 和白介素 2；细胞因子诱导杀伤细胞、嵌合抗原受体 T 细胞也可作为肝癌免疫治疗的活性细胞。

【预防】

从肝癌的易感因素入手：对于未感染人群通过注射疫苗预防乙型肝炎；对于慢性乙型、丙型肝炎患者积极采取抗病毒治疗方案，延缓慢性肝炎的进展；积极治疗酒精性、药物性及其他原因引发的肝硬化和其他慢性肝病；避免黄曲霉毒素，以及其他化学物质和药物的接触。以上不仅有助于预防原发性肝癌的发生，对于已经发生的肝癌患者也可以提高生存质量，延长生存期。

（和水祥）

第十八章　急性胆道感染

急性胆道感染（acute biliary infection）是指以发热、右上腹痛为特征的发生于胆道系统的急性感染性疾病，主要包括急性胆囊炎（acute cholecystitis）和急性胆管炎（acute cholangitis）。急性胆道感染多为胆石症、胆道狭窄、胆道肿瘤等原因所致胆道系统梗阻后继发的细菌感染，是临床常见的急症，可发展为重症甚至危及生命。

【病例导引】

> 患者，男性，65岁。
> 主诉：间断右上腹痛6日，发热伴皮肤巩膜黄染1日。
> 现病史：患者于6日前饱食后出现右上腹痛，为胀痛，初始为阵发性，后逐渐转为持续性，伴恶心，无呕吐，无发热，1日前患者无明显诱因出现发热，体温最高39.4℃，伴畏寒、寒战，皮肤巩膜黄染，小便颜色发黄。
> 既往患者高血压10年，长期口服硝苯地平治疗，控制血压可。体格检查提示：血压145/85mmHg，心率112次/min，右上腹压痛，无明显反跳痛，墨菲征（−）。
> 血常规提示：白细胞计数11×10⁹/L，中性粒细胞百分比92%，血小板计数325×10⁹/L，血红蛋白135g/L。
> 血生化检查提示：ALT 156U/L，AST 124U/L，总胆红素115μmol/L，直接胆红素96μmol/L，淀粉酶75U/L。
> 腹部超声提示：胆囊多发结石，胆总管结石，胆总管增宽。

【诊断路径】

患者以发热、右上腹痛、皮肤巩膜黄疸为主要临床表现，可循图3-18-1路径建立初步诊断。

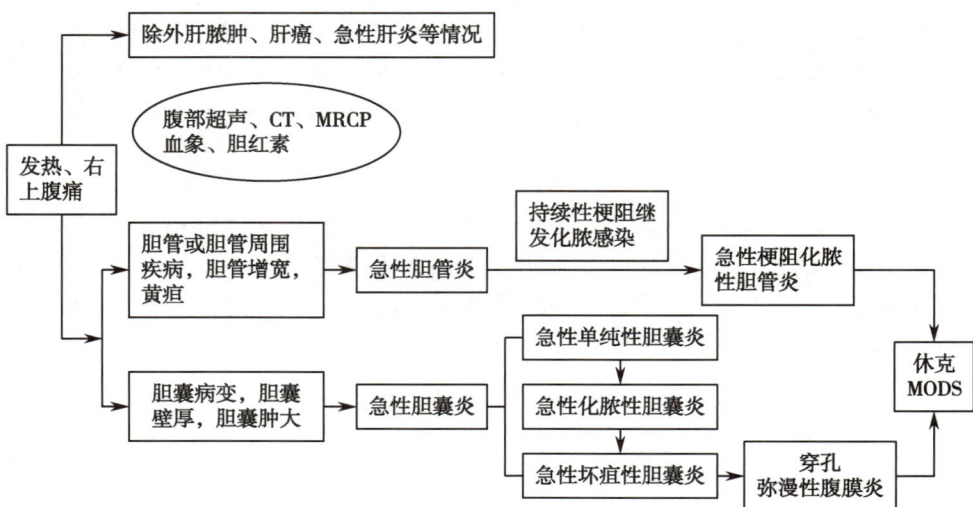

图3-18-1　急性胆道感染诊断思路
MRCP. 磁共振胰胆管成像；MODS. 多器官功能障碍综合征。

【思路解析】

（一）急性胆道感染的诊断及部位的确定

对发热、右上腹痛患者均需考虑胆道感染的可能性，但需注意排除肝脓肿、肝癌、急性肝炎等情况。皮肤巩膜的黄染、尿色发黄、血中胆红素升高提示黄疸的存在，根据血胆红素以直接胆红素升高为主，且影像检查有胆道系统扩张，故可确定为梗阻性黄疸。不完全梗阻性黄疸多无白陶土样大便，黄疸需注意与肝细胞性黄疸鉴别。梗阻性黄疸的存在更提示胆道疾病的可能。腹部超声对胆道疾病的诊断具有较大的参考价值，在超声显示不清或者腹腔胀气等情况下，胆管显示不佳时可行腹部 CT、MRI 及磁共振胰胆管成像（MRCP）检查。根据患者相应病史及检查结果，该例患者急性胆道感染、急性胆管炎诊断确切。

> **知识点**
>
> **急性胆道感染诊断标准**
>
> 急性胆道感染多有进食油腻诱因，多继发于其他胆道疾患。根据感染部位主要分为急性胆囊炎和急性胆管炎（表 3-18-1），急性胆管炎又分为急性肝内胆管炎、急性肝外胆管炎。发病原因分为结石性和非结石性，结石性最为常见，非结石性的包括胆道炎性狭窄、胆道系统良恶性肿瘤、胆道系统先天发育异常等。
>
> **表 3-18-1　急性胆道感染诊断标准**
>
> | 序号 | 急性胆囊炎诊断标准 | 急性胆管炎诊断标准 |
> |------|------|------|
> | 1 | 右上腹痛（可向右肩背部放射），墨菲征阳性，右上腹压痛、包块、肌紧张、反跳痛 | 胆道疾病史，高热和 / 或寒战，腹痛及腹部压痛（右上腹或中上腹），黄疸 |
> | 2 | 发热，白细胞升高，C 反应蛋白升高 | 白细胞升高，C 反应蛋白升高，肝功能异常 |
> | 3 | 胆囊增大，胆囊壁厚，胆囊颈部结石嵌顿，胆囊周围积液等表现 | 胆管扩张或狭窄、肿瘤、结石等 |
>
> 注：确诊急性胆囊炎，1 和 2 中至少各有一项阳性；疑似急性胆管炎，仅有 3 影像学的支持。确诊急性胆管炎，1≥两项 +2+3；疑似急性胆管炎，1≥两项。

（二）急性胆道感染的病情评估

1. 确定合适的初始治疗方案　诊断急性胆道感染后，应根据患者年龄、全身状况、合并临床情况、既往有无类似发作及辅助检查结果，对患者病情进行初步的评估，以确定合适的初始治疗方案。

> **知识点**
>
> **急性胆囊炎的病情评估**
>
> 急性胆囊炎起始阶段，胆囊管梗阻、内压升高、黏膜充血水肿，渗出增多，此时为急性单纯性胆囊炎。如果病因没有解除，炎症继续发展累及胆囊壁全层，浆膜也有纤维性和脓性渗出物覆盖，成为急性化脓性胆囊炎，还可引起胆囊积脓。胆囊内压继续升高可导致胆囊壁血液循环障碍，引起囊壁组织坏疽，即为急性坏疽性胆囊炎。胆囊坏死穿孔发生较急时，会导致胆汁性腹膜炎，较慢发生时则形成包裹粘连，形成胆囊周围脓肿。

2. 是否存在持续性胆管梗阻和梗阻性黄疸　梗阻性黄疸多为胆管病变征象，部分急性胆囊炎患者如在胆囊颈部结石压迫胆总管或结石嵌入胆总管时也可导致梗阻性黄疸，即为 Mirize 综合征。该例患者存在明确的胆道梗阻及梗阻性黄疸，急性胆管炎诊断明确。急性胆管炎病程发展迅速，可能因全身炎症反应综合征和脓毒症造成多器官功能障碍综合征（MODS），需警惕是否出现休克、神志改变等急性梗阻化脓性胆管炎征象，监测脏器功能受损征象。

知识点

部分患者梗阻性黄疸为一过性，可在1～3日逐渐解除。如胆道一过性地排石，可伴有一过性转氨酶的升高。而急性持续性胆管梗阻继发化脓性感染即为急性梗阻化脓性胆管炎（acute obstructive suppurative cholangitis，AOSC），是胆道感染的严重类型，亦称为急性重症胆管炎。当胆道内压超过2.94kpa（30mmHg）时，胆汁中的细菌毒素可反流入血，产生严重的脓毒血症，导致感染性休克和神志改变，在经典的Charcot三联征（发热、右上腹痛、黄疸）基础上加上此两项即为Reynolds五联征，是诊断急性梗阻化脓性胆管炎的重要诊断依据。

3. 急性胆道感染的并发症评估　急性胆道感染可并发急性胰腺炎、肝脓肿、急性胆囊穿孔、急性弥漫性腹膜炎、感染性休克、弥散性血管内凝血、多脏器功能不全等情况，甚至危及生命。

4. 急性胆道感染病情严重程度评估　重症患者可出现血常规白细胞计数$>1.8\times10^9$/L，局部炎症严重如有坏疽性胆囊炎、胆囊周围脓肿、肝脓肿，胆汁性腹膜炎，低血压需要药物维持，意识障碍，氧合指数降低（<300mmHg），国际标准化比值>1.5，少尿，血小板降低。

【诊断总结】

知识点

急性胆道感染诊断多伴随发生结石、肿瘤等疾病，诊断应对疾病状态、并发症情况作出全面评估。

本章病例诊断：急性胆管炎、胆囊多发结石、胆管结石、梗阻性黄疸、肝功能异常。

【治疗】

（一）急性胆道感染治疗概述

急性胆道感染的治疗包括一般对症治疗、抗感染治疗和病因治疗，其中以抗感染治疗及解除胆道梗阻最为重要，因不同患者病因不同，应该就具体患者的临床表现制订适宜的方案。

1. 一般治疗　包括对患者的全身支持，纠正水电解质和酸碱平衡紊乱、禁食补液、解痉止痛，应注意对老年人伴发的高血压、糖尿病等等给予相应的治疗，亦同时为可能的手术做好准备。应严密监测病情，如出现感染性休克、脏器功能不全，给予抗休克及脏器功能支持治疗。

2. 抗感染治疗　急性胆道感染病原菌多为肠道菌属，常有厌氧菌混合感染，应尽可能通过胆汁培养和血培养获得病原学证据，选用能覆盖这些细菌并在胆道系统中有较好分布的抗生素。轻症患者选用一代、二代头孢菌素，或氟喹诺酮类药物静脉或口服使用，重症患者通常需选用三代头孢菌素和/或酶抑制剂，甚至碳青霉烯类抗生素，通常需要联合抗厌氧菌治疗；如怀疑革兰氏阳性菌，应使用万古霉素或替考拉林等抗生素（表3-18-2）。

表3-18-2　常用于重症急性胆道感染的抗生素

种类	名称和用量
碳青霉烯类	亚胺培南西/司他丁钠、美罗培南
含β-内酰胺酶抑制剂的复合制剂	头孢哌酮/舒巴坦2.0～8.0g/d（1:1）或3.0～12.0g/d（2:1）
	哌拉西林/他唑巴坦13.5～18.0g/d
第三、四代头孢菌素	头孢哌酮2.0～12.0g/d、头孢曲松1.0～4.0g/d
	头孢拉定4.0～6.0g/d、头孢吡肟2.0～6.0g/d
单环类抗生素	氨曲南2.0～8.0g/d
抗厌氧菌类	甲硝唑1.0～2.0g/d
抗革兰氏阳性菌类	万古霉素1.0～2.0g/d

在我国引起胆道系统感染的致病菌中，革兰氏阴性细菌约占 2/3，前三位依次为大肠埃希菌、铜绿假单胞菌、肺炎克雷伯菌。革兰氏阳性细菌前三位依次为粪肠球菌、屎肠球菌、表皮葡萄球菌。14.0%～75.5% 的患者合并厌氧菌感染，以脆弱拟杆菌为主。

3. 急性胆囊炎的外科治疗　急性胆囊炎患者病情有缓解趋势者，可采用禁食、解痉、抗生素等方法治疗，待病情缓解后择期手术治疗。起病急、病情重、局部体征明显者及老年患者，宜在纠正急性生理紊乱后，早期施行手术处理。病程较晚，发病 3 日以上，局部有肿块并已局限，经非手术治疗情况尚稳定者，宜继续非手术治疗，待择期手术。如病情无缓解，或者已经诊断急性化脓性坏疽穿孔性胆囊炎，须急症手术治疗。手术方式可以采用腹腔镜下或开腹胆囊切除术。但对一般状况差的高危患者，可采取简单有效的手术方式达到引流效果即可，如局麻下行胆囊穿刺造瘘术。

4. 急性胆管炎的引流治疗　任何抗菌治疗都不能替代解除胆道梗阻的治疗措施。轻症急性胆管炎患者经保守治疗控制症状后，可待择期行病因治疗。重症患者通常需要立即行胆道引流。首选内镜下引流术，可行内镜逆行胰胆管造影术（ERCP），一方面可明确病因，另一方面可根据具体情况行内镜下十二指肠乳头括约肌切开术（endoscopic sphincterotomy，EST）和内镜下鼻胆管引流术（endoscopic nasobiliary drainage，ENBD），内镜下胆管支架引流术（endoscopic retrograde biliary drainage，ERBD）；如为结石性胆管炎，可行内镜下取石。经皮经肝胆道引流术（percutaneous transhepatic biliary drainage，PTCD）可作为次选方式，但对于肝门或肝门以上部位的肿瘤、结石或狭窄引起的梗阻，可作为首选。

（二）常见治疗方案举例

例 1. 本章病例治疗方案

诊断：急性胆管炎；胆囊多发结石；胆管结石；梗阻性黄疸；肝功能异常。

1. 一般治疗　如患者腹痛、呕吐严重，可暂予禁食、补液、解痉、退热、保肝等对症治疗。

2. 抗感染治疗　可选用头孢哌酮/舒巴坦 3g b.i.d. 联合甲硝唑 500mg b.i.d. 静脉滴注抗感染治疗。

3. 针对胆道梗阻，该患者存在持续性黄疸，及时予以解除梗阻防止病情进展恶化。可先行 ERCP 检查并行 ENBD 胆道引流，择期取石或放置胆道支架治疗。

4. 患者存在胆囊结石，可在病情稳定后（一般 2～3 个月后）择期行胆囊切除术，预防急性胆囊炎或胆管炎再度发生。

例 2. 诊断：急性胆囊炎；胆囊结石

患者经禁食，补液，解痉治疗及头孢哌酮/舒巴坦 3g b.i.d. 联合甲硝唑 500mg b.i.d. 静脉滴注抗感染治疗 1 日仍有高热、胆囊肿大、右上腹压痛反跳痛，经外科会诊后予以急诊胆囊切除术治疗。

（张澍田）

第十九章 急性胰腺炎

急性胰腺炎（acute pancreatitis，AP）是指由多种病因引起的胰酶激活，导致以胰腺局部炎性反应为主要特征，伴或不伴有其他器官功能改变的疾病。临床上，大多数患者病程呈自限性，20%～30%的患者临床过程凶险，总体病死率为5%～10%。

急性胰腺炎是多种病因导致胰酶在胰腺内被激活后引起胰腺组织自身消化、水肿、出血，甚至坏死的炎症反应。常见病因是胆石症（包括胆道微结石）、酒精。急性胰腺炎临床上表现为急性、持续性腹痛，血清淀粉酶增高至健康人群高限3倍或以上，影像学胰腺有或无形态改变。需与临床常见急腹症鉴别。轻症急性胰腺炎（mild acute pancreatitis，MAP）无器官功能障碍或局部并发症，对液体补充治疗反应良好。Ranson评分<3，或APACHE-Ⅱ评分<8，或CT分级为A、B、C。重症急性胰腺炎（severe acute pancreatitis，SAP）为具备下列情况之一者：局部并发症（胰腺坏死，假性囊肿，胰腺脓肿）；器官衰竭；Ranson评分≥3；APACHE-Ⅱ评分≥8；CT分级为D、E。临床上急性胰腺炎诊断应包括病因诊断、分级诊断、并发症诊断。

急性胰腺炎的治疗关键是加强重症监护，防治休克，改善微循环，维护脏器功能，积极救治脏器功能衰竭。此外，应采取措施解痉、止痛，抑制胰酶分泌。对于重症急性胰腺炎，特别是合并全身和局部感染者应积极抗感染治疗。早期营养支持有助于缩短住院时间，降低死亡率。胆源性重症急性胰腺炎应采取鼻胆管引流或内镜下十二指肠乳头括约肌切开术。感染性液体聚集全身中毒症状严重者，应予内镜或手术引流治疗。

【病例导引】

患者，48岁，男性。

主诉：突发上腹痛，伴发热8小时来急诊就诊。

现病史：8小时前饮酒后突发上腹部持续性刀割样疼痛，向后背放射，伴恶心，呕吐胃内容物7～8次，无鲜血及咖啡样物，呕吐后腹痛无缓解。1小时前自觉发冷，无寒战，自测体温38℃。

既往体健，大量饮酒史6年。

体格检查：体温38.5℃，血压130/90mmHg，脉搏92次/min，呼吸34次/min，呼吸急促，双肺呼吸音清，未闻及干湿啰音。心律齐。腹部平坦，中上腹部明显压痛，有轻微反跳痛，无肌紧张，墨菲征（−），肝脾不大，肝浊音界存在，移动性浊音（−），肠鸣音2～3次/min。

【诊断路径】

患者以急腹症就诊，应按急腹症的诊断思路进行详细、有重点的问诊和体格检查，考虑和排除临床常见的急腹症，建立初步诊断（图3-19-1）。

【思路解析】

1. 患者突发中上腹痛，符合急腹症。临床常见的急腹症：急性胃炎、急性胰腺炎、消化性溃疡穿孔、急性肠梗阻、急性胆囊炎/胆石症、肠系膜动脉栓塞/急性肠缺血、急性阑尾炎、急性心肌梗死等。上腹部疼痛常来源于胃十二指肠疾病、胆道疾病、胰腺疾病、结肠（横结肠）疾病、急性阑尾炎早期。空腔脏器平滑肌收缩引起的腹痛多为阵发性，实质脏器的疼痛常常为持续性。该患者腹痛为持续性，符合实质脏器疾病疼痛特点，但还需考虑空腔脏器穿孔（如十二指肠溃疡穿孔）刺激腹膜引起的疼痛。

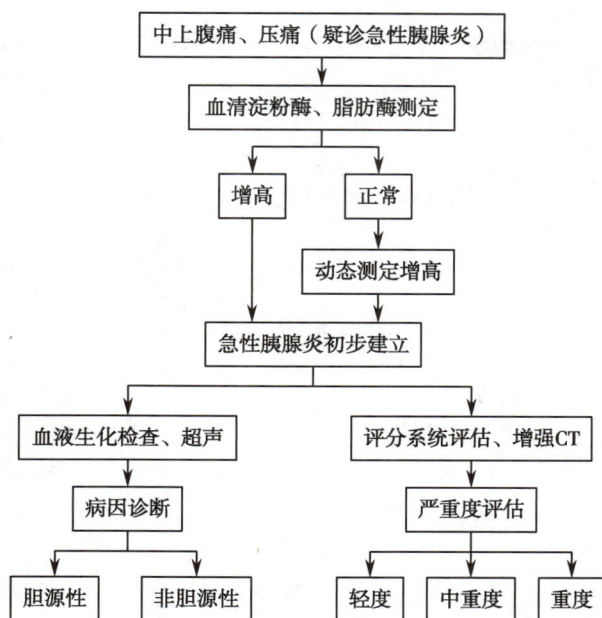

图 3-19-1　急性胰腺炎诊断思路

知识点

躯体性疼痛和内脏性疼痛

腹痛按照传入神经和临床表现分类可以分为躯体性疼痛和内脏性疼痛。躯体性疼痛通常由于壁腹膜或横膈受到刺激，通过脊神经传入中枢，定位准确；内脏性疼痛多通过交感神经（食管及盆腔器官通过副交感神经）传入中枢，定位不准确。

---

2. 根据以上病史及体格检查结果发现，患者起病急，腹痛呈实质脏器疼痛特点，且未发现胃或十二指肠穿孔的体征，应首先考虑急性胰腺炎。为进一步明确诊断应进行淀粉酶和腹部超声检查。

实验室检查：血清淀粉酶 388U/L；腹部超声：胰腺肿大，胰尾少量积液，肝胆脾肾未见明显异常。

3. 患者血清淀粉酶大于健康人群高限 3 倍，超声提示胰腺肿大及少量积液，结合症状及体征，考虑急性胰腺炎诊断。

知识点

急性胰腺炎的诊断

急性胰腺炎的诊断需符合以下三个特征中的两个：
（1）急性持续、严重的上腹部疼痛常向背部放射。
（2）血清脂肪酶活性（或淀粉酶活性）至少大于健康人群高限 3 倍。
（3）增强 CT、MRI（相对较少使用）或腹部超声发现有急性胰腺炎的特征性改变。

入院 24 小时腹胀加重、心悸、气促明显，尿量减少。体格检查：精神萎靡，四肢湿冷，呼吸 35～40 次/min，心率 166 次/min，血压 60～70/30～40mmHg。腹部膨隆，上腹压痛，肠鸣音消失。辅助检查：第 2 日补液约 8 000ml 后，尿量 650ml；血常规：白细胞计数 25×10⁹/L，血细胞比容 29.5%，C 反应蛋白 307mg/L，ALT 89U/L，

AST 210U/L，白蛋白 28g/L，肌酐 405μmol/L，尿素氮 12.2mmol/L，Ca^{2+} 1.32mmol/L，总胆红素 36μmol/L，直接胆红素 20μmol/L。血气分析（面罩吸氧）：pH 7.302，$PaCO_2$ 37mmHg，PaO_2 82.9mmHg，HCO_3^- 17.9mmol/L，碱剩余 −7.2mmol/L，阴离子间隙 24.7mmol/L。

4. 急性胰腺炎诊断后，还应进行病因及病情严重程度的评价。

知识点

急性胰腺炎病因

胆石症（包括胆道微结石），高甘油三酯血症，乙醇，壶腹乳头括约肌功能不良（sphincter of Oddi dysfunction，SOD），药物和毒物，外伤性，高钙血症，血管炎，先天性（胰腺分裂、环形胰腺、十二指肠乳头旁憩室等），肿瘤性（壶腹周围癌、胰腺癌），感染性（柯萨奇病毒、腮腺炎病毒、获得性免疫缺陷病毒、蛔虫症），自身免疫性（系统性红斑狼疮、干燥综合征），α_1- 抗胰蛋白酶缺乏症，内镜逆行胰胆管造影术后、腹部手术后等医源性因素诱发的急性胰腺炎的发病率也呈上升趋势。

知识点

急性胰腺炎的类型

急性胰腺炎的类型可以分为间质水肿性胰腺炎和坏死性胰腺炎。其严重程度分级分为轻症、中重症、重症。

轻症急性胰腺炎：
➢ 无器官功能衰竭。
➢ 无局部或全身并发症。

中重症急性胰腺炎：
➢ 器官功能衰竭在 48 小时内恢复（短暂性器官功能衰竭）。
➢ 和 / 或局部或全身并发症，但无持续性器官功能衰竭。

重症急性胰腺炎：
➢ 持续性器官功能衰竭（>48 小时）。
● 单一器官功能衰竭。
● 多个器官功能衰竭。

5. 急性胰腺炎确诊后，还应密切注意观察患者腹部体征，尤其是肠鸣音的改变；记录出入量变化；监测血、尿常规、便隐血、肝肾功能、血糖、血钙、血气分析、电解质水平等。

本例患者出现器官功能不全的表现，如收缩压<90mmHg、呼吸衰竭、肌酐（Scr）异常、血糖升高等，需要警惕重症急性胰腺炎。应按急性胰腺炎的评分系统及时评价病情严重程度，按重症胰腺炎处理。

知识点

胰腺炎重症标准

满足以下任意一条：
1 项或以上器官衰竭：
　　休克（收缩压<90mmHg）。
　　肺功能不全（PaO_2<60mmHg）。
　　肾衰竭［Scr>2mg/dl（176.8μmol/L）］。

消化道出血（24 小时量>500ml）。

局部并发症：

坏死、假性囊肿、脓肿。

Ranson 评分至少 3 分。

APACHE-II 评分至少 8 分。

知识点

急性胰腺炎影像学术语

1. 急性胰周液体积聚（acute peripancreatic fluid collection，APFC）　发生于病程早期，表现为胰腺内、胰周或胰腺远隔间隙液体积聚，并缺乏完整包膜，可单发或多发。

2. 急性坏死物积聚（acute necrotic collection，ANC）　发生于病程早期，表现为液体内容物，包含混合的液体和坏死组织，坏死物包括胰腺实质或胰周组织的坏死。

3. 胰腺假性囊肿（pancreatic pseudocyst）　有完整非上皮性包膜包裹的液体积聚，内含胰腺分泌物、肉芽组织、纤维组织等，多发生于急性胰腺炎起病 4 周后。

4. 包裹性坏死（walled-off necrosis，WON）　是一种成熟的、包含胰腺和 / 或胰周坏死组织、具有界限分明炎性包膜的囊实性结构，多发生于急性胰腺炎起病 4 周后。

5. 胰腺脓肿（infected necrosis）　胰腺内或胰周的脓液积聚，外周为纤维囊壁，增强 CT 提示气泡征，细针穿刺物细菌或真菌培养阳性。

知识点

急性胰腺炎分级和 CT 严重指数（表 3-19-1）

表 3-19-1　急性胰腺炎分级和 CT 严重指数（CTSI）

分级	分值 / 分
CT 分级	评分
A	0
B	1
C	2
D	3
E	4
坏死面积	评分
无	0
1/3	2
1/2	4
>1/2	6
CTSI=CT 分级评分 + 坏死面积评分	

注：CT 影像上胰腺炎的严重程度分级标准如下。

A 级：影像学为正常胰腺。

B 级：胰腺实质改变，包括胰腺局部或弥漫性肿大，胰腺内小范围的积液（侧支胰管或直径 <3cm 的胰腺坏死所致）。

C 级：胰腺实质及周围的炎症改变。除 B 级所述胰腺实质的变化外，胰腺周围软组织也有炎症改变。

D 级：胰腺外的炎症改变。以胰腺周围改变为突出表现而不是单纯的液体积聚。

E 级：广泛的胰腺外积液或脓肿。包括胰腺内显著的积液坏死，胰腺周围的积液和脂肪坏死，胰腺脓肿。

【诊断总结】

临床上完整的急性胰腺炎诊断应包括疾病诊断、病因诊断、分级诊断、并发症诊断,例如急性胰腺炎(胆源性、重症、急性呼吸窘迫综合征)。

本章病例诊断:

急性胰腺炎

酒精性,胆源性

重症

休克

急性呼吸窘迫综合征

急性肾衰竭

【治疗】

1. 发病初期治疗的主要目的是纠正水、电解质紊乱,支持治疗,防止局部及全身并发症;疼痛剧烈时考虑镇痛治疗。

2. 脏器功能的维护　早期液体复苏,充分补液,补液量包括基础需要量和流入组织间隙的液体量,注意补充胶体和维生素、微量元素;面罩吸氧和机械通气;连续肾脏替代治疗(CRRT);维护肝脏功能及肠黏膜屏障;预防和治疗消化道出血及弥散性血管内凝血。

3. 抑制胰腺外分泌　提倡生长抑素早期大量应用:奥曲肽 100μg/h 持续泵入;质子泵抑制剂通过抑制胃酸间接抑制胰液分泌:奥美拉唑 8mg/h 持续泵入。

4. 抗生素　胰腺感染的致病菌主要为革兰氏阴性杆菌和厌氧菌,抗生素应选择脂溶性,可以通过血胰屏障的抗生素。推荐方案:①碳青霉烯类;②青霉素 +J3- 内酰胺酶抑制剂;③第三代头孢菌素 + 抗厌氧菌抗生素;④喹诺酮 + 抗厌氧菌抗生素。疗程为 7～14 日。

5. 营养支持　对中重症及重症急性胰腺炎应先实施肠外营养,热量 35kcal/(kg·d),糖 / 脂肪 =6∶4,甘油三酯(TG)在正常高限 5 倍以上容易诱发胰腺炎,因此 TG>4.4mmol/L(或健康人群高限 3 倍)不能应用脂肪乳。待胃肠动力恢复应尽早放置鼻腔肠管,实施肠内营养,并注意补充谷氨酰胺制剂。

6. 对胆源型急性胰腺炎,如果符合重症指标,和 / 或有胆管炎、黄疸、胆总管扩张,或最初判断是轻症急性胰腺炎(MAP)但在治疗中病情恶化者,应行鼻胆管引流或内镜下十二指肠乳头括约肌切开术。

7. 局部并发症的处理　大多数急性胰周液体积聚(APFC)和急性坏死物积聚(ANC)可在发病后数周内自行消失,无须干预;胰周脓肿和 / 或感染首选穿刺引流。

本章病例治疗处方:

监护室密切注意患者腹部体征,尤其是肠鸣音的改变;记录出入量变化;监测血常规、尿常规、便隐血、肝肾功能、血糖、血钙、血气分析、电解质水平。

腹胀明显,进行胃肠减压。

大量补液 6 000～7 000ml/d,补充胶体。

奥曲肽 100μg/h 持续泵入。

奥美拉唑 8mg/h 持续泵入。

全身炎症反应:地塞米松。

抗休克:血浆、白蛋白;多巴胺;654-2 等血管活性药物。

治疗急性肾衰竭:持续床旁血滤 20 日。

转入重症监护室(ICU)气管插管予机械通气后症状改善。2 周后脱机。

首先肠外营养,热量给予 2 000～2 500kcal/d,50%～60% 来自糖,15%～20% 来自蛋白质,20%～30%来自脂类,补充维生素、微量元素。

病程第 3 日，经内镜置入鼻空肠管，给予少量要素饮食，密切监测患者腹部体征及肠鸣音情况，并逐渐加量至全营养配方。

抗生素：亚胺培南 0.5g q.8h.+ 甲硝唑 0.4g b.i.d.。

（王蔚虹）

第二十章　慢性胰腺炎

慢性胰腺炎（chronic pancreatitis，CP）是一种由遗传、环境等因素引起的胰腺组织进行性慢性炎症性疾病，导致胰腺组织和 / 或胰腺功能的不可逆损伤，其病理特征为胰腺腺泡萎缩、破坏和间质纤维化。临床以反复发作的上腹部疼痛，胰腺内、外分泌功能不全为主要表现，可伴有胰管结石、胰腺实质钙化、胰管狭窄、胰管不规则扩张、胰腺假性囊肿形成等。

慢性胰腺炎致病因素多样，由遗传、环境和 / 或其他致病因素共同引起。常见病因包括化学与代谢因素、长期过度饮酒（30～50g/d，持续 5 年）、吸烟、高钙血症、高脂血症。复发性急性胰腺炎是形成慢性胰腺炎的高危因素。目前认为遗传因素在慢性胰腺炎发病中起重要作用，常见易感基因包括 *PRSS1*、*SPINK1*、*CTRC* 和 *CFTR* 等。遗传性慢性胰腺炎为常染色体显性遗传，外显率为 80%，主要突变位于 *PRSS1* 基因上。此外，慢性胰腺炎致病因素还包括胰腺先天性解剖异常、胰腺外伤或手术、自身免疫性疾病［如 IgG4 相关（Ⅰ型）、非 IgG4 相关（Ⅱ型）］、特发性胰腺炎如热带胰腺炎等。

慢性胰腺炎临床症状：①反复发作的上腹痛，初为间歇性，以后可转为持续性上腹痛，平卧位时加重，前倾坐位、弯腰、侧卧蜷曲时疼痛可减轻，亦可放射至背部或前胸。饱餐或饮酒可诱发，急性发作时常伴有血清淀粉酶及脂肪酶升高。②胰腺外分泌功能不全的表现。通常表现为脂肪泻、腹胀、腹痛和体重下降等。③胰腺内分泌功能不全的表现。慢性胰腺炎导致 β 细胞破坏，半数患者可发生糖尿病。体征：腹部压痛与腹痛不相称，多数患者仅有腹部轻压痛，当并发胰腺假性囊肿时，腹部可扪及表面光滑的包块，当胰头肿大、胰管结石及胰腺囊肿压迫胆总管时，可出现黄疸。

检查方法包括 X 线、腹部超声、CT、MRI、磁共振胰胆管成像（MRCP）、超声内镜（EUS）、内镜逆行胰胆管造影术（ERCP）、胰腺外分泌功能检测、胰腺内分泌功能检测、基因检测，急性发作期可见血清淀粉酶升高，如合并胸、腹腔积液，胸、腹腔积液中的淀粉酶含量往往明显升高。血钙、血脂、甲状旁腺素、病毒、IgG4 等检查有利于明确病因。慢性胰腺炎也可出现血清 CA19-9 增高，如明显升高，应警惕合并胰腺癌的可能。胰腺活组织检查方法主要包括 CT 或腹部超声引导下经皮胰腺穿刺活组织检查、超声内镜引导下穿刺，以及通过外科手术进行的胰腺活组织检查。由于活组织检查属有创检查，且慢性胰腺炎具有特征性的影像学表现，目前不常规应用活组织检查，主要用于慢性胰腺炎与胰腺癌的鉴别诊断。

慢性胰腺炎的治疗原则为去除病因、控制症状、改善胰腺功能、治疗并发症和提高生活质量等。

慢性胰腺炎的发病过程需要一个急性胰腺炎发作的前哨事件来启动炎症过程，然后可由多种病因维持炎症反应，导致胰腺发生进行性的纤维化的疾病。在上述各种病因的作用下，最终导致胰管的梗阻，一旦胰腺分泌大量胰液，可使胰管内压力突然增高，导致胰腺腺泡、胰腺小导管破裂，胰酶漏入间质，破坏胰腺组织及胰管系统和邻近组织。如胰管梗阻因素长期不能解除，可使胰管扭曲变形，发生慢性炎症。在慢性胰腺炎的发病机制中，胰管梗阻为主要因素。其病理生理主要改变表现为胰腺腺泡细胞大量分泌蛋白质，而胰管细胞分泌的液体及碳酸氢盐并不增加。其病理特征为胰管阻塞、斑片状纤维化及腺泡、胰岛数量的减少。

（1）酒精：在其他致病因素存在的条件下，酒精及其代谢产物的细胞毒性作用可导致胰腺慢性进行性损伤和纤维化，胰液黏稠及蛋白沉淀可使胰管引流不畅和结石形成。在饮酒人群中，仅 10% 的饮酒者发生慢性胰腺炎。研究表明，单纯长期饮酒主要导致胰腺腺泡细胞的脂肪样变性及胰腺外分泌功能降低。

（2）胆道系统疾病：胆道系统疾病仍然是我国慢性胰腺炎常见原因之一，各种胆道系统疾病及胰液流出受阻，引起复发性急性胰腺炎，在此基础上逐渐发展为慢性胰腺炎。

（3）自身免疫性胰腺炎（autoimmune pancreatitis，AIP）：AIP-1 型淋巴浆细胞硬化性胰腺炎，表现为血清

IgG 升高及伴有大量 IgG4⁺ 浆细胞浸润的胰腺外病变（如硬化性胆管炎、硬化性唾液腺炎、腹膜后纤维化、肾肿物等）。AIP-2 型为特发性导管中心性胰腺炎，胰管上皮组织中有大量中性粒细胞浸润，为胰腺特异性病变，约 35% 患者伴有炎性肠病，与 IgG4 不具有相关性。AIP-1 型亚洲地区多见，而 AIP-2 型多见于欧美国家。

（4）复发性急性胰腺炎（recurrent acute pancreatitis，RAP）：部分频繁复发的急性胰腺炎可以逐渐转变为慢性胰腺炎，多数遗传性胰腺炎患者由急性胰腺炎的复发而致。部分无症状慢性胰腺炎可能呈多年进展的无痛性胰腺功能缺失和钙化。

【病例导引】

患者，男性，63 岁。

主诉：间断上腹部疼痛半年余。

现病史：间断上腹部疼痛半年余，不时伴腹胀、腹泻、食欲减退、乏力等症状，无发热。上腹部 CT：胰管扩张积气，胰管内高密度灶，考虑结石。

既往史：体健。

入院体格检查：生命体征平稳，左上腹部轻度压痛，无反跳痛，肌紧张，墨菲征(−)，肠鸣音 3 次 /min。

【诊断路径】

主要诊断依据：①影像学典型表现；②病理学典型改变。

次要诊断依据：①反复发作上腹痛；②血清淀粉酶异常；③胰腺外分泌功能不全表现；④胰腺内分泌功能不全表现；⑤基因检测发现明确致病突变；⑥大量饮酒史。

主要诊断依据满足一项即可确诊；影像学或者组织学呈现不典型表现，同时次要诊断依据至少满足 2 项亦可确诊。

慢性胰腺炎影像学及组织学特征：

1. 影像学特征性表现

（1）典型表现（下列任何一项）

1）胰管结石。

2）分布于整个胰腺的多发钙化。

3）ERCP 显示主胰管不规则扩张和全胰腺散在不同程度的分支胰管不规则扩张。

4）ERCP 显示主胰管完全或部分梗阻（胰管结石或蛋白栓），伴上游主胰管和分支胰管不规则扩张。

（2）不典型表现（下列任何一项）

1）MRCP 显示主胰管不规则扩张和全胰腺散在不同程度的分支胰管不规则扩张。

2）ERCP 显示全胰腺散在不同程度的分支胰管扩张，或单纯主胰管不规则扩张，或存在蛋白栓。

3）CT 显示主胰管全程不规则扩张伴胰腺形态不规则改变。

4）超声或 EUS 显示胰腺内高回声病变（考虑结石或蛋白栓），或胰管不规则扩张伴胰腺形态不规则改变。

2. 组织学特征性变现

（1）典型表现：胰腺外分泌实质减少伴不规则纤维化、纤维化主要分布于小叶间隙，形成"硬化"样小结节改变。

（2）不典型表现：胰腺外分泌实质减少伴小叶间纤维化，或小叶内和小叶间纤维化。

【思路解析】

1. 该患者腹部 CT 及 MRI 均诊断胰管结石，初步诊断慢性胰腺炎伴胰管结石。

2. 入院后行 ERCP，结果显示胆总管未见结石，胰管扩张明显，见多个充盈缺损，并用网篮取出较多白色结石碎片，从而进一步确诊慢性胰腺炎伴胰管结石（图 3-20-1）。

【诊断总结】

可根据图 3-20-1 进入诊断流程。

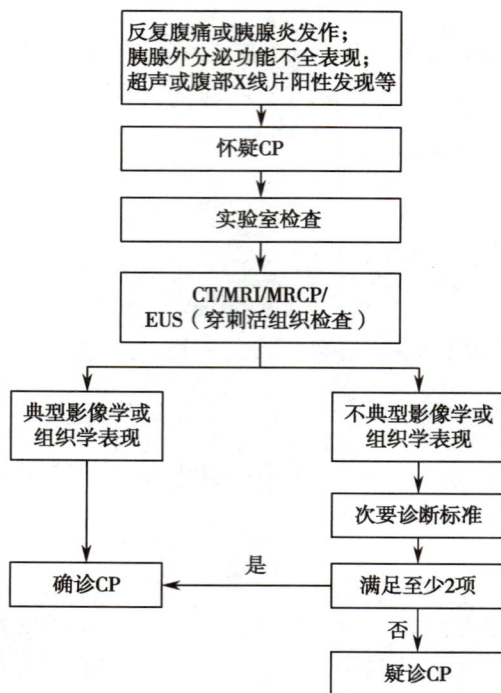

```
┌─────────────────────────────────┐
│ 反复腹痛或胰腺炎发作；            │
│ 胰腺外分泌功能不全表现；          │
│ 超声或腹部X线片阳性发现等          │
└─────────────────────────────────┘
              │
        ┌──────────┐
        │ 怀疑CP   │
        └──────────┘
              │
        ┌──────────┐
        │ 实验室检查 │
        └──────────┘
              │
   ┌────────────────────────┐
   │ CT/MRI/MRCP/           │
   │ EUS（穿刺活组织检查）    │
   └────────────────────────┘
         │               │
┌──────────────┐  ┌──────────────┐
│ 典型影像学或  │  │ 不典型影像学或 │
│ 组织学表现    │  │ 组织学表现     │
└──────────────┘  └──────────────┘
         │               │
         │        ┌──────────────┐
         │        │ 次要诊断标准   │
         │        └──────────────┘
         │               │
┌──────────┐  是  ┌──────────────┐
│ 确诊CP    │◄─────│ 满足至少2项    │
└──────────┘       └──────────────┘
                         │否
                   ┌──────────┐
                   │ 疑诊CP   │
                   └──────────┘
```

图 3-20-1　慢性胰腺炎（CP）诊断流程
MRCP. 磁共振胰胆管成像；EUS. 超声内镜。

【治疗】

（一）缓解腹痛

腹痛是慢性胰腺炎最常见的症状，也是患者就诊的主要原因。治疗方法包括药物、内镜和外科治疗。

1. 药物治疗　口服足量的胰酶制剂可缓解慢性胰腺炎的疼痛，特别适用于小胰管病变的慢性胰腺炎患者或特发性胰腺炎患者；补充抗氧化剂使酒精性慢性胰腺炎患者的镇痛剂需求量明显降低；使用止痛药物应按照 WHO 三阶梯止痛方法进行；对顽固性疼痛可采用腹腔神经丛麻醉阻滞止痛。

WHO 三阶梯止痛方法：第一阶梯，轻度疼痛，使用非阿片类药及辅助用药，可选用非甾体抗炎药，如塞来昔布、美罗昔康、布洛芬等。第二阶梯，中度疼痛，弱阿片类止痛药及辅助用药，可选用可待因、布桂嗪、曲马多等。第三阶梯，重度疼痛，吗啡、哌替啶等强阿片类药。各阶梯治疗中可辅助使用皮质激素，抗惊厥、抗抑郁、抗焦虑药。

2. 内镜治疗　慢性胰腺炎内镜治疗目的在于解除胰管梗阻，缓解胰管内高压引发的临床症状。治疗方法包括内镜下胰管括约肌切开、胰管取石、胰管狭窄扩张、胰管内支架植入等。EUS 联合 ERCP 可以进行胰腺假性囊肿的内引流，以及内脏神经阻滞术等治疗。对于内镜不能取出的胰管结石患者，可以考虑体外冲击波碎石和液电碎石治疗。内镜介入治疗创伤小，长期有效率可达 80% 以上，并发症较少，目前已经部分取代了慢性胰腺炎的外科手术治疗。

3. 外科治疗　慢性胰腺炎的手术适应证：①反复发作的顽固性疼痛，内科或内镜治疗无效；②伴有严重并发症，如十二指肠梗阻、门静脉栓塞导致左侧门静脉高压等；③胰腺肿块不能除外胰腺癌。手术方式主要有胰管减压引流、切除病变的胰腺组织和阻断支配胰腺的感觉神经等。

（二）胰腺外分泌功能不全的处理

慢性胰腺炎所致的胰腺外分泌不全，常表现为脂肪泻、消化吸收不良，可采用胰酶替代治疗。理想的胰酶制剂应具备以下特点：①含有高浓度的酶；②能耐受酸的灭活；③按适当的比例与营养物质同步排入十二指肠；④在十二指肠的碱性环境中可以快速释放。

为了防止胃酸对胰酶活性的影响，可采用肠溶片或肠溶衣微囊的胰酶制剂；也可以同时应用质子泵抑制剂或 H_2 受体拮抗剂抑制胃酸分泌，减少胃酸对胰酶补充剂的破坏，以提高药物疗效。补充胰酶剂量可根据患者腹泻的减少、腹胀减轻等症状改善来调节。

（三）胰腺内分泌功能不全的治疗

慢性胰腺炎时胰腺内分泌功能不全的表现为糖尿病，应限制糖的摄入，制订规律的糖尿病饮食；由于慢性胰腺炎时常同时存在胰高血糖素的缺乏，故尽量口服降糖药控制血糖；必要时可用胰岛素替代治疗，但要注意小剂量胰岛素也可诱发低血糖的发生。

（四）病因治疗

生活方式的改变，如禁酒、戒烟、避免过量高脂、高蛋白饮食；帮助畏食的患者改善营养。胆道疾病的处理，详见本书有关章节。1 型的自身免疫性胰腺炎对糖皮质激素治疗反应较好，大多数患者接受治疗后病情可以控制。常用药物为泼尼松口服，初始剂量为 30～40mg/d，症状缓解后可逐渐减量至 5mg/d。

（五）并发症治疗

假性囊肿、消化道梗阻、左侧门静脉高压、胰瘘等并发症可通过内镜、血管介入及外科手术处理。解决左侧门静脉高压导致的胃底静脉曲张破裂出血的传统治疗是外科手术，切除脾脏及结扎胃周曲张静脉。也可应用血管介入技术，对尚未完全堵塞的脾静脉安置支架、通过血管内栓塞胃周曲张静脉；脾静脉不能再通时，可行部分脾动脉栓塞，减少左侧门脉的血流量，降低出血风险。

本章病例治疗：行 ERCP 检查，考虑慢性胰腺炎、胰管结石并胰腺体尾部胰管扩张，后行 ERCP 下胰管取石＋胰管支架植入术治疗（图 3-20-2）。术后予禁食水、抑酸、抗感染、抑制胰腺分泌等治疗，后症状缓解出院。

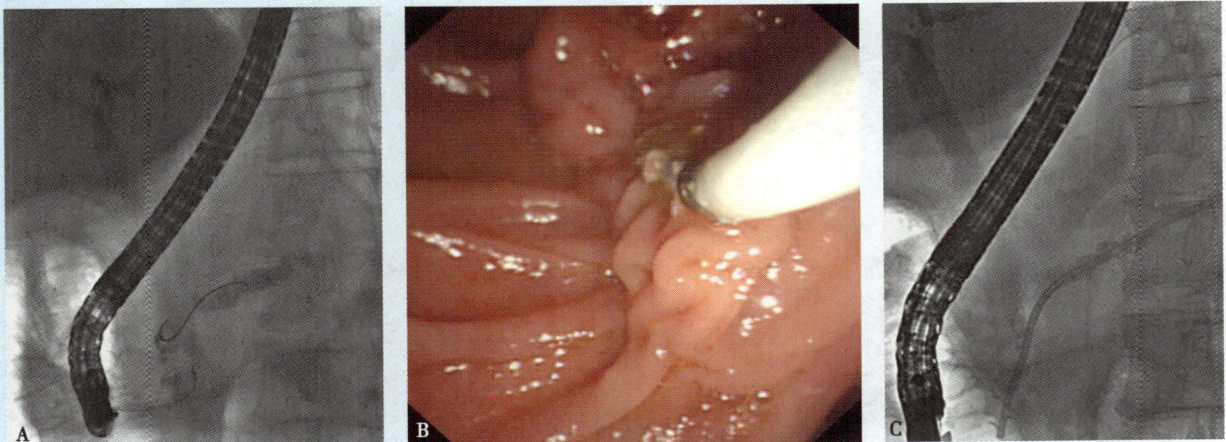

图 3-20-2　内镜逆行胰胆管造影术（ERCP）下胰管取石＋胰管支架植入术过程
A. ERCP 下胰管造影；B. ERCP 下胰管取石；C. ERCP 下胰管支架植入。

【预后】

慢性胰腺炎病程常较长，反复发作，症状逐渐加重，预后不良。但如果能严格戒酒、预防感染、坚持治疗，常可多年维持良好状态，且症状改善。诊断慢性胰腺炎后的 20～25 年死亡率为 50%。15%～20% 的患者死于并发症，如严重的营养不良、糖尿病、代谢紊乱、继发感染等，2%～3% 的患者可能发展为胰腺癌。

（令狐恩强）

第二十一章　胰　腺　癌

胰腺癌（Pancreatic carcinoma）指胰腺外分泌腺的恶性肿瘤，具有恶性度高，起病隐袭，进展迅速，预后不佳的特点。早期症状缺乏典型性，进展期有上腹部疼痛、食欲缺乏、消瘦和黄疸等。胰腺癌发病年龄多在40～70岁，男女比约为1.8∶1。近年来胰腺癌的发病率明显增高。

【病例导引】

患者，女性，64岁。

主诉：间断上腹胀痛伴恶心、呕吐2个月。

现病史：2个月前出现进食后上腹胀痛，向背部放射，伴恶心、反酸，呕吐，无发热和腹泻。腹痛多发生于餐后，持续数小时后可自行减轻。2个月来症状间断出现，频度逐渐增加，有时有夜间疼痛，屈膝卧可减轻，呕吐多于进食后，呕吐物为胃内容物，无血及咖啡样物，呕吐后腹痛不能缓解。减少进食上述症状可减轻。1个月前检查血 CA19-9 升高，上腹部增强 CT 提示：胰腺钩突部占位，考虑恶性。患者发病以来进食、睡眠差，大小便色、量如常，体重下降15kg。

既往无糖尿病史。

入院体格检查：皮肤、巩膜轻度黄染。腹平，未见胃肠型及蠕动波，未见腹壁静脉曲张，全腹软，上腹和左上腹深压痛，无明显反跳痛及肌紧张，肝、脾肋下未触及，未触及包块，墨菲征（−），全腹叩诊鼓音，肝区、脾区无叩痛，移动性浊音（−），肠鸣音3次/min，未闻及病理性血管杂音。

【诊断路径】

从患者慢性上腹痛的表现特征（性质、程度、诱发和减轻因素、伴随症状等）着手，可循图3-21-1路径建立初步诊断。

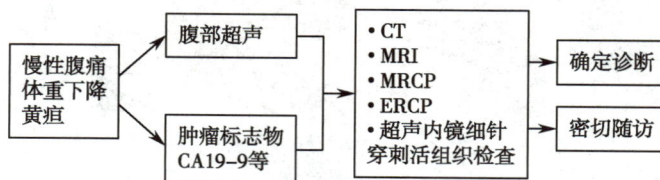

图3-21-1　胰腺癌的诊断思路

MRCP. 磁共振胰胆管成像；ERCP. 内镜逆行胰胆管造影术；CA19-9. 糖类抗原19-9。

【思路解析】

1. 患者有典型的慢性上腹痛症状，同时有明显的体重下降和轻度黄疸，拟诊为胰腺癌。

思考1：从症状上，胰腺癌患者的腹痛具有哪些特点？需与哪些疾病相鉴别？

> **知识点**
>
> **胰腺癌患者腹痛的鉴别**
>
> 腹痛作为胰腺癌的首发症状，胰体癌较胰头及胰尾癌发生率高。整个病程中发生腹痛病例可高达90%。

1. 腹痛的部位　可发生于上腹部左侧、右侧及中间，可向同侧腰背放射。
2. 腹痛的特点　①绞痛：进餐可诱发，疼痛较剧烈。位于右上腹部的疼痛，并向右肩胛下放射者，应与胆囊炎、胆石症相鉴别。②隐痛：局限于中上腹部或弥漫于整个上腹部，多始于餐后半小时，痛不剧烈，可耐受，持续1～3小时后逐渐缓解。③持续性钝痛，胀痛，涉及后腰、后背，夜间重，坐位、蹲位或前弓位可减轻，有时疼痛剧烈难以耐受。④因腹痛与饮食有关，用碱性药物或抑酸药物可以暂时缓解，应与溃疡病或慢性胃炎鉴别。⑤腹痛在呕吐后症状不减轻多考虑胰腺疾病。⑥绞痛、隐痛、钝痛和剧痛可以互相转变。

思考 2： 胰腺癌患者黄疸的鉴别有什么特点有助于其诊断？

知识点

胰腺癌患者的消瘦和黄疸的鉴别

胰腺癌患者常常以消瘦和 / 或黄疸来诊。
1. 消瘦　短期内（3 个月）体重下降超过 10kg，没有其他疾病可以解释时应想到胰腺癌。
2. 黄疸　10%～30% 的胰头癌首发表现是黄疸。在病程中出现黄疸的，胰头癌有 80%，胰体、胰尾癌有 10% 左右。只有 1/4 的胰头癌患者会出现进行性、无痛性、梗阻性黄疸。黄疸的出现表明胰腺癌已非早期。在黄疸出现的同时，可有 ALT、AST 的升高，随病情进展可出现疸酶分离。注意与黄疸型病毒性肝炎相鉴别。
3. Courviosier 征　无痛性黄疸伴胆囊增大。可见于胰头癌、胆总管下端癌。

思考 3： 除腹痛、消瘦和黄疸外，胰腺癌患者还可有哪些特殊的临床表现？

知识点

胰腺癌的特殊临床表现

除上述腹痛、消瘦和黄疸在胰腺癌患者中多见外，还有以下临床表现要考虑到胰腺癌的诊断。
急性上消化道出血，急性胆囊炎或急性胰腺炎，糖尿病，人格及精神的改变，血栓、栓塞现象，多发性动脉炎及皮下结节，脂肪泻，不能以其他疾病解释的发热、乏力、排便习惯的改变、食欲缺乏、恶心、呕吐、背痛等。

知识点

胰腺癌的体征

上腹部压痛、肝大、胆囊肿大、腹部包块、左上腹部血管杂音等。

2. 患者 3 个主要症状都指向胰腺癌的诊断，需要进一步得到影像学依据，明确病变的具体部位、大小、与周围脏器的关系等，明确肿瘤临床分期，为选择进一步治疗提供依据。
胰腺癌影像学检查的选择：影像学检查的选择要在详细了解病情（病史、体格检查）基础上，结合患者的疾病特点、经济情况和检查的灵敏度、特异度、便易性等，采用最有针对性的检查，避免盲目选择多项检查。胰腺癌的影像学检查有无创伤性的和有创伤性的两大类。
思考 4： 为明确胰腺癌的诊断和帮助临床分期，应怎样选择影像学检查？可供选择的检查有哪些？各自有什么特色？

知识点

无创伤性检查

1. B型超声检查　可以发现直径2cm以上的胰腺肿物和/或胰管、胆管扩张。体外超声容易受胃肠内气体的干扰和检查者技术经验的影像。B型超声定位针吸细胞学检查对确诊胰腺癌更有帮助。

2. X线钡剂胃肠造影　通过胃和十二指肠的变化间接诊断胰腺癌。胰腺癌时出现胃和十二指肠被推移并可见胃窦和十二指肠降部压迹。胰头癌十二指肠壁及黏膜受侵时可见降部黏膜变粗或不规整、黏膜中断、肠管局部僵硬、充盈缺损等。若乳头受累，则可出现倒3字影像，十二指肠曲扩大。

3. 上腹部CT　可见胰腺肿大、周围脂肪间隙减少或消失，胆管、胰管扩张，胰腺囊肿，肝及淋巴结的转移。对于有碘过敏者不适合。

4. PET/CT　将同位素示踪和CT显像结合，提高了诊断胰腺癌的灵敏度，对胰腺本身病变的形态及其与周围脏器的关系、肿瘤转移情况等都能很好显像，但目前价格昂贵。

5. 上腹部MRI　与CT所见相似，可见胰腺肿大，胆管、胰管扩张，肝及腹腔淋巴结转移等。对于体内有金属（如起搏器）的患者不适合。

6. 磁共振胰胆管成像（MRCP）　通过胰管的改变来推测胰腺是否有肿物。胰腺癌可表现为主胰管梗阻，主胰管节段性狭窄且僵硬不规则，主胰管的移位，分胰管的缺损等，胰头癌时可见胆囊非炎症性明显肿大。

知识点

有创伤检查

此类检查在实施过程中会给患者带来一定的创伤，要注意与患者及其家属进行有效的沟通。有创检查多在无创检查后有一定的指向性时进行。

1. 内镜逆行胰胆管造影术（ERCP）　通过胰管的改变来推测是否存在胰腺癌。可以取得胰液、胰腺导管黏膜脱落细胞或壶腹部的活组织进一步做病理检查。

2. 选择性腹腔血管造影（SVA）　表现为动脉移位、扭曲，动脉管腔不规则，狭窄、闭塞。静脉像肠系膜上静脉、门静脉及脾静脉有被压挤现象。

3. 经皮穿刺肝胆道成像（PTC）　对鉴别梗阻性黄疸是肝内抑或是肝外的梗阻有意义，发现胰内段胆管僵硬、狭窄且其上方胆管明显扩张时可以拟诊为胰腺癌。

4. 超声内镜（EUS）　对于直径小于2cm的胰腺癌，EUS检查可明显提高阳性率。更大的优势在于其可以通过细针活检（FNA）取得病变组织进一步做病理检查。

5. 经口胰管镜（POPS）　可以直接观察主胰管结构和形态，并可以取胰液和活组织。

6. 胰管内超声（IDUS）　通过ERCP插入不同频率的探头，以检测胰管内和胰管周围的病变。

7. 腹腔镜　可直视下观察胰腺形态，并可以取活组织或收集腹腔冲洗液中的脱落细胞做病理鉴定。

8. Spy Glass系统　近几年在内镜基础上开发出来的胆胰管诊疗系统，相当于胆道子母镜，可以将子镜通过母镜即十二指肠镜送到胰管内，在胰管内直接观察黏膜变化并可以取活组织进行病理检查。由于是新技术，操作难度和风险都比较大，需要由熟练的医师施行。

本章病例入院前1个月曾经做过腹部超声检查，但因胰腺影像显示不清进一步做了上腹部的CT检查，结果显示：胰头钩突部增大，增强扫描后呈不规则强化减低，最大横截面积5.0cm×2.9cm，周围脂肪间隙可见渗出伴小淋巴结显示，肠系膜上动脉局部受包绕；胰腺体尾部未见明显异常，胰管扩张（图3-21-2）。

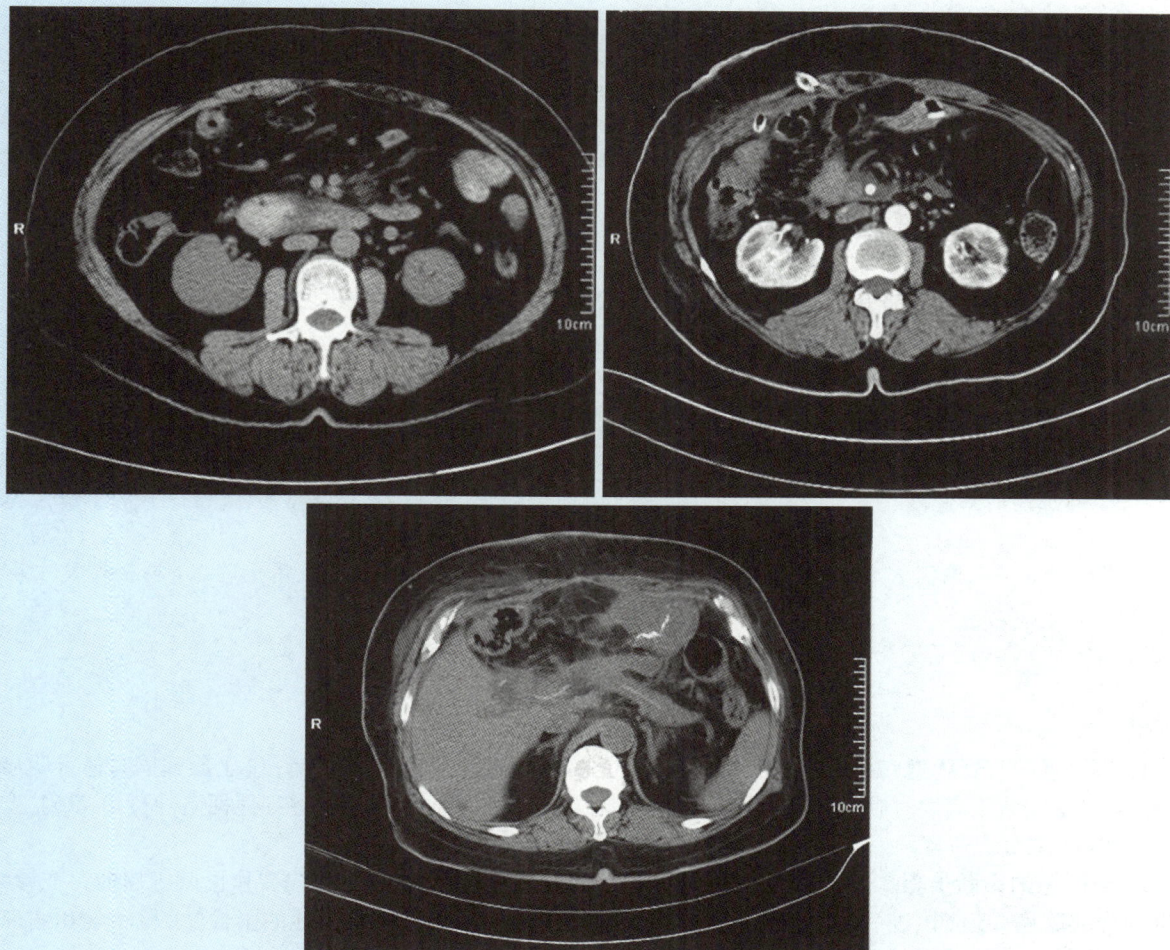

图 3-21-2　腹部增强 CT

3. 实验室检查需要进一步检测肿瘤标志物,一方面帮助确立诊断,另一方面可作为将来治疗后的随访指标。针对胰腺癌的肿瘤标志物检测,可以采用的标本不局限于血液,还可以对通过各种方法得到的体液如胰液、囊肿穿刺液、腹腔灌洗液、活组织提取液、尿液、粪便提取液等进行检测对比,具体的指标包括以下项目。

思考 5: 对拟诊为胰腺癌患者,可选择哪些肿瘤标志物检查,他们的灵敏度和特异度怎样?意义何在?

知识点

各项肿瘤标志物对胰腺癌诊断的价值

1. 糖链抗原 19-9(CA19-9)　灵敏度 76%,特异度 74%。
2. 糖链抗原(CA-50)　灵敏度为 80%。
3. 癌胚抗原(CEA)　灵敏度 60%,特异度低。
4. 胰腺癌胚胎抗原(POA)　灵敏度为 97%,特异度为 98%。
5. 半乳基转移酶同工酶Ⅱ　灵敏度为 67%。

该患者血 CA19-9 结果为 1 008.00U/ml。

4. 患者 1 个月前检查血 CA19-9 升高,上腹部增强 CT 提示:胰腺钩突部占位,考虑恶性。初步诊断为胰腺癌。进一步要明确肿瘤的病理类型,为判断预后和后续化疗提供依据。

思考 6: 胰腺癌的主要病理类型有哪些?

知识点

获取胰腺癌病理组织的方法比较

病理检查标本的获取：可通过 B 型超声、EUS、CT、ERCP、腹腔镜 Spy Glass 系统、剖腹探查等方式获得病变组织标本，也可以通过收集胰液或腹腔灌洗收集脱落细胞的方法进行病理学诊断。

胰腺癌的主要病理类型

胰腺癌多数为源于胰管上皮细胞的腺癌，其次为腺泡细胞癌。WHO 对源于上皮的胰腺恶性肿瘤的分类为：

1. 腺癌　黏液腺癌、印戒细胞癌、腺鳞癌。
2. 鳞状细胞癌。
3. 囊腺癌。
4. 腺泡细胞癌。
5. 未能分类癌。

基因诊断：癌基因 *K-ras* 突变的检测；抑癌基因 *P53* 的检测。尚未广泛用于临床，要密切关注新进展。

【诊断总结】

1. **胰腺癌的可疑线索（高危人群）**　①上腹痛，尤其是夜间重、前躬位减轻者；②上腹痛同时体重明显下降；③突然发现糖尿病同时有上腹痛；④近期发生脂肪泻并有腹痛；⑤无痛性进行性梗阻性黄疸；⑥左上腹摸到肿块，听到血管杂音。

2. **胰腺癌的诊断步骤**　原则上应先进行无创性而后进行有创性检查。首先要作出胰腺癌的存在诊断；一旦确诊胰腺癌，还应该进一步作出临床分期和病理分型。需要借助一些上述的影像学、检验学和病理学方面的方法。完整准确的诊断是进一步选择治疗方法的基础和依据。

3. **鉴别诊断**　胰腺癌的症状和体征都不具有特异性，在初诊时很易发生误诊。临床上注意与以下疾病相鉴别：慢性胃炎、消化性溃疡、肝炎、胆囊炎、胆石症、急性胰腺炎、肠梗阻、椎间盘脱出等。

本章病例具有比较典型的临床表现，入院诊断明确。入院目的是明确如何选择和实施进一步治疗。

【治疗】

本章病例经过临床评估，转入外科做剖腹探查和手术切除。术后病理回报：胰头及钩突部中分化导管腺癌（图 3-21-3）。

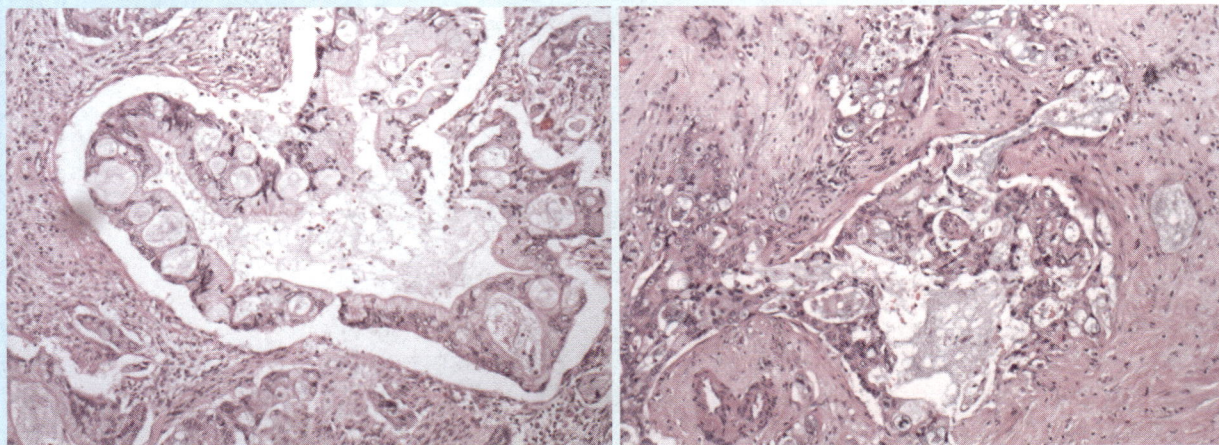

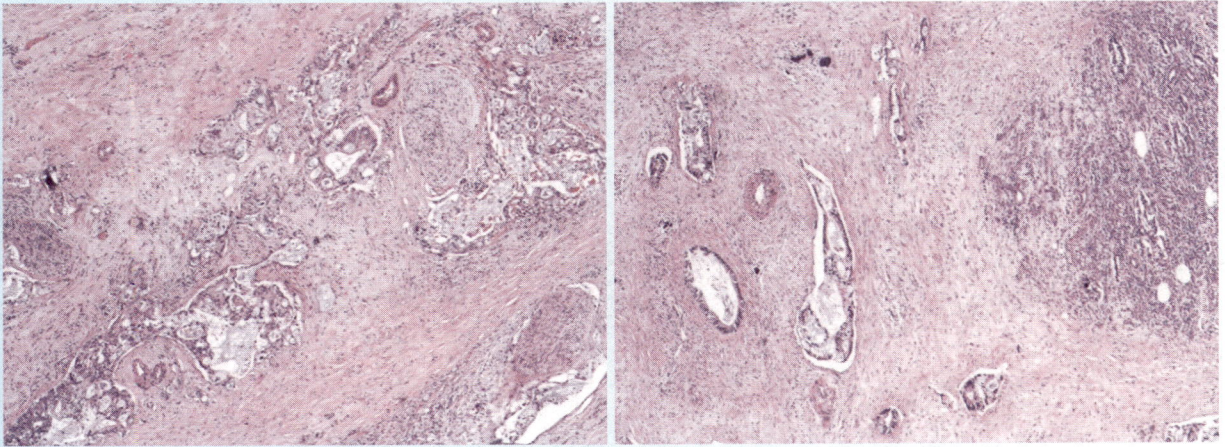

图 3-21-3　手术切除后术后病理结果

知识点

胰腺癌的治疗方式选择

1. 手术治疗　肿瘤未超出胰腺包膜，或已经侵及邻近脏器而手术可以切除，且无局部淋巴结转移，无远隔转移的临床Ⅰ期胰腺癌首选手术治疗。对于不能切除的胰腺癌且梗阻性黄疸严重的，可选择胆囊或胆管空肠吻合术以减轻黄疸，提高患者的生存质量。也可在内镜下放置胆管支架，缓解梗阻。

2. 放射治疗　可在术中或术后进行，肿瘤照射剂量为 50～60Gy/4～6 周，可改善症状，延长生存期。同时可以结合化疗。

3. 化学治疗　可选用 SMF 和 SAM 方案。主要药物有 5- 氟尿嘧啶、丝裂霉素、阿霉素、链霉素等。可使少数患者暂时缓解。

4. 对症治疗　①腹痛的治疗：按阶梯止痛治疗，必要时可用 50%～75% 乙醇行腹腔神经丛注射，或切除交感神经，或应用硬膜外麻醉药止痛。②改善营养：给予胰酶、多酶片、多种维生素、胃肠内营养等；不能口服者应给予胃肠外营养。③黄疸的治疗：胆囊或胆管空肠吻合术，或内镜下放置支架引流，缓解梗阻。

5. 生物治疗　胰腺癌的抗血管生成抑制剂、基质金属蛋白酶抑制剂、基因治疗和免疫治疗等尚处于研究阶段。针对胰腺癌的疫苗也在研究中。

6. 中医中药治疗　扶正祛邪，改善生存质量，延长生存期。

【预后】

对于胰腺癌，早期诊断和早期治疗是提高和改善胰腺癌预后的关键，综合治疗可提高生存率。根治术后五年生存率为 2%～4%。

本章病例手术后经过在重症监护室（ICU）治疗，于 1 个月后出院。出院时情况：一般情况可，生命体征平稳，饮食、睡眠、大小便正常，未诉特殊不适。体格检查：神清，精神可，皮肤、巩膜未见黄染，心肺无异常，腹平，未见胃肠型及蠕动波，全腹软，伤口敷料干净，无渗血及渗液，全腹无压痛、反跳痛及肌紧张，肝、脾肋下未及，未及包块，肝区脾区无叩痛，移动性浊音（－），肠鸣音 4 次 /min，未闻及病理性血管杂音。

【胰腺癌的早期诊断】

40 岁以上人群筛查有利于早期发现胰腺癌。筛查指标可选择灵敏度较高的血 CA19-9 检测，辅以 B 型超声。对于高危人群应按胰腺癌的诊治流程进行排查。

【胰腺癌的预防】

目前研究认为，胰腺癌的致病因素包括高龄、吸烟、嗜酒、高脂肪高蛋白饮食、长期饮用浓咖啡、摄入化学致癌物如亚硝酸胺、环境污染、职业暴露等，糖尿病和慢性胰腺疾病患者胰腺癌的发病风险也远高于健康人。因此，戒除烟酒等不良嗜好，改善饮食结构，养成良好饮食习惯，积极治疗慢性病是预防胰腺癌发生的有效途径。

（刘正新）

第二十二章　腹腔结核

腹腔结核（abdominal tuberculosis）包括胃、肝、脾、肠、腹膜及肠系膜淋巴结结核。其中以肠结核（intestinal tuberculosis）和结核性腹膜炎（tuberculous peritonitis）为多见，本章重点讲述结核性腹膜炎。结核性腹膜炎是由结核分枝杆菌感染引起的慢性弥漫性腹膜炎症，多继发于肺结核或体内其他部位结核，根据本病的病理解剖特点，可分为渗出、粘连、干酪三型，以前两型多见。在本病的发展过程中，上述两种或三种类型的病变可并存，称为混合型。

腹腔结核主要是指肠结核和结核性腹膜炎，是结核分枝杆菌引起的肠道慢性特异性感染和慢性弥漫性腹膜炎症，常继发于其他部位结核。结核可累及胃肠道任何部位，常见于回盲部，除结核毒血症状外，肠结核可表现为非特异性腹痛、腹泻或腹泻与便秘交替等，部分患者可有腹部包块；结核性腹膜炎多见于中青年女性，主要临床表现有腹痛、腹水和腹部包块，腹水特点为渗出液，血清-腹水白蛋白梯度<11g/L。纯蛋白衍生物（PPD）试验和T细胞斑点试验（T-SPOT）阳性。结肠镜检查及活检是肠结核的主要诊断方法。腹腔镜检查结合活检可确诊结核性腹膜炎。组织标本中存在干酪样肉芽肿是其特征性改变。腹部影像学检查如小肠CT造影或小肠MR造影、胶囊内镜、小肠镜等有助于明确诊断，以及排除其他疾病。明确诊断或拟诊者可予以标准抗结核治疗。

结核分枝杆菌侵犯肠道主要是经口感染，患者常有开放性肺结核病史，多在回盲部引起结核病变，其原因可能是：①含结核分枝杆菌的肠内容物在回盲部停留时间较久，增加了局部肠黏膜的感染机会；②结核分枝杆菌易侵犯淋巴组织，回盲部淋巴组织丰富。其他感染途径包括粟粒性结核的血行播散和腹腔内结核病灶（如女性生殖器结核）的直接蔓延所致。结核性腹膜炎多继发于肺结核或人体其他部位结核，以腹腔内结核病灶的直接蔓延为主，少数病例为血行播散所致。结核病的发病取决于结核分枝杆菌的毒力和人体免疫功能这两个因素。

腹盆腔结核形成过程见图3-22-1。

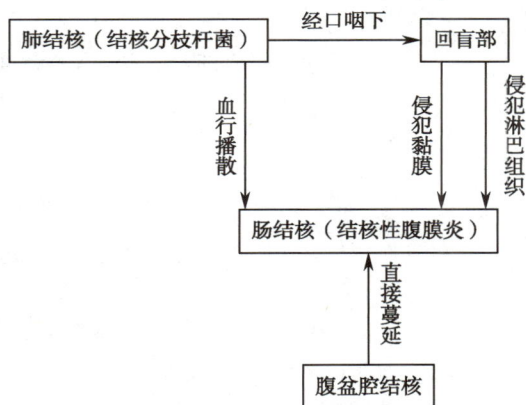

图3-22-1　腹盆腔结核形成

【病例导引】

患者，女性，35岁。

主诉：发热、腹胀20日。

现病史：患者20日前开始无诱因出现畏寒、发热，自测体温39.2℃，自服头孢类抗生素一周，效果不佳，每日下午仍有发热，体温38～39℃不等，并渐觉腹胀，腹围进行性增大，无明显腹痛，今日至医院门诊查超声示：腹腔中等量积液。病程中，患者夜间出汗较多，无咳嗽咳痰，无呕吐腹泻，无胸闷气急等症状，近期体重稍有下降。

【诊断路径】

从患者发热、腹水、盗汗等主要症状着手，可循图3-22-2路径建立初步诊断。

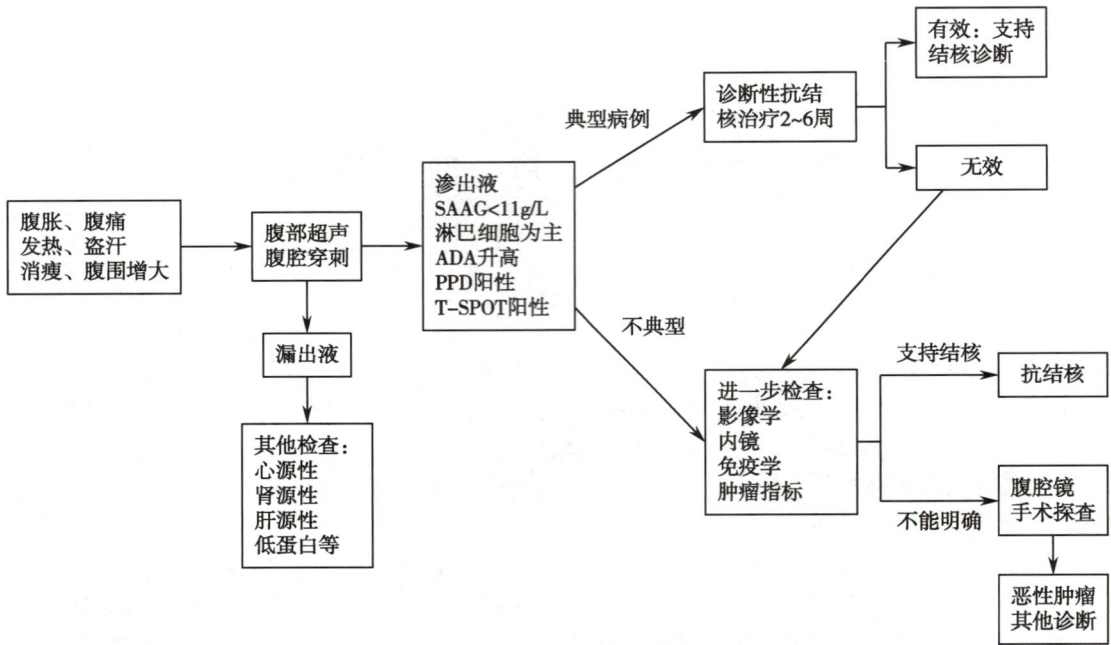

图 3-22-2　结核性腹膜炎诊断思路

SAAG. 血清 - 腹水白蛋白梯度；ADA. 腺苷脱氨酶；PPD. 纯蛋白衍生物；T-SPOT. T 细胞斑点试验。

【思路解析】

1. 患者有典型的发热、腹水、盗汗症状，可作出结核性腹膜炎的初步临床诊断。

> **知识点**
>
> ### 结核性腹膜炎的典型症状
>
> 1. 发热与盗汗　热型以低热与中等热较多，约 1/3 患者有弛张热，少数可呈稽留热。盗汗表现为夜间睡后出汗。
> 2. 腹痛　表现为持续性隐痛或钝痛，多位于脐周、下腹，有时在全腹。当并发肠梗阻时，有阵发性绞痛。
> 3. 腹水　以少量至中等量多见。

2. 患者起病较急，可能同时有结核性腹膜炎的非典型症状，但应注意与腹腔恶性肿瘤、心源性腹水、肝源性腹水、肾源性腹水、结缔组织病等鉴别。需行相关检查如肿瘤标志物、腹部 CT、心脏超声、肝肾功能、抗核抗体等检查排除。

> **知识点**
>
> ### 结核性腹膜炎的其他症状
>
> 腹泻常见，一般每日 <3～4 次，粪便多呈糊状。腹泻主要由腹膜炎所致的肠功能紊乱引起，也可由伴有的肠结核或干酪样坏死病变引起的肠管内瘘等引起。
> 腹部触诊腹壁柔韧感，系腹膜遭受轻度刺激或有慢性炎症的一种表现。腹部肿块多见于粘连型或干酪型，常位于脐周。

3. 拟诊结核性腹膜炎后

(1) 行腹水检查，典型病例可作出临床诊断。

> 知识点
>
> **结核性腹膜炎腹水特点**
>
> 1. 腹水多为草黄色，少数为淡血色，偶呈乳糜样，静置后可有自然凝固块。
> 2. 腹水总蛋白含量>25g/L，血清-腹水白蛋白梯度（SAAG）<11g/L。
> 3. 白细胞计数>500×10^6/L，以淋巴细胞为主。
> 4. 腹水腺苷脱氨酶（ADA）活性升高。
> 5. 腹水普通细菌培养阴性，结核分枝杆菌培养的阳性率很低。
> 6. 腹水细胞学检查，以排除癌性腹水。

> 本例腹水检查结果：草黄色，浑浊，比重1.02，李凡他试验阳性，蛋白35g/L，细胞数500×10^6/L，淋巴细胞百分比90%，ADA 40U/ml，SAAG 5g/L，细菌培养阴性，未见异型细胞。

(2) 同时完善其他检查，以进一步明确诊断或与其他疾病鉴别。

> 知识点
>
> **其他辅助检查**
>
> 1. 血常规、红细胞沉降率和PPD试验　病程较长而有活动性病变的患者有轻度至中度贫血。白细胞计数多正常，有腹腔结核病灶急性扩散或干酪型患者，白细胞计数可升高。病变活动时红细胞沉降率增快，病变趋于静止时逐渐正常。PPD试验呈强阳性有助于结核感染的诊断。
> 2. 腹部超声　可发现腹水并行腹水定位，对腹部包块性质的鉴别也有一定帮助。
> 3. X线检查　腹部X线片检查有时可见钙化影，提示钙化的肠系膜淋巴结结核。胃肠X线钡餐检查可发现肠粘连、肠结核、肠瘘、腹腔外肿块等征象，对本病诊断有辅助价值。
> 4. 腹腔镜检查　对诊断有困难者有确诊价值。一般适用于有游离腹水的患者，可见腹膜、网膜、内脏表面有散在或集聚的灰白色结节，浆膜失去正常光泽，呈浑浊粗糙。活组织病理检查有确诊价值。腹腔镜检查在腹膜有广泛粘连者属禁忌。
> 5. T细胞斑点试验（T-SPOT）　结核分枝杆菌感染可激发机体产生较强的Th1细胞介导的免疫应答，因此结核分枝杆菌特异的T细胞可以作为结核感染的检测指标，T-SPOT是最敏感的T细胞检测技术，其诊断结核感染的灵敏度及特异度均高于PPD试验。

典型病例可作出临床诊断，予以抗结核治疗（2～6周）有效可确诊。不典型病例，主要是有游离腹水病例，行腹腔镜检查并活检，符合结核改变可确诊，有手术指征者剖腹探查。

> 知识点
>
> **结核性腹膜炎的诊断要点**
>
> 1. 发热、腹水、腹壁柔韧感或腹部包块。
> 2. 腹水总蛋白>25g/L、SAAG<11g/L、白细胞>500×10^6/L以淋巴细胞为主和ADA活性增高。
> 3. 有结核病史、伴有其他器官结核病证据或PPD试验强阳性。

（3）结核性腹膜炎临床表现多样，需与多种疾病进行鉴别。

知识点

结核性腹膜炎的鉴别诊断

1．以腹水为主要表现者　需与腹腔恶性肿瘤、肝硬化腹水、结缔组织病、心源性腹水等鉴别。可行腹水脱落细胞学检查、腹水常规及生化、腹盆腔超声及 CT、腹水培养、抗核抗体检查等以鉴别，必要时可行腹腔镜检查。

2．以腹部包块为主要表现者　需与腹部肿瘤、克罗恩病等鉴别。可行肠镜、腹盆腔超声及 CT 等检查。

3．以发热为主要表现者　需与引起发热的其他疾病鉴别。

4．以急性腹痛为主要表现者　结核性腹膜炎可因干酪样坏死破溃而引起急性腹膜炎，或因肠梗阻而发生急性腹痛，此时应与常见外科急腹症鉴别。注意询问结核病史、寻找腹膜外结核病灶、分析有无结核毒血症等，尽可能避免误诊。

4．通过详细问诊、体格检查及辅助检查了解

（1）结核性腹膜炎的病因，分析其感染途径。结核性腹膜炎是由结核分枝杆菌感染腹膜引起，多继发于肺结核或体内其他部位结核（表 3-22-1）。

知识点

表 3-22-1　结核分枝杆菌感染腹膜的途径

感染途径	特点
直接蔓延	常见原发病灶为肠系膜淋巴结结核、输卵管结核、肠结核等
血行播散	常可发现活动性肺结核（原发感染或粟粒性肺结核），关节、骨、睾丸结核，并可伴结核性多浆膜炎、结核性脑膜炎等

（2）是否存在结核原发病灶，如肺结核、肠结核、肠系膜淋巴结结核、输卵管结核等，有无并发症，如肠梗阻、肠瘘、腹腔脓肿。

5．对于诊断有困难或抗结核治疗效果不佳者，可行腹腔镜检查以明确（图 3-22-3）。

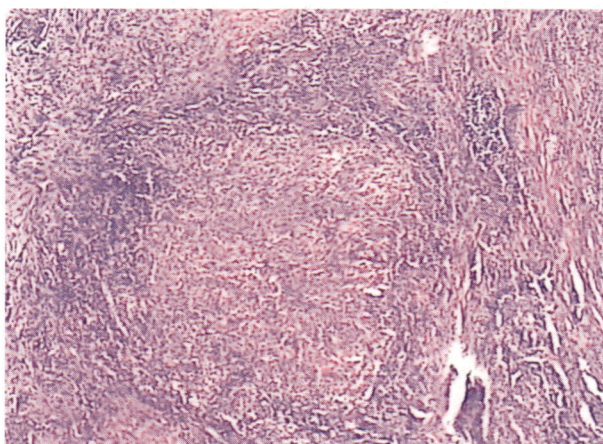

图 3-22-3　结核肉芽肿（HE 染色，×100）

知识点

结核性腹膜炎的病理类型

渗出型：腹膜充血、水肿，有纤维蛋白渗出物，有许多黄白色或灰白色小结节，可融合成较大的结节或斑块。腹腔内有浆液纤维蛋白渗出物积聚，腹水少量至中等量。

粘连型：有大量纤维组织增生，腹膜、肠系膜明显增厚。肠袢相互粘连，并和其他脏器紧密缠结在一起，肠管常因受到压迫或束缚而发生肠梗阻。大网膜也增厚变硬，卷缩成团块。

干酪型：以干酪样坏死病变为主，肠管、大网膜、肠系膜或腹腔内其他脏器之间相互粘连，分隔成许多小房，小房腔内有浑浊积液，干酪样坏死的肠系膜淋巴结参与其中，形成结核性脓肿。小房可向肠管、腹腔或阴道穿破形成窦道或瘘管。

结核性腹膜炎思路解析见图 3-22-4。

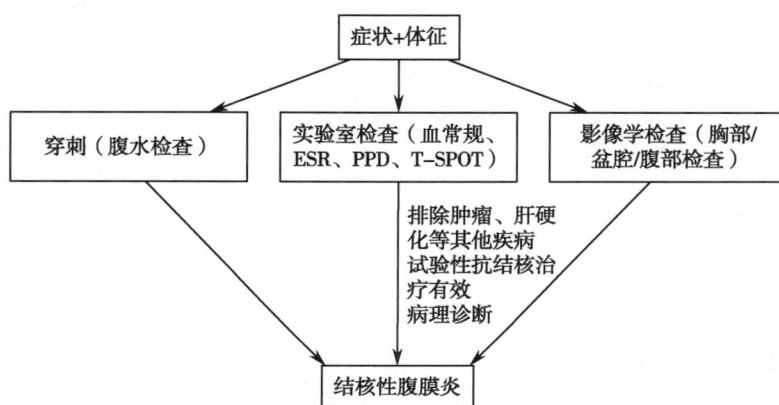

图 3-22-4　结核性腹膜炎诊疗思路解析流程图
ESR. 红细胞沉降率；PPD. 纯蛋白衍生物；T-SPOT. T 细胞斑点试验。

【诊断总结】

确诊结核性腹膜炎后，应完善其诊断内容。

一般诊断要求：
结核性腹膜炎
渗出型？
并发症？

本章病例诊断：
结核性腹膜炎
渗出粘连混合型

【治疗】

结核性腹膜炎治疗的关键是及早给予合理、足够疗程的抗结核化学药物治疗（表 3-22-2），以达到早日康复、避免复发和防止并发症的目的。注意休息和营养，以调整全身情况和增强抗病能力是重要的辅助治疗措施。

知识点

表 3-22-2　常用抗结核药物

药物	作用机制	杀菌特点	剂量	不良反应
异烟肼（INH）	抑制结核分枝杆菌叶酸合成	对于细胞内和细胞外代谢活跃、持续繁殖或近乎静止的结核分枝杆菌均有杀菌作用	300mg/d	周围神经炎、中枢神经系统中毒、肝损害

续表

药物	作用机制	杀菌特点	剂量	不良反应
利福平（RFP）	抑制 RNA 聚合酶、阻止 RNA 合成	细胞内和细胞外代谢旺盛、偶尔繁殖的结核分枝杆菌均有杀菌作用	450～600mg/d	胃肠道不适、肝功能损害、皮疹、发热
吡嗪酰胺（PZA）	类似于 INH 的烟酸衍生物	能杀灭巨噬细胞，尤其是处于酸性环境中的结核分枝杆菌	15～30mg/(kg·d)	肝功能损害、高尿酸血症、皮疹、胃肠道反应、过敏反应
链霉素（SM）	抑制蛋白质合成	对于空洞内细胞外结核分枝杆菌作用强，pH 中性时起效	0.75～1.0g/d	听神经损害、肾脏毒性、过敏反应
乙胺丁醇（EMB）	抑制结核分枝杆菌 RNA 合成	与其他抗结核药物无交叉耐药性	15～25mg/(kg·d)	球后视神经炎、过敏反应、皮肤黏膜损伤
对氨基水杨酸（PAS）	与对氨苯甲酸竞争影响叶酸合成，干扰结核分枝杆菌生长素合成	抑菌作用较弱，仅作为辅助抗结核药物	8～12g/d	胃肠道反应、肝功能损害、溶血性贫血、过敏反应

本章病例治疗处方：

异烟肼 0.1×100 粒　　　sig. 0.3 q.d.

利福平 0.15×100 粒　　sig. 0.45 q.d.

吡嗪酰胺 0.25×100 粒　sig. 1.0 q.d.

泼尼松 5mg×100 粒　　sig. 10mg t.i.d.

患者教育：①坚持用药，避免擅自停药、减药。②注意休息和营养，以调整全身情况和增强抗病能力。③定期监测肝肾功能。

2 周后随访可能面临的问题：①症状缓解，可以停药吗？②出现肝功能损害时是否需要停药？

知识点

结核分枝杆菌化疗方案

初治病例化疗方案分两个阶段，即 2 个月强化期和 4～6 个月巩固期。强化期通常联合用 3～4 个杀菌药，巩固期药物减少，以清除残余菌并防止复发。

WHO 推荐初治标准化疗方案：2HRZ/4HR（异烟肼、利福平、吡嗪酰胺 2 个月强化期 / 异烟肼、利福平 4 个月巩固期）。

患者腹水较多伴有高热等严重毒性症状时，糖皮质激素可能有助于改善症状，亦可促进渗液吸收、减少粘连，但必须在充分有效抗结核药物保护下早期应用，疗程 1 个月左右即应逐步撤停。

经治疗，患者症状缓解、腹水减少或消失，提示治疗有效，但不能随意停药，需按疗程继续服药以维持相对稳定的血药浓度，使未被杀灭的静止菌在重新转为生长繁殖菌时即暴露在有效药物的控制下，从而达到灭菌和彻底治愈。

在治疗过程中，通常需每月随访一次肝功能，如果丙氨酸转氨酶（ALT）高于健康人群高限 3 倍则需在医师指导下减药或换方案服药。

【预防】

应强调肺结核及肠系膜淋巴结、输卵管等结核病的早期诊断和规范治疗，使痰菌尽快转阴。肺结核患者不能吞咽痰液，注意保持大便通畅；提倡公筷进餐，牛奶应经过灭菌。

（陈卫昌）

第四篇
消化内科常见急症处理

第一章　上消化道异物内科处理方法

上消化道异物是指在上消化道内不能被消化且未及时排出而滞留的各种物体,是临床常见急症之一,占急诊内镜诊疗病例的4%。若处理不及时,可能造成严重并发症,甚至导致死亡。

上消化道异物处理方式主要包括自然排出、内镜处理和外科手术。在西方国家,绝大多数(80%~90%)消化道异物让其自然排出,10%~20%需内镜处理,约1%的患者借助外科手术,但蓄意吞服异物者内镜处理比例高达63%~76%。我国上消化道异物种类与西方国家不同,内镜处理比例较高。与传统外科手术相比,内镜处理具有创伤小、并发症少、恢复快、费用低等优点,兼具诊断和治疗的双重价值。原则上,耐受内镜操作且无并发症的普通上消化道异物均适合内镜处理:口咽部、食管入口上方的异物,应首先用喉镜试取,失败者再行胃镜或硬质食管镜;食管中上段异物可在胃镜或硬质食管镜下处理;虽然某些胃内或十二指肠内异物可等待其自然排出,但存在排出失败、长期滞留于体内而造成并发症的风险,临床实践中,可酌情安排内镜干预,尝试取出。

【病例导引】

患者,男性,32岁。
主诉:胸骨后异物感5小时。
现病史:5小时前进餐时误食鱼刺。血常规、肝肾功能、凝血功能、心电图正常。

【诊断流程】

根据病史、临床表现结合辅助检查,可诊断上消化道异物,并初步判断异物所在部位和病情严重程度(图4-1-1)。

【上消化道异物内镜处理适应证及禁忌证】

1. 适应证

(1)绝对适应证:耐受并配合内镜操作、预计难以自然排出且无并发症的普通异物患者。

(2)相对适应证:①胃内容物未完全排空的急诊内镜患者,应气管内插管,防止误吸;②不配合内镜操作者,应在气管内插管全身麻醉下操作;③无并发症的高危异物患者,宜在气管内插管全身麻醉下操作。

2. 禁忌证

(1)绝对禁忌证:①合并有心、脑、肺等重要器官疾病,不能耐受内镜诊疗者;②异物导致大量出血者;③异物导致严重全身感染者;④异物为毒品袋者。

(2)相对禁忌证:①异物导致瘘管形成者;②异物导致局部脓肿、积气者;③异物导致可疑或明确穿孔者;④异物邻近重要器官与大血管,内镜下取出后可能导致器官损伤、大量出血等严重并发症者。

【上消化道异物内镜处理时机】

内镜处理时机取决于临床表现、异物种类、部位、滞留时间等,主要包括急诊内镜和择期内镜。原则上,

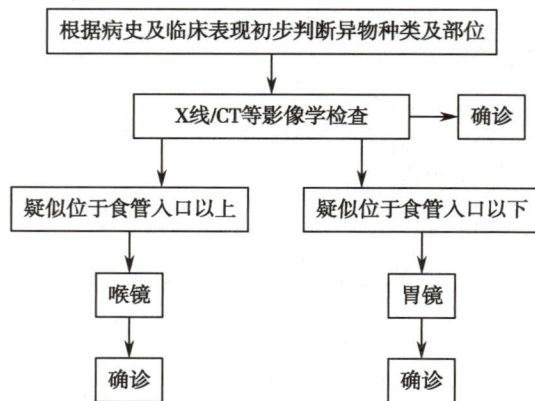

图4-1-1　上消化道异物诊断流程

高危异物以急诊内镜处理为主，普通异物常于择期内镜下处理。存在以下情况的上消化道异物患者，需行急诊内镜：①易损伤黏膜、血管而导致穿孔等并发症的尖锐异物；②腐蚀性异物；③多个磁性异物或磁性异物合并金属；④食管内异物滞留≥24小时；⑤食管内异物出现气促、呼吸窘迫等气管严重受压合并梗阻表现；⑥食管内异物出现吞咽唾液困难、流涎等食管完全梗阻表现；⑦胃内或十二指肠内异物出现胃肠道梗阻、损伤表现。

【术前准备】

1. 患者准备

（1）禁食、水：择期内镜患者须禁食至少6～8小时以排空胃内容物，禁水至少2小时；急诊内镜患者可酌情放宽禁食、水时间。

（2）镇静、麻醉：成人患者可行普通胃镜诊疗，有时因异物处理时间较长、操作相对复杂造成患者不适，导致消化道蠕动增加，可能造成异物移位，增加治疗难度，宜在深度镇静或麻醉下处理；儿童、精神异常、不配合内镜操作、行硬质食管镜或术前、术中内镜的患者应在气管内插管全身麻醉下操作；难以耐受普通胃镜、异物数量多或预计内镜处理难度较大者，必要时也可考虑全身麻醉。

2. 器械准备

（1）内镜

1）喉镜：口咽部、食管入口上方的异物，可尝试在喉镜下处理。

2）胃镜：胃镜的使用最为广泛，可以发现消化道潜在病变，明确异物所致并发症。

3）鼻胃镜、小肠镜：低龄患儿或普通内镜难以通过消化道者，可尝试更为纤细的鼻胃镜。十二指肠内异物可酌情使用小肠镜处理。

（2）钳取器械：活检钳、异物钳（鼠齿钳、鳄嘴钳等）、圈套器、取石网篮、取石网兜等。

（3）保护器材：常用保护器材有外套管、保护罩、透明帽等。

【上消化道异物处理方式】

上消化道异物主要包括短、钝异物，长异物，尖锐异物，金属性异物，腐蚀性异物，磁性异物，食管内食物团块，毒品袋等，其内镜处理方式有所不同（表4-1-1）。

表4-1-1　常见上消化道异物内镜处理方式

取出时机	种类	适应证	注意事项
急诊内镜	尖锐异物	易损伤黏膜、血管而导致穿孔等并发症的尖锐异物	
	义齿	两端附有金属卡环的尖锐异物	两端附有金属卡环的尖锐义齿在常规内镜处理失败者，可在双通道内镜下联合使用多个钳器械尝试取出
	腐蚀性异物	任何部位	
	纽扣电池	任何部位	纽扣电池损伤食管后须在数周内复查内镜，若狭窄形成，应尽早扩张食管
急诊内镜/择期内镜	枣核	食管内急诊 胃或十二指肠停留48h以上择期	胃内或十二指肠内枣核若无胃肠道损伤表现，可等待其自然排出
	金属性异物	高危急诊 普通择期	危险性较大或取出难度较高的金属性异物，可在X线透视下行内镜处理
	磁性异物	多个合并金属异物急诊 单个择期	
择期内镜	短、钝异物	食管内 胃内直径大于2.5cm胃或十二指肠停留3～4周以上	
	长异物	长度6cm以上	

续表

取出时机	种类	适应证	注意事项
	硬币	食管内 胃内停留3～4周以上	食管内不易取出的异物可推入胃内，胃内硬币若无症状可等其自然排出
	食管内食物团块	食管内	
	胃结石	不能溶解、不能自然排出的胃石	
其他	毒品袋	内镜处理禁忌证	可等其自然排出，无法自然排出或怀疑毒品袋破裂的患者须外科手术

【术后处理】

术后密切观测病情，监测患者生命体征，酌情限制饮食、使用黏膜保护剂。必要时复查 X 线、CT、血常规、内镜等以明确疗效。异物导致瘘管形成，局部脓肿、积气或穿孔者，取出后应保持引流通畅，多可自行愈合。

【内镜治疗常见并发症及处理】

1. 黏膜损伤、出血 内镜操作导致黏膜损伤、出血者，禁食并给予抑酸剂与黏膜保护剂。术中少量渗血，内镜喷洒冰生理盐水去甲肾上腺素液即可；出血较多则酌情选用电凝止血或止血夹闭合止血。若内镜下止血效果欠佳，除内科补液、输血等处理外，须外科手术干预。

2. 感染 胃肠道细菌通过黏膜损伤处进入体内，可引起局部或全身感染，除禁食、抑酸、补液外，应给予患者足量抗生素治疗。局部脓肿应充分引流，保守治疗失败者，须外科手术处理。

3. 穿孔 穿孔常伴随脓液产生，原则上应保持引流通畅：已存在外引流者可酌情闭合创面；无外引流者不宜过早闭合创面，禁食、补液、充分引流后多可自行闭合。若病情未改善，须外科手术治疗。

4. 误吸 胃内容物未完全排空的患者在急诊内镜操作过程中有误吸风险。一旦发生，立即退出内镜并沿途吸引，使患者处于头低足高位，叩拍背部，及时清理口腔内痰液与呕吐物，必要时行气管内吸引、气管切开等抢救措施。

（张澍田）

第二章　消化道出血内科处理方法

消化道出血（gastrointestinal bleeding，GIB）是指从食管到肛门之间消化道的出血，是消化系统常见的病症。传统概念将消化道出血分为上消化道出血（upper GIB，UGIB）和下消化道出血（lower GIB，LGIB）。上消化道出血是指屈氏韧带以上部位的出血，包括食管、胃、十二指肠和胆胰疾病、胃空肠吻合术后的吻合口附近及空肠上段病变所致出血；下消化道出血指屈氏韧带以下部位的出血。随着内镜技术的发展，也有分类方法将消化道出血分为上消化道出血、中消化道出血（mid GIB）和下消化道出血。其中将十二指肠乳头至回盲瓣的消化道出血定义为中消化道出血；十二指肠乳头以上部位出血称上消化道出血，回盲瓣以下出血称下消化道出血。上消化道出血又可分为静脉曲张性出血和非静脉曲张性出血。

不明原因消化道出血（obscure gastrointestinal bleeding，OGIB）过去是指常规内镜检查（包括胃镜与结肠镜）不能明确病因的持续或反复发作的消化道出血。近年来，随着胶囊内镜（capsule endoscopy，CE）、小肠镜和小肠CT等影像学技术的进展，研究发现大部分OGIB病变位于小肠，基于此2015年美国消化病学院提议以"小肠出血（small bowel bleeding，SBB）"替代原先的OGIB，但仍保留OGIB一词。目前OGIB指常规消化内镜（包括上消化道内镜和结肠镜）、胶囊内镜、小肠镜和影像学检查后，仍未明确病因的持续或反复发作的消化道出血（含消化道所有部位）。

【病例导引】

患者，女性，76岁。

主诉：黑便伴头晕乏力3日。

现病史：3日前解黑色糊状便，每日1~2次，每次量约200g，外院查大便隐血试验（+），血红蛋白80g/L，伴头晕、乏力、胸闷。

既往史：6年前因"冠心病"行冠状动脉支架植入术，一直服用阿司匹林。

查体：体温36.5℃，脉搏90次/min，呼吸20次/min，血压120/80mmHg，神志清醒，对答切题。中度贫血貌。双肺呼吸音清，未闻干湿啰音。心率90次/min，律齐，未闻明显杂音。全腹软，无压痛及反跳痛，未及包块，肝脾肋下未及，腹部叩诊鼓音，移动性浊音阴性，肠鸣音6次/min。肛门指检：无明显异常。

【问诊、体格检查要点】

1. 进食动物血、碳粉、铁剂、铋剂或某些中药等药物可使大便呈黑色，常被患者误认为消化道出血引起的黑便，需逐一询问。口、鼻、咽喉部或呼吸道病变出血，吞咽后也可导致黑便，应仔细询问及进行相应的体检。

2. 伴随症状　是否伴有呕血、便血及腹痛，是否伴有心慌、冷汗、意识丧失等全身症状有助于出血量的判断。

3. 重视病史与体征在病因诊断中的作用。如消化性溃疡常有慢性反复发作上腹痛史；应激性溃疡患者多有明确的应激源；恶性肿瘤患者多有乏力、食欲缺乏、消瘦等表现；有黄疸、右上腹绞痛症状应考虑胆道出血。

（1）服用阿司匹林剂量多少？是否同时服用抑酸或保护胃黏膜的药物？病前服用过其他什么药物？如感冒药、止痛药、抗凝药等。

（2）症状出现前是否经历悲伤、愤怒或恐惧的事件？生活规律有大的变化吗？

（3）既往有无消化道疾病史？

4．外院诊治经过。

5．体格检查应注意有无上腹部压痛；有无皮肤、巩膜黄染、蜘蛛痣；了解平时的基础血压。

【诊断路径】

从患者消化道出血症状着手，可循图 4-2-1 路径建立初步诊断。

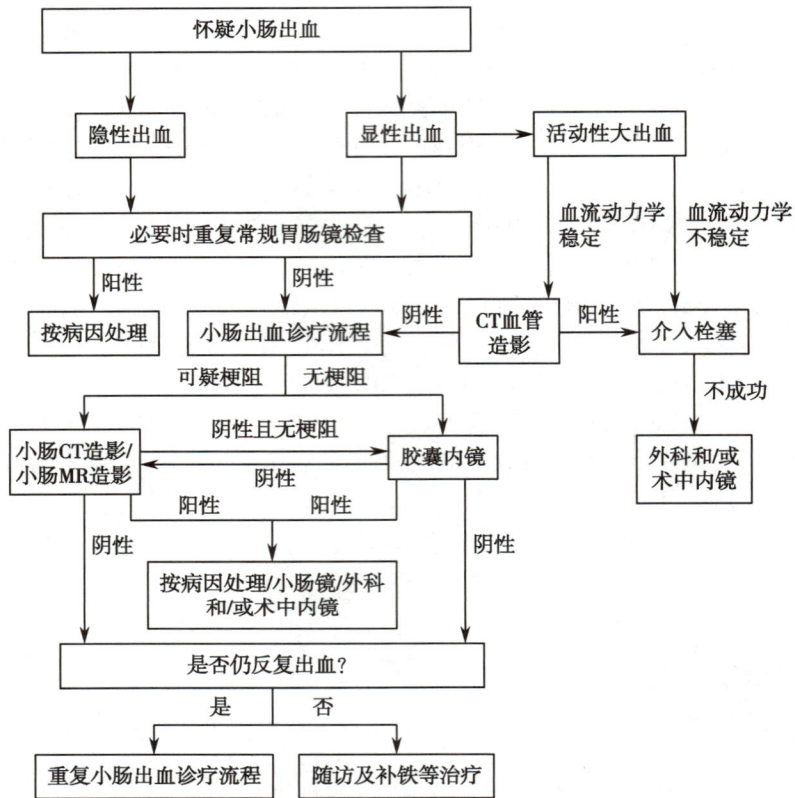

图 4-2-1　消化道出血诊断流程图

【思路解析】

消化道出血的临床表现有呕血、黑便、便血、大便隐血、血容量不足及贫血相关症状。

> 知识点
>
> ### 消化道出血量的估计
>
> 疾病病情严重程度与失血量呈正相关，隐性出血消化道可无明显出血征象，显性出血因呕血或便血中混有胃内容物与粪便，或部分血液贮留在胃肠道内未排出，故仅凭呕血或便血量来判断出血量及疾病严重程度亦不十分准确。故临床需根据症状、体征、实验室检查等进行综合判断。体格检查中可以通过皮肤黏膜色泽、颈静脉充盈程度、神志和尿量等情况来判断血容量减少程度，而休克指数（心率/收缩压）及中心静脉压是判断失血量的重要指标（表 4-2-1）。

表 4-2-1　消化道出血量的估计

症状、体征、实验室检查	出血量估计
粪隐血试验(+)	每日出血量>5～10ml
黑便	出血量50～100ml以上
呕血	胃内积血达250～300ml
未引起全身症状	一次出血量≤400ml
头晕、乏力、心悸	一次出血量400～500ml
呕血+便血、周围循环衰竭	短期出血>1 000ml

1. 黑便及贫血相关症状　该患者有黑便及贫血相关症状,除外可使大便呈黑色的食物及药物,并排除口、鼻、咽部、呼吸道病变致出血后,应考虑黑便系消化道出血所致。

2. 活动性出血　该患者出血量中等,估计>400ml,但出血速度缓慢,目前肠鸣音活跃,仍可能有少量的活动性出血。

知识点

活动性出血的判断

判断出血是否停止对决定治疗措施极有帮助。若患者症状好转、心率及血压稳定、尿量足,提示出血停止。以下情况考虑有活动性出血或再出血:

1. 呕血、黑便次数增多,粪便稀薄,色暗红;胃管引流有较多新鲜血液。

2. 肠鸣音活跃。

3. 周围循环衰竭表现,经积极补液输血后未改善,或好转后又恶化。

4. 红细胞计数、血红蛋白浓度、血细胞比容持续下降,网织红细胞计数持续增高。

5. 尿量足够而血尿素氮持续或再次增高。

6. 内镜检查时如发现溃疡出血,可根据溃疡基底特征判断患者发生再出血的风险(Forrest 分级),凡基底有血凝块、血管裸露者易于发生再出血。

3. 消化道出血部位及病因分析　消化道出血中,上消化道出血的构成比约50%,下消化道约40%,中消化道约10%。黑便虽可由消化道任何部位出血所致,但大部分提示出血部位在上消化道。该患者以上消化道出血可能性大,长期服用阿司匹林导致胃、十二指肠溃疡应考虑为首要原因;其次也可能因服用阿司匹林导致中消化道出血;仅凭临床表现及病史,出血部位及病因存在多种可能(表4-2-2)。

知识点

表 4-2-2　消化道出血临床表现与部位及病因的关联

消化道	出血部位概率	常见病因
上	呕血　黑便	消化性溃疡(包括内镜治疗后导致的人工溃疡)、急性糜烂出血性胃炎、食管和胃底静脉曲张破裂出血、食管炎、胃癌、贲门撕裂伤、Dieulafoy病变等
中		小肠憩室、血管畸形、息肉、克罗恩病、肠结核、肠伤寒、急性出血性坏死性肠炎、钩虫病、肿瘤、小肠溃疡、梅克尔憩室炎或溃疡、肠套叠等
下	便血	痔、肛裂、息肉、结直肠肿瘤、溃疡性结肠炎、静脉曲张、感染性肠炎、缺血性肠病、憩室等

4. 消化道出血的诊断方法 总体诊断思路：首先电子胃/肠镜检查明确有无上/下消化道出血及原因，必要时可重复检查，若胃肠镜检查均阴性需排除小肠出血。怀疑小肠出血检查流程见图 4-2-1。

（1）胃镜可观察食管、胃、十二指肠降段，判断出血部位及病灶性质，确定 90% 上消化道出血的病因，是诊断上消化道出血病因最可靠的方法。只要条件允许，应争取尽早胃镜检查。Blatchford 评分系统用于在内镜检查前预判哪些患者需要接受输血、内镜检查或手术等后续干预措施（表 4-2-3）；Rockall 评分系统用于评估患者的病死率，是目前临床广泛使用的评分依据之一（表 4-2-4）。

该患者以黑粪、贫血为主要临床表现，Blatchford 评分 7，没有胃镜检查禁忌，应在心肺功能允许、循环尚稳定的情况下尽早做胃镜检查，明确出血部位及病因。

知识点

表 4-2-3　上消化道出血患者 Blatchford 评分

项目		检测结果	评分/分
收缩压/mmHg		100～109	1
		90～99	2
		<90	3
血尿素氮/(mmol·L⁻¹)		6.5～7.9	2
		8.0～9.9	3
		10.0～24.9	4
		≥25.0	6
血红蛋白/(g·L⁻¹)	男性	120～129	1
		100～119	3
		<100	6
	女性	100～119	1
		<100	6
其他表现		脉搏≥100 次/min	1
		黑便	1
		晕厥	2
		肝脏疾病	2
		心力衰竭	2

注：评分≤1 分者无须胃镜检查，>1 分者需行胃镜检查；<6 分为低危患者，≥6 分为中高危患者；中高危患者应行急诊胃镜检查。

胃镜检查前应做好如下准备：

1）医患沟通要点：①向患者及家属告知检查目的及患者可能在哪些方面获益；②检查可能因患者的不配合及胃内大量积血影响视野而不能清晰地观察到出血病灶；③检查可能诱发再出血、术中窒息等风险；④检查过程中发现活动性出血，胃镜下止血治疗；⑤检查及治疗费用估计；⑥签署书面知情同意书。

2）放置胃管，胃镜前用冰生理盐水洗胃；生命体征监护。

3）根据患者出血情况及生命体征，建立充分的输液通道、备血及抢救药品。

4）与内镜中心、院内患者转运系统联系，减少转运过程中的意外及不必要的等待。

5）胃镜诊治医生应充分了解病情。

该例患者胃镜检查若有阳性发现，应根据诊断给予相应治疗。15%～20% 患者因持续上消化道出血或再出血，威胁生命。早期识别再出血及死亡危险性高的患者，并加强监护和治疗是减少死亡事件的重点。

知识点

表4-2-4　上消化道出血 Rockall 评分系统

项目	评分/分			
	0	1	2	3
年龄/岁	<60	60~79	>80	—
心率/(次·min^{-1})	<100	>100	—	
收缩压/mmHg	正常	>100	<100	—
伴发病	无	—	缺血性心脏病、心力衰竭和其他严重疾病	肝、肾衰竭癌肿播散
内镜诊断	无病变,贲门撕裂伤	其他病变	恶性病变	—
内镜下出血征象	溃疡基底干净	—	溃疡有血凝块、血管裸露、活动出血	—

注:积分≥5分为高危,3~4分为中危,0~2分为低危。高危者再出血可能>24%,死亡率11%;低危者再出血率4%,死亡率0.1%。

（2）结肠镜是诊断大肠及回肠末端病变首选方法。结肠镜检查前应做好如下准备:

1）医患沟通要点:①向患者及家属告知检查目的及患者可能在哪些方面获益;②检查可能因肠道清洁不良,肠内大量积血影响视野而不能清晰地观察到出血病灶;③诊治中可能诱发再出血、肠穿孔等并发症;④检查过程中发现活动性出血,肠镜下止血治疗;⑤检查及治疗费用估计;⑥签署书面知情同意书。

2）口服洗肠液,生命体征监护。

3）根据患者出血情况及生命体征,建立充分的输液通道、备血及抢救药品。

4）与内镜中心、院内患者转运系统联系,减少转运过程中的意外及不必要的等待。

5）肠镜诊治医生应充分了解病情。

该例患者肠镜检查若有阳性发现,应根据诊断给予相应治疗;若无阳性发现,应与患方沟通,立即予以胶囊内镜检查。

（3）胶囊内镜是目前诊断非梗阻原因所致小肠出血的首选方法,小肠病变检出率可达60%~70%,急诊胶囊内镜检查常因视野不佳而不能明确病因。择期胶囊内镜的最佳检查时机为出血停止后2周内。胶囊镜检查前应做好如下准备:

1）医患沟通要点:①向患者及家属告知检查目的及患者可能在哪些方面获益;②检查可能因肠道清洁不良、肠内大量积血影响视野而不能清晰地观察到出血病灶,也可能因肠蠕动过慢,受胶囊内镜电池限制（8~10小时）,小肠不能得到完全检查;③1%患者可发生胶囊滞留,多见于肠道本身有病变者;④检查过程中发现活动性出血,不能做止血治疗;⑤检查及治疗费用估计;⑥签署书面知情同意书。

2）余同结肠镜检查。

（4）小肠镜:是目前小肠疾病的主要检查手段。目前,广泛应用的是各种器械辅助式小肠镜,包括双气囊小肠镜、单气囊小肠镜及螺旋管式小肠镜。小肠镜检查对显性小肠出血的诊断阳性率高于隐性出血,其优势为不仅可发现出血原因并可行直视下组织学活检,同时除诊断外还可行内镜下治疗。

（5）CT/MRI 小肠影像学检查:CT/MRI 对胆胰疾病、胃肠间质瘤、小肠肿瘤、腹主动脉瘤破裂、血管畸形、肠套叠等有重要诊断价值。作为小肠出血影像学的初步筛查,应首选小肠 CT 造影（CTE）。CTE 和计算机断层扫描血管造影（computed tomography angiography,CTA）目前已在国内广泛开展。CTA 对急性小肠出血的诊断价值较高,适用于活动性出血速率≥0.3ml/min 的患者;在行 CTE 检查时,可同时完成 CTA 和计算机断层扫描静脉成像（computed tomography venography,CTV）检查,在小肠疾病的诊断方面非常实用和有效,但不适用于急性大出血患者。

（6）血管造影：血管造影适用于活动性出血速率≥0.5ml/min 时，对于血流动力学不稳定的急性小肠大出血患者，可首选血管造影。若发现出血部位，可立即予以栓塞，对于危急重症具有重要治疗作用。

（7）核素扫描：静脉注射 ^{99m}Tc 标记的自体红细胞后，做腹部放射性核素显像扫描，以探测标记物是否从血管外溢。仅对活动性出血速率≥0.1ml/min 者有诊断价值，尤其适用于间歇性和延迟性小肠出血。

（8）小肠钡剂检查：包括全小肠钡剂造影和小肠钡剂灌肠，目前在小肠疾病诊断中的地位正在逐步降低，但对小肠憩室和粘连性病变的诊断仍有一定价值。

（9）开腹探查或术中内镜：各种检查均不能明确原因、出血不止时，有开腹探查指征。术中内镜有助于明确诊断。

【诊断总结】

一般诊断要求：

出血部位

病因

并发症

合并其他疾病

本章病例诊断：

胃溃疡（A2）并出血

非甾体抗炎药相关

中度失血性贫血

冠心病，冠脉支架术后

【治疗】

（一）上消化道出血治疗

上消化道出血病情危急，特别是大量出血者，可危及患者生命，抗休克、迅速补充血容量治疗应放在一切医疗措施首位。

1. 一般处理　活动性出血期间禁食，停止出血后 24 小时可给予冷流质饮食；卧床、注意防跌倒；保持呼吸道通畅；监测生命体征；尽快建立静脉输液通道。

2. 液体复苏

（1）应立即建立快速静脉通道，建议留置中心静脉导管，急性大量出血者，应尽可能施行中心静脉压监测以指导液体输入量。对于血流动力学不稳的患者，液体复苏要优先于内镜止血治疗。病情紧急时，输液、输血同时进行。

（2）输注红细胞悬液指征：①收缩压低于 90mmHg，或较基础收缩压下降超过 30mmHg；②血红蛋白低于 70g/L，血细胞比容低于 25%；③心率>120 次/min。与开放性输血相比，对上消化道出血患者采取限制性输血可改善预后，减少再出血率和降低病死率。

（3）肝硬化患者可补充新鲜冰冻血浆。

（4）在积极补液的前提下，可以适当选用血管活性药物（如多巴胺或去甲肾上腺素），以改善重要脏器的血液灌注。

（5）对高龄、伴心肺肾疾病患者，应防止输液量过多诱发急性肺水肿。

（6）血容量充足的指征：收缩压 90～120mmHg；脉搏<100 次/min；尿量>40ml/h；血 Na^+<140mmol/L；神志清楚或好转，无明显脱水貌。

3. 止血措施　不论是急性非曲张静脉出血或静脉曲张破裂出血，均可以采取以下措施止血，包括药物、内镜、介入和手术等。

（1）药物止血

1）抑酸药：包括质子泵抑制剂（PPI）和 H_2 受体拮抗剂（H_2RA），PPI 是目前最强效的抑酸药，常用于上消化道出血的治疗。临床研究表明 PPI 起效快、可显著降低再出血的发生率，其临床疗效著优于 H_2RA。当发生消化道出血时，尽可能早期应用 PPI，临床研究发现内镜诊疗前静脉给予大剂量（80mg）PPI 静脉注射后再持续静脉输注（8mg/h）至内镜检查开始，可有效改善出血病灶的内镜下表现，从而减少内镜下止血的需要。内镜诊疗后，应用大剂量 PPI 可以降低高危患者再出血的发生率，并降低患者病死率。对于低危患者，可采用常规剂量 PPI 治疗。

对于内镜下治疗后形成的人工溃疡，如内镜下黏膜切除术（ESD/EMR）术后的溃疡，应按照消化性溃疡的标准给予抑酸治疗,PPI 是首选药物。

2)减少内脏血流量药物:通过减少门静脉血流量及降低门静脉压力,用于食管 - 胃底静脉曲张破裂出血。包括生长抑素及类似物奥曲肽、特利加压素等,垂体后叶激素副作用较大,仅在没有上述药物时作为备选药物。生长抑素用法为首剂 250μg 静脉缓注,继以 250μg/h 持续静脉滴注;本品半衰期极短,滴注过程中不能中断,若中断超过 5 分钟,应重新注射首剂。奥曲肽是 8 肽的生长抑素拟似物,半衰期较长,首剂 100μg 静脉缓注,继以 25~50μg/h 持续静脉滴注。特利加压素起始剂量为 2mg/4h,出血停止后可改为 1mg/ 次,每日 2 次,维持 5 日。垂体加压素剂量为 0.2U/min 静脉持续滴注,可逐渐增加剂量至 0.4U/min;该药可致腹痛、血压升高、心律失常、心绞痛等副作用,严重者甚至可诱发心肌梗死,故对老年患者应同时使用硝酸甘油,以减少该药的不良反应。

3)止血药物:口服或插入胃管可灌注冰冻去甲肾上腺素溶液(去甲肾上腺素 8mg,加入冰生理盐水 100~200ml)及凝血酶等局部止血。应慎用静脉止血药物,尤其是老年人、门静脉高压患者,避免高凝状态诱发心脑血管意外及门静脉血栓。

(2)内镜治疗:分为非静脉曲张性出血的内镜下治疗和静脉曲张性出血的内镜下治疗。

1)对于非静脉曲张性出血:推荐对 Forrest 分级 Ⅰa~Ⅱb 的出血病变行内镜下止血治疗。在内镜下止血前,对严重大出血或急性活动性出血患者,必要时可使用红霉素(250mg 静脉输注),可显著减少胃内积血量、改善内镜视野,且不良事件无明显增加。常用的内镜止血方法包括药物局部注射、热凝止血和机械止血 3 种。临床研究表明,对于常规止血方法难以控制出血者,over-the-scope-clip(OTSC)系统是有效的补救手段,目前对于常规止血治疗失败或反复发作的消化性溃疡所致出血,推荐采用 OTSC 进行内镜下补救治疗。

2)对于静脉曲张性出血:内镜治疗的目的是控制急性出血并可能使静脉曲张消失或减轻,以防止其再出血。内镜治疗包括内镜下食管曲张静脉套扎、硬化治疗,钳夹法或组织胶注射治疗胃静脉曲张。经过药物或常规内镜套扎或硬化剂治疗后,仍有 15%~20% 患者反复出血或活动性出血不能有效控制(称为难治性静脉曲张性出血),而其他挽救治疗措施[如经颈静脉肝内门体分流术(TIPS)、外科手术]不可及或没有时机,严重威胁患者生命时,自膨式覆膜食管金属支架(SEMS)挽救治疗具有一定效果。SEMS 可作为不适合急诊 TIPS 或手术且威胁患者生命时的有效挽救治疗方法,国内尚未见相关应用报道。

(3)三腔二囊管压迫止血:食管 - 胃底静脉曲张破裂出血的暂时止血措施,用于内镜介入手术止血前的过渡性治疗;由于其食管黏膜糜烂坏死等并发症多,三腔二囊管压迫止血后,短期内不宜进行内镜治疗;该治疗常使患者不适,顺应性较差,需要患者配合。为防黏膜糜烂,一般持续压迫时间不应超过 24 小时,放气解除压迫一段时间后,必要时可重复应用。

(4)介入治疗

1)非静脉曲张性出血:药物及内镜治疗不成功时,可通过选择性胃左动脉、胃十二指肠动脉介入治疗,栓塞供应病灶的小动脉。上消化道各供血动脉之间侧支循环丰富,一般不存在组织坏死的危险。

2)静脉曲张性出血:经颈静脉肝内门体分流术(TIPS)对急性大出血的止血率达到 95%,新近的国际共识意见认为,对于大出血和估计内镜治疗成功率低的患者应在 72 小时内行 TIPS。择期 TIPS 通常对患者肝功能要求为 Child-Pugh 评分 B 级,食管 - 胃底静脉曲张急性大出血时,TIPS 对肝功能的要求可放宽至 Child-Pugh 评分 C 级,这与该血管介入微创治疗具有创伤小、恢复快、并发症少和疗效确切等特点有关。

(5)手术治疗

1)非静脉曲张性出血:药物、内镜及介入治疗仍不能止血、持续出血将危及患者生命时,须不失时机地进行手术,可在术中结合内镜检查,明确出血部位后进行治疗。

2)静脉曲张性出血:药物或内镜治疗不能控制的出血或出血一度停止后 5 日内再次出血,Child-Pugh A/B 级者行急诊手术有可能挽救患者生命;对 Child-Pugh C 级者肝移植是理想的选择。外科急诊手术仅作为药物和内镜治疗失败的挽救治疗措施之一,而没有证据支持外科手术作为 TIPS 治疗失败的挽救治疗。目前国内外尚无高质量临床试验评价内镜治疗、TIPS 与外科手术的效果及安全性。因此,肝硬化急性食管静脉曲张破裂出血抢救时,应根据医师经验及医院的综合医疗技术条件确定外科手术治疗的时机和方法。

（二）病因治疗及预防再出血

1. 非静脉曲张性出血　查明病因并予以相应的治疗非常重要,如合并幽门螺杆菌(Hp)感染应给予根除治疗并随访是否根除成功;如因使用非甾体抗炎药或抗血小板药物,以及其他容易导致出血的药物时,应尽量避免使用该类药物。对于关节炎患者,应改用选择性 COX-2 抑制剂,并用低剂量 PPI 或 H_2RA 预防;对于安置冠状动脉支架的患者及需要长期使用阿司匹林、氯吡格雷等药物者,应予以根除 Hp 或同时服用 PPI/H_2RA 预防再出血。

2. 静脉曲张性出血　对 Child-Pugh A/B 级患者,可使用非选择性 β 受体阻滞剂(降低门静脉压力,常用普萘洛尔或卡维地洛,服用前者需监测心率并将基础心率降低 20%,服用后者血压不应低于 90/60mmHg。对于 Child-Pugh C 级者,特别是有顽固性腹水、自发性腹膜炎、肝肾综合征或动脉血压明显降低者,非选择性 β 受体阻滞剂有可能减少肝血流量,加重肝功能损害,故不宜使用。根据患者门静脉高压侧支循环状况及其他并发症情况,择期 TIPS 或内镜治疗,是防止再出血的重要措施。病因治疗对改善患者预后、预防再出血有一定帮助,如抗病毒治疗对乙型肝炎后肝硬化、戒酒治疗酒精后肝硬化等。

（三）中、下消化道出血治疗

1. 一般处理及大量出血时的措施同上消化道出血。

2. 内镜下治疗

1)血管畸形:内镜下高频电凝或氩离子凝固器烧灼治疗可使黏膜下层小血管残端凝固,是肠血管发育不良时的简便、经济和有效的治疗方法,适用于病灶较局限的患者。

2)肠息肉及痔疮:前者多在内镜下切除,后者可通过局部药物治疗、注射硬化剂及结扎疗法止血。

3)内镜下治疗后出血:可行热凝止血和机械止血等。

3. 血管栓塞治疗　同上消化道出血栓塞治疗。

4. 药物治疗　可分为病因治疗及支持治疗。支持治疗同前;病因治疗包括激素、生长抑素及沙利度胺。

(1)激素治疗:常用于炎症及免疫性疾病,如重型溃疡性结肠炎、克罗恩病、过敏性紫癜等,应通过抗炎达到止血,常用糖皮质激素类药物。大出血时,琥珀酸氢化可的松 300～400mg/d 或甲泼尼龙 40～60mg/d 静脉滴注。病情缓解后口服泼尼松 20～60mg/d。

(2)生长抑素及其类似物:在急性消化道出血治疗中的短期应用较为广泛,长期应用对胃肠道毛细血管扩张和蓝色橡皮大疱痣综合征引起的慢性肠道出血有一定的治疗作用,其机制可能与抑制血管生成和内脏血流有关。大出血时使用方法同前;少量慢性出血,可皮下注射奥曲肽 0.1mg,1～3 次/d。

(3)沙利度胺:为谷氨酸衍生物,对血管扩张引起的肠道出血有效,可能与其抗血管生成作用有关。推荐用法:沙利度胺 100mg,每日 1 次或分次服用。

5. 手术治疗

1)不明原因反复大量出血:经药物、内镜、介入治疗仍出血不止,危及生命,无论出血病变是否确诊,均是紧急手术的指征。

2)消化道肿瘤所致出血,手术既可止血又可达到病因治疗的目的。

（和水祥）

第三章　梗阻性黄疸内科处理方法

梗阻性黄疸主要是由于肝外或肝内胆管部分或完全机械性梗阻,胆汁由胆管排入肠道的过程受到阻碍,导致胆汁淤滞、酯型胆红素反流入血引起的黄疸。由于胆汁及其诸多成分不能流入肠内(尤其是完全性梗阻者),导致胆管内压升高、肝血流改变及一系列包括体内生物化学、免疫功能及其他脏器功能的改变,对机体的正常功能造成严重的影响。近年来内镜下治疗因其创伤小、并发症少、疗效确切、术后恢复快等优点得到广泛应用。行经内镜鼻胆管引流、支架置入术可及时解除梗阻,降低胆管压力,引流胆汁,缓解症状,降低并发症的发生率。

梗阻性黄疸原因包括肝外胆管阻塞如胆总管结石、胆道蛔虫病、术后胆道狭窄、胆管癌;肝外胆管受压,如胰头癌、肝胰壶腹癌、胆总管癌、肝癌,以及肝门部或胆总管周围肿大淋巴结(癌肿转移)压迫等;肝内胆管阻塞常见于肝内胆管泥沙样结石、原发性硬化性胆管炎、癌栓(多为肝癌)、药物胆汁淤积症等。其临床表现各有不同,大体可表现为以下几个方面:

(1)由肿瘤引起的梗阻性黄疸,患者通常年龄较大,黄疸存在时间长,呈进行性加重,伴有体重减轻、极度消瘦、贫血、无力等表现,肿瘤较突出者可在腹部触及形状不规则、质硬的肿块,与周围组织界限不清。

(2)由结石引起的梗阻性黄疸,黄疸的程度会随着结石的情况变化,当结石完全嵌顿引起胆道炎症水肿导致胆道完全梗阻时,黄疸会随之加深;当结石松动,炎症水肿消退时,黄疸会有所减轻;因结石引起的胆道梗阻,常常有右上腹的疼痛,呈持续性的钝痛、隐痛、绞痛,结石嵌顿时疼痛剧烈,难以缓解;结石引起的梗阻性黄疸并发感染时,可有发热。

(3)由胆管炎引起的梗阻性黄疸,常见的引起梗阻性黄疸的胆管炎有急性化脓性胆管炎、硬化性胆管炎,表现为发热,体温常在39℃以上,波动幅度大,24小时内波动范围超过2℃。寒战者多为急性化脓性胆管炎,持续低热数天不退者常是硬化性胆管炎。

(4)胆道蛔虫引起的梗阻性黄疸主要表现为上腹部绞痛。

如果黄疸持续存在,胆汁淤积在肝内,会出现恶心、呕吐、食欲减退、腹部胀痛等,出现胆汁淤积性肝硬化,最终导致肝衰竭。

实验室检查:总胆红素增高(>34.2μmol/L),直接胆红素明显升高,直接胆红素/总胆红素>50%,谷氨酰转肽酶(GGT)、碱性磷酸酶(ALP)、胆固醇(TC)升高,血清总胆酸(TBA)增高。

肿瘤标志物检查:可轻微升高,大于正常上限10倍时提示胆管或胰腺恶性肿瘤。

尿检查:尿胆红素强阳性,尿胆原减少或消失。

超声检查:超声检查对壶腹周围病变引起低位胆管梗阻的敏感度和特异性较高。

超声内镜(EUS)引导下细针穿刺对胆道外病变定性有较高价值。

CT检查对胆道梗阻的定位诊断和病因诊断有较大意义。梗阻的CT表现为肝内胆管扩张,呈树枝状分布的条状低密度,增强无强化;扩张胆管的形态有枯枝状、残根状、软藤状。

磁共振胰胆管成像(MRCP)检查可以无创地显示肝内、外胆管和胰管的形态,对于明确梗阻部位和判断手术方式有重要意义。

内镜逆行胰胆管造影术(ERCP)可直视壶腹部及十二指肠乳头有无病变,显示胆管梗阻部位、阻塞程度、胰管显影情况;还可行乳头肌切开取石及放入支架内引流等。

内镜下鼻胆管引流术(ENBD)和经皮经肝胆道引流术(PTCD),已经成为内科治疗梗阻性黄疸广泛应用的方法,能有效地改善黄疸症状和肝脏功能,降低胆红素水平,为后期手术治疗创造了条件。临床中通常将ERCP+ENBD与PTCD作为治疗梗阻性黄疸首选方案,均具有较好治疗效果。

一旦诊断明确，应及早引流胆道，缓解胆道内压，解除黄疸，如情况许可，尚应去除病因，行根治性治疗，降低术后并发症的发生率和病死率，提高治疗效果。

【病例导引】

患者，男性，84 岁。

主诉：皮肤黄染 20 余日。

现病史：患者无明显诱因出现全身皮肤、黏膜及巩膜黄染 20 余日，当时当地行腹部 CT 及 MRI 检查考虑胰腺占位，胰腺癌可能大（图 4-3-1）。

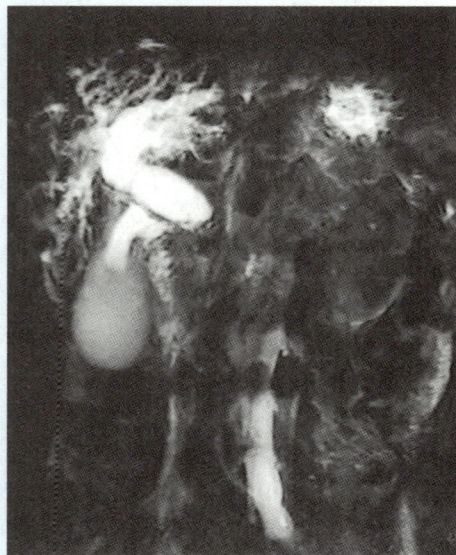

图 4-3-1　磁共振胰胆管成像（MRCP）图像

【诊断流程】

1. 患者为老年男性，临床表现为黄疸，当地腹部 CT 及 MRI 检查考虑胰腺占位，提示胰腺癌可能大。

2. 肿瘤标志物 CA19-9、CA12-5 检查均明显升高。增强 MRI 检查回报：胰头体部少血供肿块伴胰管轻度扩张。考虑恶性肿瘤，胰腺癌可能性大。PET/CT 检查回报：胰头部高代谢病变，考虑恶性；肝内外胆管及胰管扩张、胆囊体积增大，提示低位胆道梗阻。MRCP 回报：胆总管胰腺段梗阻改变，考虑胰腺恶性病变侵犯胆总管所致。进一步明确胰腺癌诊断。

3. 因患者年龄大、体质差，无外科手术指征，最后决定进行 ERCP+ 金属支架置入减黄治疗。

【ERCP 适应证及禁忌证】

1. 适应证

（1）无外科手术指征的梗阻性黄疸。

（2）原因不明的阻塞性黄疸疑有肝外胆道梗阻者。

（3）疑有各种胆道疾病如结石、肿瘤、各种胆管炎等诊断不明者。

（4）胰腺疾病：胰腺肿瘤、慢性胰腺炎、胰腺囊肿等。

2. 禁忌证

（1）绝对禁忌证：①合并有心、脑、肺等重要器官疾病，不能耐受内镜诊疗者；②无法纠正的严重凝血功能异常等。

（2）相对禁忌证：①凝血功能异常；②对比剂过敏；③严重胆道感染。

【处理时机】

患者年龄大、体质差、合并严重贫血，无外科手术指征，在患者一般生命体征平稳的情况下，应在积极支持治疗的基础上尽早行 ERCP，可留置鼻胆管或支架进行胆道减压引流。

【术前准备】

1. 患者准备

（1）禁食、水：择期内镜患者须禁食至少6~8小时以排空胃内容物，禁水至少2小时。

（2）镇静、麻醉：术前应对患者的病情及全身状况做全面评估，结合医疗机构的实际条件，决定采用的镇静或麻醉方式。

2. 器械准备　十二指肠镜、导丝、造影导管、乳头切开刀、取石器、碎石器、气囊、扩张探条、扩张气囊、引流管、支架等；内镜专用的高频电发生器、注射针、止血夹等。所有器械应符合灭菌要求，一次性物品应按有关规定处理，常用易损的器械应有备用品。

【处理方式】

首先进行经内镜逆行胰胆管造影，术中造影可见胆总管胰头段呈截断样充盈缺损，考虑胰头部肿瘤压迫胆总管导致（图4-3-2），引流可以考虑胆管塑料支架和金属支架，适用于无法根治性切除的恶性胆管狭窄的姑息性引流。金属胆道支架主要用于不能根治性切除的恶性胆管狭窄/梗阻的治疗，最好是引流胆系较丰富、预计存活期超过6个月的患者，本例患者无支架术后外科手术适应证，采用了金属胆道支架（图4-3-3）。

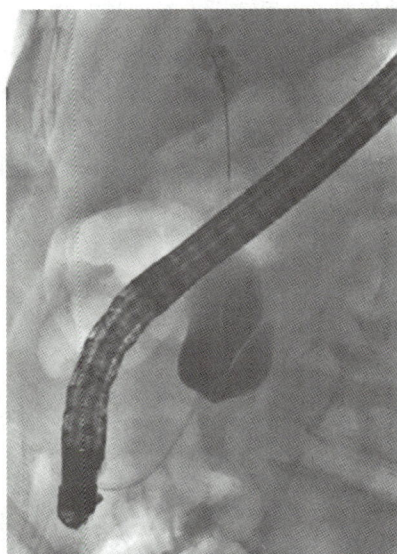

图 4-3-2　内镜逆行胰胆管造影术（ERCP）图像

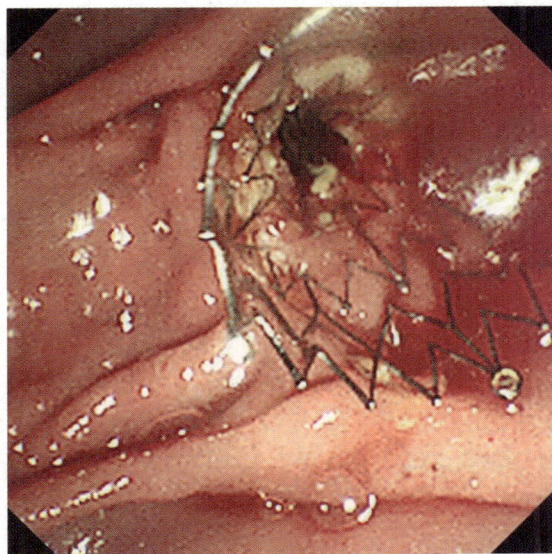

图 4-3-3　内镜下支架图像

【术后处理及常见并发症】

操作后第一个24小时是并发症最易发生的时段，应密切观察症状及体征变化。检查当日应禁食水、静脉补液，以后根据病情逐步恢复饮食。术后3小时及次晨验血常规、血淀粉酶/脂肪酶，以后根据情况决定是否延长观察期；发生胰腺炎或ERCP术后胰腺炎（post-ERCP pancreatitis，PEP）高风险者给予抗胰腺炎药物（如生长抑素类似物和胰酶抑制剂等）。如有明显腹痛，怀疑胰腺炎或胃肠穿孔的病例，应给予胃肠减压，并及时行胸腹透视、腹部超声和/或CT检查，以尽早明确诊断并给予相应处理。有胆道梗阻、感染或有中至高度感染风险的患者应常规给予抗生素治疗；应保持胆道引流管通畅，如果胆系引流不完全、黄疸消退不显著或发生胆管炎时，应考虑尽早再次内镜介入，或行经皮肝穿刺胆道引流。注意观察呕吐物及粪便性状，一旦怀疑上消化道出血，条件许可应及时行内镜检查，寻找出血原因并给予止血处理，内镜处理无效时应考虑放射介入或手术治疗。

（令狐恩强）

第四章　肠梗阻内科处理方法

任何原因引起的肠内容物通过障碍统称为肠梗阻，是常见的急腹症之一。临床上表现为呕吐、腹痛、腹胀、排气排便停止。肠梗阻按发病原因可分为机械性肠梗阻、动力性肠梗阻和血运性肠梗阻三大类。临床上以机械性肠梗阻最为多见，占 90% 以上，病因主要为肠腔阻塞、肠管受压和肠壁病变。急性肠梗阻病情发展迅速，绞窄性肠梗阻死亡率可达 10%～20%，需要及时处理。

肠梗阻的处理方式取决于梗阻的原因、性质、部位、病情和患者的全身情况，包括内科处理和外科手术。对于出现箝闭疝或绞窄疝、腹膜炎、肠壁囊样积气、气腹、怀疑或确诊肠绞窄、闭袢性梗阻、非乙状结肠扭转、全身中毒症状或腹膜刺激征的乙状结肠扭转，以及完全性肠梗阻，首选外科手术处理。内科处理适用于：部分机械性肠梗阻，包括无绞窄征象的粘连性肠梗阻，炎症性疾病并发的肠梗阻，蛔虫或粪块堵塞性肠梗阻等；动力性肠梗阻，包括麻痹性肠梗阻和痉挛性肠梗阻；血运性肠梗阻中肠系膜上动脉栓塞或血栓发病时间小于 10 小时，或肠系膜上静脉血栓，无肠管坏死征象者，可先进行溶栓、抗凝治疗；假性肠梗阻。需注意经 24～48 小时非手术治疗肠梗阻症状仍不改善，或出现腹腔或全身并发症的患者，应及时转为外科手术治疗。

【病例导引】

患者，女性，70 岁。

主诉：突发腹痛、呕吐 2 小时，排气排便停止。

现病史：进食大量粽子后突发腹痛、呕吐 2 小时，排气排便停止。立位腹部 X 线片提示左上腹数个气液平、肠腔扩张，膈下未见游离气体。

【诊断流程】

根据患者病史、临床表现和腹部影像学检查，可诊断小肠梗阻。患者生命体征稳定，没有明确的腹膜刺激征，考虑单纯性肠梗阻，可行内科保守治疗。

【内科处理方法】

1. 处理原则　纠正肠梗阻引起的全身病理生理变化和解除肠梗阻。

2. 基本处理

（1）禁食禁水、胃肠减压：经鼻置入鼻胃管，鼻胃管无效或低位肠梗阻时在 X 线下或应用内镜经鼻或经肛置入肠梗阻导管，通过负压吸引降低肠腔内压力，改善肠壁血液循环，部分单纯性肠梗阻经有效的减压后肠腔可恢复通畅，对于需要手术者也是必要的术前准备。应用肠梗阻导管还可在症状缓解后进行肠道造影，辅助明确梗阻部位、原因和性质。

（2）纠正水、电解质紊乱和酸碱失衡：急性肠梗阻患者由于频繁呕吐、大量消化液集聚在肠腔内和血浆外渗，出现血容量不足、电解质丢失和酸碱失衡，严重时可出现低血容量休克，需密切监测，根据患者的临床症状、实验室检查结果积极补液、补充电解质、纠正酸碱失衡。

（3）营养支持：肠梗阻时为减轻肠腔内压力需禁食禁水，因此肠外营养支持治疗至关重要。肠梗阻解除和肠功能恢复后，应鼓励患者尽早经口进食。

（4）防治感染：肠梗阻时间过长或发生绞窄时，肠道细菌过度繁殖，肠黏膜屏障受损，肠道内细菌（如大肠埃希菌、梭状芽孢杆菌、链球菌等）可移位至肠外，导致肠源性感染，进一步加重病情，积极应用以抗革兰氏阴性杆菌及厌氧菌为重点的广谱抗生素治疗十分重要。

（5）生长抑素：生长抑素能够抑制消化液分泌、降低肠腔内压力，从而减轻肠管扩张和肠壁缺血，保护肠黏膜屏障的完整性，减少肠梗阻相关并发症并促进肠梗阻的恢复。

3. 其他内科处理

（1）内镜下治疗：如消化道狭窄内镜下扩张与支架治疗，结肠镜行乙状结肠扭转复位，内镜下采用圈套器和碎石器切割粪石后使其排出体外解除梗阻等。内镜下治疗操作简单，创伤小，可部分替代传统的手术治疗。

（2）肠道润滑剂：临床上常通过口服或经鼻胃管（或肠梗阻导管）注射蓖麻油或石蜡油至肠腔中，起到润滑、刺激肠蠕动的作用。

（3）针对肠道动力的药物：对于副交感神经过度抑制造成的肠蠕动抑制，如麻痹性肠梗阻、假性肠梗阻，可以应用副交感神经兴奋剂如新斯的明治疗；对于副交感神经兴奋导致的痉挛性肠梗阻，可使用解痉药山莨菪碱治疗。

（4）中药：中医治疗以通里攻下，行气活血为治则。常用方剂如四磨汤、温脾汤等，可减轻炎症反应、消除肠壁水肿、调节肠道菌群，有利于缓解梗阻。

（5）针灸：中医学认为肠梗阻为有形或无形之邪阻滞肠腑，导致气机不畅，肠腑闭塞不通。可通过针刺、拔罐、艾灸等方式理气通腑、恢复胃肠功能。基础选穴为：合谷、内关、天枢、足三里、上巨虚、下巨虚。

（6）含碘造影剂：在保守治疗的 48 小时内，患者口服或经鼻胃管（或肠梗阻导管）注入水溶性泛影葡胺或碘海醇，既可用于诊断，还有一定的治疗作用。

（7）高渗盐水灌肠：高渗盐水 300ml 保留灌肠，可刺激肠道蠕动，有助于麻痹性肠梗阻。

（8）其他：颠簸疗法适用于小肠扭转早期、无明显腹胀和压痛者，可复位轻度肠扭转；高压氧可通过减少肠内气体、减轻肠壁张力、改善循环、抑制肠道内细菌异常增殖等作用提高肠梗阻的缓解率。

（杨爱明）

第五篇

消化内科技能操作及其他知识

第一章　幽门螺杆菌检测解读

幽门螺杆菌（Hp）的检测按是否需要经胃镜钳取胃黏膜标本分为侵入性和非侵入性两类。侵入性检测方法包括快速尿素酶试验（RUT）、胃黏膜组织切片染色（如 HE 染色、Warthin-Starry 银染、改良 Giemsa 染色、甲苯胺蓝染色、免疫组化染色等）镜检、细菌培养、基因检测等。非侵入性检测方法包括 ^{13}C 或 ^{14}C 尿素呼气试验（UBT）、粪便幽门螺杆菌抗原检测（HpSA）和血清幽门螺杆菌抗体检测等。

【病例导引】

患者，男性，61 岁。

主诉：间断上腹痛 2 个月，黑便 5 日入院。

现病史：间断上腹痛 2 个月，多于饥饿时发生，餐后上腹胀、烧灼感，进食后腹痛减轻。4 日前排柏油样便，每日排黑便 1～2 次，量 100～200ml，不伴呕血、头晕。粪便隐血试验阳性，血红蛋白 109g/L，予奥美拉唑及云南白药口服治疗，为进一步诊治入院。

既往史：2 年前胃镜十二指肠溃疡，快速尿素酶试验阳性。曾服用奥美拉唑、枸橼酸铋钾及阿莫西林治疗，此后症状好转，未复查。

查体：血压 120/80mmHg，神清，查体合作，巩膜稍苍白，浅表淋巴结未触及，双肺叩诊清音，未闻干湿啰音，心界不大，心率 80 次 /min，律齐，各瓣膜区未闻杂音，腹平坦，无压痛及反跳痛，肝脾肋下未及，肠鸣音 5 次 /min，双下肢不肿。

患者于入院第 2 日胃镜检查示十二指肠球溃疡，快速尿素酶试验阴性。

【幽门螺杆菌检测适应证】

1. 在我国幽门螺杆菌感染的根除仍然有适应证，对符合适应证拟行幽门螺杆菌根除治疗的患者可进行幽门螺杆菌相关的检测，包括：消化性溃疡（不论是否活动和有无并发症史），胃黏膜相关淋巴组织淋巴瘤（MALT），慢性胃炎伴消化不良症状，慢性胃炎伴胃黏膜萎缩、糜烂，早期胃肿瘤已行内镜下切除或手术胃次全切除，长期服用质子泵抑制剂，胃癌家族史，计划长期服用非甾体抗炎药（包括低剂量阿司匹林），不明原因的缺铁性贫血，特发性血小板减少性紫癜及其他幽门螺杆菌相关性疾病（如淋巴细胞性胃炎、增生性胃息肉、Ménétrier 病），个人要求治疗者。

2. 拟行幽门螺杆菌的耐药性检测的患者可采用传统的细菌培养法和耐药基因的检测。

3. 已接受幽门螺杆菌根除治疗的患者，应在根除治疗停药至少 4 周后进行除血清学以外的幽门螺杆菌相关检测。

知识点

幽门螺杆菌检测方法

侵入性方法：	非侵入性方法：
快速尿素酶试验	^{13}C 或 ^{14}C 尿素呼气试验
组织学染色	粪便抗原检测
细菌培养	血清抗体检测
胃液、活检胃黏膜组织分子生物学检测（感染、耐药）	粪便分子生物学检测（感染、耐药）

【检测方法选择路径】（图 5-1-1）

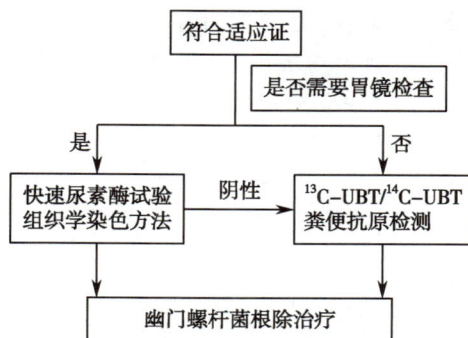

```
            ┌──────────────┐
            │   符合适应证   │
            └──────────────┘
            ┌──────────────┐
            │ 是否需要胃镜检查 │
            └──────────────┘
         是 ┌──────┴──────┐ 否
     ┌──────────────┐ 阴性 ┌──────────────┐
     │ 快速尿素酶试验 │─────→│ ¹³C-UBT/¹⁴C-UBT │
     │ 组织学染色方法 │      │  粪便抗原检测    │
     └──────────────┘      └──────────────┘
            └──────┬──────────────┘
            ┌──────────────┐
            │ 幽门螺杆菌根除治疗 │
            └──────────────┘
```

图 5-1-1 检测方法选择路径
UBT. 尿素呼气试验。

【注意事项】

1．血清幽门螺杆菌抗体检测多用于人群感染状况的流行病学调查。

2．细菌培养用于临床幽门螺杆菌对抗生素耐药性检测及科研目的。

3．幽门螺杆菌耐药性检测 ①细菌培养，而后采用纸片法、琼脂稀释法和 E-test 法等。②分子生物学方法分析耐药基因突变。

4．不同疾病状态对检测结果会产生影响：消化性溃疡活动性出血、严重萎缩性胃炎、胃恶性肿瘤可能会导致基于尿素酶的检测假阴性，应不同时间、采用多种方法或采用不依赖尿素酶的检测方法。

5．残胃者用尿素呼气试验和快速尿素酶试验检测幽门螺杆菌结果不可靠，推荐用组织学方法或粪便幽门螺杆菌抗原检测方法。

6．避免某些药物对检测的影响 应用抗生素、铋剂和某些有抗菌作用中药者，应在停药至少 4 周后进行检测，应用抑酸剂者应在停药至少 2 周后进行检测。

7．胃黏膜肠化生组织中幽门螺杆菌检出率低，病理显示存在活动性炎症时高度提示幽门螺杆菌感染；活动性消化性溃疡患者排除非甾体抗炎药，幽门螺杆菌感染的可能性在 95% 以上。上述情况下，如幽门螺杆菌检测阴性，应高度怀疑假阴性。

【检测结果的解读】

1．**快速尿素酶试验** 结果受试剂 pH、取材部位、组织大小、细菌量、观察时间、环境温度等因素影响。阳性可确认现症感染，阴性不能除外感染，同时取 2 块组织进行检测（胃窦和胃体各 1 块），可以提高检测的敏感性。

2．**组织学检测** 不同染色方法的检测结果存在一定差异。阳性可确认现症感染，阴性不能除外感染，同时取 2 块组织进行检测（胃窦和胃体各 1 块），可以提高检测的敏感性。

3．**细菌培养** 阳性可确认现症感染，阴性不能除外感染，同时取 2 块组织进行检测（胃窦和胃体各 1 块），适当的标本转送可提高检测的敏感性。特异性高，可进行药敏试验和细菌学研究。

4．**尿素呼气试验** 阳性可确认现症感染，检测值处于临界值附近时，结果不可靠，应间隔一段时间后复查或用其他方法检测。

5．**粪便抗原检测** 准确性可与呼气试验媲美。

6．**血清抗体检测** 反映一段时间内幽门螺杆菌感染情况，部分试剂盒可同时检测 CagA 和 VacA 抗体。不同试剂盒检测的准确性差异较大；与其他细菌抗原有一定交叉反应。本方法主要适用于流行病学调查，在消化性溃疡出血或胃黏膜相关淋巴组织淋巴瘤等可作为现症感染的诊断手段。不能用于治疗后复查。

【本章病例检测方法选择及结果解读】

　　患者本次入院胃镜发现十二指肠球部溃疡，符合幽门螺杆菌根除适应证，由于合并消化道出血且服用质子泵抑制剂治疗中，快速尿素酶试验呈阴性。2年前幽门螺杆菌根除方案不规范，且治疗后未复查，应在质子泵抑制剂规律服用4～6周完成消化性溃疡治疗疗程且停用质子泵抑制剂至少两周后再次复查 $^{13}C/^{14}C$ 尿素呼气试验或粪便抗原检测，以明确有无幽门螺杆菌感染。

（王蔚虹）

第二章 肝功能评估

肝功能评估一般是指通过检测经过肝脏代谢的血清生物化学成分的变化,以判断有无肝脏疾病、鉴别肝脏疾病的种类、评估肝病严重程度及进展、随访治疗效果和判断预后的重要方法。临床上常常通过肝功能试验来评估肝功能。肝功能试验也称为肝脏生化试验(liver biochemical tests,LBTs),主要包括血清丙氨酸转氨酶(ALT)、天冬氨酸转氨酶(AST)、碱性磷酸酶(ALP)、γ- 谷氨酰转移酶(GGT)、胆红素、白蛋白(ALB)和凝血酶原时间(PT)测定等。

【病例导引】

患者,女性,47 岁。

主诉:发现皮肤巩膜黄染 2 个月。

现病史:患者 2 个月来无明显诱因下逐渐出现皮肤巩膜黄染,瘙痒,无腹痛,稍有腹胀,无恶心呕吐,无发热,无大便发白。

既往史:3 个月前曾查 PET/CT 拟诊结节性甲状腺肿并甲状腺炎。

体格检查:体温 36.3℃,脉搏 72 次 /min,呼吸 18 次 /min,血压 118/90mmHg。神志清楚,精神可。全身皮肤、巩膜黄染,无肝掌及蜘蛛痣,全身浅淋巴结未扪及肿大。两肺听诊呼吸音清晰,未闻及干湿啰音。心率 72 次 /min,心律齐,各瓣膜听诊区未闻及明显病理性杂音。腹平软,无腹壁静脉曲张显露,腹部无压痛、反跳痛,无肌卫,墨菲征(-),肝脾肋下未及,腹部未触及包块,肝区无叩击痛,移动性浊音阴性,肠鸣音 5 次 /min,四肢肌力正常,双下肢无凹陷性水肿。

辅助检查:

血常规:白细胞计数 4.45×10⁹/L,血红蛋白 97g/L,血小板计数 217×10⁹/L。

凝血常规:抗凝血酶Ⅲ活性 126%,凝血酶原时间 21.7 秒,余正常。

生化检查:血清总胆红素 110.8μmol/L,直接胆红素 77.8μmol/L,间接胆红素 33μmol/L,ALT 177.2U/L,AST 184.7U/L,ALP 901.1U/L,GGT 801.9U/L,总蛋白 90.9g/L,白蛋白 33.4g/L,球蛋白 57.5g/L,甘油三酯 2.36mmol/L,总胆固醇 13.45mmol/L。

【问题 1】 根据上述病史,该患者怀疑的诊断有哪些?

思路 1 黄疸原因有哪些?

黄疸根据病因可分为溶血性黄疸、肝细胞性黄疸、胆汁淤积性黄疸,以及先天性非溶血性黄疸。该患者胆红素升高以结合性胆红素升高为主,且 ALP 及 GGT 明显升高,诊断为胆汁淤积性黄疸。

思路 2 根据可能的病因,重点询问哪些病史?

应重点询问用药史,尤其是容易引起肝功能损伤的药物如中药、化疗药等,饮酒史,有无胆结石、胆道蛔虫症等病史,有无乙肝、丙肝史等。询问黄疸的持续时间及波动情况,有无腹痛,尿色及大便颜色等。

【问题 2】 为明确诊断,需实施哪些必要的检查?

思路 1 胆汁淤积性黄疸需区分是肝内还是肝外胆汁淤积,首选腹部超声检查,观察有无胆管扩张,若提示胆管扩张明显,考虑肝外梗阻,可进一步查上腹部 MRI+ 磁共振胆胰管成像(MRCP)或超声内镜检查,常见病因有胆总管结石、壶腹部肿瘤、肝门部胆管癌等。若无明显胆管扩张,则考虑肝内胆汁淤积,需进一步行肝炎全套检查、自身免疫性相关抗体检查等,常见原因有病毒性肝炎、药物性肝损伤、自身免疫性肝病等。

思路2　检查结果。

肝炎全套均阴性。

腹部超声：胆囊壁毛糙增厚，肝脏、胰腺未见明显异常，胆管无扩张。

上腹部 MRI+MRCP：肝内胆管增粗，管腔未见明显扩张，胆囊壁增厚，脾脏体积增大。MRCP 示肝内胆管走行正常。

自身免疫性肝病全套：ANA 阳性，AMA-M2 强阳性（+++）。

肿瘤全套：CA19-9 结果为 37.93U/ml，CA12-5 结果为 87U/ml，余基本正常。

思路3　临床思维。

本例患者为中年女性，以皮肤巩膜黄染伴有皮肤瘙痒就诊。肝功能试验提示胆汁淤积性黄疸，影像学检查无肝外梗阻证据，未见肿瘤性病灶，肿瘤指标阴性，肝炎全套阴性排除病毒性肝炎，排除药物因素，ANA 阳性，AMA-M2 强阳性（+++）。因此，临床诊断：原发性胆汁性胆管炎（PBC）。

【诊断路径】

患者主要症状为黄疸、瘙痒，依据患者肝功能试验及相关检查，可循图 5-2-1 路径建立初步诊断。

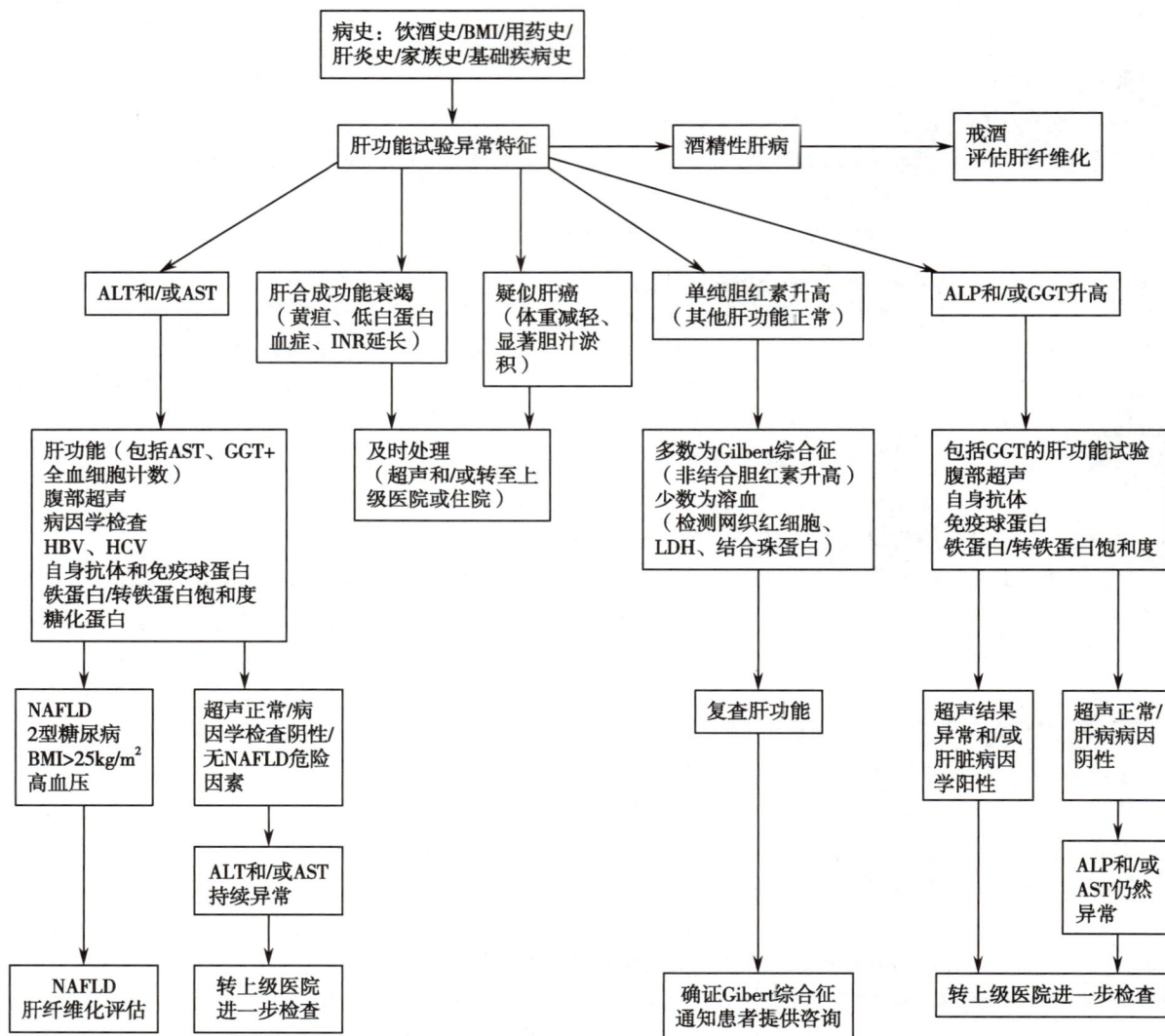

图 5-2-1　诊断思路

BMI. 体质量指数；ALT. 丙氨酸转氨酶；AST. 天冬氨酸转氨酶；INR. 国际标准化比值；ALP. 碱性磷酸酶；GGT. γ-谷氨酰转肽酶；HBV. 乙肝病毒；HCV. 丙肝病毒；LDH. 乳酸脱氢酶；NAFLD. 非酒精性脂肪性肝病。

【肝脏生化试验结果解读】

1. 血清胆红素检测及临床意义　肝功能检测中的总胆红素（total bilirubin，TB）包括非结合胆红素（unconjugated bilirubin，UCB，即间接胆红素）和结合胆红素（conjugated bilirubin，CB，即直接胆红素）。血清直接胆红素一般仅占总胆红素的10%。间接胆红素主要来自红细胞破坏后血红蛋白的降解产物，其在肝细胞内与葡萄糖醛酸结合形成直接胆红素；直接胆红素经胆管排至肠道，在肠道细菌作用下生成尿胆素原和尿胆原，大部分随粪便排出，约20%的尿胆原被肠道重吸收，经门静脉入肝重新转变为直接胆红素，在此过程中极少量尿胆原逸入体循环，从尿中排出。血清间接胆红素升高的原因多为生成过多、摄取或直接胆红素生成过程障碍。间接胆红素升高很少是由肝脏疾病引起的，临床上遇到以间接胆红素升高为主的高胆红素血症时，如无溶血且其他方面均健康者，几乎归因于Gilbert综合征，无须进一步检查。而直接胆红素升高可能由分泌减少或其逆行渗漏所致，肝功能严重损害时会导致以直接胆红素升高为主的高胆红素血症。直接胆红素升高可见于任何类型的肝脏疾病，大多数肝病患者直接胆红素和间接胆红素往往均升高。

无论哪种原因导致胆管阻塞时，均可引起胆红素升高，以直接胆红素升高为主。应该强调的是，血清胆红素越高，常常提示肝损伤越重。临床上检测血清总胆红素、直接胆红素、间接胆红素、尿胆红素和尿胆原，可鉴别诊断溶血性疾病和肝胆疾病（表5-2-1）。

知识点

胆红素升高的常见原因

1. 间接胆红素升高为主
（1）溶血：胆红素生成增加。
（2）遗传：葡萄糖-6-磷酸脱氢酶缺乏、镰状细胞病、球形细胞增多症。
（3）获得性：脾功能亢进、药物与毒素、寄生虫感染、阵发性夜间血红蛋白尿、微血管病性红细胞溶解、免疫介导。
（4）红细胞生成无效：胆红素生成增加。
（5）叶酸和钴胺素等营养缺乏。
（6）遗传性疾病：如地中海贫血。
（7）药物降低肝摄取：如利福平、丙磺舒。
（8）胆红素结合缺陷
1）遗传：Gilbert综合征，Crigler-Najjar综合征Ⅰ型和Ⅱ。
2）新生儿生理黄疸。
（9）其他：血肿，输血。
2. 直接胆红素升高为主
（1）胆红素转运的遗传缺陷。
（2）Dubin-Johnson综合征。
（3）Rotor综合征。

知识点

表5-2-1　黄疸的实验室检查特点

黄疸分类	总胆红素	间接胆红素	直接胆红素	尿胆原	尿胆红素
健康人	3.4~17.1μmol/L	1.7~10.2μmol/L	0~6.8μmol/L	1:20（-）	（-）
溶血性黄疸	升高++	升高++	升高+/正常	强（+）	（-）
胆汁淤积性黄疸	升高++	升高+/正常	升高++	（-）	（+）
肝细胞性黄疸	升高++	升高+/正常	升高+	（+）/（-）	（+）

2. 血清转氨酶检测及临床意义　主要包括丙氨酸转氨酶（ALT）和天冬氨酸氨转氨酶（AST）。ALT主要分布于肝脏，非肝病相关的升高并不常见，一般认为ALT是一项特异提示肝细胞损伤的指标；AST主要分布于心肌，其次为肝脏、骨骼肌和肾脏组织中，心肌梗死或心肌炎患者可能升高，其升高程度与心肌损伤程度呈正相关。在肝细胞中，ALT主要位于胞质，AST主要位于线粒体。AST可能是肝脏损伤的一个更敏感指标，如酒精相关性肝病和自身免疫性肝炎（AIH）。任何类型的肝细胞损伤均可以导致一定程度的血清转氨酶升高。研究发现，无症状的轻微ALT升高的最常见原因是非酒精性脂肪肝，非酒精性脂肪肝导致的肝功能异常在临床较为常见，其特点是ALT和AST多为轻至中度升高，可伴有GGT轻度升高，而ALP基本正常，患者多有超重、肥胖、高血脂、高血糖、高血压等。而酒精性肝病患者很少>300U/L，ALT往往正常。肝细胞受损时，肝细胞膜通透性增加，胞质内ALT和AST释放入血浆，使血清ALT和AST活性升高。中度肝细胞损伤时，ALT明显升高，AST/ALT比值<0.6；但严重肝细胞损伤时，线粒体膜亦损伤，导致线粒体内AST释放，AST/ALT比值升高，AST/ALT比值>1.2，常提示预后不良。在儿童，肌酸激酶测定可以帮助确定ALT或AST单独升高是不是由于潜在的骨骼肌紊乱，比如肌肉营养不良。

> **知识点**
>
> **血清转氨酶升高的常见原因**
>
> 1. 慢性
> 1）肝内：①慢性病毒性肝炎，酒精性肝病，非酒精性脂肪肝，自身免疫性肝炎；②药物和毒素；③非甾体抗炎药，抗生素和抗真菌药，HMG-CoA还原酶抑制剂，抗癫痫药；④抗结核药，中草药，毒品；⑤Wilson病，血色病，α_1-抗糜蛋白酶不足，乳糜泻，糖原存储疾病。
> （2）肝外：甲状腺功能亢进，甲状腺功能减退，巨-天冬氨酸转氨酶，肌病，剧烈运动，红血球溶解。
> 2. 急性
> （1）肝内：急性病毒性肝炎，缺血性肝炎，药物及毒素，急性Budd-Chiari综合征，自身免疫性肝炎，暴发性Wilson病，急性胆道梗阻。
> （2）肝外：急性横纹肌溶解。

3. 碱性磷酸酶（ALP）和γ-谷氨酰转肽酶（GGT）检测及临床意义　ALP和GGT主要提示有无胆汁淤积。ALP主要来自肝脏和骨骼，也可来源于胎盘、肠、肾脏。生理上，儿童时期（骨骼生长）和怀孕时期（胎盘产生）ALP水平可升高。病理上增加，主要是由于胆汁淤积性肝病和骨病（如转移性骨病和骨折），前者包括原发性胆汁性胆管炎、原发性硬化性胆管炎、胆总管梗阻、肝内胆管梗阻（转移）和药物引起的胆汁淤积。此外，继发于右心衰竭的肝充血肿胀也可导致胆汁淤积（ALP和/或胆红素升高）。因此，排除生理因素和骨骼疾病，血清ALP明显升高提示肝胆疾病。必要时电泳分离ALP同工酶可鉴别是肝源性还是其他原因。GGT主要来自肝脏，但也分布于肾、肠、前列腺、胰腺、脾、心、脑等多种组织，但不存在于骨。血清GGT升高主要见于肝胆胰疾病，检测GGT可以帮助确认ALP升高的原因是肝脏而不是骨。GGT升高常见的原因是肥胖、过量饮酒或药物。虽然GGT对于肝病的特异性较低，但其是预测肝病死亡率的最佳指标。血清GGT检测对儿童特别有用，当ALP不是一个可靠指标时，其可评估胆道疾病的可能。儿童胆汁淤积的主要原因包括先天性胆道异常和影响胆汁合成、排泄的遗传疾病。

> **知识点**
>
> **碱性磷酸酶和γ-谷氨酰转肽酶升高的常见原因**
>
> 1. 生理/遗传性
> （1）良性、生理性（肠ALP为主）：婴儿/儿童早期，青春期（ALP为主），妊娠，晚期妊娠（ALP为主），绝经后妇女（ALP为主）。
> （2）婴幼儿高磷血症，良性家族性高磷血症。

（3）长期酗酒，长期服用抗癫痫药物（GGT 为主）。

2．病理性

（1）肝细胞疾病（酒精、病毒等），胰腺癌，胆总管结石或狭窄，占位性病变［肉芽肿（结核、肉瘤、其他）、肿瘤］，硬化性胆管炎，原发性胆汁性胆管炎，肝外胆道闭锁。

（2）药物引起的胆汁淤积（苯并噻嗪、红霉素、其他）。

（3）骨骼疾病/障碍（ALP 为主）。

胆汁淤积性肝病是一组由各种病因所致的胆汁形成、分泌、代谢异常，以及肝内、外胆管中胆汁转运的机械性或功能性障碍，导致肝功能受损及胆汁成分入血的临床综合征。一般分为肝内胆汁淤积和肝外胆汁淤积。临床上 ALP 和 GGT 升高的患者应进一步行肝脏超声、CT、MRI 及 MRCP 等影像学检查，以明确是肝内胆汁淤积还是肝外胆汁淤积。肝外胆汁淤积的原因包括胆总管结石、肿瘤压迫肝外胆管、胰腺炎、寄生虫性胆管炎、肝外胆道损伤、先天性肝外胆道闭锁、奥迪括约肌狭窄、胆总管憩室等，肝内胆汁淤积的常见原因较多，一般分为肝细胞性和胆管细胞性。

知识点

成人肝内胆汁淤积的原因

1．肝细胞性胆汁淤积

（1）败血症、内毒素血症诱导的胆汁淤积，病毒性肝炎胆汁淤积型，酒精或非酒精性脂肪性肝炎，药物或肠外营养所致的胆汁淤积。

（2）遗传性疾病如良性复发性胆汁淤积（BRIC）、进行性家族性肝内胆汁淤积症（PFIC）、*ABCB4* 缺陷、妊娠期肝内胆汁淤积症（ICP）、红细胞生成性卟啉症。

（3）恶性浸润性疾病：如血液病、转移癌。

（4）良性浸润性疾病：如淀粉样变性、结节病和其他肉芽肿病、贮积病。

（5）副瘤综合征：如霍奇金病、肾癌。

（6）管壁发育异常：如先天性肝纤维化。

（7）结节再生性增生。

（8）血管性疾病：如 Budd-Chiari 综合征、静脉闭塞性疾病、淤血性肝病。

（9）肝硬化（各种病因）。

2．胆管细胞性胆汁淤积

（1）原发性胆汁性胆管炎（AMA+/AMA−），原发性硬化性胆管炎，原发性胆汁性胆管炎（PBC）和原发性硬化性胆管炎（PSC）合并自身免疫性肝炎的重叠综合征，IgG4 相关性胆管炎。

（2）特发性成人肝内胆管缺失症。

（3）管壁发育异常：胆管性错构瘤、Caroli 综合征（先天性肝内胆管扩张症）。

（4）囊性纤维化。

（5）药物性胆管病。

（6）移植物抗宿主病。

（7）继发性硬化性胆管炎：如各种胆石症、缺血性胆管病（遗传性出血性毛细血管扩张症、结节性多动脉炎和其他类型的血管炎），与艾滋病和其他类型的免疫抑制相关的感染胆管炎等。

4．血清白蛋白和血浆凝血酶原时间检测及临床意义　肝脏是白蛋白（albumin）合成的唯一部位。任何时间的血清白蛋白水平反映此时该蛋白质合成与降解的速度及其分布容量。血清白蛋白水平往往被认为是肝脏合成功能的标志，血清白蛋白水平降低常见于慢性肝病和肝硬化患者。但应注意的是，许多临床疾病白蛋白水平降低，如败血症、全身性炎症性疾病、肾病综合征、恶性肿瘤、吸收不良和胃肠道蛋白的丢失等。血浆凝血酶原时间（PT）反映了凝血酶原转变为凝血酶，导致血浆凝固的时间，可反映肝脏合成凝血因子的能力。一般把 PT 超过正常对照 4 秒确定为 PT 延长,用于评估肝损伤的严重程度和预后。

【本章病例结果解读】

　　本例患者为中年女性,以皮肤巩膜黄染伴有皮肤瘙痒就诊。肝功能试验提示肝内胆汁淤积,以 ALP、GGT 升高为主,影像学检查无肝外阻塞证据,ANA 阳性,AMA-M2 强阳性(+++)。因此,本病诊断明确:原发性胆汁性胆管炎(PBC)。熊去氧胆酸(UDCA)目前是治疗 PBC 的首选药物,予以 UDCA(优思弗)13～15mg/(kg·d)口服,门诊随访。

知识点

特异性抗体检测及临床意义

　　1. 抗线粒体抗体(AMA)　AMA 及其亚型 M2(AMA-M2,抗 PDC-E2)是原发性胆汁性胆管炎(PBC)的特征性血清标志物,诊断 PBC 的灵敏度和特异度均可达 90%～95%。ALP 和 GGT 升高但肝胆超声检查正常、慢性肝内胆汁淤积的患者应检测 AMA 及 AMA-M2。判断结果采用国际标准,即效价>1:80 为阳性。要注意的是,AMA 阳性也可见于其他疾病,如自身免疫性肝炎、慢性丙型肝炎、系统性硬化、特发性血小板减少性紫癜、淋巴瘤、结核病等。

　　2. 抗核抗体(ANA)和 / 或平滑肌抗体(SMA)　AMA 阴性、临床怀疑 PBC 时应检测 ANA 和 SMA。约有 1/3 的 PBC 患者 ANA(特异性 ANA、抗 sp100 或抗 gp210 抗体)和 SMA 阳性。AMA 阴性的 PBC 患者几乎 ANA 和 / 或 SMA 均阳性,此时需要综合分析该患者的肝功能和肝活检的结果进行诊断。抗 sp100 或抗 gp210 抗体诊断 PBC 的特异度>95%,但诊断的灵敏度≤40%,核点型和核周型免疫荧光染色可协助诊断 5%～10% AMA 阴性的 PBC 患者,这 2 种抗体阳性的 PBC 患者预后较差。自身免疫性肝炎患者中,ANA 和 / 或 SMA 效价常升高。

(陈卫昌)

第三章　典型消化系统X线检查及上腹部CT读片

　　消化系统疾病的诊断与鉴别诊断，除了实验室检查外，在很大程度上依赖于影像学和内镜检查。消化系统影像学技术包括传统的X线胃肠造影、B型超声、电子计算机体层摄影（CT）、磁共振成像（MRI）和磁共振胆胰管成像（MRCP）等。上述检查方法各有所长，同时也存在局限性，这就需要结合具体情况，合理选择运用，综合分析不同方法所提供的信息，以达到更高的诊断水平。

【病例导引】

　　患者，男性，58岁。

　　主诉：上腹部疼痛就诊，巩膜轻度黄染，继之尿色较深。

　　现病史：上腹CT显示胰头占22mm×32mm不规则低回声团块，边界不清并伴主胰管和肝内外胆管扩张及胆囊肿大。

　　诊断为胰头癌。

【X线检查和上腹部CT的适应证】

　　虽然内镜检查的普及使传统的X线检查在消化道疾病特别是恶性肿瘤的诊断中退居次要地位，但X线钡剂诊断技术在消化系统疾病的诊断中仍是最基本的技术，有助于了解整个胃肠道动力状态，尤其是伴有心肺功能不全的老年人或其他不适宜做内镜检查的咽部或食管、上消化道和下消化道病变，仍然需要钡剂检查。同时，CT具有特别灵敏的密度鉴别和解剖关系横断面显示的能力，对实质性脏器病变的诊断价值是肯定的，包括肝癌、肝转移瘤、肝血管瘤、肝囊肿等；胰腺实质性肿瘤、囊性病变（如假性胰腺囊肿）和炎性疾病等。且可用于发现淋巴结或实质脏器的转移等。

【检测方法和选择路径】

　　胃肠道螺旋CT及CT三维成像检查能较好地显示胃肠道解剖结构及大部分胃肠道病变，特别是隆起性及狭窄性病变，且能有效提供肿瘤侵犯、淋巴结转移及远处转移的信息。虽然不能辨别病灶色泽、不能取活检及对较小、扁平病灶的检出率有限，但是作为患者容易接受的无创检查方法，仍不失为一种有价值的检查手段。

【检测结果解读与分析】

一、上腹部 CT 检查正常影像表现（图 5-3-1）

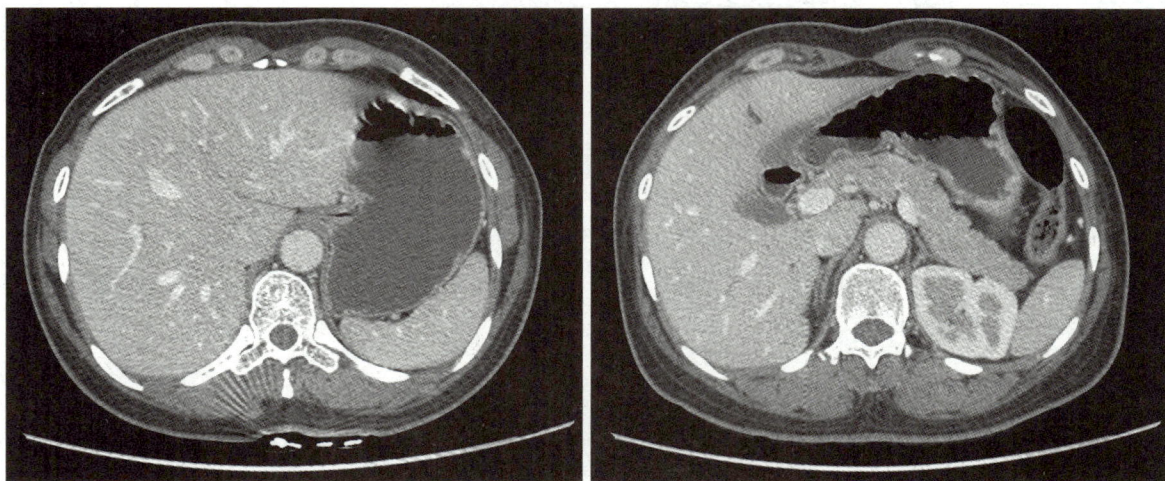

图 5-3-1　上腹部 CT 检查正常影像表现

二、典型疾病的 X 线或上腹 CT 检查

1. 贲门失弛缓症　系食管运动障碍性疾病，以食管缺乏蠕动和下食管括约肌松弛不良为特征。食管吞钡造影有特征性改变，食管下端呈"鸟嘴样"狭窄，仅容少量钡剂通过；且食管全程扩张明显（图 5-3-2）。

2. 消化性溃疡　钡餐检查胃、十二指肠溃疡直接征象为龛影。胃良性溃疡多见于小弯，其切线位呈乳头状、锥状等形成腔外龛影，边缘光整，密度均匀，龛影口部黏膜水肿常表现为项圈征、狭颈征改变。溃疡周围黏膜皱襞均匀放射状纠集。十二指肠溃疡以球部多见，典型溃疡表现为类圆形或米粒状高密度影伴周围放射状黏膜纠集；溃疡反复发作可因瘢痕收缩、黏膜水肿及痉挛致球部变形（图 5-3-3）。

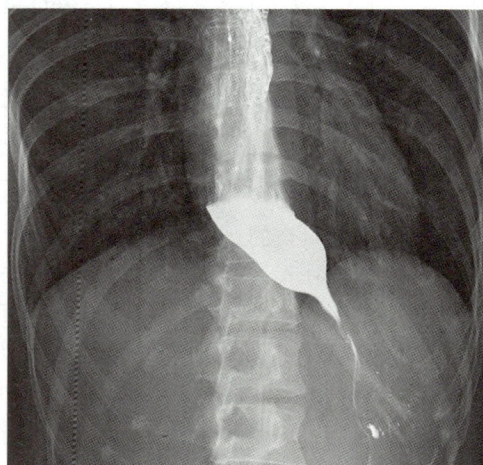

图 5-3-2　贲门失弛缓症食管吞钡造影

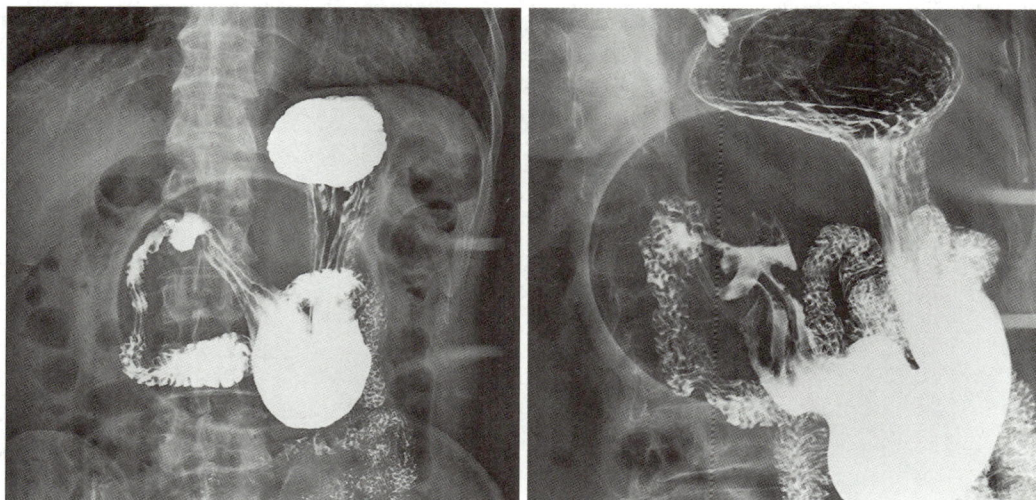

图 5-3-3　钡餐检查胃、十二指肠溃疡征象

3. 克罗恩病 早期 X 线表现为末端回肠黏膜皱襞增粗,当病变侵及黏膜下层时可出现大量肉芽组织增生,表现为卵石样或息肉样较为恒定的充盈缺损,有溃疡形成时可见尖突状龛影。晚期可见肠腔节段性狭窄,伴肠梗阻改变(图 5-3-4A),小肠 CT 造影则可见节段性肠壁增厚(图 5-3-4B)。

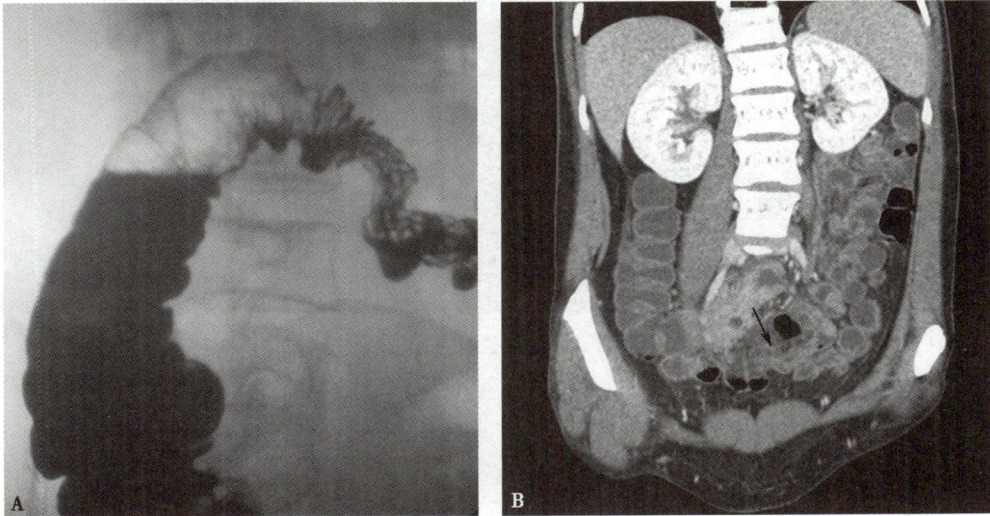

图 5-3-4 克罗恩病表现
A. X 线表现;B. 小肠 CT 造影(箭头处示节段性肠壁增厚)。

4. 溃疡性结肠炎 结肠黏膜表面多发表浅溃疡,X 线表现为结肠粗颗粒状黏膜及雪化状钡斑。溃疡性结肠炎反复发作后可出现结肠袋消失,结肠管腔变窄、缩短。结肠见广泛黏膜颗粒状增粗,乙状结肠边缘见多发腔外龛影(小溃疡)。

5. 肝硬化 CT 表现为肝脏体积缩小,边缘可见波浪样高低不平,肝裂增宽明显,同时伴有腹水和脾大(图 5-3-5)。

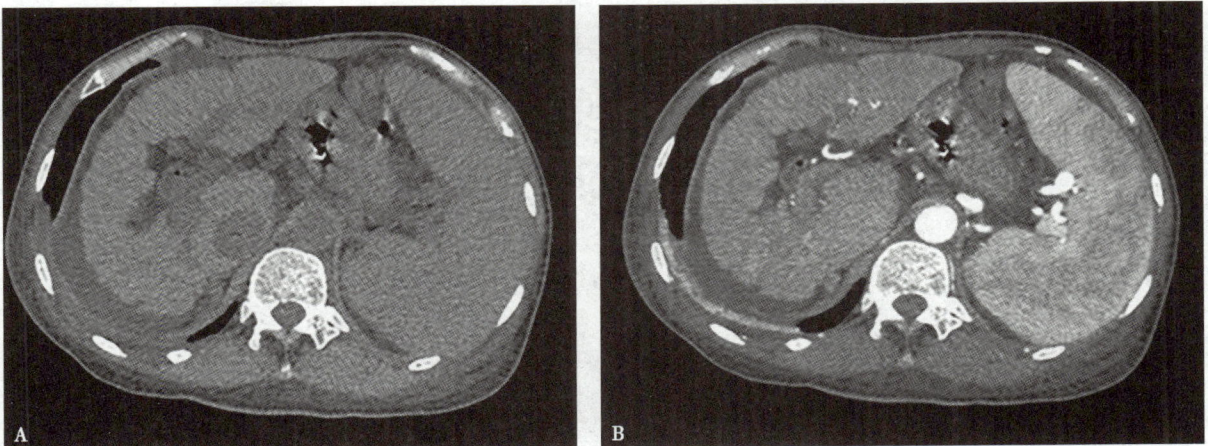

图 5-3-5 肝硬化 CT 表现
A. 平扫;B. 增强。

6. 原发性肝癌 CT 平扫肿瘤多呈不均匀低密度影,癌灶内合并坏死则密度更低。肿瘤边界多不清晰,增强扫描时,动脉期肿瘤明显强化,病灶密度高于正常肝组织,门脉期和肝实质期病灶密度迅速降低。肿瘤可造成肝脏局部膨隆,肝叶增大,肝内胆道及肝门推移。肝癌侵犯门静脉时可见血管内低密度影,转移时可见肝门、后腹膜淋巴结肿大(图 5-3-6)。

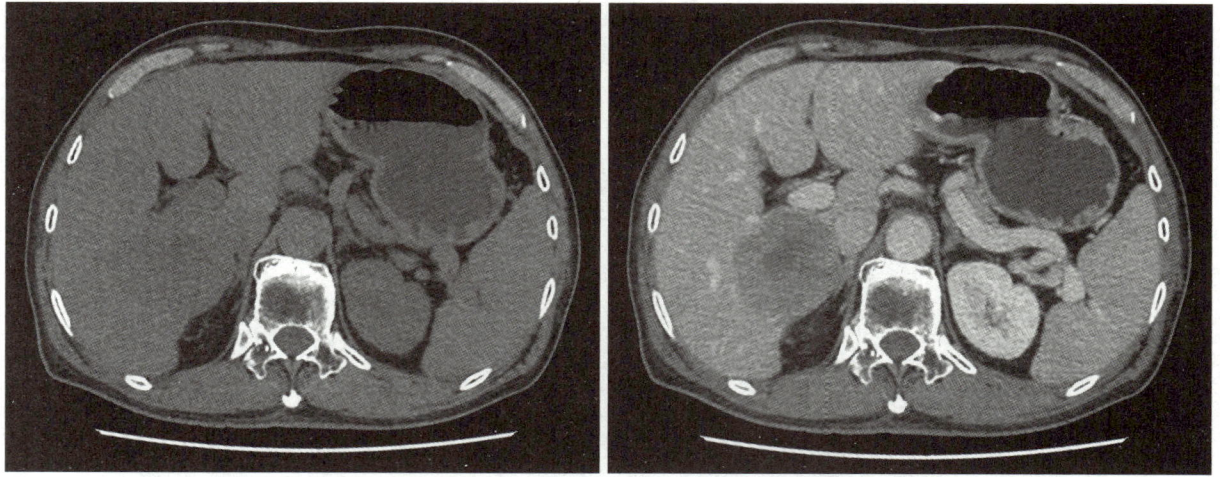

图 5-3-6　原发性肝癌 CT 表现

　　7. 急性胰腺炎　胰腺体积弥漫性增大,密度略降低,边缘较模糊。而重症胰腺炎则胰腺结构模糊,胰腺内见低密度坏死区,注入对比剂后胰腺水肿区强化,坏死区无强化。胰周渗出积液明显,肾前筋膜增厚(图 5-3-7)。

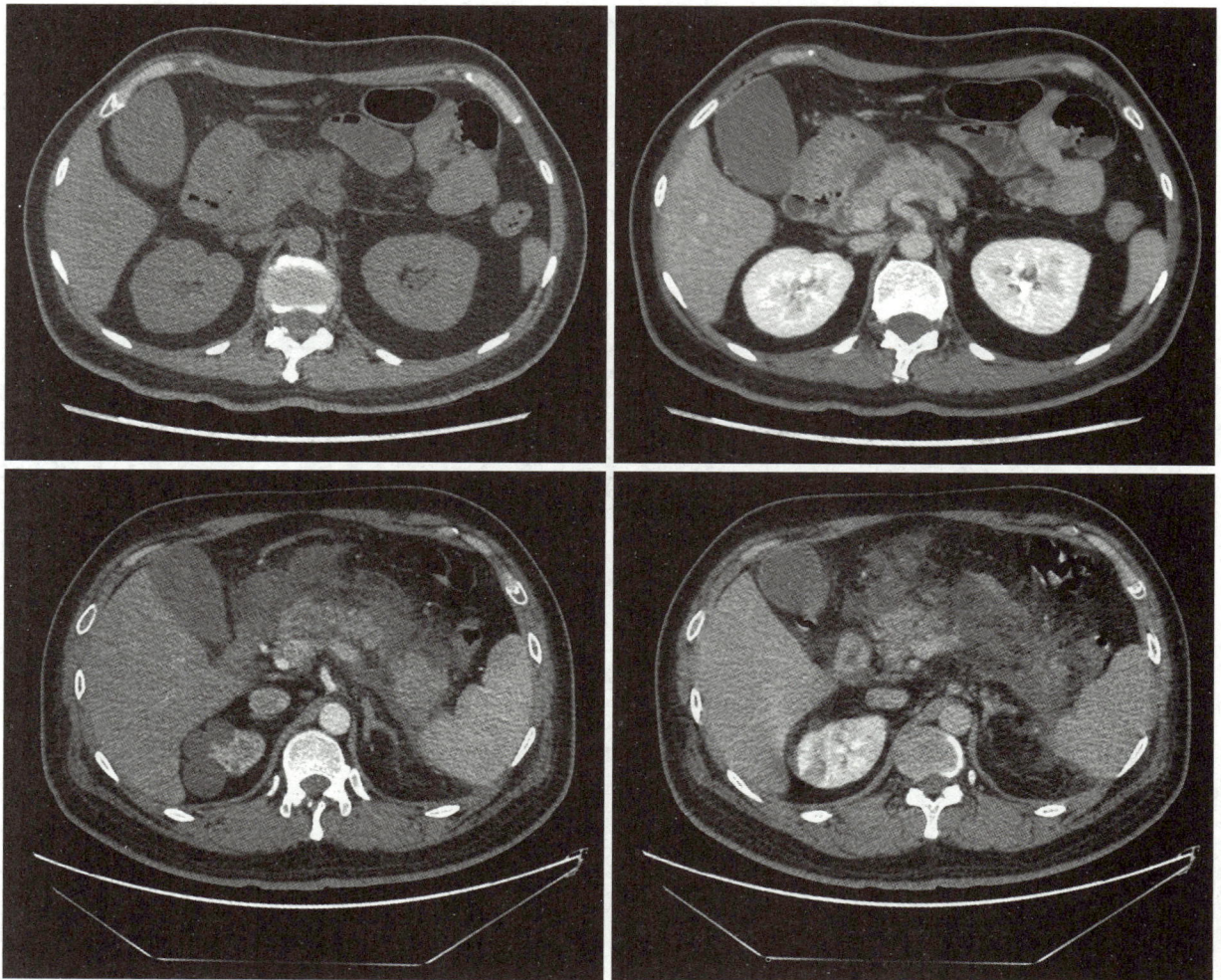

图 5-3-7　急性胰腺炎 CT 表现

【本章病例检测方法选择及结果解读】

诊断：胰腺癌。

CT 平扫示胰头肿大（图 5-3-8A），增强后示胰头部密度不均，胰管扩张明显，胰腺体尾部萎缩（图 5-3-8B），胰头与十二指肠降部分界不清，胰头周围脂肪间隙模糊。

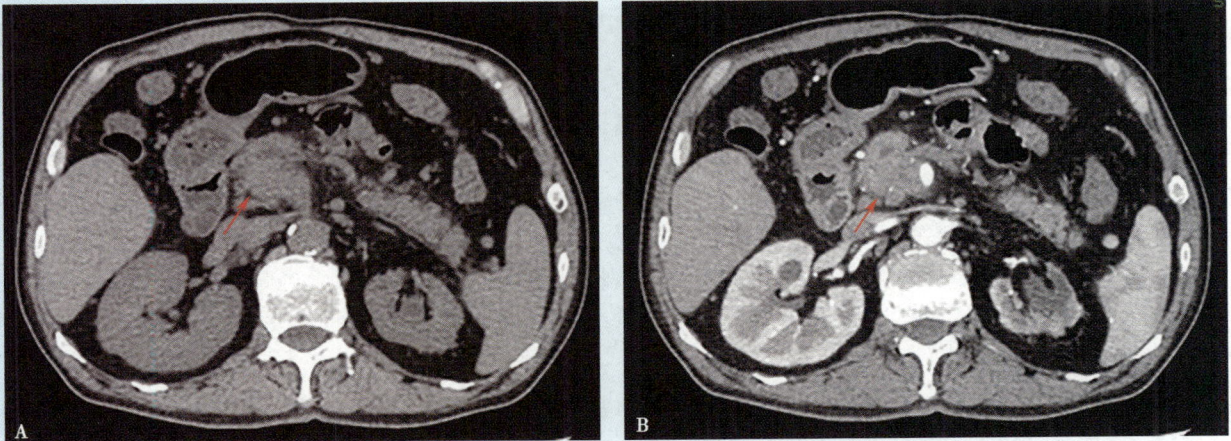

图 5-3-8　本例胰腺癌 CT 表现
A. 平扫，箭头示胰头肿大；B. 增强，箭头示胰腺体尾部萎缩。

（房静远）

第四章　三腔二囊管置入

三腔二囊管是由两个气囊和三个管腔组成。二囊指前端的两个气囊，圆形的胃气囊，充气后压迫胃底；圆柱形的食管囊，充气后压迫食管下端。三腔是指管内彼此分隔的管腔，分别通向胃气囊、食管气囊、胃腔。

三腔二囊管（图 5-4-1）主要用于门静脉高压所致食管 - 胃底静脉曲张破裂大出血的压迫止血。由于三腔二囊管压迫止血治疗痛苦大，患者不易接受，且并发症较多，目前已不推荐作为首选止血措施，其应用宜限于药物不能控制出血时的紧急止血，为内镜治疗、外科手术分流或断流，以及经颈静脉肝内门体分流术（TIPS）等更有效治疗赢得时间。

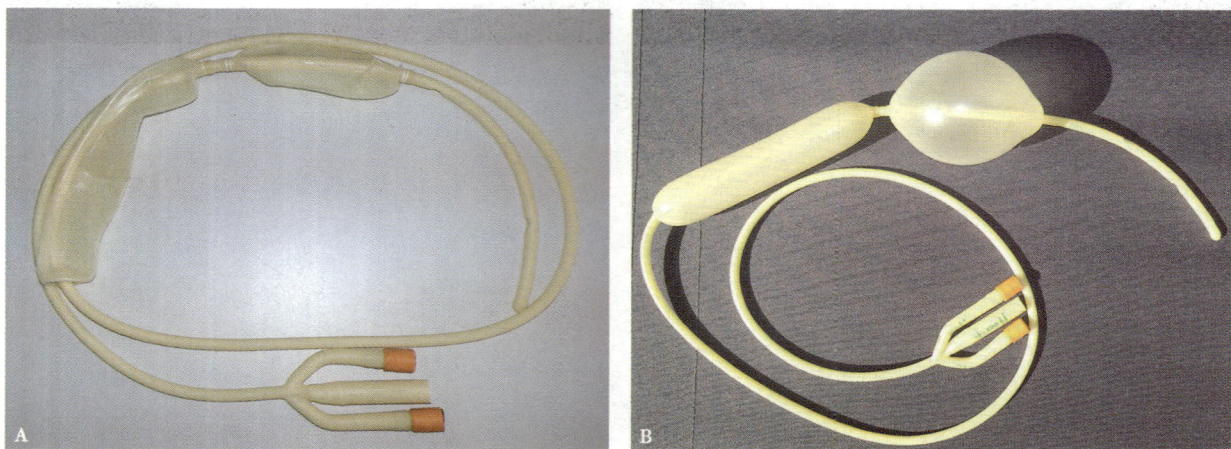

图 5-4-1　三腔二囊管
A. 充气前；B. 充气后。

【病例导引】

患者，男性，40 岁。

主诉：呕血 13 小时。

现病史：13 小时前患者呕吐暗红色血液 3 次，非喷射样，总量约 500ml，伴头晕，心悸不适。无腹痛，无意识不清，无抽搐，未解大便，给予注射泮托拉唑、生长抑素等治疗，治疗过程中再呕吐暗红色血液，量约 500ml，伴明显头晕，心悸，乏力，大汗。

既往史：乙型肝炎后肝硬化失代偿期，食管 - 胃底静脉曲张 5 年。

体格检查：体温 36.8℃，脉搏 130 次 /min，呼吸 24 次 /min，血压 80/40mmHg，贫血貌，神情淡漠，结膜苍白，巩膜无黄染，胸前见蜘蛛痣 2 枚，腹部平坦，未见腹壁静脉曲张，质软，全腹部无压痛，无反跳痛，无腹部包块，肝、脾脏未触及肿大，移动性浊音阳性，肠鸣音 5～7 次 /min。扑翼样震颤、病理反射未引出。肝掌（+），四肢湿冷，双下肢无水肿。

【适应证及禁忌证】

知识点

三腔二囊管置入的适应证及禁忌证

适应证：食管 - 胃底静脉曲张破裂出血的紧急止血。

禁忌证：合并充血性心力衰竭、呼吸衰竭等严重心肺疾病，有可能引起生命危险者；不能肯定为静脉曲张破裂出血者；患者及家属不合作者。

本例患者失血性休克，内科药物治疗未能止血，急需有效止血治疗。在生命体征不稳定、严重贫血状态下行急诊胃镜、介入或外科治疗风险大，死亡率高。三腔二囊管置入可有效止血，为下一步治疗赢得时间。本例患者有置入三腔二囊管的适应证，无操作禁忌证，立即与患者及家属沟通，准备置管，同时监测生命体征、尿量，继续完成血型鉴定、血常规、肝肾功能、凝血功能等检查，并配血即用。

【术前准备及谈话要点】

一、术前准备

1. 取得患者及家属知情同意，开具医嘱，准备术前器械。
2. 检查有无鼻息肉、鼻甲肥厚和鼻中隔偏曲，选择鼻腔较大一侧插管，清除鼻腔内的结痂及分泌物。
3. 器械准备　三腔二囊管、50ml 注射器、止血钳 3 把、治疗盘、无菌纱布、液体石蜡、0.5kg 重沙袋（或盐水瓶）、血压表、绷带、宽胶布等。
4. 检查三腔二囊管的消毒情况、各管腔是否通畅、膨胀是否均匀、有无漏气、刻度是否清晰。

知识点

三腔二囊管的优缺点

优点：

1. 经济、方便。
2. 操作简单，止血效果肯定。
3. 为进一步治疗争取时间。

缺点：

1. 痛苦大，置管过程患者不适感明显。
2. 并发症较多，置管时可能引起出血量增大、吸入性肺炎、窒息及心律失常等。
3. 长期压迫可导致鼻、食管、胃黏膜溃烂、坏死，食管穿孔，气管食管瘘，继发呼吸道感染等。
4. 停用后早期再出血发生率高。

二、谈话要点

详尽告知患者及家属选择三腔二囊管置入治疗的必要性、利弊如何。解释此时选择内镜下硬化注射 / 圈套结扎治疗、外科手术或介入治疗的风险很大，告知可在紧急止血、稳定患者血流动力学后根据实际情况选择。稳定患者情绪，向患者及家属详细交代置管过程、可能出现的不适感及并发症，并告知如何处理。详细告诉患者如何配合操作者将三腔二囊管顺利置入。取得患者或直系亲属的知情同意并签字。

【操作方法】

思考 1：如何判断三腔二囊管是否置入胃内？

1．操作者洗手，戴口罩、帽子、手套。

2．对躁动不安或不合作患者，适当予以约束或肌内注射地西泮 5～10mg。

3．抽尽双囊内气体，在三腔二囊管的前端及气囊表面涂抹液体石蜡。将三腔二囊管从患者鼻腔送入，达咽部时嘱患者吞咽配合，使三腔二囊管顺利送入至 65cm 标记处。如能由胃管腔抽出胃内容物，或向胃管内注入气体，在胃部听到气泡音则表示管端已插至胃内。

4．用注射器先向胃气囊注入空气 200～300ml（囊内压 50～70mmHg），使胃气囊充气，用血管钳将此管腔钳住，然后将三腔二囊管向外牵拉，感觉有中等程度弹性阻力时，表示胃气囊已压于胃底部。适度拉紧三腔二囊管，系上牵引绳，再以 0.5kg 重沙袋（或盐水瓶）通过滑车固定于床头架上持续牵引，以达到充分压迫的目的。

5．若胃气囊充气压迫胃底后仍有呕血，再向食管囊内注入空气 100～200ml（囊内压 35～45mmHg），然后钳住此管腔，以直接压迫食管曲张静脉。

6．每 2～3 小时检查食管气囊内压力一次，如压力不足应及时注气增压；如压力过高则抽出部分气体以维持气囊的压力。

7．压迫止血后，应利用胃管冲洗和抽吸全部胃内容物，直至冲洗液澄清。以后至少每 4～6 小时从胃管抽吸，观察有无活动出血，如抽出的液体非血性液或出血量减少，说明压迫止血有效。洗胃时可用冰盐水以减少氨的吸收和使胃黏膜血管收缩减少出血。通过胃管还可注入止血药、抑酸剂等。

思考 2：如何观察和判定三腔二囊管的止血效果并何时拔管？

8．气囊压迫期间，首次充气压迫不应超过 24 小时，24 小时后必须放松牵引 15～30 分钟。放松牵引前先口服液体石蜡 15～20ml，润滑食管黏膜，防止囊壁与食管、胃底黏膜粘住。10 分钟后，取下牵引沙袋，先用注射器抽空食管气囊后再抽空胃气囊，将管向胃内送入少许，使食管、胃底黏膜解除压迫。抽吸胃管观察是否有活动出血，一旦发现活动性出血，应立即重新注气加压，压迫止血。如无活动出血，15～30 分钟后仍需再度充气压迫。之后每 4～6 小时解除压迫一次。

9．出血停止 24 小时后，取下牵引沙袋并抽空食管气囊和胃气囊，继续留置于胃内观察 24 小时，如未再出血，可嘱患者口服液体石蜡 15～20ml，然后抽尽双囊气体，缓缓将三腔二囊管拔出。拔管后须禁食 24～48 小时。

知识点

如何判定出血未停止？

1．呕血或黑便次数增多，呕吐物呈鲜红色或排出暗红血便，伴有肠鸣音活跃。

2．持续从胃管抽出咖啡样物或鲜血。

3．经快速输液输血，周围循环衰竭的表现未见明显改善，或虽暂时好转而又再恶化，中心静脉压仍有波动，稍稳定又再下降。

4．红细胞计数、血红蛋白浓度与血细胞比容继续下降，网织红细胞计数持续增高。

5．补液与尿量足够的情况下，血尿素氮持续或再次增高。

思考 3：三腔二囊管置入的常见并发症有哪些？如何处理？

【并发症及处理】

三腔二囊管置入治疗常见的并发症有：①呼吸道阻塞和窒息；②上消化道黏膜损伤；③吸入性肺炎；④胸痛、心律失常；⑤拔管困难；⑥食管穿孔、食管气管瘘等。

1．呼吸道阻塞和窒息 各种原因导致胃底气囊从胃底滑出到食管，压迫气道，引起呼吸道阻塞或窒息。常见原因有：①插管时三腔二囊管未完全通过贲门，使胃囊嵌顿于贲门口或食管下端即予充气；②由于患者剧烈恶心、呕吐导致胃囊破裂；③胃囊漏气；④胃囊充气不足；⑤牵拉三腔二囊管的力量过大。

为避免导致呼吸道阻塞或窒息，插管前要量好三腔二囊管长度，在管上做好标记，插管时尽量使置管长度超过标记处，将胃囊充气后慢慢往后拉，直到有阻力感为止。如因插管深度不够，出现呼吸困难，立即将气囊放气；如为胃囊破裂或漏气导致的食管囊压迫咽喉部或气管引起的窒息，立即放尽囊内气体，拔管解除堵塞，更换三腔二囊管；如为胃囊充气不足引起的三腔二囊管外滑，应将囊内气体放尽，将三腔二囊管送入胃内，长度超过管身标记处，再重新充气。如因牵拉三腔二囊管的力量太大，可适当减小牵引物重量至250～300g。

2. 上消化道黏膜损伤 主要表现为鼻、咽喉部、食管黏膜、胃底黏膜损伤。发生原因多为患者紧张、恐惧、不合作；操作者技术欠熟练；动作粗暴或反复插管；三腔二囊管质地较软，导致插入困难；三腔二囊管放置时间过长、压力过大或未定时放气等导致黏膜缺血坏死。因此，对于清醒患者，插管前要耐心向其讲解插管的意义，以取得其合作；对于烦躁不合作者，可适当使用镇静剂。插管前用液体石蜡充分润滑三腔二囊管，监测食管气囊压力，定时放气，适当减少食管压力及牵引物重量，放气及拔管时吞服液体石蜡等。

3. 吸入性肺炎 患者反复呕血、呕吐，或插管后不适当吞咽唾液导致误吸，可引起吸入性肺炎。为避免出现吸入性肺炎，患者呕吐时应采取侧身体位，及时清除口、鼻内残余物，清理呼吸道，加强营养支持，如确定有吸入性肺炎时应适当使用抗生素。

4. 胸痛、心律失常 置管时，胃囊嵌顿在贲门或食管下端，通过胃迷走神经反射而引起心律失常。表现为插管后患者胸骨后不适、胸痛、憋闷、恶心或频繁期前收缩，严重者出现心脏骤停。因此，置管时从胃管抽到胃内容物后应再将管插至65cm处，使胃气囊完全通过贲门，以免胃气囊嵌顿在贲门或食管下端。如患者出现胸骨后不适、恶心或频繁期前收缩等症状时，应立即调整三腔二囊管的位置，必要时放气拔管后重新置管。置管后，在导管上做好标记，定期测压了解有无气体外漏。

5. 拔管困难 拔管困难的主要原因是留置三腔二囊管时，三腔二囊管管腔被塑料颗粒、胃内食物残渣、血凝块、坏死组织、分泌物形成的栓子所堵塞，导致气囊不能放气；或管壁与血液结成凝块，造成气囊与黏膜粘连；再就是拔管操作不当。因此，置管后要及时抽吸、冲洗管腔。如为气囊通道流出受阻，气体能进不能出，考虑有"活瓣"存在，可向气囊内注气使气囊破裂；如用针筒无法抽出气体，而X线下提示气囊存在，则考虑为气囊通道流出受阻，可剪开该处让气体自然流出，再行拔管。如为管腔堵塞，气囊内气体不能抽出，造成不能拔管，可用内镜活检针刺破气囊，使气体放出，顺利拔管。如气囊与黏膜粘连，不可强行拔管，可每隔15分钟让患者口服液体石蜡30ml，一般2～3次即可，将三腔二囊管稍往下推送，松解粘连后再拔除。

6. 食管穿孔、气管食管瘘 引起食管穿孔的主要原因是患者不合作，操作者插管操作用力不当或粗暴，三腔二囊管刺破食管；放置三腔二囊管压迫时间过长、压力过大易造成食管黏膜缺血、坏死、穿孔。临床主要表现为置管过程中出现剧烈胸痛伴呼吸困难，置管时未抽出血性液体；置管后发热、咳嗽，咳白色黏痰，继而出现痰中带血，进食、饮水呛咳等症状。因此，插管需注意消除患者紧张恐惧情绪，使其主动配合操作，操作者操作时动作应轻柔、敏捷，避免过度刺激。在三腔二囊管压迫期间，定时放气，食管囊内充气要严格控制不可盲目增大压力，三腔二囊管放置时间一般以不超过72小时为宜。一旦发生食管穿孔、气管食管瘘，立即拔除三腔二囊管，控制感染，必要时行外科手术治疗。

【本章病例的处理结果】

本例患者置入三腔二囊管后，胃囊食管囊均注气后成功止血。实验室检查回报：血红蛋白50g/L，血小板计数80×10⁹/L，尿素氮10mmol/L，白蛋白30g/L，其余肝肾功能大致正常。经补液，降低门脉压力，抑制胃酸分泌，输血同型红细胞4U等治疗后，每小时尿量20～35ml，胃管内抽吸液体颜色渐清。生命体征稳定：体温37.2℃，脉搏80～100次/min，血压90～110/50～60mmHg，神志清醒，肠鸣音4～6次/min。血红蛋白稳定在65～70g/L。出血停止24小时后，拔出三腔二囊管，并成功行胃镜下硬化治疗。

（沙卫红）

第五章　鼻胃(肠)管置入与肠内营养

营养支持治疗是临床辅助治疗的重要手段,包括肠内营养(enteral nutrition,EN)及肠外营养(parenteral nutrition,PN)两种方式。肠内营养是指经消化道给予相应的营养素,一般分为口服法和管饲法。管饲法可根据患者的具体情况,采用鼻胃(肠)管,胃造口术、空肠造口术等。肠外营养是指经静脉提供包括氨基酸、脂肪、糖类、维生素及矿物质在内的营养素。

重症急性胰腺炎(severe acute pancreatitis,SAP)的患者尽早恢复肠内营养有助于修复并保证肠黏膜屏障的完整,能显著降低急性胰腺炎患者的病死率、感染率和多器官功能障碍综合征(MODS)的发生率。但SAP患者早期实施肠内营养的时机尚存在争议,目前的研究较支持在发病48小时内开始行肠内营养。

【病例导引】

患者,男性,42岁。

主诉:腹痛伴恶心、呕吐3日。

现病史:3日前患者进食后出现中上腹部胀痛,放射至背部,呈持续性并逐渐加重,疼痛剧烈,不能耐受,伴有恶心、呕吐,3~4次/d,呕吐物为黄色胃内容物,呈非喷射状呕吐,呕吐后腹痛不缓解,伴呼吸困难。于当地医院治疗后症状无明显缓解,遂来院急诊就诊,查白细胞计数16.03×10⁹/L,血淀粉酶442mmol/L,脂肪酶660mmol/L,血气分析PaO₂55mmHg,PaCO₂40mmHg,pH 7.31。胸腹部CT示:双下肺斑片影,双侧胸腔积液,胰腺肿胀,胰周渗出显著。诊断:重症急性胰腺炎;急性呼吸窘迫综合征。行气管插管并转入重症监护室。

既往史:2年前发现胆囊结石,偶有轻微右上腹疼痛,未治疗。

体格检查:体温38.7℃,脉搏112次/min,呼吸30次/min,血压80/45mmHg。意识模糊,急性病容,双侧瞳孔等大等圆,对光反射迟钝,皮肤湿冷。全身浅表淋巴结未扪及肿大。颈静脉正常。心界正常,心律齐,各瓣膜区未闻及杂音。胸廓未见异常,双肺叩诊呈浊音,双肺呼吸音减弱,未闻及干湿啰音。腹部外形正常,上腹部压痛、反跳痛、肌紧张,腹部未触及包块,肝脏肋下未触及,脾脏肋下未触及,双肾未触及,双下肢无水肿。神经系统体格检查未见异常。

【适应证与禁忌证】(表5-5-1、表5-5-2)

表5-5-1　肠内营养的适应证与禁忌证

适应证	禁忌证
1. 吞咽和咀嚼困难	1. 由于衰竭、严重感染及手术后消化道麻痹所致的肠道功能障碍
2. 意识障碍或昏迷	
3. 消化道瘘	2. 完全性肠梗阻
4. 短肠综合征	3. 无法经肠道给予营养(如高流量的小肠瘘)
5. 炎性肠道疾病	4. 各种肠内营养入径(鼻-胃-肠、胃-空肠造瘘等)的特殊禁忌
6. 急性胰腺炎	
7. 慢性消耗性疾病	5. 存在违背伦理学的指征(如多器官功能衰竭的终末期患者)
8. 纠正和预防手术前后营养不良	
9. 其他特殊疾病	

大多数情况下，肠内营养的禁忌证是相对的。对高风险患者，医生应详细了解患者病情，与患者及家属充分沟通，做好全面的术前准备，包括心电监护、血氧饱和度监测、心肺复苏器械设备及抢救药品，必要时在麻醉科医师协助下完成检查。

表 5-5-2　鼻胃(肠)管的适应证与禁忌证

类型	适应证	禁忌证
鼻胃管	1. 烧伤患者、某些胃肠道疾病、短肠综合征及接受放化疗的患者 2. 由全肠外营养过渡到肠外加肠内营养及由肠内营养过渡至自主口服进食者 3. 因神经或精神障碍所致的进食不足及因口咽、食管疾病而不能进食者	1. 胃肠道功能障碍 2. 肠梗阻 3. 急腹症 4. 消化道活动性出血
鼻肠管	1. 需要通过鼻饲且直接进入十二指肠或空肠的患者 2. 肠道功能基本正常且存在胃排空障碍的患者	

本章的患者确诊为重症急性胰腺炎合并呼吸衰竭，发病已 48 小时，已行气管插管呼吸机辅助通气，能耐受肠内营养，误吸风险小且无肠内营养禁忌证，考虑到鼻胃管操作简单、价格便宜，无须内镜辅助及放射介入，患者仅需要短期管喂且没有置管禁忌证，考虑为其实施鼻胃管置入给予肠内营养支持。

知识点

人工肠内营养的喂养管

人工肠内营养的喂养管可分为鼻胃(肠)管、胃造口管和空肠造口管。各有不同的置入方式。鼻胃管(图 5-5-1)一般直接经鼻插管即可成功置入，操作简单，价格便宜，可用于短期管喂。鼻肠管(图 5-5-2)常需要在内镜或 X 线的辅助下才能成功置管，也有特殊设计的鼻肠管可在导管头端进入胃内后，在胃蠕动的帮助下自行进入小肠。胃造口管及空肠造口管的置入较复杂，可经皮穿刺(超声或 X 线引导)，也可在内镜引导下置管(经皮内镜引导下胃造口术，即 PEG；经皮内镜引导下空肠造口术，即 PEJ)，以及经外科手术置管；其可用于长期肠内营养(据病情需要，一般在 1 个月以上，必要时可永久使用)；可减少误吸；还可用于耳、鼻、咽喉部及上消化道狭窄的患者，神经系统疾病造成吞咽困难的患者，短肠综合征，面部重建手术，囊性纤维化及恶病质等患者。不同的喂养管和置入方式各有利弊，在临床中应根据患者的具体情况进行选择。

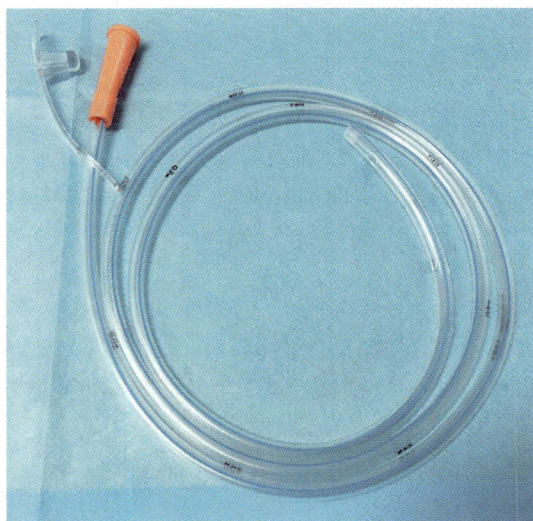

图 5-5-1　鼻胃管

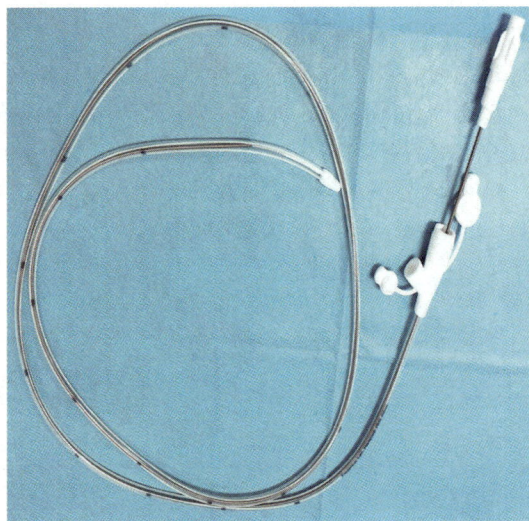

图 5-5-2　鼻肠管

【谈话要点与术前准备】

1. 谈话要点

（1）术前与患者和直系亲属充分沟通患者病情（如本章病例患者的病情严重程度）及置管的必要性，以取得患者和家属的理解和配合。

（2）详细介绍鼻胃管/鼻肠管实施肠内营养的操作过程及患者如何配合、如何正确应用营养制剂、费用等。

（3）充分告知操作过程中可能存在的相关风险、并发症及相应的处理措施。

（4）详细告知置管成功后的相关注意事项及需要更换或撤除鼻胃管/鼻肠管的时间。

（5）获得患者或直系亲属签署的知情同意书。

2. 术前准备

（1）操作者应询问病史、体格检查，以了解患者病情、全身状况、置管目的。注意有无操作禁忌证。

（2）与患者和直系亲属充分沟通，详细说明置管目的、操作过程。指导并告知患者操作过程需要配合的细节（操作过程中如出现剧烈恶心感，可做吞咽或深呼吸动作，如有呛咳或呼吸困难等不适立即向医生示意）。患者或直系亲属签署知情同意书。

【操作方法】

1. 鼻胃管置入方法

（1）协助患者取半卧位，头稍前倾。测量插入的长度，成人一般45～55cm。测量方法：发际→胸骨剑突距离；或者鼻尖→耳垂距离→胸骨剑突距离。

（2）用液状石蜡棉球润滑胃管前端，沿通畅的鼻孔插入胃管，插入14～16cm（咽喉部）时，嘱患者做吞咽动作（本章病例患者处于镇静状态，不能配合吞咽，可用导丝支撑或由助手协助改变患者体位完成）。当患者吞咽时顺势将胃管向前推进，直至预定长度。初步固定胃管，检查胃管是否盘曲在口中。

（3）确认鼻胃管是否在胃内：①在鼻胃管末端连接注射器抽吸，能抽出胃液；②置听诊器于患者胃部，快速经鼻胃管向胃内注入10ml空气，听到气过水声；③将鼻胃管末端置于盛水的治疗碗中，无气泡逸出。

（4）清洁患者口面部分泌物，并妥善固定鼻胃管，记录插入深度。协助患者取舒适卧位，询问患者感受。

2. 鼻肠管置入方法　　目前经胃镜空肠营养管置入在临床上常见，主要方法为：

（1）将鼻肠管润滑后从鼻孔插入［步骤如上述（1）（2）］，约进入25cm时进胃镜。

（2）胃镜进入观察食管胃十二指肠有无病变和梗阻。在胃腔内用异物钳夹住鼻肠管头端，轻柔推送胃镜和鼻肠管至十二指肠降部。

（3）异物钳钳夹鼻肠管保持原位，后退胃镜至胃腔后松开异物钳，后退异物钳至胃腔。

（4）异物钳钳夹胃腔内鼻肠管管身，如上述推送胃镜、鼻肠管至十二指肠降部，并后退胃镜和异物钳。通常3～4次后可将其送至Treitz韧带以下20～40cm。此时助手固定鼻肠管，术者边抽气边退出胃镜。

（5）拔除鼻肠管导丝，向营养管注入清水，确定管道通畅，清洁患者口面部分泌物，并妥善固定鼻肠管，记录插入深度。

【注意事项】

1. 术前了解鼻腔是否通畅，消化道是否有梗阻。

2. 对于有食管气管瘘行鼻肠管置入的患者，盲插鼻空肠营养管时不应超过瘘口平面，避免插入瘘管造成损伤。

知识点

肠内营养配方的选择

重症急性胰腺炎患者总热量要求在25～35kcal/（kg·d）。初始肠内营养时可选择氨基酸（短肽）型

肠内营养制剂，它是以氨基酸或短肽作为氮源，糖类主要为单糖，脂类为甘油三酯，基本无须消化即可被胃肠道吸收。随着消化功能的恢复，逐渐过渡到整蛋白型肠内营养制剂，它是以完整型蛋白质、甘油三酯、糖类多聚体等宏量营养素为基础组成的配方。若肠内营养不能耐受或不能满足热量需求时，可辅以肠外营养。

【本章病例的处理结果】

经过治疗，该患者器官功能逐渐恢复，治疗一周后拔出气管插管，给予面罩吸氧，转普通病房。治疗半月后恶心、呕吐等症状基本缓解，拔除鼻胃管，行少量多次的经口流质（或半流质）饮食，患者一般情况逐渐好转。4周后复查腹部CT无局部并发症发生，痊愈出院。

【并发症及处理】

1. 胃肠道并发症　少数患者放置鼻胃管/鼻肠管后可出现恶心、呕吐、腹胀、腹泻等，尤以腹泻多见。多发生于肠内营养的开始阶段，多与使用高渗性肠内营养制剂、营养液温度过低、输注速度过快有关。一般可针对病因采取措施，如减慢滴速、调整营养液温度，必要时可对症给予药物。肠坏死罕见，但死亡率极高，一旦怀疑此并发症出现，应立即停止输入营养液，改行肠外营养，并予以积极的处理。

2. 机械性并发症　喂养管放置不当可能出现喂养管堵塞、脱出、打结、拔出困难等。发生堵塞后可应用温水、胰酶等冲洗，或用导丝疏通管腔；置管后应注意牢固地固定导管，加强护理及观察。部分患者由于置管时间较长，引起鼻腔堵塞，部分患者可出现鼻窦炎或中耳炎，临床上一般应用质地柔软、口径细的喂养管，注意清洁鼻腔，可应用润滑剂或抗生素溶液向插管侧鼻孔滴入。一旦发生鼻窦炎或中耳炎，可拔除喂养管改用其他途径或改为从另一侧鼻孔插管继续实施肠内营养，同时予以相应的治疗措施。

3. 代谢性并发症　包括高血糖和低血糖、高渗性非酮症性糖尿病昏迷、电解质紊乱、高碳酸血症等。发生率较低，注意监测血糖及电解质变化，及时调整并作出相应处理。

（胡　兵）

第六章　腹腔穿刺及腹水回输

　　腹腔穿刺术（abdominocentesis），又称腹膜腔穿刺术，是借助穿刺针直接从腹壁刺入腹膜腔的一项诊疗技术。主要用于获取腹水进行实验室检查或放腹水缓解症状，以及向腹腔内注入特定药物，是消化科常用的一项诊疗技术。

【病例导引】

> 　　患者，男性，53 岁。
> 　　主诉：乏力、食欲缺乏 5 年，加重伴反复腹胀 3 个月。
> 　　现病史：5 年前无明显诱因反复出现乏力、食欲缺乏，劳累后明显，休息后乏力稍缓解，无明显腹痛、腹胀、恶心及呕吐，无发热及消瘦；门诊查肝功能转氨酶轻度升高，乙肝免疫提示"小三阳"，HBV-DNA 为 105U/ml，长期服用中药治疗，症状有所缓解，未规律复诊。3 个月前乏力、食欲缺乏加重，并出现腹胀、少尿、双下肢轻度水肿，腹围逐渐增大。门诊超声提示肝硬化、脾大、腹水。加用利尿剂治疗后，患者双下肢水肿消退，但腹胀改善不明显。逐渐加大利尿剂剂量（螺内酯 400mg/d，呋塞米 160mg/d），并严格限制盐摄入，腹胀无明显缓解。

【诊断路径】

　　根据患者乏力、食欲缺乏、腹胀等主要症状及体征，以及实验室和影像学检查，结合腹胀对利尿剂治疗的反应，可建立诊断路径（图 5-6-1）。

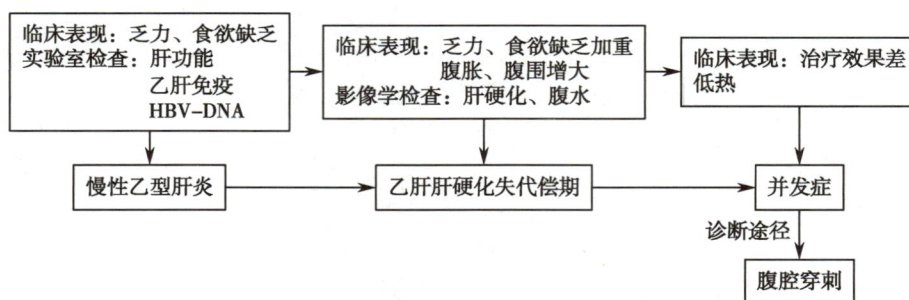

图 5-6-1　肝硬化腹水诊断思路

【腹腔穿刺】

　　1. 患者肝硬化失代偿期合并腹水，经短期治疗后效果差；应进一步行腹腔穿刺明确腹水性质，了解有无合并自发性（细菌性）腹膜炎［spontaneous（bacterial）peritonitis，SBP］。

> ### 知识点
>
> **腹腔穿刺适应证**
>
> 1. 腹部闭合性损伤、腹膜炎、腹水时，行腹腔穿刺抽取腹水送检以明确腹水性质，协助诊断。

2. 当大量腹水严重影响呼吸、循环或导致腹胀时，穿刺放液缓解症状。

3. 经腹腔穿刺向腹腔内注入治疗性药物，如抗生素、抗肿瘤药等。

4. 重症胰腺炎时行腹腔穿刺后腹腔灌洗引流以减少有害物质的吸收，为重症胰腺炎的一种辅助治疗方法。

原则上首次出现腹水、腹水原因不明或腹水治疗效果不佳时，均应行诊断性腹腔穿刺。

2. 肝硬化失代偿期患者常会有出血倾向，为明确该患者是否能行腹腔穿刺术，术前还需完善血常规、凝血功能等相关检查。

知识点

腹腔穿刺禁忌证

1. 明显出血倾向者。

2. 腹膜广泛严重粘连者。

3. 肝性脑病或肝性脑病先兆者。

4. 包虫病囊性包块者。

5. 巨大卵巢囊肿者。

6. 严重肠胀气者。

7. 精神异常或躁动不能配合者。

8. 大量腹水伴有严重电解质紊乱者禁忌大量放腹水。

本例患者肝硬化合并凝血酶原时间轻度延长（18秒）、血小板计数下降（$43×10^9$/L），具有出血倾向。不过诸多研究表明，对肝硬化患者进行腹腔穿刺术是安全的，出现出血、穿孔等并发症的概率不超过千分之一。

【术前准备及谈话要点】

1. 操作者准备

（1）核对患者姓名，查阅病历及相关辅助检查资料，了解腹腔穿刺的适应证和禁忌证。

（2）术前应向患者说明腹腔穿刺的目的、意义，让患者了解腹腔穿刺的重要性、操作的简单过程、可能的并发症、需要配合的动作等，消除患者的顾虑，取得患者的同意并签署知情同意书。

（3）清洁双手。

（4）测量患者血压、脉搏、腹围及检查患者腹部体征，以便观察术后病情变化。

2. 患者准备　①排空膀胱，以防穿刺时损伤。②在操作过程中若感头晕、恶心、心悸、呼吸困难，应及时告知医护人员，以便及时处理。

3. 物品准备　①消毒用品：棉签、安尔碘、口罩、帽子、无菌手套等；②麻醉用品：2%利多卡因、注射器；③腹腔穿刺包；④各种容器及标本瓶：无菌试管数只（留取常规、生化、细菌学等）、量杯，如需送检脱落细胞还需准备干净250ml空瓶；⑤治疗药物：如需腹腔注射治疗药物，应事先用注射器将药物准备好；⑥其他：多头腹带、胶布等。

【操作方法】

1. 体位选择　根据病情和需要可取平卧位、半卧位，尽量使患者舒适，以便能够耐受较长时间的操作。对疑为腹腔内出血或腹水量少者行诊断性穿刺，取侧卧位为宜（左侧卧位居多）。术者站于穿刺部位同侧。

2. 穿刺点选择　①左下腹穿刺点：左下腹脐与左髂前上棘连线中、外1/3交点，此处不易损伤腹壁动脉，最为常用；②中下腹穿刺点：脐与耻骨联合连线中点上方1.0cm、偏左或偏右1.5cm处，此处无重要器官且易愈合；③侧卧位穿刺点：脐水平线与腋前线或腋中线交点处，此处常用于诊断性穿刺；④超声定位穿刺点：少量腹水，尤其有包裹性分隔时，须在超声引导下定位穿刺。

3. 具体操作　①根据患者的病情选择合适体位，确定穿刺点；②消毒铺巾：操作者先戴口罩、帽子，穿刺点周围常规皮肤消毒（范围至少 15cm）两遍，戴无菌手套，助手打开腹腔穿刺包，检查物品是否齐全，覆盖消毒洞巾；③局部麻醉：核对麻醉药物名称及药物浓度，自皮肤至壁腹膜以 2% 利多卡因逐层浸润麻醉，麻醉皮肤局部应有皮丘，注药前应回抽，观察有无血液、腹水后方可推注麻醉药；④腹腔穿刺：换腹穿针，操作者左手固定穿刺处皮肤，右手持腹腔穿刺针经麻醉点垂直刺入腹壁，待针锋抵抗感突然消失时，提示针尖已穿过壁腹膜（一般仅 1.5～2.0cm），即可抽取腹水，并留样送检。穿刺过程中一般有两次突破感，即穿刺针穿过皮下和壁腹膜时会有明显的突破感。

诊断性腹腔穿刺，可直接用 20ml 或 50ml 注射器及适当针头进行，不需局部麻醉。一般选择侧卧位，脐水平线与腋前线或腋中线交点处为进针点，常规消毒铺巾后注射器直接穿刺进入腹腔，抽取腹水送检即可。

本例患者取平卧位，左下腹穿刺点穿刺，抽出淡黄色微浑浊液体 2 800ml，分别送腹水常规（外观、比重、细胞总数及分类等）、生化（总蛋白、白蛋白、腺苷脱氨酶、淀粉酶、胆红素等）、肿瘤标志物（CEA、CA19-9 等）、脱落细胞学、细菌学（需氧菌及厌氧菌培养、抗酸染色）等检查。

4. 术后处理　抽液完毕，拔出穿刺针，穿刺点消毒后覆盖无菌纱布，稍用力压迫穿刺部位数分钟，用胶布固定；测量腹围、脉搏、血压，检查腹部体征。嘱患者卧床休息，并使穿刺针孔位于上方以免腹水漏出。若大量放液，尚需束以多头腹带，以防腹压骤降引起血压下降或休克。整理物品，腹水标本送检，并书写穿刺记录。

【注意事项】

1. 术中应密切观察患者，如有头晕、心悸、恶心、气促及面色苍白等，应立即停止操作，安静平卧，监测血压、脉搏等生命体征和腹部体征，必要时做输液、扩容等紧急处理。

2. 放腹水时若腹水流出不畅，可将穿刺针稍做移动或稍变换体位。

3. 放液不宜过快、过多；肝硬化患者一次放液一般不超过 3 000ml，否则易诱发肝性脑病和电解质紊乱，必要时可输入白蛋白以避免循环功能障碍。放液过程中要注意观察腹水颜色的变化。

4. 血性腹水患者，仅留取标本送检，不宜过多放液。

5. 对大量腹水者，为防止渗漏，在穿刺时应做一"S"形皮下隧道，方法是当针尖突破皮肤到达皮下后，即在另一只手的协助下，穿刺针头稍向一旁移动，然后再刺入腹腔。如仍有漏出，可用蝶形胶布或火棉胶粘贴。大量放液后，需束以多头腹带，以防腹压骤降，内脏血管扩张引起血压下降或休克。

6. 放液前后均应测量腹围、脉搏、血压，检查腹部体征，以观察病情变化。

7. 严格无菌操作，以防止腹腔感染。

8. 进针速度不宜过快，以免刺破漂浮在腹水中的肠管。

【并发症】

主要并发症为出血、穿孔、感染、局部疼痛。大量放腹水可能因腹压骤降，导致内脏血管扩张引起血压下降或休克。肝硬化肝性脑病前兆患者可能诱发肝性脑病。有个别报道转移性腹膜癌瘤肿沿穿刺针道转移。

本例患者穿刺放液后，给予多头腹带包扎，术中术后未出现特殊不适，生命体征平稳，穿刺点无渗血、渗液。

【腹水分析】

腹水标本送检后应密切关注化验结果，并根据相应结果结合患者的病情，及时诊断，及时治疗。

> **知识点**
>
> 腹水实验室检查是明确腹水性质的关键。腹水的生化检查是最简单、廉价的检查，包括腹水常规、总蛋白、白蛋白、肿瘤标志物、腺苷脱氨酸、乳酸脱氢酶、葡萄糖等；若怀疑感染性腹水，应做腹水细菌培养与药敏试验（包括厌氧菌）；怀疑结核性腹水，应做腹水抗酸染色；怀疑恶性腹水应做脱落细胞学检查。必要时还可结合影像学、胃肠镜检查、腹膜活检、腹腔镜等辅助手段及时作出诊断。

本章病例腹水检查结果：外观清亮，李凡他试验阴性，白细胞计数 $56×10^6/L$，中性粒细胞百分比 24%，淋巴细胞百分比 72.5%；腹水白蛋白 8g/L（血清 - 腹水白蛋白梯度 18g/L）；腹水葡萄糖定量 5.1mmol/L，腹水培养、腹水脱落细胞学和抗酸染色均阴性。提示该患者腹水为漏出液，考虑为门静脉高压相关性腹水。患者对严格限制盐摄入及大剂量利尿剂治疗反应差，诊断为顽固性腹水。

【本章病例的处理结果】

腹腔穿刺大量放腹水（large volume paracentesis，LVP）是指一次治疗性抽腹水量超过 5L。肝硬化伴顽固性腹水患者，在排除其他原因（如感染、肿瘤、门静脉血栓及 Budd-Chiari 综合征等）引起的腹水难治的情况下，首先推荐 LVP 治疗；LVP 联合白蛋白输注是目前顽固性腹水的一线治疗方案。一次性放腹水 5～6L 时建议按 6～8g/L 补充白蛋白，以维持有效循环血量稳定，减少相关并发症发生率，尤其是防止腹腔穿刺放液诱发的循环功能障碍（paracentesis-induced circulatory dysfunction，PICD）。

本例患者在严格限制盐摄入的情况下，每两周行一次 LVP 联合白蛋白治疗，未出现 PICD 及肝性脑病等 LVP 相关并发症。

【腹水回输】

腹水回输是指将腹水抽出后，经过特殊装置浓缩后回输体内（静脉或腹腔）的一种技术，目前逐渐被腹水超滤浓缩回输治疗（cell-free and concentrated ascites reinfusion therapy，CART）代替。患者腹腔抽出的积液经过体外的过滤膜装置清除细菌和细胞，再通过浓缩膜装置去除大部分的水，最后将蛋白和浓缩后的腹水回输至患者静脉。

根据过滤器原理不同，可将 CART 超滤分为正压泵型（positive pressure type，PPT）、负压泵型（negative pressure type，NPT）和垂直重力型（drop type，DT）。PPT-CART 和 NPT-CART 这两种技术均需要特殊的泵装置来完成，在临床上运用较多；而一般的 DT-CART 则因仅仅依靠高低差的物理作用原理作为过滤的动力，过滤和浓缩效率差。而最近改良的可调节浓缩效率的 DC-CART（drop type with adjustable concentrator CART）大大提高了浓缩能力及安全性。

CART 不仅能减轻患者腹胀和食欲缺乏的症状，还能减少外源性白蛋白的输注，因此减少相应的感染和过敏风险。此外，CART 还能防止频繁 LVP 所导致的肾前性肾衰竭和低蛋白血症。研究证实，CART 在安全性和有效性方面与 LVP 联合白蛋白输注相当。少见的不良事件主要为一过性低热和畏寒。术前给予非甾体抗炎药或糖皮质激素可明显减少症状发生。

CART 的适应证：对常规药物治疗无反应的顽固性腹水患者均适合行 CART 治疗，包括肝硬化腹水及癌性腹水。

CART 的禁忌证：①腹腔感染，如自发性腹膜炎；②高内毒素腹水；③血性腹水；④血浆总胆红素＞ 85.5μmol/L；⑤未控制的门静脉高压相关的消化道出血；⑥未控制的肝性脑病。

（田德安）

第七章　肝脏穿刺活体组织学检查

肝脏活体组织学检查（liver biopsy）简称肝活检，是判断肝脏弥漫性疾病或局灶性病变的性质、评估其严重程度的重要手段。肝脏穿刺可以经皮、经颈静脉或经手术/腹腔镜获取肝脏活检标本供组织病理学及其他检查，其中以经皮肝穿刺检在临床中应用最为广泛。

【病例导引】

患者，33 岁，女性。

主诉：脾大 8 年余。

现病史：8 年前外院体检发现脾大，查血常规示血小板计数 76×10⁹/L，未予系统诊治。3 年前在当地医院复查血小板计数 50×10⁹/L，骨髓穿刺不除外"免疫性血小板减少"，曾予甲泼尼龙及重组人免疫球蛋白治疗 1 个月，血小板曾短暂恢复正常。1 年前当地医院复查血常规提示三系减少，肝功能、凝血指标基本正常，腹部超声示：门静脉增宽，脾大、脾静脉增宽。此次就诊门诊以"门静脉高压"收入院。

既往史：幼时曾患脐炎。无特殊用药史。

个人史：无饮酒史。

查体：未见肝掌、蜘蛛痣。腹软，无压痛、反跳痛，肝肋下未及，脾肋下可及，甲乙线 12.7cm，甲丙线 14.2cm。

辅助检查：血常规提示血小板计数 65×10⁹/L，白细胞计数 2.28×10⁹/L，血红蛋白 100g/L，肝脏酶学指标正常，白蛋白 39.6g/L，胆碱酯酶 6 580U/L，凝血酶原时间活动度 70%。HBsAg（-），抗 -HCV（-），AMA-M2（-），免疫球蛋白、自身抗体谱、铜蓝蛋白及铁蛋白正常。腹部增强 CT+ 门脉成像提示：脾脏显著增大，门静脉高压，静脉曲张。

【适应证与禁忌证】

对于大多数肝脏疾病患者而言，经过详细询问病史和全面体格检查，再辅以必要实验室和影像学检查即可确诊。但有些疾病需要通过肝组织病理学检查才能明确诊断，而有些疾病需通过组织学检查评估其疾病分级、分期、预后或判断疗效，也有一些局灶性肝脏疾病需要通过肝穿刺进行治疗。肝穿刺的具体适应证见表 5-7-1。

表 5-7-1　肝穿刺的适应证

分类	具体适应证
1. 弥漫性肝脏病变的病因诊断	原因不明的肝功能试验异常
	原因不明的黄疸或肝内胆汁淤积
	原因不明的肝脾大
	原因不明的门静脉高压
	原因不明肝硬化
	原因不明发热
	多系统浸润性病变
2. 肝占位性病变的诊断	肝内肿瘤
	肝内非肿瘤性占位

续表

分类	具体适应证
3. 已知肝脏疾病的分级、分期、预后及疗效判断	慢性病毒性肝炎的分级、分期 肝脏疾病疗效评估（如抗脂肪肝治疗、抗病毒治疗、抗纤维化治疗）
4. 肝移植后肝脏情况的评估	排斥反应的诊断及评估 疾病复发的诊断及评估 新发疾病的诊断及评估
5. 局灶性肝脏疾病的治疗	肝脓肿穿刺引流 肝囊肿穿刺硬化治疗

　　经皮肝穿刺（percutaneous liver biopsy，PLB），其方法简便、总体安全性良好，花费也相对低廉。但对于有表 5-7-2 禁忌证，特别是有明显凝血功能障碍，或需要其他操作（如测定肝静脉压力梯度、静脉造影经颈静脉肝内门体分流）时，可以考虑经颈静脉肝穿刺（transjugular liver biopsy，TJLB），其适应证及禁忌证见表 5-7-3 和表 5-7-4。对于有不明原因的腹水、腹膜和肠系膜肿等腹腔肿物、不能解释的肝脾大，可以在行腹腔镜检查的同时取肝活检。

表 5-7-2　经皮肝穿刺的禁忌证

绝对禁忌证	相对禁忌证
谵妄、精神疾病等不能配合操作的患者	腹水，特别是肝前腹水
明显凝血异常的患者（凝血酶原时间较对照延长>4 秒，INR>1.5，或 PTA<60%；血小板计数<60×10^9/L）	病态肥胖
	肝脏淀粉样变
	肝包虫病
肝脏周围感染	血管瘤或肝内大血管异常
肝外胆道梗阻	

　　注：INR，国际标准化比值；PTA，凝血酶原活动度。

表 5-7-3　TJLB 的适应证

常见适应证	少见适应证
凝血功能障碍（凝血酶原时间较对照延长>3 秒，INR>1.5，或 PTA<60%；血小板计数<60×10^9/L）	严重肥胖
	肝硬化肝脏体积缩小
中等量以上的腹水，特别是肝前腹水需要同时进行其他操作，如肝静脉或下腔静脉压力测定、肝静脉或门脉造影、经颈静脉肝内门体分流术	怀疑血管肿瘤或肝紫斑病

　　注：TJLB，经颈静脉肝穿刺；INR，国际标准化比值；PTA，凝血酶原活动度。

表 5-7-4　TJLB 的禁忌证

TJLB 的禁忌证
操作路径中存在血管梗阻，如右侧颈内静脉栓塞或肝静脉栓塞
肝包虫病
不能配合操作的患者
严重凝血功能障碍（INR>3.5 或血小板计数<10×10^9/L）

　　注：TJLB，经颈静脉肝穿刺；INR，国际标准化比值；PTA，凝血酶原活动度。

【术前准备及谈话要点】

　　全面仔细的术前准备工作很重要，不仅包括各种设备、器材和用品的准备，更应包括详细了解患者的病史，特别是用药史，完善相关实验室检查和影像学检查，并向患者详细介绍肝穿刺的目的、方法，以及可能出现的并发症等，以取得患者的知情同意和主动配合。

> **知识点**
>
> ### 经皮肝穿刺术前和术后抗凝或抗血小板药物的调整
>
> 1. 抗血小板药物如阿司匹林和氯吡格雷等需停用 7～10 日,抗凝药物华法林需停用 5～7 日、肝素类药物需停用 12～24 小时。
> 2. 肝穿刺术后第 2 日可开始服用华法林,术后 2～3 日可以开始服用抗血小板药物。
> 3. 对于长期血液透析的患者,应在肝穿刺术前充分透析,并尽可能避免使用肝素。
> 4. 如果血小板计数低于（50～60）×10^9/L,应考虑输血小板。
> 5. 在特殊情况下,可考虑输注血浆、纤维蛋白溶解抑制剂等预防或控制出血。

1. 向患者（家属）说明行肝脏穿刺的目的、方法,以及可能出现的并发症等,取得患者或其家属的同意并签署知情同意书。

2. 术前 1～2 日常规行血生化、凝血系列及血常规＋血型检查。如有明显异常,可给予新鲜血浆或血小板、维生素 K_1 适当纠正,待复查达到要求后再行肝穿刺术。

3. 术前 1～2 日常规行胸部 X 线检查以明确有无胸腔积液并确定肺下界,腹部超声检查用来确定肝脏的形态、大小,有无血管瘤或其他占位,并明确胆囊的位置及大小。

4. 术前向患者讲解肝穿刺相关的注意事项,消除患者的紧张和恐惧并取得其积极配合。

5. 对于术中需要使用镇静剂的患者,术前应禁食水 6 小时。

6. 术前半小时测量患者的血压、脉搏及心率,并嘱患者排空尿液、练习屏气动作、放松情绪。

7. 物品准备

1）消毒用碘酒和 75% 酒精棉球,手套、口罩、无菌洞巾、纱布、注射器、生理盐水及腹带等。

2）1%～2% 利多卡因注射液。

3）经过消毒的穿刺针（枪）。

4）4% 的中性甲醛溶液（10% 中性甲醛溶液）或其他固定液。

> **知识点**
>
> ### 穿刺针
>
> 1. 吸针　Menghini 针（可用于 TJLB）、Klatskin 针、Jamshidi 针等;目前已有带有自动装置的吸针。
> 2. 切针　Vim-Silverman 针、Tru-Cut 针（可用于 TJLB）;目前多采用自动穿刺枪。
> 3. 细穿刺针　主要用于诊断局灶性病变的细胞学检查。

8. 欲行 TJLB 的患者,术前通常无须调整抗凝药物的使用,但如果血小板计数<20×10^9/L 或凝血酶原时间活动度<30%,应于术前补充血小板或输注新鲜血浆。同时,应特别注意患者是否存在碘过敏。另外,对于肾功能不全的患者,应注意术中使用造影剂可能造成的肾小管损伤,术前做好知情同意。

【操作方法】

经皮肝穿刺术方法包括盲法穿刺、影像学引导定位后穿刺及实时影像学引导下穿刺（表 5-7-5）。多项研究表明,影像学引导定位后穿刺较盲法穿刺的并发症发生率较低,所取标本质量较好,可以避免重复穿刺;而实时影像学引导下穿刺主要用于肝脏占位病变的定点穿刺。

表5-7-5　肝穿刺操作方法分类

操作方法	定义
盲法肝穿刺	通过体格检查（触诊和叩诊）决定最佳穿刺点
影像学引导定位后肝穿刺	通过影像学（通常为超声）决定最佳穿刺点
实时影像学引导下肝穿刺	通过影像学（超声或 CT）决定最佳穿刺点,并实时监测组织获取过程

经皮肝穿刺步骤（以影像引导定位后穿刺为例）：

1. 体位　患者取仰卧位，身体右侧靠近床边，双臂上举置于头后，面向左侧。

2. 穿刺定位及消毒　最佳穿刺部位一般在腋前线到腋中线的 7～9 肋间，多在第 8 肋间，亦可用超声定位确定穿刺点，常规皮肤消毒并铺无菌巾。

3. 局部麻醉　以 2～4ml 1%～2% 利多卡因注射液从所选定肋间隙的上缘，依次浸润麻醉皮肤、皮下至肝包膜。

4. 穿刺方法

1）Tru-Cut 针穿刺法：将针芯与套针一起刺入皮肤、肋间肌，嘱患者吸气末屏住呼吸，继续推进入肝 0.5～1.0cm，然后将针芯推入肝内 2～3cm；再将套针前推使之与针芯并齐，然后立即将内、外针一起拔出。该过程针在肝内停留 2～3 秒。如使用自动穿刺枪则只需要在穿刺针进入到肝脏内 1cm 时激发扳机，然后将穿刺针拔出即可。

2）1 秒钟穿刺法：先吸取 2ml 无菌生理盐水于消毒注射器内，排除空气，保留 0.5～1.0ml 生理盐水。再将 Menghini 针经皮垂直刺入，推注 0.5ml 生理盐水，以冲去穿刺针内可能滞留的组织。嘱患者吸气末屏气（以免伤及胸膜和肺），迅速负压抽吸，保持注射器内负压空间 6ml，立即将穿刺针快速推入肝内，停留 1 秒迅速拔出。然后将针管内组织慢慢推出，转置于潮湿滤纸片上，再移入已备好的固定液中，并在标本瓶上仔细标记好患者的信息。可根据需要取样 1～3 次，一般肝组织标本长约 2cm。

5. 穿刺后的处理　穿刺局部以无菌敷料覆盖，并嘱患者应卧床休息 4～6 小时。密切关注患者生命体征，最初 1 小时应每 15 分钟测血压及脉搏 1 次；如无变化可以改为半小时一次，连续 2 小时仍正常者，再改为每小时一次，至术后 4～6 小时停止监测。

知识点

肝穿刺术注意事项

1. 有腹腔内手术史可能存在粘连的患者、肝脏缩小难于通过叩诊确定其边界的患者、肥胖患者，以及显性腹水患者，建议在影像学引导定位后行肝穿刺术。

2. 对于肝内占位性病变患者，必须行实时影像学（常用超声）引导下穿刺术。

3. 若临床怀疑肝硬化，首选切针而不用吸针肝穿刺，因吸针易使硬化组织碎裂。

4. 鉴于非肿瘤性弥漫性肝病的诊断、分级和分期依赖于足够大小的肝组织，建议使用 16G 的活检针并需获得 2～3cm 以上长度的肝组织标本。

5. 建议在病理报告中注明肝穿刺标本是否包含 11 个完整的汇管区，因为标本小于此值可能会影响肝病的诊断及其分级和分期的准确性。

---

6. TJLB 操作路径　穿刺针鞘通过右颈内静脉—上腔静脉—右心房—下腔静脉—肝中 / 右静脉进入肝脏后，将穿刺针置于鞘内，到达肝脏后穿出肝静脉进入肝实质，通过切割获得肝脏组织。如图 5-7-1。

【并发症及处理】

肝穿刺的并发症 60% 发生在术后 2 小时内，96% 发生在 24 小时内，而致命的并发症多发生在术后 6 小时内。多数情况下，肝穿刺的并发症很轻微，只需紧密观察或内科处理即可，但在少数有大量出血或内脏严重穿孔的病例需要放射介入甚至外科手术处理。

1. 局部疼痛　最常见的并发症，84% 的经皮肝穿刺患者可出现。大部分轻微，也可为短暂的中度疼痛，一般不超过 24 小时。不需做特殊处理，仅极少数疼痛剧烈者需服用止痛剂。如穿刺部位随呼吸出现疼痛且于深呼吸时加重，则提示

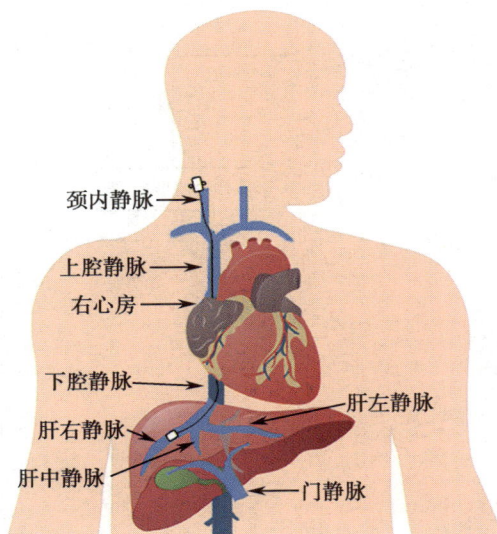

颈内静脉
上腔静脉
右心房
下腔静脉
肝左静脉
肝右静脉
肝中静脉
门静脉

图 5-7-1　经颈静脉肝穿刺（TJLB）操作路径

有肝包膜下血肿形成，一般均可耐受并于 20～30 分钟后缓解或消失。

2. 出血　最重要的并发症。穿刺后局部可流出少量血液，一般持续 10～60 秒自行停止。严重出血发生率为 0.05%～1.70%，一般在穿刺后 2～3 小时内出现明显的症状。若有明显出血征象，应给予新鲜血浆及血小板。经积极复苏处理后，血流动力学仍不稳定并持续数小时者，应行血管造影以决定是否需要栓塞或外科手术治疗。

思考 1：肝穿刺并发出血的危险因素有哪些？

3. 胆汁性腹膜炎　少见，但较严重，多发生于肝外阻塞性的深度黄疸者，术中误穿胆囊也可引起。

4. 气胸　属少见并发症，有自限性，大多因为穿刺点选择太高，或者肺气肿患者肝脏下垂膈肌较低时，穿刺损伤肺组织引起气胸。目前在腹部超声或 CT 引导下进行穿刺，此并发症已较少发生。

5. 感染　消毒不严格可引起，但穿刺后脓毒血症相当罕见。肝脏及胆道内已有感染病变者（肝脓肿、化脓性胆管炎等），穿刺后可引起感染扩散。

6. TJLB 导致的并发症分为与肝脏穿刺相关和无关两大类。与经皮肝穿刺相比较，TJLB 操作在血管内完成，不损伤肝包膜，肝脏穿刺风险很低，因此大多数并发症与肝脏穿刺无关。但如果穿刺位置靠近肝脏边缘，穿刺针可能损伤肝包膜或周围组织（如肾脏和血管），造成肝脏被膜下血肿或腹腔内出血。与肝脏穿刺无关的主要并发症包括下腔静脉穿孔、室性心律失常、气胸、呼吸骤停等。当穿刺针外鞘通过心脏时，可能触及右心室，造成室性心律失常。严重的腹腔内出血和室性心律失常可导致患者导致死亡。

思考 2：影响肝穿刺效果的因素有哪些？

综上所述，肝脏穿刺的流程如图 5-7-2 所示。

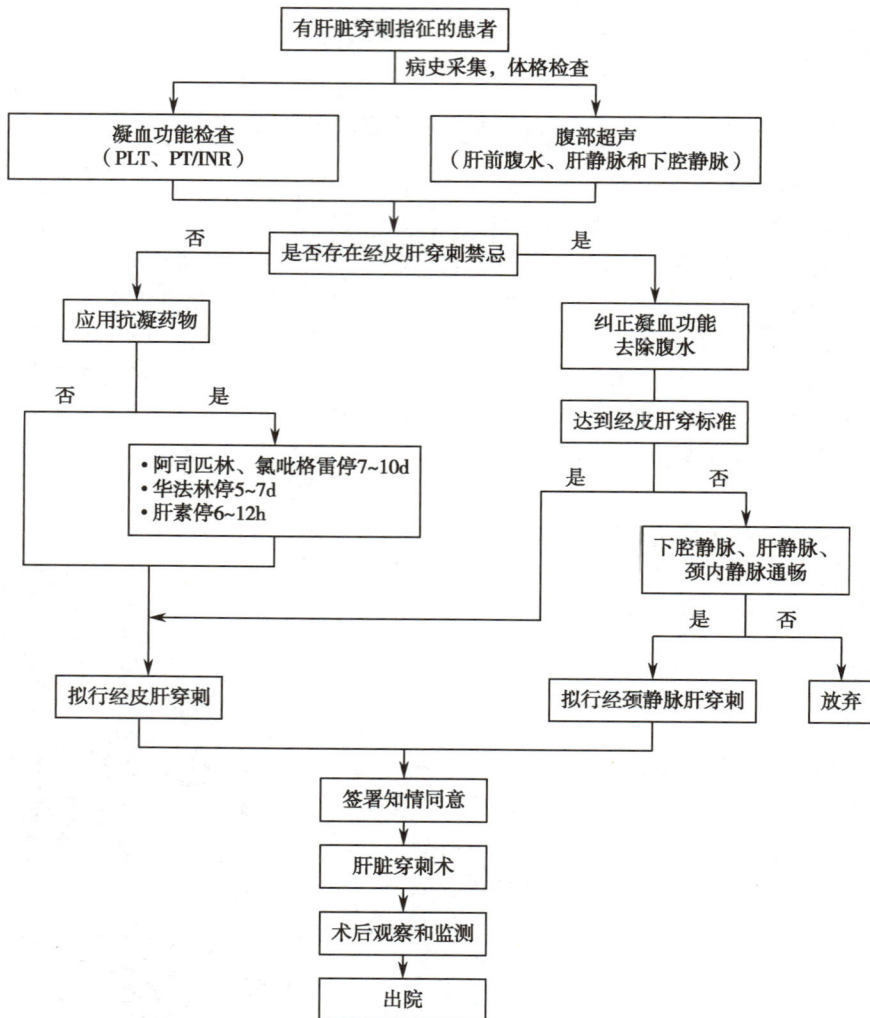

图 5-7-2　肝脏穿刺流程图
PLT. 血小板计数；PT. 凝血酶原时间；INR. 国际标准化比值。

【本章病例的处理结果】

1. 评估门静脉高压　胃镜检查：食管静脉曲张（重度），胃底静脉曲张。

2. 寻找门静脉高压病因　本例在超声引导下进行经皮肝穿刺。肝脏病理符合特发性非肝硬化性门静脉高压。

结合患者病史、临床表现、体格检查、实验室及影像学检查，可诊断为特发性非肝硬化性门静脉高压，脾大伴脾功能亢进。

3. 治疗及随访　本例主要是针对门静脉高压本身的治疗。对于存在中度及以上食管-胃底静脉曲张但尚未发生出血者，建议予非选择性β受体阻滞剂，如普萘洛尔、卡维地洛或内镜套扎术治疗，以预防食管-胃底静脉曲张破裂出血的发生。

针对该患者，予普萘洛尔起始量 10mg b.i.d. 口服，监测血压、心率，保持静息心率在 55～60 次/min，收缩压不低于 90mmHg。3～6 个月后复查。

（贾继东）

第八章 胃 镜

胃镜检查（gastroscopy）是诊断上消化道疾病最常用和最准确的检查方法，是食管、胃、十二指肠疾病的主要检查手段，通过白光、放大、色素对照、窄带成像及共聚焦等技术详细观察并识别病变，可提高上消化道早癌的检出率。随着技术的发展、设备的改进，胃镜不再单纯用于疾病诊断，已成为微创治疗的重要工具。

> **知识点**
>
> **电子胃镜**
>
> 上消化道是指屈氏韧带以上的消化管道，包括口腔、咽、食管、胃、十二指肠及通过十二指肠乳头而连通的胆胰系统。目前临床常用的电子胃镜（以下称为胃镜）全长约90cm，可达到十二指肠降段。胃镜由电子内镜、视频处理器和电视监视器三部分组成，成像主要依赖于电子内镜镜身前端的微型图像传感器，其接受体腔内黏膜面反射来的光并将其转换成电信号，再通过导线传输到电视信息中心储存、处理、显示。胃镜还配备有特殊光及放大系统，可观察黏膜腺管开口及血管情况，利于病变良恶性的鉴别。操作者通过钳道送入相应器械来进行活检和相关治疗。

【病例导引】

> 患者，男性，73岁。
>
> 主诉：中上腹痛20日。
>
> 现病史：中上腹痛20日，呈烧灼样痛，餐后加重，伴反酸、嗳气、上腹饱胀。既往慢性支气管炎病史。肝肾功能正常，上腹部超声未见异常。

【适应证和禁忌证】

适应证：①凡怀疑上消化道存在病变者；②无症状者普查。

> **知识点**
>
> **胃镜检查适应证**
>
> 1. 食管癌筛查人群　年龄≥40岁，且符合下列任意一条者：①食管癌高发地区人群；②有上消化道症状；③有食管癌家族史；④患有食管癌前疾病或癌前病变者（如胃食管反流病、巴雷特食管）；⑤食管癌的其他高危因素（吸烟、重度饮酒、头颈部或呼吸道鳞癌等）。
>
> 2. 胃癌筛查人群　年龄≥40岁，且符合下列任意一条者：①胃癌高发地区人群；②幽门螺杆菌感染者；③既往患有慢性萎缩性胃炎、胃溃疡、胃息肉、手术后残胃、肥厚性胃炎、恶性贫血等胃的癌前疾病；④胃癌患者一级亲属；⑤存在胃癌其他风险因素（如摄入高盐、腌制饮食、吸烟、重度饮酒等）。

禁忌证：胃镜检查几乎没有绝对禁忌证；相对禁忌证见表5-8-1。

表5-8-1　胃镜检查的相对禁忌证

分类	具体禁忌证
1. 消化道疾病	急性腐蚀性食管炎和胃炎 消化道穿孔 肠梗阻
2. 基础疾病	全身状态不好 严重的循环系统疾病（如心律失常、心肌梗死急性期、心功能不全、胸部大动脉瘤） 严重的呼吸系统疾病 颈部或脊椎异常（如高度脊柱畸形）
3. 其他	高龄 精神病 不愿接受内镜检查

对胃镜检查的相对禁忌证或高风险患者，应详细了解、充分沟通，做好术前准备，包括心电监护、血氧饱和度监测、心肺复苏器械、输血及抢救药品，必要时邀请相应专科医师协助。只有在内镜检查的必要性超过危险性时，才在密切观察下进行。对具有恐惧心理或精神疾病、不能配合操作的患者，以及操作时间长、操作复杂的内镜诊疗操作，可行无痛胃镜。

知识点

无痛胃镜

通过在胃镜检查过程中，应用镇静及麻醉药物等技术手段，消除或减轻患者在胃镜诊疗过程中的痛苦，从而提高患者的接受度，同时能使内镜医生更顺利地完成诊疗过程。最常用于内镜镇静的方法为静脉清醒镇静，可单独使用苯二氮䓬类药物或联合使用阿片类药物，择期胃镜检查不需要镇静或仅需轻度镇静，急诊治疗操作和内镜逆行胰胆管造影术（ERCP）常需要较长的操作时间，需要更深度的镇静。

无痛胃镜适应证：

（1）所有因诊疗需要并愿意接受无痛胃镜诊疗的患者。

（2）操作时间长、操作复杂的内镜诊疗技术，如内镜逆行胰胆管造影术、超声内镜、内镜黏膜切除术、内镜黏膜下剥离术、经口内镜下肌切开术、内镜下紧急止血治疗等。

（3）一般情况良好，符合ASA（美国麻醉医师协会）分级Ⅰ、Ⅱ级。

（4）处于稳定状态的ASA分级Ⅲ、Ⅳ级患者，可在严密监测下行无痛胃镜。

（5）婴幼儿及不能配合操作的儿童，上消化道大出血患者可在插管麻醉下行无痛胃镜。

无痛胃镜禁忌证：

（1）有常规内镜操作禁忌者。

（2）ASA分级Ⅴ级患者。

（3）严重的心脏疾病患者，如发绀型心脏病、伴肺动脉高压的先天性心脏病、恶性心律失常、心功能3～4级等。

（4）有困难气道及患有严重呼吸道病变（阻塞型睡眠呼吸暂停综合征、张口障碍、颈项或下颌活动受限、病态肥胖、急性呼吸道感染、慢性阻塞性肺疾病急性发作期、未受控制的哮喘等）。

（5）肝功能差（Child-Pugh C级）、急性上消化道出血伴休克、严重贫血、胃十二指肠流出道梗阻伴有内容物潴留。

（6）严重的神经系统疾病患者（如脑卒中急性期、惊厥、癫痫未有效控制）。

（7）无监护人陪同者。

（8）有药物滥用、镇静药物过敏史及其他麻醉风险者。

该例患者有胃镜检查的适应证，无禁忌证。平时无长期服用阿司匹林等药物，无胃镜检查经历，愿意接受无痛胃镜检查。

【术前准备】

1．病情评估　了解是否具备胃镜操作的适应证及禁忌证，合并呼吸道症状或失代偿心力衰竭需行胸部CT、心电图等，妊娠史不明确或可能正处于妊娠期的育龄期女性行妊娠试验，活动性出血、长期服用抗凝剂或抗生素、严重贫血需检测凝血试验、血小板计数、血红蛋白、血型，是否存在相对禁忌证或高风险如心肺疾病，既往有无手术史或接受过胃镜检查，近期有否服用抗凝剂及抗血小板药物，是否存在口腔小、下颌关节活动受限、颈部活动受限、Zenker 憩室等解剖学问题。

2．知情同意　与患者及家属沟通，告知胃镜操作目的、操作过程、配合事项、可能存在的风险和并发症、局限性、替代方案，签署内镜检查和/或治疗知情同意书。对于行无痛胃镜患者，需告知麻醉风险并签署麻醉同意书。

3．麻醉评估　无痛胃镜检查前必须麻醉评估，了解是否合并心肺基础疾病、睡眠呼吸暂停或打鼾、插管困难史、癫痫或其他神经系统疾病、既往镇静或麻醉相关不良反应史、酒精或其他药物滥用、妊娠或哺乳期，是否存在活动性出血、腹水等增加误吸风险，气道检查评估插管困难风险。

4．胃肠道准备　检查前禁食≥6 小时、禁水≥2 小时，如有胃排空障碍或胃流出道梗阻，则需延长禁食、禁饮时间至 2～3 日，必要时提前给予胃管引流或行气管插管等处理。

5．特殊准备　对于合并高血压的患者，需控制血压<160/100mmHg；合并糖尿病的患者，维持血糖轻度升高较为适宜（5.6～11.2mmol/l）；对于服用抗血小板药物、抗凝药物的患者，必须考虑到检查期间维持用药导致出血的风险，以及围操作期停药导致血栓栓塞事件的风险，给予相应处理（表 5-8-2），围手术期的质子泵抑制剂使用也非常重要；常规诊断性上消化道内镜检查的感染风险很低，不推荐抗生素预防性治疗；危重患者应有医生及家属陪同检查，留置静脉输液通道，准备好必要的抢救药品，检查前给予吸氧、心电监护。

表 5-8-2　胃镜检查出血风险及相应处理

出血风险	相关操作	处理		
		抗血小板药物	华法林	直接口服抗凝药（DOAC）
低风险	诊断性胃肠镜（+/−活检）诊断性超声内镜胆胰支架植入术非息肉切除的小肠镜检查	维持原抗血小板药物应用	维持原剂量华法林服用，INR 应保持在治疗范围内	内镜操作当日清晨不服用（达比加群、利伐沙班、阿哌沙班、依度沙班）
高风险	消化道息肉切除十二指肠乳头切开内镜黏膜切除术/内镜黏膜下剥离术内镜壶腹切除术消化道狭窄扩张术食管-胃底静脉曲张治疗经皮内镜下胃造瘘术超声引导下细针穿刺消化道支架置入术	未接受冠脉支架术的缺血性心脏病、脑血管疾病、周围血管疾病的患者，内镜操作前 5d 停用氯吡格雷、普拉格雷、替格瑞洛，可继续应用阿司匹林	主动脉瓣金属瓣膜置换术后、异种心脏瓣膜移植术后、静脉血栓栓塞后至内镜检查时间间隔>3 个月及血栓形成倾向综合征，内镜操作前 5d 停用华法林，确保 INR<1.5，操作当日晚间以每日常用剂量重启华法林，1 周后检查 INR 确保充分抗凝	内镜操作前 ≥48h 应用末次上述抗凝药物，eGFR 30～50ml/min 患者，操作前 72h 应用末次药物，肾功能迅速恶化者，咨询血液科
		接受冠脉支架术患者，建议与心内科联系，如患者药物洗脱冠脉支架置入后>12个月、裸金属冠脉支架置入后>1 个月，则考虑内镜操作前 5d 停用氯吡格雷、普拉格雷、替格瑞洛，继续应用阿司匹林	二尖瓣金属瓣膜置换术后、人工心脏瓣膜置换术后伴房颤、房颤伴二尖瓣狭窄、静脉血栓栓塞后至内镜检查时间<3 个月，内镜操作前 5 天停用华法林，停用华法林 2d 后启用低分子量肝素，操作前≥24h 应用末次低分子量肝素，操作当日晚间以每日常用剂量重启华法林，同时应用低分子量肝素至确保充分抗凝	

注：INR，国际标准化比值；eGFR，估测的肾小球滤过率。

6. 器械 / 药物准备　调试好内镜设备和图像,检查旋钮活动度、注水注气和吸引是否通畅、图文报告系统是否已准备好、操作器械及染色剂等是否准备妥当,心电监护、抢救设备和抢救药物是否备齐,危重患者输液通道是否建立。

7. 检查前 10～30 分钟给予去泡剂(以 4 倍水稀释的去甲基硅油效果最好,20～30ml)和黏液去除剂(链酶蛋白酶 2 万 U+ 碳酸氢钠 1g 加入 50～80ml 水中摇匀溶解)口服,有利于改善视野。

8. 患者体位　嘱患者解开领口、放松腰带、取掉眼镜及活动义齿,咬住口垫,取左侧卧位,两膝屈曲,颈部前屈,下颌微抬,使口、咽、食管入口处于同一水平直线,易于插镜。

9. 麻醉及监护　单纯上消化道内镜检查常常不需要镇静,无镇静胃镜给予咽部麻醉抑制呕吐反射。常用的局部麻醉药包括苯佐卡因、丁卡因和利多卡因,常于检查前 5～10 分钟通过气雾喷雾或含漱液的方式给药,效果可持续一个小时。无痛胃镜根据患者基础状态、误吸风险、操作难度、耗时长短,选择镇静深度及是否气管插管,既往程序镇静困难、使用苯二氮䓬类或阿片类药物及重度饮酒者常难以达到足够的镇静。静脉清醒镇静通常单独使用苯二氮䓬类药物或联合使用阿片类药物以达到中度镇静,静脉注射咪达唑仑 1～2mg 可产生中度镇静;10～40mg 丙泊酚与 1μg/kg 芬太尼配伍静脉注射可产生深度镇静。操作过程中需监测心率、血压、血氧饱和度,深度镇静患者需监测二氧化碳图,严重心血管疾病或心律失常患者需全程监测心电图,鼻导管吸氧补充可逆转或防止去氧饱和。内镜检查室内的全氧气瓶、口腔负压吸引装置、口腔导气管和逆转药物必须准备好且随时可用,复苏设备必须易得易取。内镜操作人员必须经过充分培训,能够对镇静状态的患者进行复苏。

【操作方法】

经口插镜后,自食管上端开始循腔进镜,依次观察食管、贲门、胃体、胃窦、幽门、十二指肠球部及十二指肠降部。退镜时再详细观察进镜时遗漏的部位。要求应用旋转镜身、屈曲镜端及倒转镜身等方法,观察上消化道全部部位,尤其是胃壁的大弯、小弯、前壁及后壁,观察黏膜色泽、光滑度、黏液、蠕动及内腔的形状等。对于 3 年内没有进行胃镜检查的患者,从插镜到拔镜全过程需持续不少于 7 分钟。

在常规的胃镜检查中,至少要收集 10 张图像,即:食管近端、食管远端、齿状线、倒置时的贲门和胃底、胃体小弯侧、胃体大弯侧、胃角、胃窦、十二指肠球部、十二指肠降部。在检查过程中,观察食管时应每 5cm 至少摄片 1 张,如发现巴雷特食管应每厘米病变留取 1 张图片。观察胃腔时,推荐 22 张法,即在直视下,胃窦、胃体下部和胃体中部,分别按前壁、后壁、大弯、小弯各留图 1 张,在翻转视角下,胃底贲门部留图 4 张,胃体中上部和胃角各留图 3 张,如若发现病灶,另需额外留图。

必要时可酌情选用色素内镜、电子染色内镜、放大内镜等图像增强技术,确定病变的具体部位及范围,留取组织活检。对于肠上皮化生和幽门螺杆菌感染,至少取 2 块胃窦、2 块胃体和 1 块胃角切迹活检;带蒂病变应于病变头部取活检,隆起型病变应于病变顶部活检,溃疡型病变应于溃疡堤内侧活检,平坦型病变应从边界线取活检,边界不清晰的应在内镜辨认的边界两侧取活检;如若病变最大径>1cm,取标本数≥2 块;>2cm,取标本数≥3 块;>3cm,取标本数≥4 块,标本应足够大,深度应达黏膜肌层。胃镜操作示意图及正常咽部、食管、胃、十二指肠图像见图 5-8-1。

> **知识点**
>
> 上食管括约肌位于甲状软骨水平,距切牙 15～18cm;食管胃连接部通常距切牙约 40cm;胃大弯中通常可见较大的皱襞;十二指肠降部通常可见十二指肠乳头。

【内镜检查技术】

1. **普通白光内镜**　记录病变区域自然状态情况,观察色泽改变、表面纹理、分支血管网消失、形态改变、蠕动情况,食管黏膜粗糙、色泽发红或发白、分支血管网消失多提示食管早期肿瘤,胃黏膜血管透见多提示胃固有腺体萎缩,黏液较多且浑浊多提示肠化,胃体部集合细静脉规则性排列多提示无幽门螺杆菌感染,皱襞头端变细、中断多提示黏膜内癌,皱襞融合多提示黏膜下浸润。

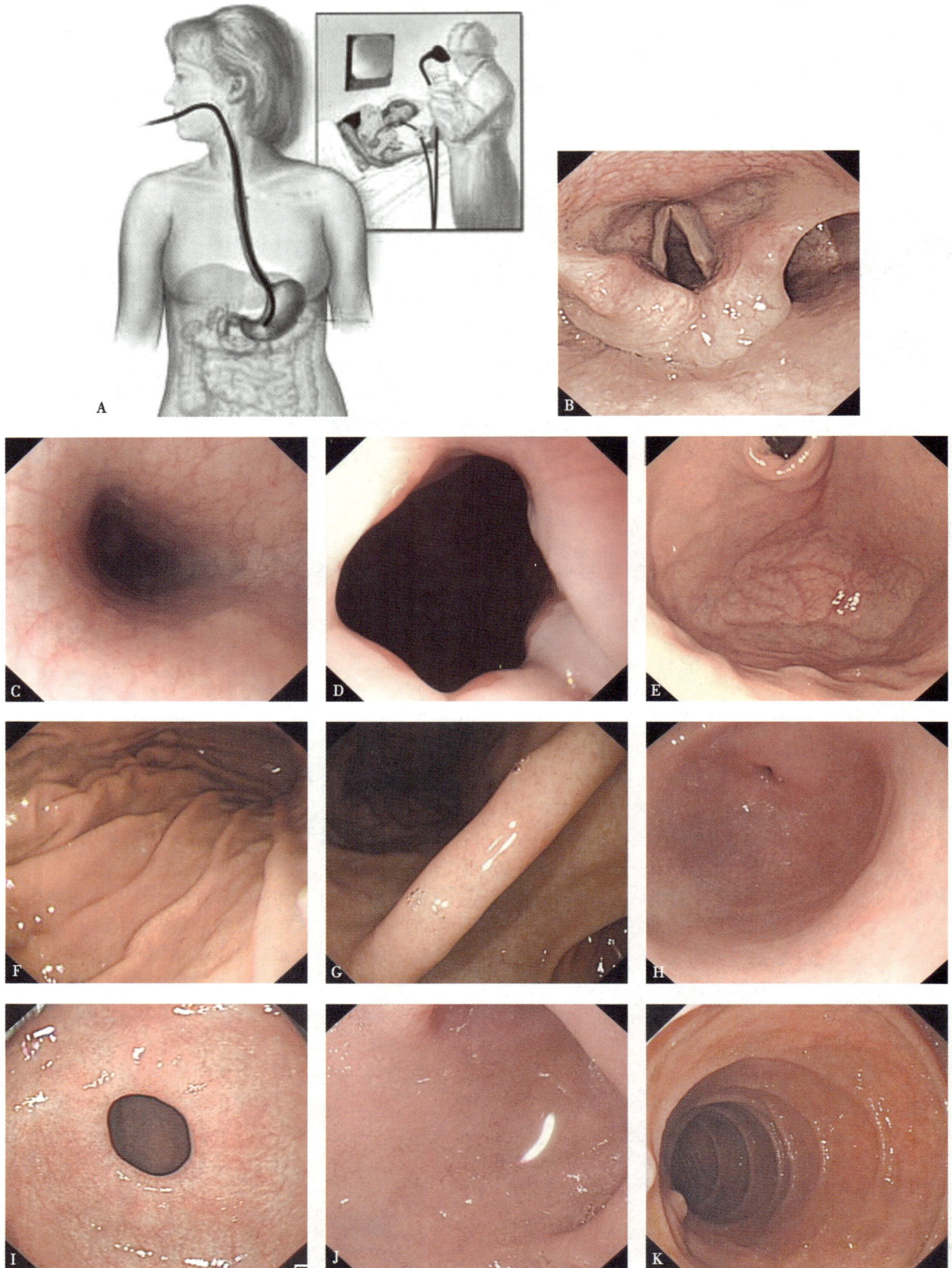

图 5-8-1　胃镜检查操作示意图及正常咽部、食管、胃、十二指肠图像

A. 胃镜检查操作示意图；B. 咽部；C. 食管；D. 贲门；E. 胃底；F. 胃体；G. 胃角；H. 胃窦；I. 幽门；J. 十二指肠球部；

K. 十二指肠降段。

2. 化学染色内镜 在常规内镜检查的基础上，将色素染料喷洒至需要观察的黏膜表面，使病灶与正常黏膜对比更加明显，有助于识别病变。常用的染料主要为卢戈碘、靛胭脂、亚甲蓝、醋酸，必要时可混合使用，如靛胭脂 + 醋酸。

卢戈碘染色：复方碘含有碘化钾和碘，其对非角化鳞状上皮内的糖原具有亲和力。原液需要稀释至 1%～4%（通常 2%～3% 的浓度效果最好）后经喷洒导管喷洒 20～50ml。正常的鳞状上皮在数分钟后着色为黑色、深棕色或绿棕色，鳞状细胞内糖原消耗性疾病则表现为不染、淡染，如炎症性改变、异型增生或早期恶性肿瘤，不染区在喷洒碘液 2～3 分钟后出现粉红色常用来鉴别高级别上皮内瘤变与低级别上皮内瘤变。

靛胭脂染色：靛胭脂染色的原理为对比观察，不被胃肠道上皮吸收，汇集于上皮细胞间的裂隙，突出显示小的或平坦型的病变及黏膜结构的不规则性。最佳浓度为 0.2%～0.4%，建议使用喷洒管，喷洒后 2～3 分钟观察效果最佳。正常胃小区结构消失、黏膜呈颗粒样或结节样凹凸异常多提示异型增生或癌性病变，可单独和联合醋酸染色用于早期胃癌的诊断。

亚甲蓝染色：亚甲蓝会被活性吸收细胞摄取，不染色非吸收上皮。染色前表面黏液必须应用黏液溶解剂予以清除，以增加上皮细胞对染料的摄取。常用浓度为 0.1%～0.2%，不被正常胃及食管黏膜所吸收着色，而肠上皮化生、异型增生及癌性病灶黏膜可吸收亚甲蓝而被染成蓝色，异型增生程度的增加与局部区域染色强度的降低和 / 或染色异质性的增加（即：相比于深蓝色黏膜，淡蓝色或粉红色未染色黏膜的比例增加）有关。亚甲蓝染色是否增加肿瘤转化尚未得到证实。

醋酸染色：2%～4% 醋酸喷洒于消化道黏膜表面，可表现醋酸白化效应，即黏膜表面短暂变白，可突出微腺管开口形态，与窄带成像技术结合可突出微血管形态。醋酸喷洒后黏膜白化时间分为 4 级：>1 分钟，黏膜持续发白；31～60 秒，白色延迟消退；6～30 秒，白色早期消失；0～5 秒，无反应。肿瘤周边的黏膜和轻度腺瘤为持续发白，黏膜下癌和浸润癌均为无反应，而腺瘤和非浸润癌为白色早期消失。

3. 电子染色内镜 包括窄带成像（NBI）、智能分光染色（FICE）及智能电子染色内镜（I-Scan）等电子染色系统，可通过对不同波长光的切换突出显示黏膜表面结构和微血管形态，清晰观察病变的边界和范围，获得与色素内镜类似的视觉效果。

知识点

传统的电子内镜使用氙灯作为照明光，这种被称为"白光"的宽带光谱实际上是由红、绿、蓝 3 种光组成的。NBI 系统的光源采用窄带滤光器，将红、绿、蓝 3 色光谱中的宽带光波（中心波长分别为 600nm、540nm、415nm）进行过滤，仅留下 540nm 和 415nm 的绿、蓝色窄带光波，每一个波宽 30nm。由于血液对绿、蓝色光吸收力强，照射到血管的光被血红蛋白吸收，照射到血管周围的光几乎均作为反射或散射返回，从而提高了血管与周围组织的对比度。415nm 的蓝光波长短、穿透力表浅，可显示表层的毛细血管为棕褐色。540nm 的绿光波长长，可显示表层下的分支血管网为墨绿色。NBI 下食管黏膜微结构包括上皮内乳头状毛细血管袢（IPCL）、上皮下微血管网（SECN）、分支血管网（BV）。由于炎症、上皮内瘤变、癌变等因素可查见 IPCL 扩张、扭曲、管径粗细不均、形态改变，背景黏膜着色（SECN 密集），黏膜内血管网形态层次感消失（BV 无法透见）。NBI 下胃体黏膜可见椭圆形表面结构，可见隐窝开口（CO），微血管结构呈蜂窝状（上皮下血管 SEC），可见规则汇集静脉（CV）。NBI 下胃窦黏膜可见规则线条状和网状表面结构，微血管结构呈线圈状，隐窝开口、汇集静脉消失。由于炎症、上皮内瘤变、癌变等因素可出现微血管扩张、不均匀、扭曲、密集、区域化、管径陡然改变，放大 NBI 下病变区域出现不规则微血管结构及分界线和 / 或不规则微表面形态（腺管）及分界线多提示早期肿瘤，微血管缺失时可查见白色不透明物质。

---

4. 放大内镜 将黏膜放大几十至上百倍，可观察黏膜腺体表面小凹结构和黏膜微血管形态特征的细微变化。与电子染色内镜结合，不仅能鉴别胃黏膜病变的良恶性，还能判断恶性病变的边界和范围。发现食管黏膜病变，放大 NBI 下观察食管黏膜表层血管结构（IPCL、SECN、BV）可识别早期食管肿瘤，依据 IPCL 井上分型、有马分型、日本内镜学会 AB 分型可预测病变性质、深度及范围；发现胃黏膜病变，放大 NBI 下观察胃黏膜微血管结构及微表面形态，依据 VS 分型、MV-FMS 分型可区分肿瘤与非肿瘤，依据 FNP、CSP、ILL-1、ILL-2 分型可预测分化程度。

5. 超声内镜　将超声技术与内镜技术相结合,可用于评估病灶浸润深度及局部淋巴结情况。

6. 激光共聚焦纤维内镜　可在普通内镜检查的同时,显示最高可放大1 000倍的显微结构,达到"光学活检"的目的,清晰显示目标部位胃小凹、细胞及亚细胞水平的显微结构。

7. 荧光内镜　以荧光为基础的内镜成像系统,可发现普通内镜难以发现的恶性病变,设备要求高,临床应用较少。

【术后处理】

1. 擦净唾液,搀扶患者离开检查台,注意患者一般情况及有无并发症发生。行无痛胃镜的患者转运至复苏室观察,直到完全清醒,由家属或专人陪同离院或返回病房,检查后禁止从事驾驶、高空作业等活动。一般术后1小时可进食;取活检者,术后1日内宜进温、软食。

2. 及时书写胃镜报告,填写病理检查申请单,注意核对姓名及检查内容。注意:内镜报告是重要的医疗文书,是对检查的总结,务必认真书写;内镜报告用词应符合规范,报告应真实、全面、客观,既不能遗漏,也不能杜撰。

该例患者接受无痛胃镜检查,术中术后无不适。胃镜下见食管距门齿23~25cm黏膜粗糙发红,NBI下局部黏膜呈茶褐色改变,放大内镜+NBI见病变处IPCL以V2型为主,局部呈V3型改变,碘染后不着色(图5-8-2),活检示鳞状上皮重度异型增生伴原位鳞状细胞癌形成。

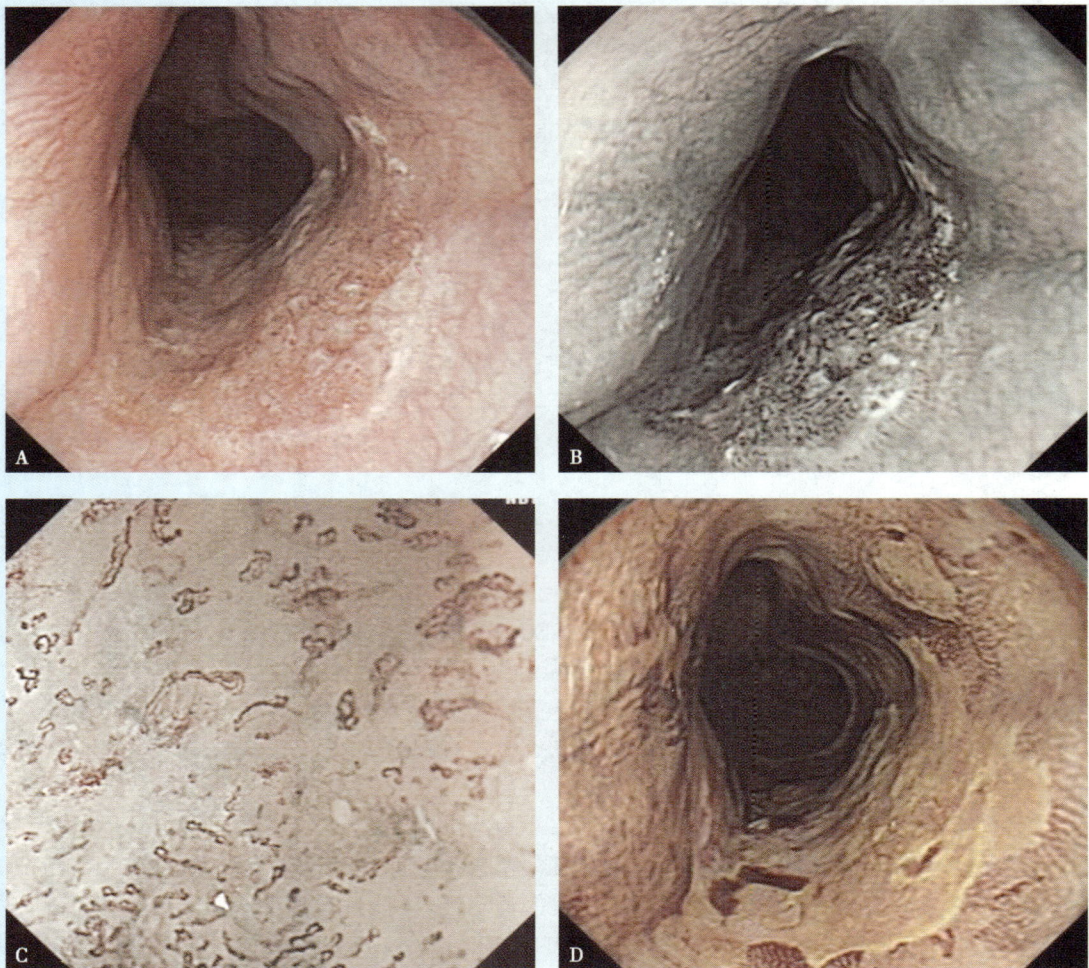

图5-8-2　患者胃镜发现食管黏膜病变
A. 白光;B. 窄带成像(NBI);C. 放大内镜+NBI;D. 碘染。

【并发症及处理】

常规胃镜检查经过多年的临床应用，其安全性已得到证实，并发症发生率极低，大多数并发症发生在治疗性内镜操作中。

1. 出血　出血的常见原因：①内镜擦伤消化道黏膜；②活检时取材过深；③患者剧烈恶心呕吐导致贲门黏膜撕裂；④原有病灶（如食管 - 胃底静脉曲张、胃溃疡血管显露）受到激惹或被误取活检等。处理：少量渗血大多能自行停止，渗血较多时可喷洒止血药物、电凝或钳夹止血。大量出血应留院观察，必要时住院进行止血治疗。

2. 穿孔　穿孔的可能原因：①检查者盲目进镜、操作粗暴或技术不熟练；②原有深溃疡、憩室、肿瘤等病变，检查时注气过多引起穿孔；③活检操作不当。最易发生穿孔的部位是梨状隐窝和食管下段，占全部穿孔的 50%。处理：尽早识别，禁食禁饮，必要时内镜或外科手术修补。

3. 感染　与胃镜检查相关的感染很少，在超剂量使用镇静剂后，少数患者可能发生吸入性肺炎；引起吸入性肺炎的其他原因包括胃潴留、大量胃出血、年老体弱等。内镜器械消毒不严格可造成交叉感染，现症感染的患者对操作者和后续患者是潜在的感染源，内镜及其附件是潜在的传播媒介，因此对内镜器械应进行规范、严格的消毒。

4. 咽喉部损伤　进镜时患者体位不正、颈部过度后仰、精神过度紧张，操作者不熟练、动作粗暴、用力过大等，可造成咽喉部擦伤，导致感染、脓肿，出现发热、咽喉部疼痛、声音嘶哑。喉头痉挛多因胃镜误入气管所致，患者可立即出现剧烈咳嗽、哮鸣、呼吸困难、面色发绀等，应立即拔镜，给予吸氧，患者多能迅速缓解，再次进镜前应让患者休息片刻。

5. 下颌关节脱臼　常见原因是安置口垫时张口过大。习惯性下颌脱臼者更易出现。发生后可行手法复位，必要时请口腔专业医师协助处理。

6. 心肺并发症　常因过度镇静引起，是程序镇静最常见和最严重的并发症，危险因素包括高龄、基础共存疾病、痴呆、贫血、肥胖和因紧急指征而行内镜操作，可引起气道梗阻、通气减少、低氧血症、低血压、血管迷走性晕厥、心律失常、误吸。发生时可用纳洛酮逆转阿片类药物的效果，氟马西尼逆转苯二氮䓬类药物的效果，丙泊酚引起的过度镇静必须采用支持措施，包括恰当的气道处理，直到药效消退。

7. 呼吸、心跳停止　一旦出现，应立即实施心肺复苏等抢救措施。

【内镜随访】

食管黏膜轻度异型增生随访要求 3 年 1 次，中度异型增生 1 年 1 次，重度异型增生及癌均内镜下切除或外科手术，内镜切除后 3 个月、6 个月、12 个月各复查 1 次内镜，若无复发，此后每年复查 1 次内镜，随访时应结合放大和染色内镜，选择性活检。

幽门螺杆菌阳性伴有萎缩者，每 2 年内镜精查；幽门螺杆菌阳性不伴有萎缩者，每 3 年内镜精查；幽门螺杆菌阴性伴有萎缩者，每年内镜精查。

胃黏膜如若内镜下未发现局灶病变，多处取活检示萎缩或肠上皮化生，每 3 年精查内镜；活检示低级别上皮内瘤变，每年精查；活检示高级别上皮内瘤变，每 6～12 个月精查。内镜下发现局灶病变，活检示低级别上皮内瘤变可选择再活检、随访或内镜切除；活检示高级别上皮内瘤变，应内镜切除；活检示胃癌，可考虑内镜切除或外科手术；内镜切除术后 3 个月、6 个月、12 个月各复查 1 次内镜，此后应每年复查胃镜 1 次。

胃镜检查操作
（视频）

该例患者在活检结果回报后行内镜黏膜下剥离术，手术顺利，术后病理结果回报示微灶鳞状细胞癌形成，侵及黏膜固有层，有溃疡，无脉管侵犯，水平切缘及垂直切缘均阴性，消化内科门诊定期随访。

（胡　兵）

第九章 胶囊内镜及小肠镜

【病例导引】

患者，男性，57岁。

主诉：解黑便20余日。

现病史：20余日前开始出现解黑便，为黑色软便，量约250g，每日解1次，伴头晕、乏力，先后两次消化内科就诊，行胃镜、结肠镜、消化道钡餐检查均未见异常。

住院期间仍反复出现解黑便4次，量最多400g，为暗红色血便。无发热、呕血、腹痛、腹泻等症状。

既往史：服用"阿司匹林"2年余。

1. 反复了解黑便及暗红色血便的主要症状，诊断消化道出血成立。结合多次胃镜、结肠镜检查结果阴性，初步排除上消化道及结肠出血，考虑病变部位位于小肠，临床诊断小肠出血（不明原因消化道出血，图5-9-1）。

知识点

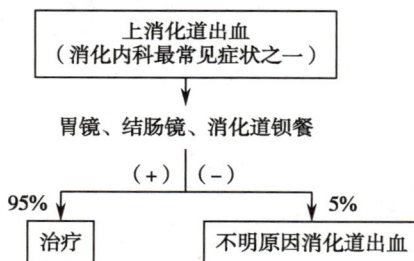

图5-9-1 消化道出血诊断

2. 如何明确小肠出血病因。

知识点

小肠特点

小肠是人体最长的器官（全长5～7m），有着远离口腔和肛门的特殊解剖位置，并游离于腹膜内被肠系膜束缚形成多发复合肠袢，且蠕动强活动性大。这些特点使其始终是消化道检查的难点。

上消化道内镜及结肠镜的应用为上消化道和结肠疾病的诊断提供了精准而有效的工具。由于小肠位置特殊，以往的检查方法如全消化道钡餐（小肠气钡双重造影）、核素扫描、选择性动脉造影、CT、MRI、PET等只能提供间接影像依据。随着胶囊内镜及小肠镜的问世，使小肠疾病的诊治能像其他胃肠疾病一样在直视下完成。

本章主要通过不明原因消化道出血，即小肠出血，着重介绍胶囊内镜及小肠镜的临床应用。

本例患者为中年男性，目前存在贫血症状，一般情况较差，既往无肠道改道手术史和肠梗阻病史，因胶囊内镜为无创性检查，且能对病变大致定位，在经济条件许可的情况下，可首选胶囊内镜。

胶囊内镜的全称为"智能胶囊消化道内镜系统"，又称"医用无线内镜"。

2001 年以色列 Given 公司胶囊内镜问世，胶囊内镜填补了小肠疾病诊断的"盲区"，为无线消化内镜诊断开辟了新时代，是消化道检查发展史上的里程碑。2004 年国产胶囊内镜投入市场。胶囊内镜可以在自然生理状态条件下摄取胃肠道的图像，亦被称为"生理内镜"。有别于小肠镜、结肠镜等侵入性操作，患者甚至可以在检查过程中进行随意的日常活动。作为一项更易为大众所接受的微创技术，胶囊内镜为消化道诊疗活动实现"无痛无创"的目标提供了努力的方向。

> **知识点**
>
> ### 胶囊内镜工作原理
>
> 通过口服内置摄像与信号传输装置的智能胶囊，胶囊在消化道内运动并拍摄图像，捕捉信息供医生分析，亦被人们称为可吞服的"数码相机"。
>
> 胶囊内镜诊断系统（Given 诊断系统）
>
> - Phillcam 一次性胶囊内镜：由可吞服的胶囊样摄像机、便携式记录仪和计算机图像分析仪三大部分组成。因其外形与普通的药物胶囊相似而得名，目前临床上使用的胶囊内镜大小为 11mm×27mm，重约 3.7g，比药用胶囊略大，外壳由防水、抗腐蚀的特殊材料制成，前端为光学区，内置短焦镜头、发白光二极管、CMOS 摄像机，中部为电池，尾部为发射器和天线。
>
> - Given 数据记录仪：吞服后的摄像机借助胃肠蠕动通过食管、胃到达小肠，以至少每秒 2 张的速度拍摄图像，并以数字信号传输图像给患者体外携带的图像记录仪进行存储记录。发射器用无线遥测技术将信号以 432MHz 的频率发射，通过紧贴于腹部的 8 个电极接收信号（包括定位信息），后者被无线记录。胶囊内镜工作时间 6～10 小时，最终随粪便自然排出。
>
> - RAPID 工作站：工作站使用专用处理软件"RAPID"处理无线记录仪数据，得到清晰的图像，每例检查可获取 5 万张及相关定位数据，医生通过影像工作站分析图像记录仪所记录的图像就可以了解患者的全小肠，包括十二指肠、空肠、回肠的情况，从而对疾病作出诊断。

胶囊内镜具有安全、便捷、无痛、无创、无导线、无麻醉等优点，为耐受性差的患者带来福音。随着研究的不断深入，越来越多的新型胶囊内镜逐渐投入市场。

> **知识点**
>
> ### 胶囊内镜潜在的临床新应用
>
> - 食管胶囊内镜：2004 年 Given 公司研发上市、通过美国 FDA 认证并投入临床的 PillCamESO 为第一代产品。改进的第二代食管胶囊内镜于 2008 年应用于临床。PillCamESO 系统由智能胶囊、数据记录器、图形工作站组成。适用于食管静脉曲张、反流性食管炎中巴雷特食管的筛查和随访。
>
> - 结肠胶囊镜：可筛查结肠息肉、结肠肿瘤等多种结肠疾病。适用于不愿进行结肠镜检查或有结肠镜检查禁忌证的患者。
>
> - 磁控胶囊内镜是实现胶囊内镜可控的最有前景及发展潜力的技术，其原理是运用磁力控制胶囊内镜的运行及速度。国产磁控胶囊内镜于 2014 年投入临床使用，目前广泛应用于胃癌筛查。
>
> - 压力 /pH 胶囊内镜：可检测食管的 pH，用于诊断食管反流性疾病，亦可用于检测小肠的酸碱度。
>
> - 通畅检测胶囊内镜：用于检测消化道的通畅度，亦可作为常规胶囊内镜检查前的预检查，评估

其在消化道滞留的风险。

● 机器人胶囊内镜：目前胶囊内镜只能用于诊断，随着临床治疗的需求及技术的深入，胶囊内镜正朝着治疗甚至全功能的方向发展，机器人胶囊内镜是能够满足临床多方面需要的新技术。目前仍处于开发研制中。

【适应证及禁忌证】

（一）适应证

不明原因消化道出血及缺铁性贫血。

疑似克罗恩病。

疑似小肠肿瘤。

监测小肠息肉病综合征的发展。

疑似或难以控制的吸收不良综合征（如乳糜泻等）。

确诊非甾体抗炎药相关性小肠黏膜损害。

临床上需要排除小肠疾病者。

黑色素瘤。

小肠移植。

（二）禁忌证

绝对禁忌证：无手术条件或拒绝接受任何腹部手术者（一旦胶囊滞留将无法通过手术取出）。

相对禁忌证：

已知或怀疑肠道梗阻、狭窄及瘘管。

心脏起搏器或其他电子仪器植入者。

吞咽障碍者。

孕妇。

病态肥胖。

痴呆。

本例患者诊断不明原因消化道出血，目前存在缺铁性贫血，既往近 2 年来有服用"阿司匹林"预防史，尚不排除小肠肿瘤、血管畸形、小肠憩室等疾病，且无胶囊内镜检查禁忌证，可行胶囊内镜检查前准备。

【术前准备及谈话要点】

1. 术前准备（图 5-9-2）

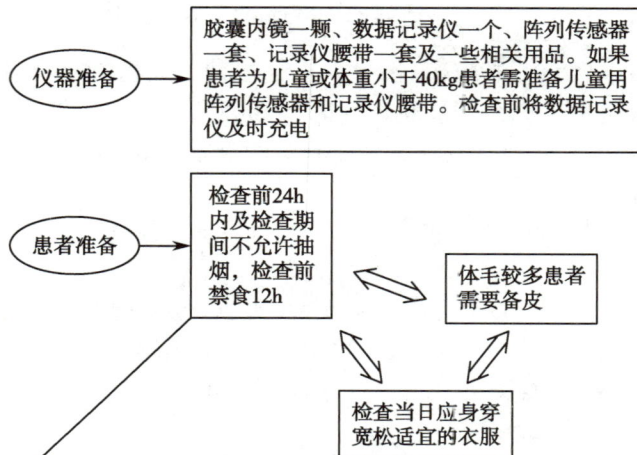

仪器准备 → 胶囊内镜一颗、数据记录仪一个、阵列传感器一套、记录仪腰带一套及一些相关用品。如果患者为儿童或体重小于40kg患者需准备儿童用阵列传感器和记录仪腰带。检查前将数据记录仪及时充电

患者准备 → 检查前24h内及检查期间不允许抽烟，检查前禁食12h

体毛较多患者需要备皮

检查当日应身穿宽松适宜的衣服

检查前一晚8时口服蓖麻油30ml和3包口服洗肠液，检查当日4h前再口服1~2包聚乙二醇电解质溶液或磷酸钠溶液，排出的大便接近清水样时，视野较满意

提高成功率 ←

长期禁食、可疑胃肠道动力低下和糖尿病患者在检查前给予促动力药（胃复安、莫沙比利等）

提高图像的清晰度

吞服胶囊后慢走半小时，或右侧卧位加用力憋气，可以加速胶囊通过幽门进入十二指肠，避免胶囊在胃内长时间停留，影响检查

在胶囊内镜吞服前30min，服用适量去泡剂（二甲硅油散）减少消化道的泡沫

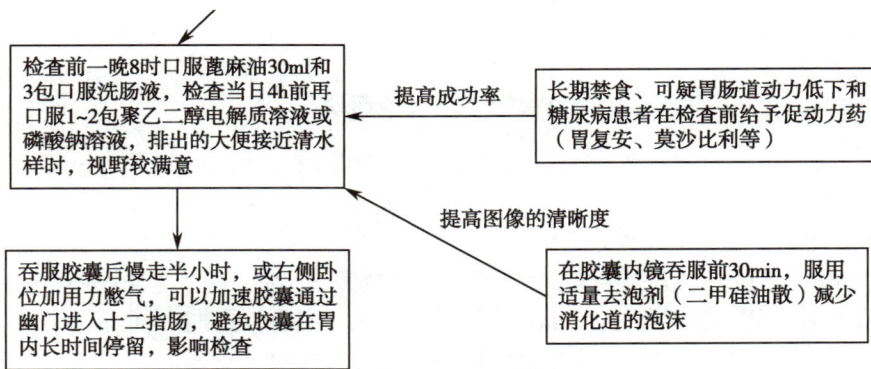

图 5-9-2　胶囊内镜检查前准备

知识点

胶囊内镜检查前的肠道准备

胶囊内镜是诊断不明原因消化道出血病因的一项极其重要的检查手段，但因其缺乏普通胃肠镜一样给气、给水、吸引的技术，所以它的肠道准备比普通胃肠镜要求高，肠道的清洁度将直接影响胶囊内镜的图像质量，肠道清洁度差可造成很多内镜诊断的假象，导致漏诊、误诊率升高。所以选择合理高效的肠道准备方式至关重要。肠液清洁度和肠液量均为图像质量的独立影响因子，有研究表明在复方聚乙二醇电解质散的基础上加用二甲硅油散，去泡效果明显，肠腔清晰度增加，提高了胶囊内镜图像质量，在这两者基础上加用促胃肠动力药，加强肠道蠕动，明显减少肠液量，肠腔清晰度显著增加，同时提高了图像的清晰度、全小肠检查完成率及病检率。因此在临床上多推广使用复方聚乙二醇电解质散＋二甲硅油散＋促胃肠动力药作为胶囊内镜术前肠道的准备。

2. 谈话要点　详细询问患者的病史，注意患者是否存在吞咽困难、食管狭窄、贲门失弛缓症、胃轻瘫、糖尿病、腹部手术史及消化道功能障碍等疾病。还需要了解患者的特殊用药史，需提醒检查前的3~5日应停用铁剂，不使用减弱胃肠动力的药物，如麻醉药及抗胆碱药（图5-9-3）。

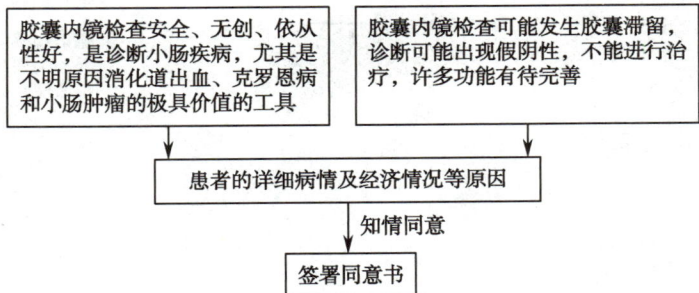

胶囊内镜检查安全、无创、依从性好，是诊断小肠疾病，尤其是不明原因消化道出血、克罗恩病和小肠肿瘤的极具价值的工具

胶囊内镜检查可能发生胶囊滞留，诊断可能出现假阴性，不能进行治疗，许多功能有待完善

患者的详细病情及经济情况等原因

知情同意

签署同意书

图 5-9-3　胶囊内镜操作前谈话

【操作方法】

整个检查分为吞服胶囊、记录及回放观察三个过程（图5-9-4）。

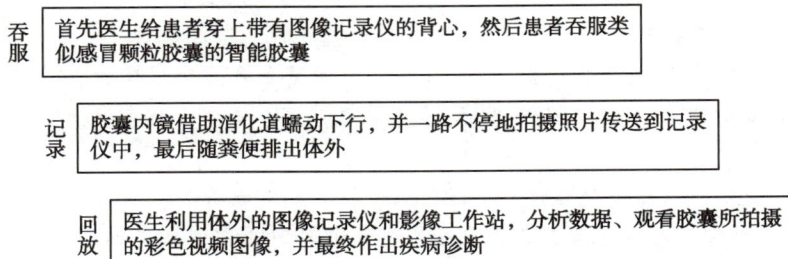

吞服　首先医生给患者穿上带有图像记录仪的背心，然后患者吞服类似感冒颗粒胶囊的智能胶囊

记录　胶囊内镜借助消化道蠕动下行，并一路不停地拍摄照片传送到记录仪中，最后随粪便排出体外

回放　医生利用体外的图像记录仪和影像工作站，分析数据、观看胶囊所拍摄的彩色视频图像，并最终作出疾病诊断

图 5-9-4　胶囊内镜操作步骤

知识点

术中及术后注意事项

1. 胶囊进小肠后 2 小时可以饮用 150～250ml 清水，4 小时后可进食少量面包、蛋糕等干性食物，检查结束后可恢复正常饮食。

2. 吞服胶囊后要始终穿戴记录仪背心。

3. 检查过程中，患者可以自由走动，但不要远离检查场所，并且注意每 15 分钟观察一次数据记录仪的指示灯，正常应该每秒闪烁两次，如闪烁变慢或停止，应随时与检查医生联系，并记录当时的时间，同时也需记录进食、饮水及有不正常感觉（腹痛、恶心、呕吐等）的时间。

4. 避免近距离接触任何强力电磁场源区域，如 MRI、无线电台，以免影响胶囊内镜的正常工作，使图像信号受到干扰。

5. 避免剧烈运动、抬举重物、屈体、弯腰及移动腰带，切勿撞击腰带上的数据记录仪。避免受外力的干扰，以防传感器贴片脱落。

6. 8 小时后，如果看到记录仪上的指示灯不再闪烁，长按中间黑色开关 3 秒以上，当所有灯都熄灭时，脱下记录仪，小心保管，不要重压。

7. 检查结束后注意胶囊是否从大便内排出，胶囊通常在吞服后 24～48 小时被排出体外，如果没有排出，要及时回医院检查。

【并发症及处理】（图 5-9-5）

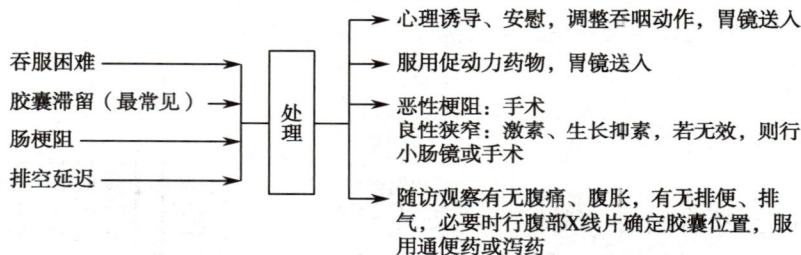

图 5-9-5　胶囊内镜并发症及处理

知识点

出现各种并发症的原因

1. 吞服困难　一般以幼儿多见，因胶囊相对于幼儿较大，而成年人吞服困难少见。吞服困难出现多与患者的精神因素及解剖异常有关，容易导致胶囊嵌顿于环咽肌或 Zenker 憩室或误吸入气管。单纯因心理紧张导致的吞服困难一般在诱导及心理暗示下最终都能改善，而解剖异常或中枢系统疾病继发者以往都认为是相对的禁忌证。

2. 胶囊滞留　指胶囊吞服后 2 周仍未排出，分为食管滞留和胃内滞留。食管滞留多见于老年患者，常合并憩室、食管功能紊乱、贲门失弛缓症、食管裂孔疝等。胃滞留常由解剖异常、胃轻瘫、腹部手术史及幽门狭窄等导致。

3. 肠梗阻　发生原因多为克罗恩病、小肠新生物、较大憩室等。

4. 排空延迟　腹部手术史、放射性肠炎、糖尿病周围神经功能紊乱及非甾体抗炎药相关性肠炎等。

5. 其他　如毒性，胶囊完整性被破坏，胶囊内电池原料有一定的毒性。

【本例患者胶囊内镜诊断】

1. 慢性十二指肠球炎。
2. 空肠糜烂性质待查（图5-9-6）。
3. 回肠溃疡性质待查（图5-9-7）。

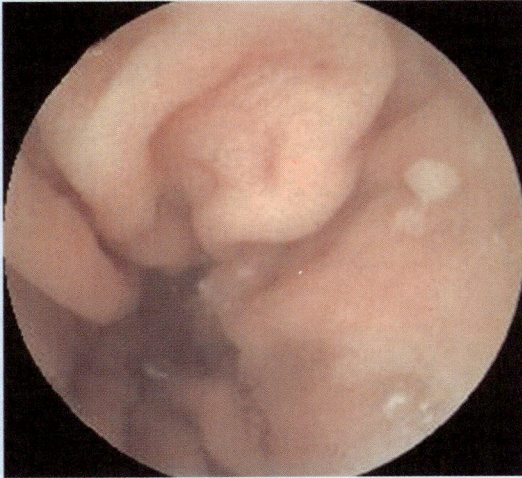

图5-9-6　内镜所见1

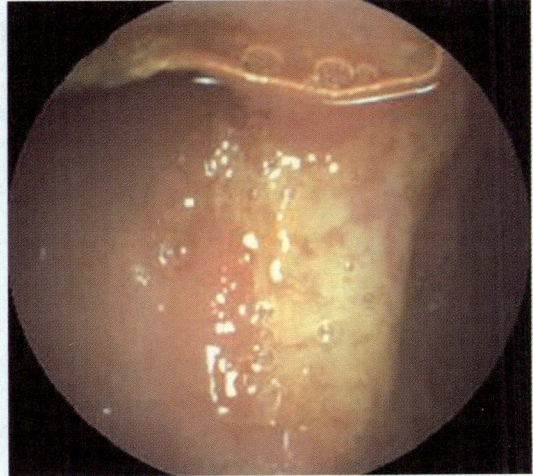

图5-9-7　内镜所见2

胶囊内镜图（组图）

胶囊内镜临床应用（拓展阅读）

【下一步的处理方法】

小肠镜取病理活检明确诊断：根据胶囊内镜检查结果可以初步判断病灶较为广泛，累及空肠及回肠，故可以选择经口或者经肛门入镜。如果考虑仅为空肠病变，则选择经口进镜；如考虑仅回肠病变的可能，则选择经肛门进镜。

知识点

小肠镜分类

1. 双气囊小肠镜　在推进式小肠镜基础上改造，多加了一个带气囊的外套管，并且小肠镜前端也加了一个气囊，极大地增加了肠镜插入的深度，通过同时经口及经肛门的途径，可实现全小肠的可视可操作，彻底打破了小肠诊疗的"盲区"，解决了以往小肠诊疗困难的问题。

2. 单气囊小肠镜　这是一项较新的小肠镜技术，没有内镜前端的气囊，其安装较双气囊小肠镜方便，可实现单人操作，用于小肠疾病的评价和治疗。

3. 螺旋式小肠镜　这是正在研发的一项新技术，小肠镜由螺旋形外套管和内镜组成。

4. 推进式小肠镜　这是较传统的小肠检查技术，操作方便，但插入深度有限，一般到达Treitz韧带下40～100cm，仅对近段空肠黏膜病变作出诊断，目前已经废弃不用。

5. 探条式小肠镜　依靠肠蠕动推进内镜前行，可观察至深部小肠，但因插入时间过长及患者不适感强，目前已较少应用。

本章主要介绍在目前临床上开发较早、应用较多的双气囊小肠镜（double-balloon enteroscopy，DBE）。

知识点

双气囊小肠镜工作原理

由一条内视镜和一条外套管组成，两者的远端各有一个气囊，经口或肛门插入，利用两个气囊交替充气以固定小肠壁，同时外套管和小肠镜交替插入，辅以气囊重复收拉，最终将小肠慢慢套叠以缩短小肠，实现把肠管从远段拉扯至近端，从而完整检查小肠。并且肠身附有的管道可插入器械进行治疗，对可疑病灶可进行活检，并能完成镜下注射止血、电凝、息肉摘除、气囊扩张、异物取出等治疗。

胶囊内镜和双气囊小肠镜的互补，攻克了整个消化道检查的难题——小肠检查，这两者将会对小肠疾病未来的诊断和治疗水平带来质的飞跃。

【适应证及禁忌证】

（一）适应证

不明原因的消化道（小肠）出血及缺铁性贫血。

疑小肠肿瘤或增殖性病变。

疑小肠克罗恩病；不明原因的小肠梗阻。

多发性息肉症候群。

不明原因的腹泻或蛋白丢失。

小肠内异物。

协助外科手术中小肠腔的检查。

外科肠道手术后异常情况（如出血、梗阻等）。

已确诊的小肠病变治疗后复查。

相关检查提示小肠存在器质性病变可能者。

（二）禁忌证（或相对禁忌证）

重要脏器（肺、心、脑、肝、肾）严重功能异常者。

有高度麻醉风险者；无法耐受或配合内镜检查者。

相关实验室检查明显异常（如重度贫血、重度低白蛋白血症），在指标纠正前。

完全性小肠梗阻无法完成肠道准备者。

有多次腹部手术史者。

低龄儿童。

其他高风险状态或病变者（如中度以上食管 - 胃底静脉曲张、大量腹水等）。

急性胰腺炎或急性胆管炎发作者。

孕妇。

【术前准备及谈话要点】

1. 术前准备　至少禁食 12 小时、口服泻药清肠等；多数在静脉或者气管插管下全身麻醉下完成以减轻患者不适与痛苦（图 5-9-8）。

2. 谈话要点　告知双气囊小肠镜检查的利弊与风险。

安全性：根据国内外的调查结果，双气囊小肠镜是一项安全的内镜检查和治疗方法，并发症主要是穿孔和出血等，总发生率为 1%～3%。

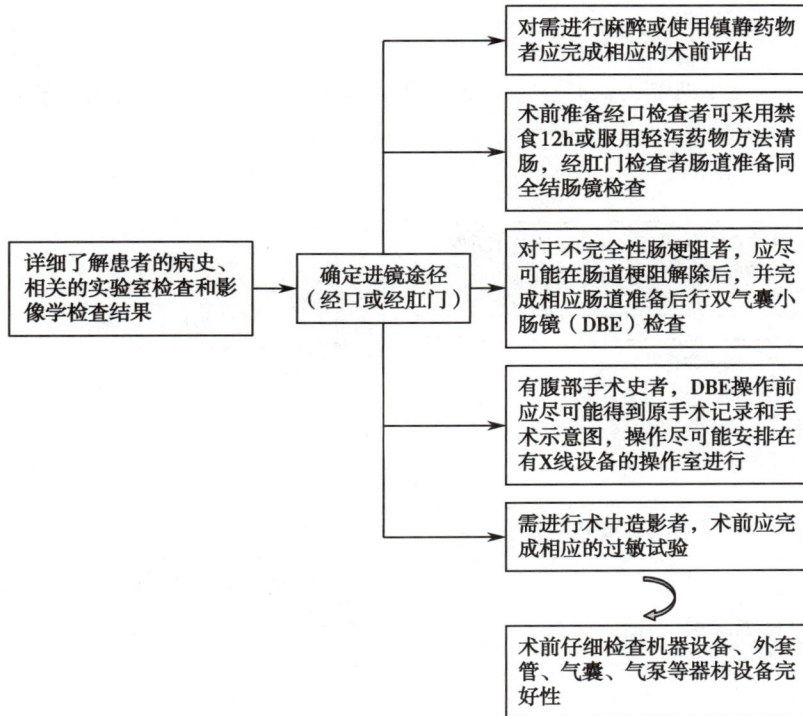

图 5-9-8 小肠镜术前准备

知识点

如何提高双气囊小肠镜的安全性

1. 掌握适应证。
2. 操作前的准备工作。
3. 设备的完好性。
4. 操作技术熟练、规范。
5. 术中术后严密观察。
6. 处理及时。

【操作方法】（图 5-9-9）

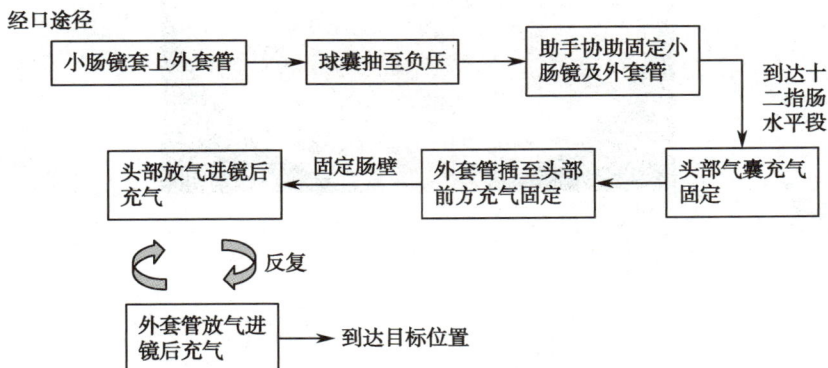

图 5-9-9 小肠镜操作过程

【并发症及处理】

双气囊小肠镜并发症主要分为诊断性双气囊小肠镜操作的并发症、治疗性双气囊小肠镜操作并发症、继发于麻醉操作或药物并发症（图5-9-10）。

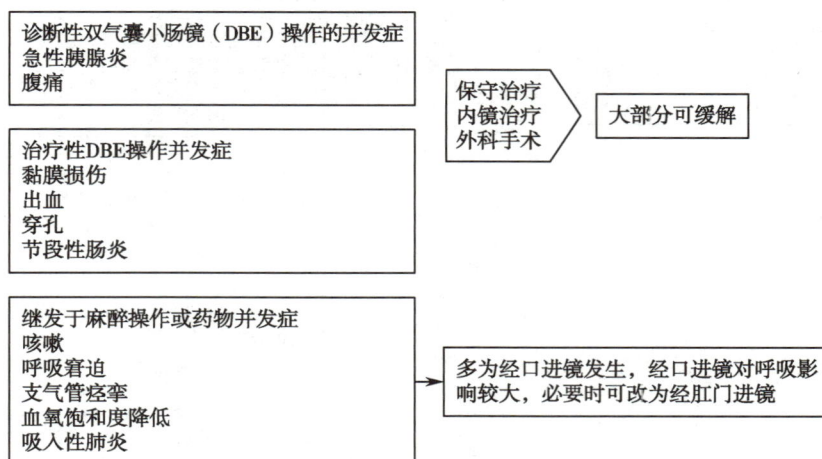

图 5-9-10　小肠镜操作并发症及处理

【病例的处理结果】

结合患者以往有2年服用"阿司匹林"史。

本病例最终诊断：小肠溃疡合并出血（药物相关性可能性大）（图5-9-11）。

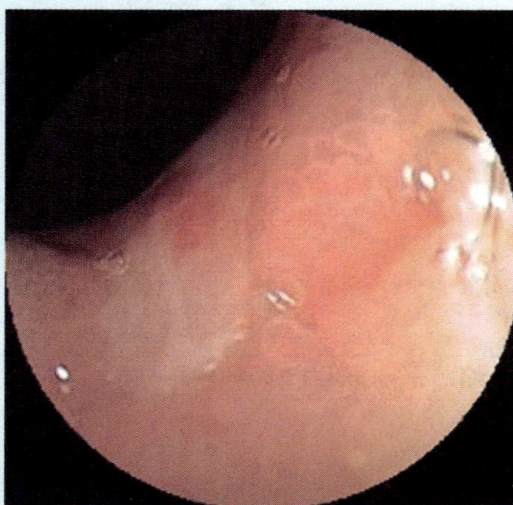

图 5-9-11　小肠溃疡合并出血

【其他典型小肠镜图片】（图 5-9-12）

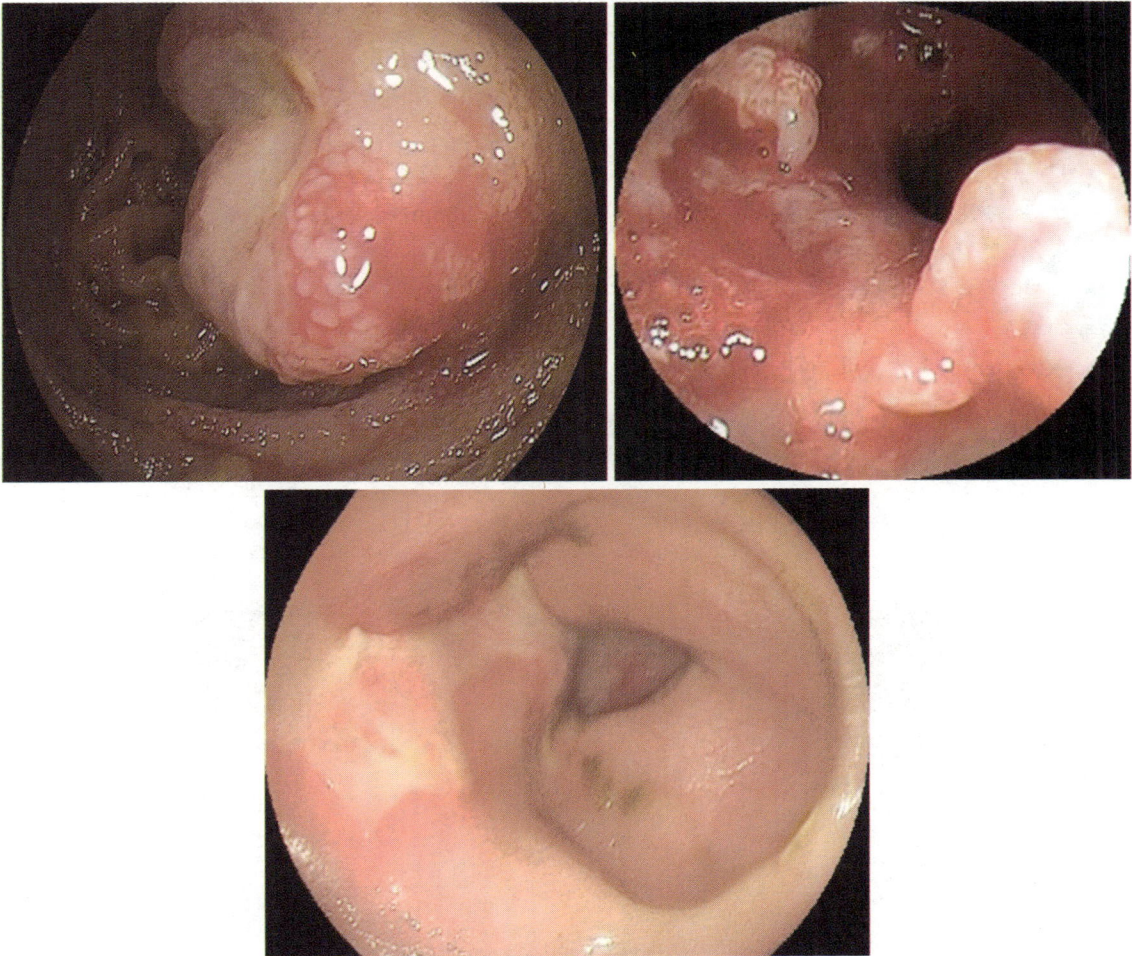

图 5-9-12　其他小肠溃疡合并出血表现图像

知识点

小肠出血的治疗

小肠出血的治疗包括内科止血、内镜止血、手术三个主要措施。

各种原因所致的小肠出血，首先都应给予输血、输液，应用止血剂治疗，克罗恩病等尚需针对病因治疗。

保守治疗无效或反复出血时，首选小肠镜下根据病灶性质及特征选择镜下注射、电凝、钛夹止血治疗，疗效肯定，但需要全身麻醉，对大血管出血、肠道清洁不满意者难以达到确切疗效。如果患者一般情况差不能耐受开腹手术，可选择放射介入治疗（对患者身体条件要求较低，不需要全身麻醉，但对小肠止血效果不确定，且有可能导致肠系膜血管栓塞致小肠坏死等严重后果）。

对检查明确出血原因为肿瘤、憩室出血或者出血量大，常需要手术治疗；特别对于腹部查体或影像学检查发现腹部包块、急性大出血而内科治疗不能有效止血、伴有急腹症或长期出血无法确诊的患者，则应果断剖腹探查；如果手术前仍然未能明确诊断，则采取手术过程中切开小肠，行术中肠镜检查，也可以发现病变，指导治疗。

知识点

其他双气囊小肠镜临床应用

- 内镜下染色：方法同大肠镜下息肉及增殖性病变的染色方法。染色前应用蒸馏水冲洗肠道表面的附着物，染色后可清晰观察病灶的形态特征、绒毛、微绒毛及周边的情况。有助于诊断小肠黏膜病变，如乳糜泻、吸收不良综合征。

- 黏膜下注射：主要用于小肠镜检查区域标记、病灶定位及止血。

- 超声内镜：小探头超声内镜可以通过双气囊小肠镜 2.8mm 钳道进入肠腔进行检查，了解黏膜下病灶的来源、特征、性质，以及血管特征。

- 内镜下造影剂注射：在 X 线下可向肠腔内注射水溶性造影剂，有助于观察肠腔狭窄、占位及结构异常的病变。

- Roux-en-Y 手术史患者小肠镜检查。

- 内镜下息肉摘除术。

- 内镜狭窄的扩张和支架置入术。

- 取小肠异物。

- 内镜逆行胰胆管造影术（ERCP）和经皮内镜胃造瘘术（PEG）。

小肠镜图（组图）

小肠镜临床应用（拓展阅读）

（姜海行）

第十章 肠 镜

结肠镜检查（colonoscopy）（以下称为肠镜）是诊断结直肠疾病最常用和最准确的检查方法，也是目前发现肠道肿瘤及癌前病变最简便、最安全、最有效的方法。肠镜可以检查从肛门到回盲部的下消化道，也可通过回盲瓣进入末段回肠进行观察。肠镜对肠管的观察直观、准确，且可在直视下行活检，并对某些肠道疾病进行内镜下治疗。

> **知识点**
>
> **肠镜**
>
> 肠镜是经肛门将肠镜循腔插至回盲部，从黏膜侧观察结直肠病变的方法，是目前诊断和治疗结直肠黏膜病变的最佳选择。肠镜的工作原理与胃镜类似（此处不再赘述，详见本篇第八章），能对结直肠病变进行详细的观察、活检及治疗。

【病例导引】

> 患者，女性，61 岁。
> 主诉：大便习惯改变 1 年。
> 现病史：1 年前，患者无明显诱因出现大便习惯改变，每日解黄色不成形稀便 1 次，具体量不详，偶伴腹胀，无明显腹痛。近半年体重减轻 3kg。既往史及家族史无特殊，无手术史。

【适应证和禁忌证】

一、适应证

1. 下消化道出血 无法解释的缺铁性贫血、活动性或近期血便、大便隐血阳性或黑便已排除上消化道出血者（若发现出血源，如血管畸形、溃疡、瘤变及溃疡术后出血等，则可能需要内镜治疗）。

2. 其他下消化道症状或体征 不明原因且有临床意义的慢性腹泻、排便异常、腹部不适，原因不明的低位肠梗阻，腹部包块（尤其下腹部）。

3. 影像学检查异常 钡剂灌肠、腹部 CT、PET/CT、MRI 或其他影像学发现结直肠或末段回肠异常，如肠壁增厚、肿块病变、充盈缺损及狭窄等。

4. 结直肠肿瘤性病变的筛查与监测。

5. 炎性肠病 需行肠镜检查以评估疾病范围和／或严重程度，并评估疗效，还需对异型增生进行常规监测。

6. 辅助外科手术 肠镜可作为结直肠疾病微创手术的辅助手段，如外科手术中吻合口重建评价。

7. 治疗性适应证 息肉、腺瘤、早期结肠癌的切除，异物摘除、乙状结肠扭转或假性结肠梗阻的减压，针对狭窄的球囊扩张，肿瘤性病变出血或者狭窄的姑息性治疗（如激光、电凝、支架置入），经皮内镜下盲肠造口置管等。

知识点

结直肠肿瘤

　　符合以下任意一条者视为结直肠肿瘤的高风险人群,需要进行肠镜筛查。①大便隐血阳性。②一级亲属有结直肠癌病史。③以往有肠道腺瘤史。④本人有癌症史。⑤有排便习惯改变。⑥符合以下任意2项者:慢性腹泻、慢性便秘、黏液血便、慢性阑尾炎或阑尾切除史、慢性胆囊炎或胆囊切除史、长期精神压抑、有报警信号(如贫血、体重减轻)。

　　亚太风险评分(表5-10-1)可作为进展期结直肠肿瘤高危人群的筛选工具,适用于亚太地区无症状人群的结直肠癌筛查。推荐高危患者(3~6分)进行肠镜检查。

表 5-10-1　亚太风险评分

危险因素	标准	分值 / 分
年龄 / 岁	50~55	0
	56~75	1
性别	女性	0
	男性	1
家族史	一级亲属无结直肠癌	0
	一级亲属有结直肠癌	1
吸烟	无吸烟史	0
	吸烟史(包括戒烟者)	1
体质量指数 /(kg·m^{-2})	<25	0
	≥25	1
糖尿病	无	0
	有	1

二、禁忌证

1. 肛门、直肠有严重的化脓性炎症。
2. 严重的急性肠炎和缺血性肠病。
3. 妇女妊娠期慎重进行,月经期一般不宜做检查。
4. 腹膜炎、肠穿孔、腹腔内广泛粘连及各种原因导致的肠腔狭窄者。
5. 腹部大动脉瘤、肠管高度异常屈曲及癌肿晚期伴有腹腔内广泛转移者。
6. 体弱、高龄及有严重心脑血管疾病、严重肺功能障碍、对检查不能耐受者。
7. 精神病患者不宜施行检查,必要时可在全身麻醉下施行。

　　与胃镜检查类似,肠镜检查的禁忌证也是相对的。对于高风险患者,医生应详细了解患者的病情,与患者及家属充分沟通,做好全面的术前准备,包括心电监护、血氧饱和度监测、心肺复苏器械准备、输血及抢救药品准备,必要时邀请相应专科医师协助。对不能配合操作的精神病患者,可在病情平稳时检查,或在精神病专科医师及麻醉科医师协助下完成检查。

　　该患者为老年女性,有腹泻、腹胀等消化道症状,体重减轻,有肠镜检查的适应证,无禁忌证,故建议其进行肠镜检查。

【术前准备】

一、病情评估

　　详细了解病史,有无肠镜的适应证及禁忌证。了解有无手术史、药物过敏及急、慢性传染病等。查看实验室检查、钡灌肠等其他检查结果。对于准备接受肠镜下治疗的患者还要了解有无凝血功能异常，是否服用抗栓药物及大量肾上腺糖皮质激素。

二、知情同意

与患者及家属沟通，告知肠镜操作目的、操作过程、配合事项、可能存在的风险和并发症等，签署内镜检查和/或治疗同意书。

三、清洁肠道

1. 理想的肠镜检查前肠道准备方法应具备以下特点：①能在短时间内排空结肠内粪便；②不引起结肠黏膜改变；③不会引起患者不适，依从性好；④不导致水电解质紊乱；⑤价格适中。

知识点

肠道准备的效果评价

肠道准备的效果评价目前多采用国际上公认的波士顿或渥太华肠道准备评分量表，二者均将结肠分成 3 段（直肠 - 乙状结肠，横结肠 - 降结肠，升结肠 - 盲肠）分别进行评分，再记总分（表 5-10-2、表 5-10-3）。

表 5-10-2　渥太华评分量表（2004 年）

分类	评分 / 分		评价标准
清洁程度评分	0	优	肠道非常清洁，不需吸引
	1	好	局部可见少量浑浊液体残留，不需吸引
	2	一般	必须吸引才可获得清晰视野
	3	较差	必须冲洗和吸引才可获得一定的视野
	4	差	有成形粪便，冲洗和吸引都无法清除
按全结肠内液体量评分	0		少量
	1		中量
	2		大量

注：肠道清洁效果总分为 3 个结肠段清洁程度评分与整个结肠内液体评分之和。总分为 0～14 分，得分越低者肠道清洁水平越好。若总分<7 分，且任何一个肠段评分均≤2 分，则肠道准备充分，反之则肠道准备不充分。该法评分内容全面，包括各结肠段清洁度及全结肠的液体量，但液体量评分依靠主观判断。

表 5-10-3　波士顿肠道评分量表（2009 年）

分值 / 分	评价标准
0	准备极不充分，黏膜绝大部分不可见，存在大量固体粪便
1	部分黏膜可见，存在粪便残渣和 / 或不透明液体
2	绝大部分黏膜可见，存在少量粪便残渣和 / 或不透明液体
3	全部黏膜可见，无粪便残渣或不透明液体

注：总分为 0～9 分，总分<6 分或任一节段的结肠评分<2 分，则视为肠道准备不充分。该法对冲洗、抽吸后的肠道清洁度进行评分，无法客观反映患者肠道准备的真实情况，且冲洗、抽吸在一定程度上会延长肠镜检查时间。

---

2. 目前临床常用的肠道清洁剂（表 5-10-4）

（1）聚乙二醇电解质散：聚乙二醇是目前国内应用最为普遍的肠道清洁剂，作为容积性泻剂，通过大量排空消化液来清洗肠道，不影响肠道的吸收和分泌，故而不会导致水电解质平衡紊乱。用法：在内镜检查前 4～6 小时服用聚乙二醇等渗溶液 2 000～3 000ml，每 10 分钟服用 250ml，2 小时内服完。如有严重腹胀或不适，可减慢服用速度或暂停服用，待症状消失后再继续服用，直至排出清水样便，方可不再继续服用。对于无法耐受一次性大剂量聚乙二醇清肠的患者，可考虑采用分次服用方法，即一半剂量在肠道检查前一日晚上服用，另一半剂量在肠道检查当日提前 4～6 小时服用。极少数患者可因不耐受而出现呕吐等不良反应。国内研发的聚乙二醇新制剂，对气味和口味进行了改良（如不含硫酸钠的聚乙二醇），患者的耐受性和安全性更好。孕妇和婴幼儿肠道准备亦首选聚乙二醇。

（2）硫酸镁：硫酸镁是传统的肠道准备清洁剂，因其服用水量少，可随后增加饮水量，患者依从性好，价格低廉，国内应用较为普遍。高渗的硫酸镁溶液将水分从肠道组织吸收至肠腔中，刺激肠蠕动而排空肠内容物。用法：在内镜检查前 4～6 小时，将硫酸镁 50g 稀释后一次性服用，同时饮水约 2 000ml。大多数患者可完成充分的肠道准备。由于镁盐有引起肠黏膜炎症反应和溃疡的风险，可能造成黏膜形态改变，故不推荐确诊的或可疑的炎性肠病患者服用，慢性肾脏疾病患者亦不宜使用。

（3）磷酸钠盐：主要成分为磷酸氢二钠和磷酸二氢钠。高渗的磷酸钠溶液可将水分从肠道组织吸收至肠腔中而达到清洁肠道的作用。与聚乙二醇相比，两者肠道清洗效果相似，但口服磷酸钠溶液饮水量少（1 500ml），患者依从性好，腹胀、恶心、呕吐等胃肠道不良反应少，在镁盐、聚乙二醇无效或不可耐受的情况下可以选用。用法：建议分 2 次服用，每次间隔 12 小时，可在内镜检查前一晚 6：00 和内镜检查当日晨 6：00 各服用一次；每次标准剂量为 45ml，以 750ml 水稀释，建议在可耐受的情况下多饮水，直至出现清水样便。磷酸钠盐制剂是高渗性溶液，在肠道准备过程中可伴有体液和电解质紊乱，因此在老年人群、慢性肾脏疾病、电解质紊乱、心力衰竭、肝硬化或服用血管紧张素转换酶抑制剂的患者中慎用。

（4）中草药：国内常用制剂为番泻叶和蓖麻油，在某些医院仍作为肠镜检查前常规使用的肠道清洁药物。番泻叶作用机制包括致泻和促进胃肠蠕动，是多种化学物质作用的结果。用法：可于肠镜检查前一日晚以 400ml 开水＋番泻叶 20g 浸泡 30 分钟饮用；亦可加 20 倍于番泻叶的水量，80℃温水浸泡 1 小时饮用。番泻叶常引起腹痛、腹胀等不良反应，且有时会导致肠黏膜炎性改变。蓖麻油口服后在小肠脂肪酶的作用下分解为蓖麻油酸和甘油，前者皂化为蓖麻油酸钠后能刺激肠道，促进扬道蠕动，同时蓖麻油还能润滑肠道。用法：一般于检查前 6～8 小时服用口服蓖麻油，一般在服药后 0.5～1 小时开始腹泻，持续 2～3 小时。蓖麻毒素可导致中毒，主要表现为普遍性细胞中毒性器官损伤，使细胞水肿、出血和坏死等，引起中毒性肝病、肾病及出血性胃肠炎，严重者可因呼吸和血管运动中枢麻痹而死亡，蓖麻毒素至今没有有效的解毒剂。

（5）其他肠道清洁剂：复方匹可硫酸钠（吡苯氧磺钠）属刺激性泻剂，直接作用于肠黏膜而促进肠道平滑肌收缩，并增加肠腔内液体分泌，产生温和的缓泻效果，与镁盐组成复方制剂可用于肠道准备。甘露醇溶液属高渗性泻剂，既往亦用于肠镜前的肠道准备，可于 30 分钟内口服 10% 甘露醇溶液 1 000ml，但因肠镜下电凝或电切时有引起气体爆炸的风险，目前已不建议用于肠镜治疗。包含氯化钠、氯化钾和硫酸镁的复方电解质溶液亦可用于肠道准备。

表 5-10-4 临床常用内镜检查肠道清洁剂的特点

种类	特点	清洁效果	耐受性	安全性	费用
聚乙二醇	等渗	+++	++	+++	++
硫酸镁	高渗	++	++	++	+
磷酸钠	高渗	+++	++	+	++
匹可硫酸钠	高渗	++	+++	++	
甘露醇	高渗	++	+	+	+
中草药	抑制吸收	+～++	++	+++	+

3. 口服肠道清洁剂的禁忌证

（1）绝对禁忌证：消化道梗阻或穿孔，严重的急性肠道感染，中毒性巨结肠，意识障碍，对其中的药物成分过敏，无法自主吞咽（此种情况下鼻胃管可能有用），回肠造口术。

（2）相对禁忌证：慢性肾脏疾病建议使用聚乙二醇制剂；血液透析患者建议使用聚乙二醇制剂或镁盐；腹膜透析患者建议使用聚乙二醇制剂；肾移植受者不应选择磷酸钠盐；充血性心力衰竭患者建议使用聚乙二醇制剂，禁止使用磷酸钠盐；肝硬化患者首选聚乙二醇制剂。建议服用血管紧张素转换酶抑制剂的患者在口服肠道清洁剂当日和之后的 72 小时内不应继续服药；利尿剂应在口服肠道清洁剂时暂停 1 日；在口服肠道清洁剂当日和之后的 72 小时，建议停止使用非甾体抗炎药；使用胰岛素、口服降糖药控制血糖的患者，应避免在检查前一日服用肠道清洁剂。严重溃疡性结肠炎患者慎用肠道清洁剂；有肠道狭窄或便秘等肠内容物潴留的患者，应谨慎给药，以免引起肠内压升高；冠状动脉性心脏病、陈旧性心肌梗死或肾功能障碍的患者慎用肠道清洁剂。

4. 肠道准备的其他辅助措施

（1）饮食限制：建议患者检查前几日开始低纤维饮食，检查前 1 日流质饮食。检查前 2 小时禁食，以避免潜在的误吸。不耐饥饿者及糖尿病患者可饮糖水或静脉输注葡萄糖。

（2）促胃肠动力药：甲氧氯普胺、多潘立酮等促胃肠动力药不能改善肠道准备的耐受性或肠道清洁程度，因此并不推荐常规使用促动力药辅助肠道准备。

（3）去泡剂：32%～57% 的患者在肠镜检查中会遇到泡沫。二甲硅油（西甲硅油）能有效消除肠道准备过程中产生的气泡，避免影响对肠道黏膜的观察。二甲硅油常用的剂量为 120～240mg（西甲硅油 3～6ml）或 30% 溶液 45ml，可混于肠道清洁剂中同服。

（4）联合灌肠：内镜诊疗前联合灌肠并不能提高口服肠道清洁剂的肠道准备效果，故不推荐常规使用。对于不能获得充分肠道清洁的患者，可行清洁灌肠或第 2 日再次进行加强的肠道准备。

（5）特殊患者：慢性便秘患者常规肠道准备效果差，可采用分次服用、预先使用缓泻剂或联合使用促胃肠动力药的方法提高效果。聚乙二醇制剂建议分 2 次口服，在正式肠道准备前 2～3 日服用缓泻剂（如比沙可啶、番泻叶、酚酞等），或在聚乙二醇制剂服用前 30 分钟加服莫沙必利 10～15mg，可提高聚乙二醇制剂肠道准备的质量。高龄或慢性疾病患者在肠道准备期间可予静脉补液等措施以维持水电解质平衡。

（6）患者告知和宣教：由于肠道准备过程较为复杂，因此对患者的指导显得尤为重要。肠道准备前应对患者进行充分的口头和书面告知，告知肠道准备的目的和方法，从而提高患者服用肠道清洁剂的依从性。

四、器械 / 药物准备

调试好内镜设备和图像，检查旋钮活动度、注水注气和吸引是否通畅、图文报告系统是否已经准备好、操作器械及染色剂等是否准备妥当，心电监护、抢救设备和抢救药物是否备齐，危重患者输液通道是否建立。对于存在相对禁忌证的患者，还应邀请相关专科医生会诊，协助临床监护。

五、术前用药

1. 解痉药　检查前 15 分钟肌内注射山莨菪碱 10mg 或丁溴东莨菪碱 20mg 有助于缓解结肠痉挛，如术中需要稳定肠管可随时肌内注射或静脉注射。对青光眼、前列腺肥大或近期发生尿潴留者忌用，可改用肌内注射胰高血糖素 1U 或硝苯地平 10mg 舌下含服代替。应用解痉药后肠管易松弛，不利于抽气缩短肠襻，对肠襻松弛冗长、迂曲者，可增加插镜的困难，尤其是老年患者。

2. 镇痛药　随着插镜技术的提高，插镜痛苦已明显减少，国内已很少应用镇痛药。仅少数精神紧张、耐受性差的患者需要者术前肌内注射地西泮 10mg 或静脉推注 5～10mg，个别患者可酌情肌内注射地西泮 5～10mg+ 哌替啶 25～50mg。用镇痛药时应时刻警惕因疼痛阈升高、患者对穿孔前的疼痛感觉迟钝，存在穿孔或浆膜撕裂的危险，尤其有肠管粘连或有溃疡的病例。

六、患者体位

嘱患者在插镜前换上清洁开裆裤，并提前告知如何在检查过程中配合操作。先取左侧屈膝卧位，肠镜通过乙状结肠后根据需要可改为仰卧位，必要时术中可采取右侧屈膝卧位以利于顺利插镜。

七、肛门指检

肛门指检对于了解肛门直肠情况、松弛和润滑肛门、减轻插镜时的肛门疼痛十分重要，尤其是对于痔疮患者，还可防止盲目插镜导致肛门损伤和出血。

【术中镇静 / 麻醉】

由于不影响呼吸道，肠镜检查的安全性高于胃镜检查。但操作时间较长，刺激较强，尤其肠管注气及被牵拉可引起恶心、疼痛,甚至形成肠袢或出现肠痉挛等,给患者带来不同程度的痛苦。部分患者因此恐惧肠镜检查,从而延误病情。成人静脉注射 10～40mg 丙泊酚,或者之前给予小剂量的咪达唑仑(1～2mg)和 / 或芬太尼(30～50μg)或舒芬太尼(3～5μg),均可使患者处于中度镇静状态,并通过适时追加丙泊酚,维持该镇静状态至肠镜到达回盲部时停药。临床上常用深度镇静或全身麻醉方法,即静脉注射首次剂量为 1～2mg/kg 的丙泊酚,诊疗中静脉间断注射或持续输注丙泊酚维持,直至开始退出内镜时停药。

　　镇静 / 麻醉下肠管松弛、患者疼痛反应消失使肠穿孔和出血的可能增加,因此镇静 / 麻醉下的肠镜检查需由经验丰富、操作熟练的高年资内镜医师完成。

【操作方法】

　　肠镜插入法分为双人操作法和单人操作法,后者目前越来越广泛地被国内外内镜医师所采用,已逐渐成为主流操作方法。肠镜检查应循腔进镜,切忌粗暴操作,检查时应仔细、全面地观察从肛门到回盲部的肠道。在退镜过程中,按回肠末端、回盲瓣、盲肠、升结肠、结肠肝曲、横结肠、结肠脾曲、降结肠、降乙结肠移行部、乙状结肠、直肠、肛管做逆行顺序观察。退镜时要缓慢,把肠腔尽可能调节到视野中心,并通过不断地进、退镜身使套叠肠腔的黏膜逐渐展开,仔细观察。在退镜过程中尽量吸尽肠腔中的气体。肠镜检查操作示意图及正常末段回肠、回盲部、结肠、直肠、肛门口图像见图 5-10-1。

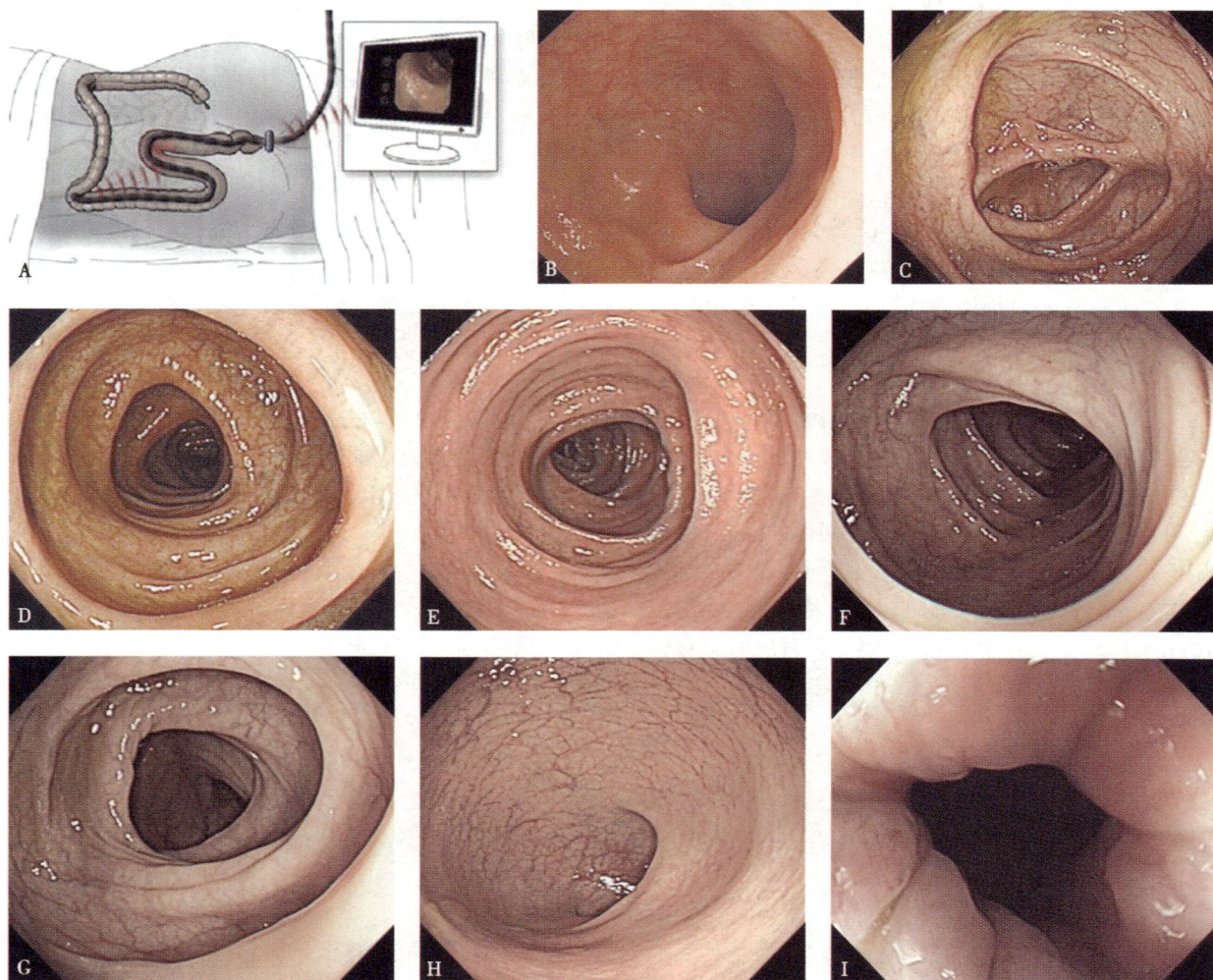

图 5-10-1　肠镜检查操作示意图及正常末段回肠、结肠、直肠、肛门图像

A. 肠镜检查操作示意图;B. 末段回肠;C. 回盲部;D. 升结肠;E. 横结肠;F. 降结肠;G. 乙状结肠;H. 直肠;I. 肛门口。

知识点

肠镜的质量控制

1. 良好的肠道准备比例应>85%（建议在肠镜报告中准确描述肠道准备情况，可参考前述的肠道准备评分量表：当评分≥5分时，息肉检出率可达40%，而<5分时，息肉检出率降至24%）。

2. 盲肠插镜率>95%。

3. 退镜时间至少保证6分钟（与平均退镜时间<6分钟的肠镜医师相比，退镜时间>6分钟者瘤变检出率显著提高（28.3% *vs.* 11.8%）；中位退镜时间为9分钟的内镜医师其腺瘤、锯齿状息肉的检出率最高）。

4. 腺瘤检出率（adenoma detection rate，ADR）应达标（50岁以上首次就诊的无症状平均风险人群中ADR应>20%，男性>25%，女性>15%）。

5. 穿孔率应<1%，息肉切除术后出血率应<1%。

【内镜检查技术】

1. 普通白光内镜 隆起型病变在普通白光下较易识别，扁平型病变不易被发现，需仔细观察黏膜的细微变化，如局部有无色泽改变、结节状粗糙不平、轻微隆起或凹陷、毛细血管网中断或消失、黏膜质脆、自发出血等。同时还要注意观察有无肠壁僵硬、蠕动差或消失等。

2. 色素内镜 通过在局部喷洒染色剂将病变范围及黏膜表面形态显示出来，有助于识别病变，可提高大肠癌尤其是平坦型病变的早期诊断准确性。常用染料包括靛胭脂、亚甲蓝、醋酸，各自作用机制及使用方法见本篇第八章。

3. 电子染色内镜 目前临床最常用者为窄带成像（NBI）技术，通过观察病变黏膜颜色、表面腺管开口及微血管进而判断病变良恶性及浸润深度，常用分型系统为NICE分型：1型对应增生性息肉，2型对应腺瘤（包括黏膜内癌和黏膜下浅层浸润癌），3型对应黏膜下深层浸润癌。

4. 放大内镜 可将病灶放大几十至上百倍，更为清晰地显示病变黏膜表面的腺管开口（即隐窝的状态）及黏膜的微血管，从而判断病变的肿瘤性与非肿瘤性。腺管开口分型常用Pit pattern分型（也称工藤分型），毛细血管网分型常用Sano分型。

5. 超声内镜 将超声技术与内镜技术相结合，可用于评估病灶浸润深度及局部淋巴结情况，从而指导治疗方案选择。

6. 其他尚未在临床广泛应用的新技术 共聚焦激光显微内镜（confocal laser endomicroscopy，CLE）、自发荧光内镜（auto fluorescence endoscopy，AFI）、蓝激光成像（blue laser imaging，BLI）技术。

【术后处理】

1. 擦净肛周液体，搀扶患者离开检查台。注意患者一般情况，仔细观察有无并发症发生。行无痛肠镜的患者需转运至复苏室观察，直到完全清醒，由家属或专人陪同离院或返回病房，检查后禁止从事驾驶、高空作业等活动。一般检查术后如无腹痛可进食普通饮食；取活检者，术后1日内宜进食少渣不产气饮食。

2. 及时填写肠镜检查报告，填写病理检查申请单，注意核对姓名及检查内容。

3. 检查完成后若有持续腹痛、便血，不宜过多行走或剧烈运动，应及时就诊。

该例患者接受无痛肠镜检查，术中术后无不适。肠镜下距肛30cm见一大小约1.8×2.8cm侧向发育型肿瘤，表面粗糙不平，NBI下病变呈NICE 2型，靛胭脂染色后边界清晰（图5-10-2）。拟行择期手术，未行活检。

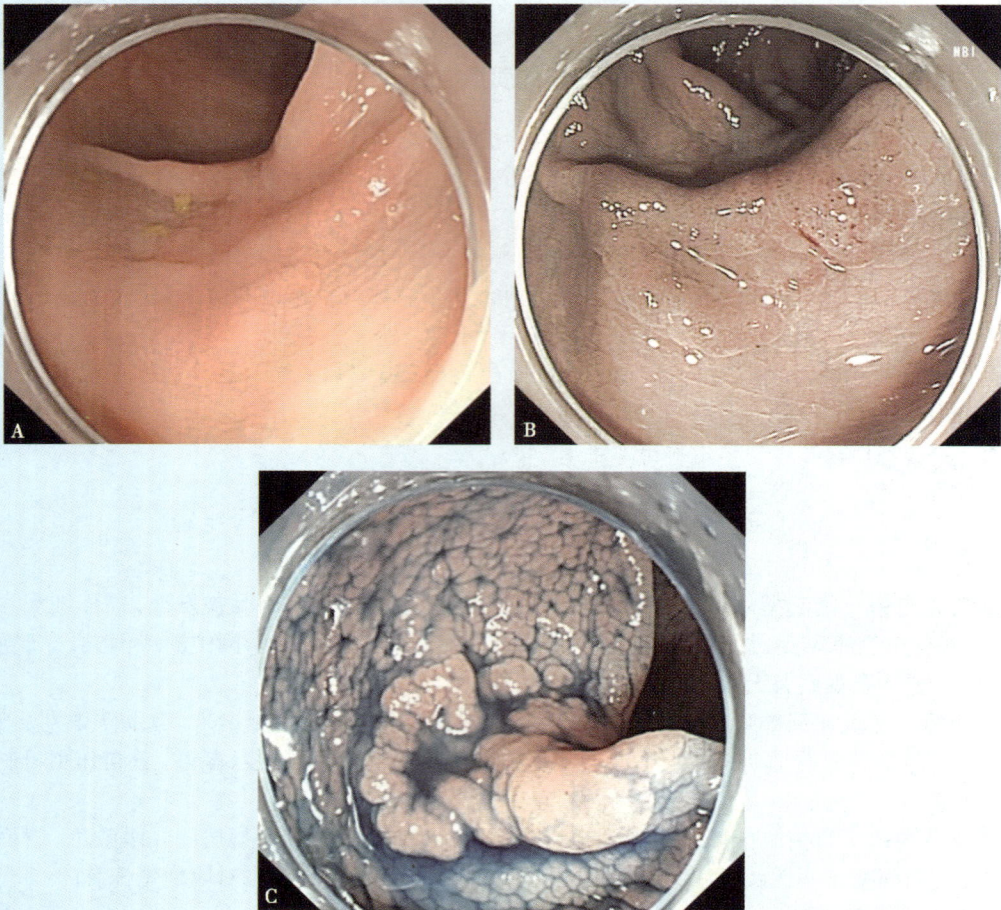

图 5-10-2　结肠侧向发育型肿瘤
A. 白光；B. 窄带成像（NBI）；C. 靛胭脂染色。

【并发症及处理】

肠镜是诊治大肠及末段回肠疾病的简单、安全、有效的方法，但若适应证选择不当、术前准备不充分、术者操作不熟练、进镜粗暴等，仍可能出现并发症。

1. 穿孔　可分为腹腔内肠壁穿孔和腹腔外肠壁穿孔两种，各自特点详见表 5-10-5。前者一旦确诊应立即手术，后者多可采用保守治疗痊愈（禁食、抗感染 1～2 周）。近年来，也有较多报道通过内镜下缝合技术修补穿孔部位，取得不错效果，但应由操作熟练的内镜医师完成。

表 5-10-5　腹腔内和腹腔外肠壁穿孔对比

腹腔内肠壁穿孔	腹腔外肠壁穿孔
穿孔瞬间感剧烈腹痛，此后无明显症状，可有腹胀	穿孔当时常不易发现，逐渐出现后腹膜气肿，开始时无任何不适
数小时后出现急性化脓性腹膜炎的症状和体征	1d 后出现消化不良，无定位腹痛，后腹膜气肿蔓延至阴囊、会阴部、下腹壁，出现皮下气肿，严重者出现纵隔气肿及颈部皮下气肿，常伴发热及全身不适
腹部 X 线片可见膈下游离气体	不同部位穿孔可在后腹膜间隙的不同位置出现透亮区

2. 出血　大部分经镜下止血（如喷射止血药物、电凝、钛夹钳夹止血等）及保守治疗可获痊愈。失血量大，内镜及保守治疗失败者需介入治疗或外科手术止血。

3. 肠系膜、浆膜撕裂　又称不完全肠壁穿孔。合并腹腔内出血者一经确诊应立即外科手术，无腹腔内出血者行保守治疗，观察数日即可。

4. 肠绞痛　一般为检查刺激所致，对症处理即可，严重者在禁食、补液、胃肠减压后多能缓解。

5. 心脑血管意外、呼吸抑制　原有严重心脑血管疾病的患者，肠镜检查应慎重进行。一旦出现呼吸、心跳停止应立即实施心肺复苏等处理。

6. 气体爆炸　这种情况极为罕见。由于肠腔内含有高浓度的甲烷和氢气等可燃性气体，通电进行息肉或黏膜切除，以及电凝时可引起爆炸。多见于肠道准备不充分，用甘露醇清洁肠道等情况。

【内镜随访】

1. 结肠息肉 / 腺瘤切除术后肠镜随访间隔，见表 5-10-6。

表 5-10-6　结肠息肉 / 腺瘤切除术后肠镜随访间隔

初次肠镜检查结果	随访间隔 / 年
无息肉	3～5
直肠、乙状结肠增生性小息肉（<10mm）	2～3
1～2 个小管状腺瘤（<10mm）	1～3
3～10 个小管状腺瘤（<10mm）	1～2
>10 个小管状腺瘤（<10mm）	1
≥1 个大管状腺瘤（≥10mm）	1～2
≥1 个绒毛状腺瘤（无论大小）	1～2
腺瘤伴高级别上皮内瘤变	1～2
锯齿状病变	
<10mm、无上皮内瘤变的无蒂锯齿状息肉	2～3
≥10mm 或伴有上皮内瘤变的无蒂锯齿状息肉或传统的锯齿状腺瘤	1～2
锯齿状息肉病综合征	1

注：初次肠镜为肠道准备良好、到达回盲部、保证足够退镜时间并完整切除所有病变的，属于高质量肠镜检查。若初次肠镜检查质量较低，可适当缩短随访间隔。锯齿状息肉病综合征：按照 WHO 2010 标准，定义为符合以下 1 条标准。①乙状结肠近端的结肠中发现≥5 个锯齿状病变，且 2 个或 2 个以上>10mm；②有锯齿状息肉病家族史的受检者在乙状结肠近端的结肠发现任何锯齿状病变；③>20 个锯齿状病变，且分布于整个结肠。

2. 结肠癌患者同时性癌或异时性癌的评估　结肠癌有发生同时性癌的风险，在原发肿瘤根治性切除的同时或之后切除的同时性癌，1 年内复查肠镜，如果检查正常，则在 3 年后复查，如果检查正常，则在 5 年之后复查。

3. 其他情况　结肠癌根治后患者建议术后 1 年内复查肠镜，之后每 2～3 年复查肠镜。直肠癌根治后患者建议前 3 年内每 3～6 个月复查 1 次肠镜，以后每 2～3 年复查 1 次肠镜。子宫内膜癌及卵巢癌患者建议自诊断之日起每 5 年进行 1 次肠镜检查。炎性肠病患者在症状出现后 8～10 年开始筛查。

肠镜检查操作（视频）

该患者入院后查腹部增强 CT 未见明显异常。结合患者病史及肠镜所见，结肠侧向发育型肿瘤有内镜下切除适应证，无禁忌证，行内镜黏膜下剥离术。术后患者病情平稳，恢复顺利。病理报告示：管状腺瘤伴局灶高级别上皮内瘤变，水平切缘及垂直切缘均未见肿瘤。消化内科门诊定期随访。

（胡　兵）

第十一章 内镜逆行胰胆管造影术、内镜下十二指肠乳头括约肌切开术

内镜逆行胰胆管造影术（endoscopic retrograde cholangiopancreatography，ERCP）是指通过内镜将导管从十二指肠乳头插入，向胰胆管注入造影剂，借助 X 线显示胰胆管系统而进行观察的操作过程，偏重胰胆管疾病的诊断。内镜下十二指肠乳头括约肌切开术（endoscopic sphincterotomy，EST）为最早开展的 ERCP 治疗技术，包括乳头括约肌切开术、乳头预切开和乳头开窗术。

【病例导引】

患者，女性，50 岁。

主诉：反复右上腹痛 2 年，再发 2 个月。

现病史：患者 2 年前进食后出现右上腹疼痛，呈绞痛，伴发热、恶心，呕吐胃内容物，持续约半日缓解，症状反复发作；查腹部超声提示胆囊结石及胆总管结石，于外科行"腹腔镜胆囊切除＋经胆囊管胆道探查取石"，症状好转出院，并长期服用胆康胶囊治疗。2 个月前进食油腻饮食后上述症状再次发作，为阵发性绞痛，向后背部放射，伴间断发热及恶心、呕吐胃内容物，并逐渐出现皮肤、巩膜黄染，于急诊就诊查腹部超声提示：胆总管结石。

既往史：糖尿病 5 年，予以胰岛素皮下注射治疗；冠心病 2 年，间断心绞痛发作，平时服用阿司匹林及单硝酸异山梨酯片治疗，近半年无心绞痛发作；高血压病史 2 年，服用硝苯地平缓释片治疗。

查体：体温 38℃，血压 140/80mmHg，皮肤、巩膜黄染，心肺查体无明显异常，腹部平软，剑突下及右上腹压痛，墨菲征阳性。

辅助检查：

生化：ALT 169U/L，AST 100U/L，ALP 210U/L，GGT 433U/L，总胆红素 133μmol/L，直接胆红素 112μmol/L；凝血系列：凝血酶原时间稍延长，余基本正常；腹部超声：胆囊切除术后，肝内外胆管增宽；磁共振胰胆管成像（MRCP）：肝内外胆管扩张，胆总管直径 1.5cm，胆总管下段结石，胆囊缺如。

【诊治路径】

患者为老年女性患者，以右上腹痛起病，反复发作，伴发热、呕吐，查体右上腹疼痛，转氨酶胆酶明显升高，腹部超声及 MRCP 检查提示胆总管结石，此病例诊断明确，患者多次反复胆管炎发作，且合并糖尿病，需要尽快决定下一步的治疗方法。

> 知识点
>
> ### 胆总管结石临床表现及后果
>
> 胆总管结石分为原发性及继发性胆总管结石，可以合并胆囊结石，症状为腹痛、黄疸、发热，称为 Charot 三联征，严重者还可有血压下降及神经精神症状（Reynolds 五联征）；严重者可引起急性化脓性胆管炎、胆源性胰腺炎等严重疾病，如不及时处理，可导致危及生命等后果。

目前胆总管结石有几种治疗方法，并可以实行阶梯治疗方案或同期治疗方案，见图 5-11-1。

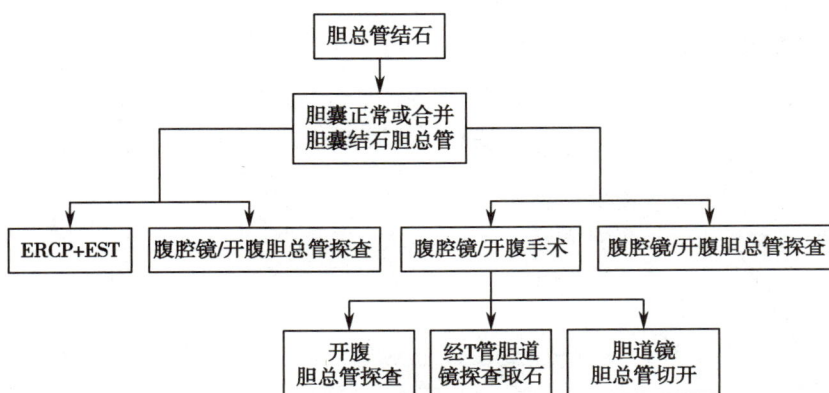

图 5-11-1　胆总管结石 ± 胆囊结石诊治流程图

ERCP. 内镜逆行胰胆管造影术；EST. 内镜下十二指肠乳头括约肌切开术。

【思路解析】

1. 患者有腹痛、黄疸，行肝功能及腹部超声检查，已基本明确诊断；如腹腔气体干扰胆总管下段观察不清者，可行增强 CT 及 MRCP 检查，必要时行经皮穿刺肝胆道成像（PTC）或超声内镜（EUS）以进一步明确诊断。

2. 该患者为老年女性，因同时合并高血压、冠心病、糖尿病等内科疾病、心肺功能有一定损害，且曾经行手术治疗，再次手术及麻醉有一定的风险，需与患者及家属详细交代病情，告知多种胆总管结石的治疗方法及相关科室会诊意见。主管医师一定要熟悉胆总管结石多种治疗的操作方法、各自利弊及大概费用等，根据个体化诊治原则，选择最佳的治疗方法。各种治疗方案都无法完全覆盖该病，存在各自相应的适应证和并发症（表 5-11-1）。

表 5-11-1　各种治疗方案对比

项目	ERCP+EST 取石	开腹胆总管探查术 +T 管引流术	胆道镜胆总管切开 / 胆囊颈管探查术	经 T 管胆道镜探查取石
优点	微创，可重复	治疗彻底，适应证广	微创	微创
缺点	大结石有取石失败风险；胰腺炎、出血、穿孔并发症；乳头括约肌功能破坏；费用相对高	创伤大，麻醉风险，T 管留置时间长，胆汁漏、胆总管狭窄、二次手术风险，住院时间长	麻醉风险，经胆总管切开有胆汁漏、胆总管狭窄等风险；经胆囊颈管探查受颈管结石限制，操作者要求高	较大结石不易取出
适合人群	高龄有手术风险或不愿手术的患者	无腹腔镜条件，同意手术的患者	无麻醉禁忌，同意手术的患者	原有 T 管的患者

注：ERCP，内镜逆行胰胆管造影术；EST，内镜下十二指肠乳头括约肌切开术。

3. ERCP+EST 取石治疗为消化内科高级治疗方式，术前术后涉及消化内科、腹部外科、影像科等多科知识，住院医师需积极参与三级查房并查阅相关文献及书籍，对此类疾病及治疗方法有所了解。应陪同患者于内镜中心 ERCP 室检查治疗以熟悉 MRCP 及 ERCP 影像学表现，这样理论结合实际能够增强对此类疾病的理解及记忆，并可增加患者及家属的信任度，从而更有效地与他们沟通病情，为患者制订最佳的治疗手段。另外，较复杂病例可于科内术前讨论后请上级医师及相关科室协助交代病情。

知识点

ERCP 适应证

1. 胰胆管、胆囊形态异常引起的疾病。
2. 乳头部癌及乳头肌功能障碍。

3. 胆道癌、胆管结石、胆道狭窄所致梗阻性黄疸等（术后需同时放置鼻胆引流管或经皮经肝胆道引流）。

ERCP 禁忌证

1. 严重心肺功能不全，不能耐受检查者。
2. 碘过敏者（可试改用碘普罗胺注射液）。
3. 急性胰腺炎、急性胆管炎、急性胆囊炎，胆源性胰腺炎除外。

4. 随着其他无创影像技术（如 CT、MRI/MRCP、EUS 等）的发展，目前 ERCP 不推荐作为临床一线的诊断手段。其诊断价值基本被 MRCP 取代，ERCP 可作为已确诊病例的介入治疗手段。但 ERCP 检查的优势是可以通过让患者调节体位、增减造影剂注入量、活检钳触碰等操作，更全面地了解胆胰管情况（表 5-11-2，图 5-11-2）。

表 5-11-2　MRCP、ERCP 优缺点

项目	MRCP	ERCP
优点	无放射性，无创；显著狭窄，难行 ERCP 者仍可显像；胰管显像好；急性胆管炎、胰腺炎炎症期也可显像；毕Ⅱ式、Roux-en-Y 术后也可显像	直接造影可获得高分辨率的显像，可显示末梢分支胰管，做到精细诊断，方便决定术式；除诊断外，尚可进行治疗
缺点	难显示末梢分支胰管；体内金属留置无法检查；怀疑胆道恶性占位不能活检；胆囊小结石不易检出	有放射性，有创，易出现术后胰腺炎、胆管炎、穿孔等并发症

注：MRCP，磁共振胰胆管成像；ERCP，内镜逆行胰胆管造影术。

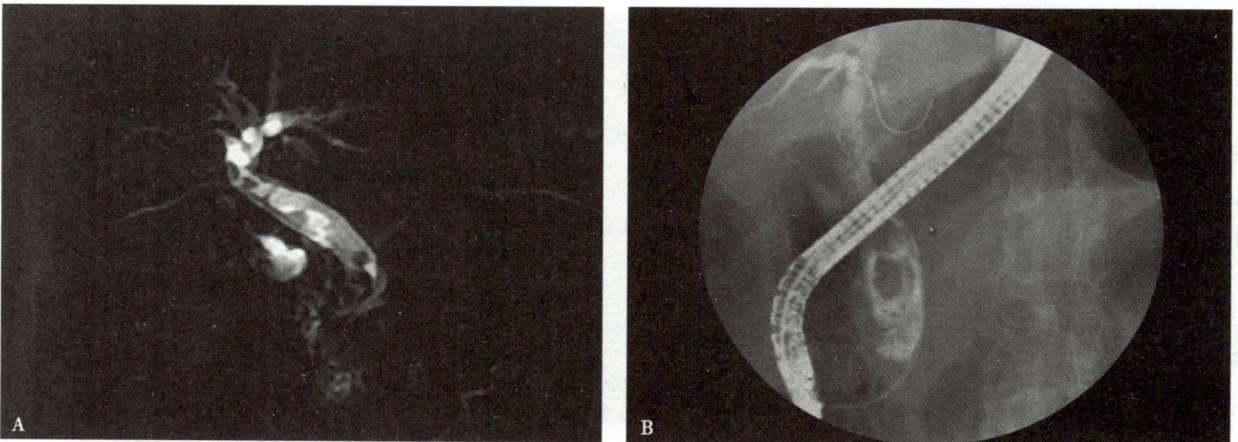

图 5-11-2　MRCP（A）及 ERCP（B）图像表现
MRCP. 磁共振胰胆管成像；ERCP. 内镜逆行胰胆管造影术。

5. 主管医生应向患者及家属详细讲解 ERCP 操作的必要性、可能的结果，以及存在的风险，并由患者或患者指定的委托人签署书面知情同意书。此患者及家属了解病情后要求行 ERCP 及取石治疗。

知识点

EST 适应证

1. 胰胆管疾病如恶性梗阻性黄疸、急性梗阻化脓性胆管炎、胆管狭窄、胆总管结石、胆道蛔虫等的治疗。
2. 胆源性胰腺炎的治疗。
3. 医源性或外伤性胆瘘的治疗。

4. 其他诊疗前的必要步骤,如大口径胆道支架置入、多支架引流、腔内超声检查或做胰管括约肌切开等。

EST 禁忌证

1. 凝血机制障碍未能纠正或不能纠正者。
2. 非胆源性胰腺炎。
3. 严重心肺功能障碍、消化道穿孔等消化内镜禁忌证。

知识点

患者术前的准备

1. 观察患者腹痛、发热等症状及化验指标(肝功能、肾功能及凝血机制),此患者需停服阿司匹林5～7 日。如腹痛加重,需检查胰酶指标判断是否合并胆源性胰腺炎。
2. 内科积极行抗感染及保肝等对症治疗,予维生素 K 纠正凝血功能。
3. 对患者情况进行术前讨论,决定详细的治疗方案。
4. 术前签署有创检查 / 治疗同意书(见本章附表)、自费协议书。
5. 安抚患者及家属的紧张情绪。
6. 术前行碘过敏试验。
7. 手术当日禁食、禁水。

操作医师及主要助手的准备工作

术前详细了解患者病情及化验指标,尤其凝血机制、血常规(白细胞计数及中性粒细胞分类计数、血小板计数)等 ERCP+EST 禁忌指标,并阅读 MRCP 等影像学资料,依据即刻病情决定具体治疗方法,再次简要与家属交代病情及沟通治疗方式,获取知情同意;术中如有特殊情况发生可随时与家属沟通;进入内镜工作站。

内镜中心的准备

术前准备十二指肠镜、各种取石器械、备用止血钳、异物钳等,抽取造影剂、准备术中药品,准备输液监护吸氧等。

6. ERCP 手术存在较多的不可预知性,患者术中可能合并出血、穿孔及心肺意外等可能,需家属陪同检查治疗,术后需卧床返回病房。主管医师应陪同患者并携带病历及 MRCP 结果,并介绍病情及化验结果,如术中出现特殊情况,可向患者家属交代病情。

术中:开始时予以解痉镇静及止痛药物(根据各医院习惯而有所不同)并维持静脉输液、吸氧。不能耐受内镜操作的患者可行麻醉内镜,严密监护心电血压血氧饱和度等生命体征。如果有腹痛剧烈、脉氧下降等需寻找原因,必要时终止操作(图 5-11-3)。

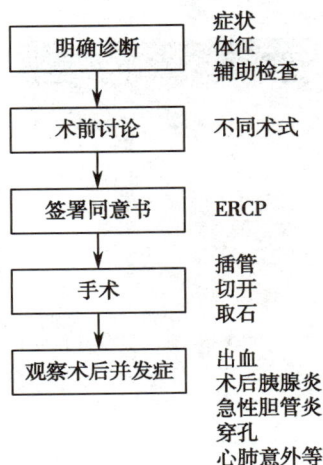

明确诊断	症状 体征 辅助检查
术前讨论	不同术式
签署同意书	ERCP
手术	插管 切开 取石
观察术后并发症	出血 术后胰腺炎 急性胆管炎 穿孔 心肺意外等

图 5-11-3　ERCP+EST 取石术前术后流程图
ERCP. 内镜逆行胰胆管造影术;EST. 内镜下十二指肠乳头括约肌切开术。

知识点

ERCP+EST 治疗过程

1. 进镜 静脉通路设在右前臂,患者咬住牙垫,左侧卧位或俯卧位,十二指肠镜为侧视镜,应稍左旋内镜、向下弯曲镜头,检查食管远端。进入胃腔后,尽可能吸除胃液,以减少患者误吸。稍注气推进内镜,角度旋钮调节向下,可见胃大弯和胃腔远端。进镜使幽门处于视野中心,此时幽门似要消失,称为落日征。轻插入幽门进入十二指肠球部及降部。角度旋钮调节向上向右,右旋镜身,回拉内镜,镜身在体外 60～65cm,多可见十二指肠乳头。

2. 插管 插管前先排净导管里的气体,避免影响诊断,胆管造影从乳头开口处 11～12 点方向,从下向上斜插入。胰管造影从乳头开口处 1 点方向位置与开口垂直方向插入。插管困难的可行预切开。

3. EST 建议采用拉式弓形切开刀,并保留导丝以便进出胆道。电流模式可采用钝切、混合或脉冲模式等。胆管 EST 应沿胆道的轴线方向进行切开,一般为乳头的 11～12 点方向,应缓缓匀速切开。应避免在同一部位通电时间过长,或行"拉链式"快速切开。切开大小 1～1.5cm。

4. 取石 根据结石大小以取石网篮、取石球囊取出结石。取石原则为先从胆管远端开始,分次逐个取出结石。取石后以取石球囊清扫胆管并分段阻塞造影,证实结石是否取净。

7. 在结石较大时,可于乳头小切开后根据结石大小选择行柱状球囊扩张,并可予以网篮机械碎石、应急碎石、胆道子母镜腔内碎石、Spyglass 下激光碎石或体外冲击波碎石(ESWL)等操作后取石。此患者结石为长 2.0cm、宽 1.5cm 长柱形结石,以小切开后扩张乳头至 1.8cm,以取石网篮取出,并以取石球囊清扫胆管,术中无明显出血及穿孔等发生。术后留置鼻胆引流管于胆总管肝门部返回病房(图 5-11-4)。

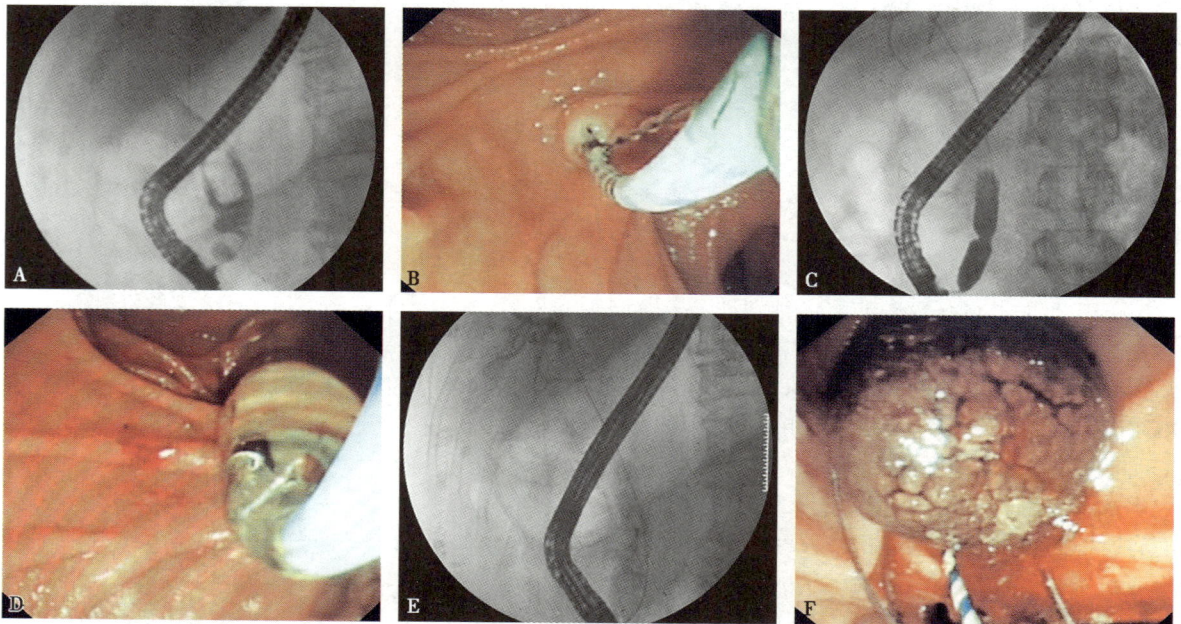

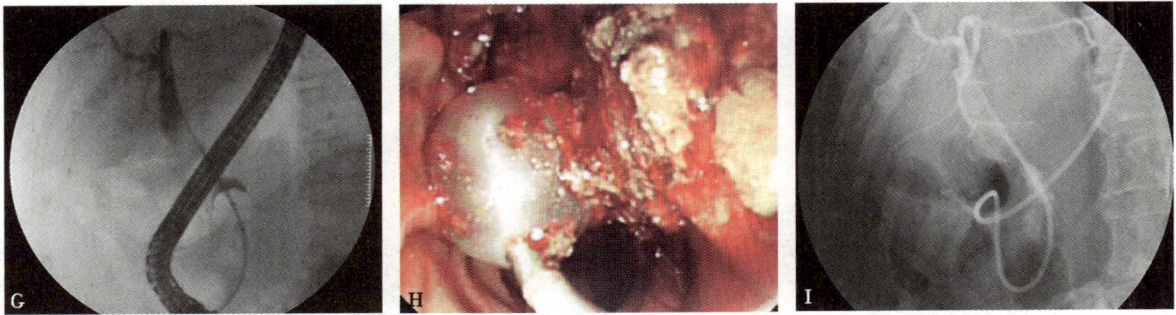

图 5-11-4 ERCP+EST 取石诊治过程

ERCP. 内镜逆行胰胆管造影术；EST. 内镜下十二指肠乳头括约肌切开术。

A. 胆管造影示胆总管结石；B. 切开刀行乳头切开；C. 柱状扩张球囊扩张乳头（内镜）；D. 柱状扩张球囊扩张乳头（X 线）；E. 取石网篮取出结石（内镜）；F. 取石网篮取出结石（X 线）；G. 取石球囊取石（X 线）；H. 取石球囊取石（内镜）；I. 取石后置入鼻胆引流管。

知识点

乳头球囊扩张术（EPBD）适应证

1. 数目少的胆总管小结石（<10mm）。

2. 有出血倾向者（肝硬化、血液透析、血液病等）。

3. EST 困难者，乳头旁憩室，毕Ⅱ式术后，Roux-en-Y 术后。

4. 希望保留乳头括约肌功能者 ①合并胆管狭窄者；②肝移植术后；③肝肿瘤欲行射频治疗者；④可防止因胆囊胆管压力差，使胆囊结石掉出。

优点：手法简单，取石容易，出血穿孔危险性低，保留乳头括约肌的功能。

术后观察：

1. 患者禁食水 1 日，卧床休息 2~3 日。

2. 术后即刻、3 小时、24 小时抽血查血淀粉酶，升高者继续复查，直至恢复正常为止。

3. 注意观察有无发热、腹痛、黑便、黄疸等情况。

4. 注意观察鼻胆引流管引流液性状、液体量，如有化脓性胆管炎，可于无菌操作下行细菌培养。

知识点

ERCP+EST 并发症（表 5-11-3）

1. 即刻出血及延迟出血。

2. 穿孔。

3. 术后急性胰腺炎。

4. 胆道感染等。

5. 心肺意外等。

表 5-11-3 内镜逆行胰胆管造影术（ERCP）+ 内镜下十二指肠乳头括约肌切开术（EST）术后主要早期并发症

并发症	原因	临床表现及诊断	预防及治疗
出血	1. 粗大血管通过切开处 2. 小切口强行拽拉过大结石 3. 电凝不足（电流强度过低，切速过快）	术中切缘出血，术后黑便、鲜血便。呕血、鼻胆引流管引流血性液体；低血压、低血红蛋白等；内镜确诊	1. 规范操作，避免过长切开，控制切速，充分电凝 2. 即刻出血电凝，钛夹；迟发出血内科治疗，镜下止血（黏膜下注射、钛夹、金属支架），外科手术或血管介入治疗

续表

并发症	原因	临床表现及诊断	预防及治疗
穿孔	1. 切开范围过大（切速过快，胆总管壁内段长度估计失误） 2. 切开方向过偏（憩室、狭窄或变异，切开刀插入过深）	上腹痛，且向背部放射并加剧；术中可见气体影；腹膜炎和皮下气肿；腹部X线片及腹部CT确诊	1. 规范操作，动作轻柔，避免过长切开 2. 早期诊断，胃肠减压、禁食水、抗生素及鼻胆引流，皮下切开内科保守治疗；掌握外科手术时机
胰腺炎	1. 切口灼伤过度（乳头开口过小，凝切时间过长，反复切割，尤其预切开时） 2. 误伤胰管开口 3. 胰管造影剂过度充盈	术后2～24h出现血尿淀粉酶增高2～3倍且伴腹痛、恶心、呕吐、C反应蛋白及白细胞的增高，腹部CT明确诊断	1. 术中规范操作，减少反复插管及导丝法插管，预防性胰管支架置入等 2. 禁食水、胃肠减压、生长抑素、奥曲肽、蛋白酶抑制剂等
胆管炎	1. 胆管末端狭窄未能完全切开 2. 切口充血水肿 3. 切开后结石未取净，结石嵌顿	发热、腹痛、黄疸加重；血常规白细胞、转氨酶、胆酶升高；腹部超声及CT确诊	有梗阻发热可术前用抗生素，胆汁造影剂交换；未取净结石插管充分引流[内引流或经皮经肝胆道引流术（PTCD），经皮胆囊引流]；抗生素治疗，内镜扩大乳头切开，必要时手术引流等

　　此患者取石成功，术后无胰腺炎、出血等并发症发生。行鼻胆引流三日后做鼻胆管造影显示无结石残留，拔出鼻胆引流管，转氨酶胆酶基本降至正常，观察1～2日后出院，门诊随诊，病情平稳。

（张澍田）

附表　ERCP诊疗同意书

科别		床号		姓名		性别		年龄		住院号	
目前诊断											

治疗的项目名称：1. 内镜逆行胰胆管造影术（ERCP）　2. 内镜下十二指肠乳头括约肌切开术（EST）　3. 网篮取石术　4. 内支架术或鼻胆引流术

一、本项检查/治疗目的

1. 诊断肝胆胰系统疾病　2. 解除胆管胰管梗阻　3. 取出胆管胰管内结石及其他

二、本项治疗的适应证

1. 属胰胆疾病及疑有胰胆疾病者

2. 胆管胰管恶性狭窄需要引流者

3. 胆管胰管结石

4. 急性化脓性胆管炎

三、因患者个体差异及某些不可预测的因素，在接受检查（治疗）时可能出现下列并发症及风险：

①术后胰腺炎；②切开部位出血；③一过性黄疸，淀粉酶增高；④感染、发热；⑤引流管刺激、恶心、腹痛；⑥引流管或支架堵塞、异位、脱落；⑦器官损伤，穿孔；⑧操作过程中患者不能耐受；⑨出现心脑血管意外、窒息、误吸等引起猝死；⑩十二指肠乳头位置或形态异常等原因手术不成功；⑪麻醉意外；⑫吸入性肺炎，喉头痉挛、水肿，下颌关节脱臼，腮腺肿胀，咽后壁及梨状窝感染，贲门撕裂等

四、出现上述各项并发症的治疗对策

此项检查（治疗）的执行医师应按医疗操作规则认真准备，仔细观察和操作，最大限度地避免所述并发症的发生。我们一定以高度的责任心，尽力做好我们的工作。上述并发症出现后，我们会立即采取相应措施，对危及生命的并发症，我们可能来不及征求家属意见，需要施行紧急输血、深静脉置管、心外按压、心内注射、电除颤等抢救生命的紧急措施，希望得到家属的同意、理解

五、患者或家属应履行交费手续

六、我已认真阅读了本知情同意书，对该项检查（治疗）的意外及可能出现的并发症有了全面了解，我同意接受检查（治疗）

患者签字：　　　　　　　　或被委托人签字：　　　　　　　　被委托人与患者的关系：

医师签字：

签字日期：　　　年　月　日

第十二章 超声内镜

【病例导引】

患者，男性，29岁。

主诉：左上腹痛7个月余。

现病史：患者于7个月前大量饮酒后出现腹痛，在当地医院诊断为急性胰腺炎，经治疗后好转。约半个月后再次因腹痛、腹胀至消化内科就诊，腹部CT平扫＋增强示（图5-12-1）：急性重症胰腺炎，胰腺周围渗出及腹水，胰头斑片状无明显强化，考虑局灶性坏死灶可能性大。经治疗，左上腹胀、腹痛持续存在，进食后明显，饮食量减少，体重减少10kg。3个月后查超声内镜（图5-12-2）：胰腺缩小，胰周可见不均匀混杂回声影，内可见无回声坏死区及液性暗区。3个月后上腹部CT平扫＋增强（图5-12-3）：胰腺包裹性坏死。2日后复查超声内镜（图5-12-4）：胰腺包裹性坏死（WOPN），病灶无缩小。查体：生命体征正常，心肺查体正常，左上腹压痛、可触及边界不清包块。实验室检查：血象正常，血、尿淀粉酶正常。

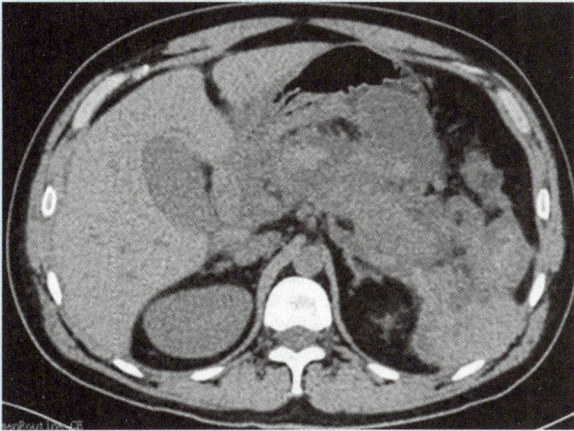

图 5-12-1　患者腹部 CT（一）

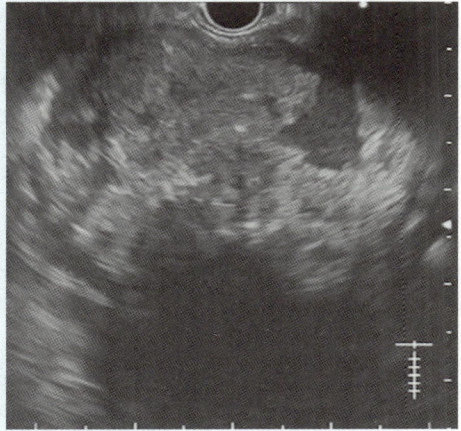

图 5-12-2　患者超声内镜图像（一）

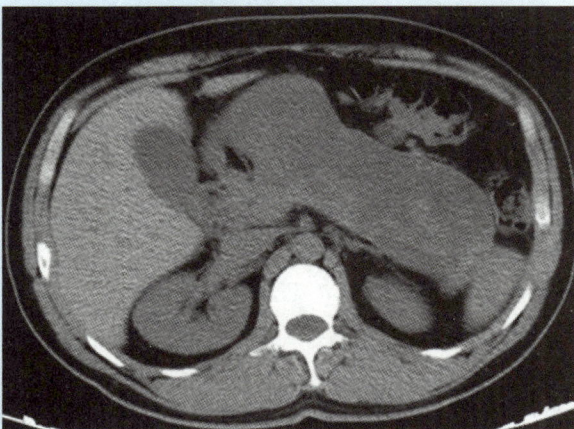

图 5-12-3　患者腹部 CT（二）

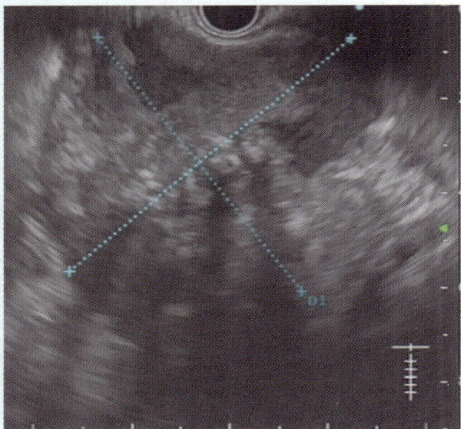

图 5-12-4　患者超声内镜图像（二）

【诊治路径】

患者为年轻男性，有典型急性胰腺炎病史，病后持续左上腹疼痛，食后明显，导致饮食减少，体重减轻，结合腹部 CT、超声内镜结果，诊断胰腺包裹性坏死（walled-off pancreatic necrosis，WOPN），经过 6 个月随访观察，左上腹包块无吸收。由于胰周坏死物自行吸收可能性小，且有继发感染可能，同时患者腹痛持续存在，因此建议积极治疗。处理原则或者方法有四种：继续观察、经皮穿刺引流、经内镜穿刺引流、外科手术引流。

【思路解析】

1. 胰腺周围积液形成的过程与特征　急、慢性胰腺炎和胰腺损伤之后，由于胰管的损伤导致血液、胰液外渗，以及胰腺自身消化导致局部组织坏死崩解物等聚积而不能吸收，形成假性包膜，可表现为以下几种形式：急性胰周液体积聚（APFC）；胰腺假性囊肿（PPC）；胰腺包裹性坏死（WOPN）。急性胰周液体积聚（胰腺炎出现 4 周之内）：由胰管的渗漏和炎性物质的渗出导致，无固体成分；胰腺假性囊肿（胰腺炎出现 4 周后）：有完整包膜的囊肿，囊液清凉均一、没有碎屑，淀粉酶含量高；胰腺包裹性坏死：囊液不均一，囊液中有碎屑和坏死物。

2. 是否需要介入治疗，治疗的时机是何时？　有症状的胰周积液（腹痛、感染、压迫症状、胆管梗阻、渗漏和瘘管形成）是介入治疗的适应证。本例经过 6 个月的随访观察，左上腹包块无吸收，由于胰周坏死物自行吸收可能性小，且有继发感染可能，同时患者腹痛持续存在，因此建议积极治疗。

3. 如何选择诊疗方法？　①经皮穿刺引流术（超声引导）。优点：可反复多次进行，创伤轻微，并发症少。缺点：复发率高，可达 50%～70%，并可能导致囊肿感染。适应证：细针穿刺抽吸主要适合于老年、体弱、过度肥胖、脏器功能不全难以耐受手术或其他治疗的胰腺假性囊肿后期患者。②内镜下引流术：超声内镜可准确判断胰腺假性囊肿及囊肿内性质，并准确测量与胃壁的距离，判断其间是否存在较大血管，能确定最佳穿刺点，实时显示穿刺及置管的全过程，因此超声内镜引导下胰腺假性囊肿穿刺引流术已经成为治疗胰腺假性囊肿（包括胰腺包裹性坏死）的一线方法，其具有创伤小、并发症少、住院时间少、费用低等优点。内镜下引流术中根据囊液的性状来选择手术的方式，总体原则如下：如果囊液清亮，可选择鼻囊肿管或塑料支架引流；如果囊液浑浊或有少量坏死物，选择塑料或者金属支架引流；如果囊腔中有大量的坏死物质（胰腺包裹性坏死），则选择金属支架造瘘结合内镜下坏死物清除，本例患者适合该种方法。③外科手术引流：疗效肯定，创伤大，并发症高。

超声内镜（EUS）是将安置在内镜顶端的微型高频超声探头随内镜插入体腔，透过消化道管壁进行实时超声扫描，以获得消化管道层次的组织学特征及周围邻近脏器的超声图像。目前，这一技术已广泛用于消化道及胆胰疾病的诊断及治疗。

知识点

超声内镜的构造（图 5-12-5）

超声内镜：根据用途大体可分为诊断用超声内镜和穿刺或治疗用超声内镜。诊断用超声内镜多采用机械环形扫描方式，穿刺或治疗用超声内镜多采用扇形扫描方式。超声内镜主要由内镜操纵部和超声探头组成。超声探头是超声内镜的最重要部件，探头位于内镜顶端的特制外套内，由单晶片组成，直径通常为 9～13mm，工作时其外装有特制水囊。一个探头可行多种频率切换，频率范围为 5MHz、7.5MHz、12MHz，这样既能显示消化管外脏器，又能清晰地显示靠近探头的结构。

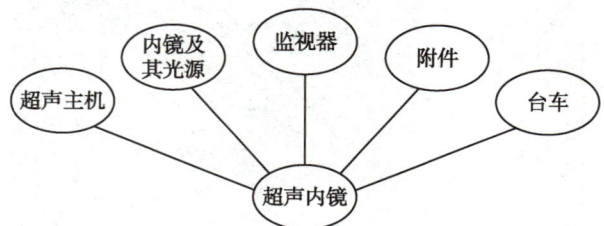

图 5-12-5　超声内镜的构造

附件包括超声附属设备和内镜附属设备。超声内镜专有附属设备包括超声内镜自动注水装置、超声内镜专用水囊、超声内镜专用穿刺针及其他（如超声内镜专用活检钳）。

知识点

超声内镜的分类

新型超声内镜分类见图 5-12-6。

三维超声内镜：目前应用于临床的有两种探头，即三维超声内镜和三维管内超声（3D-IDUS）。三维超声内镜在胃和十二指肠内对被显示器官和病灶进行二维显示后三维图像重建。三维管内超声采用经内镜活检钳道对消化道、胆胰管及周围组织或病灶进行扫描显示，然后对获得的多幅图像进行三维重建，以获得相应的三维图像和容积大小。目前其主要应用于消化管、胆胰管的形态及毗邻小病灶的诊断。该系统探头的最优化组成方式有：电子相控阵探头；扇扫和线阵相结合的扫描方式；机械扇扫探头。目前能做的最小切面间隔为 0.25mm，最大取样长度为 40mm，成像的方式为主切面的双平面重建，即同步双切面重建。

腹腔镜超声内镜（laparoscopic ultrasonography，LUS）：是通过安装在腹腔镜探头上的超声装置直接检查腹腔内脏器，将腹腔镜技术与术中超声检查结合为一体的新兴影像学诊断技术。目前主要应用于以下几个方面：①腹腔/盆腔肿瘤的诊断和分期评估；②LUS引导下穿刺活检、药物注射、引流、介入物理治疗等；③应用于腹腔镜手术。

胶囊超声内镜：目前还在开发研究中。

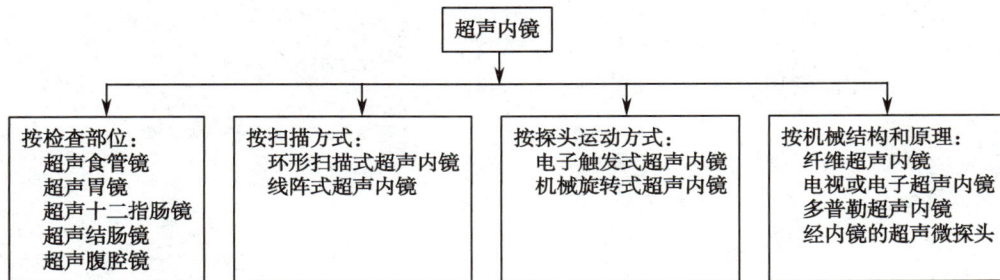

图 5-12-6 超声内镜的分类

【适应证及禁忌证】

超声内镜检查适应证：

判断消化系统肿瘤侵犯深度。

判断有无淋巴结转移。

消化系统肿瘤的复发和放疗、化疗疗效的评价。

检查毗邻食管、胃、十二指肠及直肠器官的病变。

判断消化道黏膜下肿瘤的起源和性质。

判断食管静脉曲张的程度和栓塞治疗的效果。

显示纵隔病变。

判断消化性溃疡的病变深度和愈合质量。

判断十二指肠壶腹肿瘤。

中下段胆总管疾病的诊断。

胰腺良、恶性病变的诊断。

其他如贲门失弛缓症和炎性肠病等的诊断。

超声内镜检查禁忌证：全身情况差，不能耐受消化内镜检查者。

超声内镜检查并发症：窒息、吸入性肺炎、麻醉意外、器械损伤、出血、穿孔、心脑血管意外及经十二指肠镜进行腔内超声检查时的一些相应的并发症。

本例患者经腹部CT、超声内镜检查，均诊断为胰腺包裹性坏死，观察时间长，无吸收，有持续腹痛症状，患者无行超声内镜检查及治疗的禁忌证,可行内镜下坏死物清除术。

【谈话要点】

术前应与患者及其代理人详细沟通,了解患者病史,告知其治疗的必要性。如本例患者有持续腹痛,腹部包块,CT、超声内镜等相关检查提示胰周坏死物集聚,自行吸收可能性小,且有继发感染的危险。告知其胰周坏死物集聚的主要治疗方法和目前的治疗方案及相关的医疗风险,在征得患者及其代理人的同意后,签署手术知情同意书。

【术前准备】

一、患者准备

术前应禁食 12 小时以上,常规检查血常规及凝血功能。治疗前 20～30 分钟服用去泡剂和咽部麻醉剂,采用清醒镇静或者静脉麻醉下实施内镜操作。

二、器械准备

1. 穿刺超声内镜　现在用于治疗和穿刺的超声内镜均为线阵扫描型,其扫描方向与穿刺道平行,可以清楚地显示针道,内镜直径为 1.3cm,操作孔道直径最好是 3.7mm 以上,可通过 10F 支架,超声频率 5MHz 或 7.5MHz,具有彩色多普勒功能,可以判断胃壁与囊肿壁之间有无血管通过。环形扫描内镜超声产生与内镜垂直方向的图像,不能显示针道,常用于穿刺前的定位,不能直接引导穿刺。

2. 金属覆膜支架　为了建立胃壁与壁外坏死物间的隧道,需要用直径 15mm 以上的金属覆膜支架,可以数日、数周保留,以便内镜反复出入隧道内,进行坏死组织的清除。

3. 导丝　0.035in 导丝。

4. 扩张管和扩张气囊　需要准备扩张针道的气囊(直径 6mm)和扩张金属覆膜支架的气囊(15mm),保证内镜能自由出入通道(图 5-12-7)。

5. 针状切开刀　目前应用较多的是一体式囊肿切开刀。

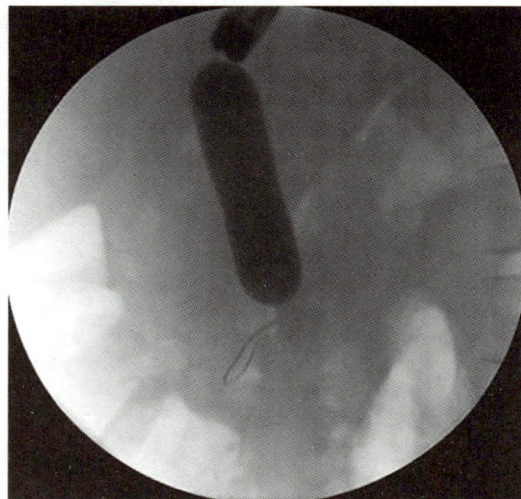

图 5-12-7　扩张管和扩张气囊

【操作方法】

在实施超声内镜穿刺之前,先行 CT 和超声内镜检查确定坏死区域的位置、大小,与胰腺、胃、肠壁最近的部位及其距离。

操作过程:

1. 超声内镜显示坏死区域,确定最佳穿刺点,并排除针道有明显血管存在。

2. 用 19G 穿刺针刺入坏死区域,拔出针芯。

3. 沿穿刺针置入导丝。

4. 沿导丝用 6mm 气囊扩张针道。

5. 沿导丝置入 15mm 金属覆膜支架(图 5-12-8、图 5-12-9),用 15mm 扩张气囊于支架内侧扩张一次后,试着将治疗内镜插入隧道内。

6. 治疗内镜(建议带上透明帽)反复进出隧道与坏死腔,用取石网篮(图 5-12-10),或者异物钳(图 5-12-11)清理坏死物,并反复用无菌水冲洗,操作时避免粗暴,避免损伤壁内血管导致大出血。

7. 每一次操作尽量清除较多的坏死物,每日或者隔日操作;通常需要看到坏死腔壁新鲜的肉芽生长(图 5-12-12)、几乎没有坏死物为止,本例 2 周后,CT 复查胰周坏死物已经清除(图 5-12-13)。

8. 间歇使用 X 线行透视下观察及操作。

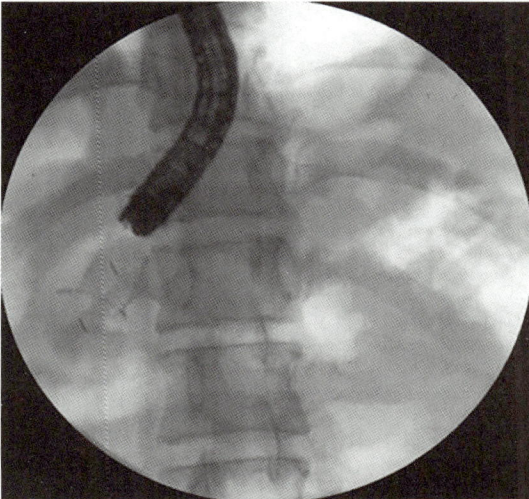

图 5-12-8　沿导丝置入金属覆膜支架（超声内镜）

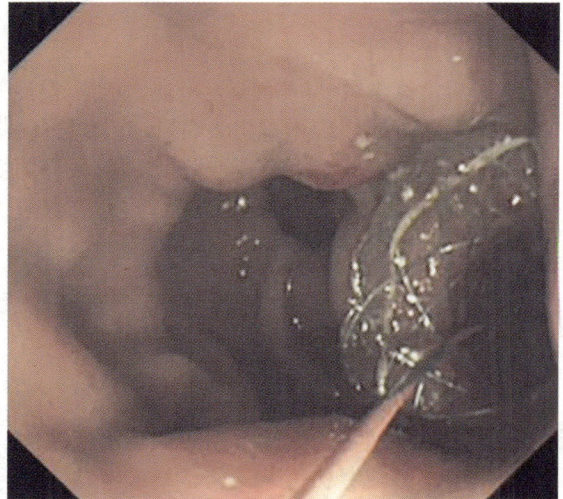

图 5-12-9　沿导丝置入金属覆膜支架（内镜）

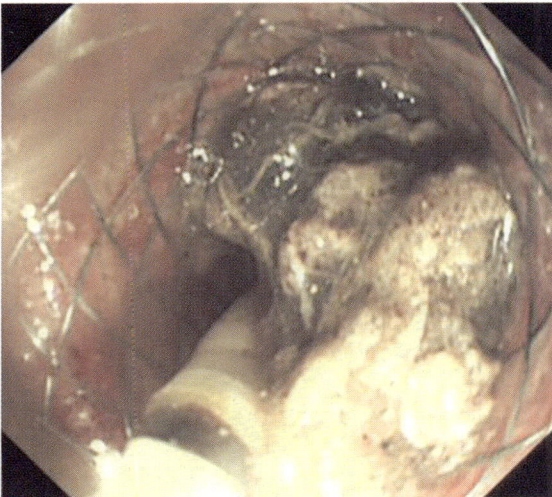

图 5-12-10　用取石网篮清理坏死物

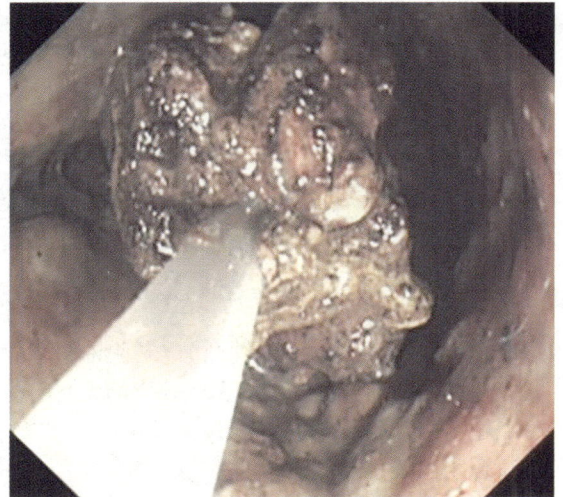

图 5-12-11　用异物钳清理坏死物

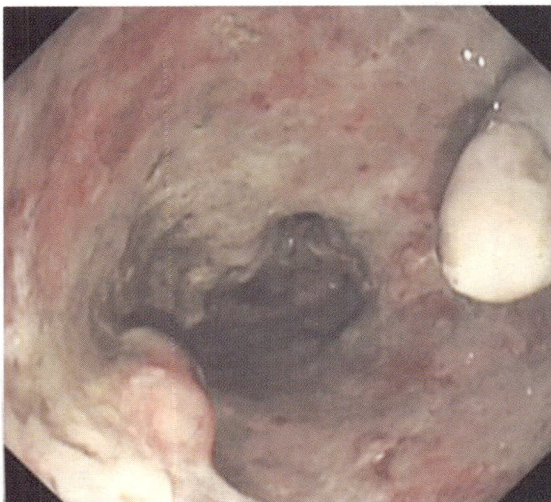

图 5-12-12　坏死腔壁可见新鲜的肉芽生长

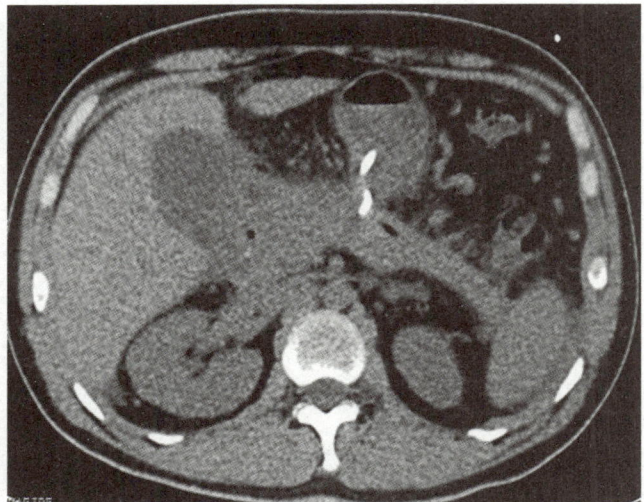

图 5-12-13　CT 显示胰周坏死物已清除

【术后处理】

1. 术后常规禁食24小时，无出血、腹痛、发热等异常，可逐步进食流质、半流质饮食。
2. 术后常规应用广谱抗生素3日，定期复查血象及淀粉酶等。
3. 术后密切观察患者有无腹痛、呕血、发热、腰背部剧烈疼痛等情况。
4. 定期进行腹部超声或者CT检查，以了解坏死区域大小变化。

【并发症及处理】

1. 出血　少量渗血常见，可服用止血药物或行内镜下止血；大量活动性出血时，内科保守治疗无效者应采取外科手术治疗。

2. 囊肿感染　引流不畅易导致囊肿感染。如患者在引流后出现发热，应考虑囊肿感染的可能，并应积极地应用广谱、高效抗生素，并用甲硝唑溶液冲洗；如无效应考虑外科手术治疗。

3. 支架堵塞或者移位　支架堵塞或者移位将导致继发性感染或者再次进镜困难。

【病例处理】

本章病例诊断及治疗方案：
胰腺包裹性坏死
内镜下胰周坏死物清除术

【病例随访】

2周后复查：病灶消失、症状消失。3个月、6个月、12个月后复查，无复发。

【超声内镜的一些其他应用】

1. 超声内镜引导下腹腔神经节/丛阻滞技术（EUS-CPN）。
2. 超声内镜引导下实体/囊性肿瘤的无水乙醇注射消融术。
3. 超声内镜引导下胆管或胰管引流。
4. 超声内镜引导下肿瘤术前标记术。
5. 超声内镜引导下定向植入放射性粒子治疗腹腔内肿瘤。
6. 超声内镜引导下胆囊引流或者胆囊息肉摘除。

051201
临床疾病超声内
镜图集（组图）

051202
超声内镜临床应
用（拓展阅读）

（姜海行）

第十三章　食管测压

食管测压是检查食管动力学的基本方法，该技术通过测压导管上方安装的压力感应器，将食管腔内的压力信号转换成线性的形式，从而实现对食管腔内压力变化的描绘。食管测压设备包括主机和测压导管，主机因压力采集的原理不同可分为水灌注系统、液压毛细管灌注系统及固态系统。测压导管根据其表面安装的压力感应器的数量而不同，压力感应器通道目前从4~32个不等。目前临床大多数采用食管高分辨率测压，食管高分辨率测压（high resolution manometry，HRM）是采用水灌注或者固态测压的方式，通过均匀分布在食管全段的压力感应器检测食管的压力，并将其线性测压图转换成彩色的压力地形。

【病例导引】

患者，女性，28岁。

主诉：渐进性吞咽困难4年。

现病史：患者4年前始出现吞咽困难，吞咽干饭时明显，只能用水送服或进食稀饭，每日均有发作，精神紧张、压力大等情况下尤甚，休息好时症状可减轻，间有上腹胀，无腹痛、反酸，近一年来症状加重，饮水或进食流质食物亦出现吞咽困难。至门诊就诊，行上消化道钡餐及内镜检查提示"贲门失弛缓症"。患者发病以来，体重约下降10kg。

既往史、个人史、月经及婚育史、家族史：无特殊。

体格检查：体温36.9℃，脉搏78次/min，呼吸20次/min，血压98/60mmHg，身体消瘦，全身淋巴结未触及肿大，心肺查体无特殊，全腹软，无压痛、反跳痛。

【诊治路径】

患者为年轻女性，慢性病程，有典型的吞咽困难症状，症状称渐进性，初以固体食物为主，后出现液体食物进食障碍。胃镜和上消化道造影提示"贲门失弛缓症"，所以初步诊断为"贲门失弛缓症"。

诊断原发性动力障碍性疾病前，必须排除其他器质性病变，建议完善血常规、消化系统肿瘤指标、风湿免疫相关指标等。另外，患者现为求进一步内镜下肌切开术入院，为了进一步对疾病进行分型和预测手术效果，应完善食管测压检查（患者检查结果如图5-13-1~图5-13-3所示）。

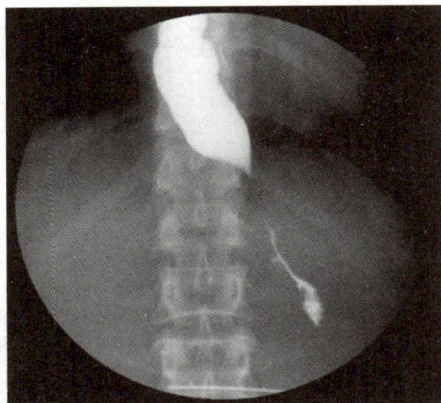

图5-13-1　患者上消化道造影，贲门处造影剂通过呈"鸟嘴征"

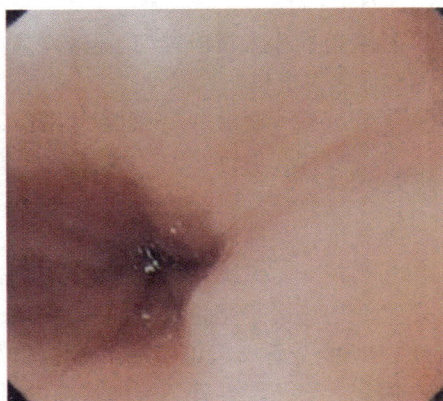

图5-13-2　患者胃镜检查示贲门紧闭

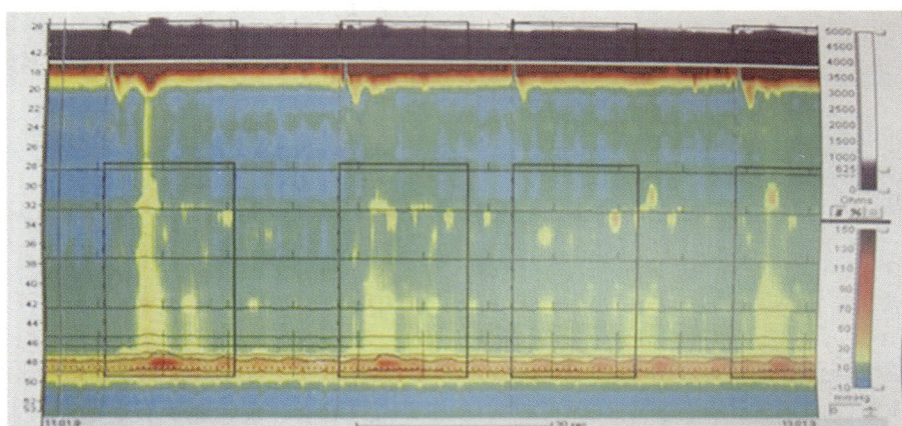

图 5-13-3　患者食管测压结果显示为Ⅰ型贲门失弛缓症,可见下食管括约肌静息压及整合松弛压明显增高,伴食管体部正常蠕动消失

【适应证及禁忌证】

　　食管测压应用较广,可覆盖消化内科、呼吸科、胸科、耳鼻喉科及康复科等,适用于所有疑诊食管动力障碍的疾病。一般用于吞咽困难、非心源性胸痛、嗳气、咽喉异物感,咽痛、胃灼热、反流、反刍等症状患者的评估。此外也用于反流监测前导管置入深度的确定和胃食管反流病患者的术前术后评估。

　　对于存在活动性上消化道出血或者有上消化道出血风险如食管静脉曲张等的患者,不应行食管测压检查。若患者有严重心肺功能异常而无法耐受插管,或者存在精神、意识障碍无法配合插管也不建议行食管测压。此外,若患者存在鼻腔脓肿等鼻腔疾患而不适宜插管,亦不建议行食管测压。

【谈话要点及术前准备】

一、谈话要点

　　1.向患者解释该检查的必要性及操作流程,使患者了解该检查具有临床适应证,并通过了解流程避免患者对该检查产生抗拒心理。

　　2.向患者解释该检查可能的风险,包括插管过程中引起的鼻腔、咽喉损伤、恶心、呕吐、咳嗽等。此外呕吐引起呼吸道误吸、贲门撕裂等。另外少数患者可能出现因插管刺激导致的心脑血管并发症。

　　3.检查过程中需配合指令进行呼吸、吞咽等动作。

二、术前准备

　　1.检查前患者需禁食至少 6 小时;检查前至少 5 日内不能使用影响胃肠道动力的药物如促动力药及钙通道阻滞剂等;近期无咽喉、鼻腔、食管及胃部手术。

　　2.检查前操作人员应详细了解患者的病史、健康状况、测压检查的原因、用药史及手术史;并详细查阅患者的影像学等资料。

　　3.器物准备　润滑剂、表面麻醉用药、胶带、吸管、10ml 注射器、饮用水、手套等。

【操作方法】

　　1.器物准备及签署知情同意。

　　2.压力校准　每次进行测压前都应进行压力校准。部分设备还需进行温度校准。

　　3.插管　患者于坐位进行插管。检查者将导管自一侧鼻腔插入,待患者自觉导管到达咽喉部后,嘱其进行自主吞咽,导管一般可随吞咽动作缓慢吞入,检查者随着吞咽节奏将导管插入。

　　4.固定导管　当导管远端进入胃内后,使患者变换体位到卧位,微调导管深度,保证导管远端 2～3 个测压通道位于胃内,食管全长均展现在压力显示屏中,再用胶带固定导管。

5. 进行测压 嘱患者平静呼吸，待患者适应导管后即可开始压力采集与记录。常规测压内容包括食管静息压力采集及 10 次 5ml 水吞咽压力采集。进行静息压力采集时，嘱患者平静呼吸并停止吞咽 30 秒。在进行水吞咽时，检查者用注射器量取 5ml 水后注入患者口腔，指示患者进行吞咽，患者需一次性将水团吞入。两次吞咽间距 30 秒。

6. 测压完成后使患者变换体位于坐位，拔管并静置于空气中，停止测压并保存数据。

【诊断标准】

目前采用芝加哥分类标准 V3.0 对食管动力障碍性疾病进行诊断（表 5-13-1）。

表 5-13-1 芝加哥分类标准 V3.0

分类	诊断标准
贲门失弛缓症和食管胃连接部（EGJ）流出道梗阻障碍	
贲门失弛缓症 I 型（经典贲门失弛缓症）	综合松弛压（IRP）中位值增高（>15mmHg），100% 无蠕动［远端收缩积分（DCI）<100mmHg•s•cm］；早熟型吞咽并 DCI<450mmHg•s•cm 也符合无蠕动的诊断标准
贲门失弛缓症 II 型（全食管增压）	IRP 中位值增高（>15mmHg），100% 无蠕动，≥20% 的吞咽为全食管增压（收缩可能被食管增压所掩盖，不应计算 DCI）
贲门失弛缓症 III 型（痉挛性贲门失弛缓症）	IRP 中位值增高（>15mmHg），无正常蠕动，≥20% 吞咽为早熟型（痉挛性）吞咽，DCI>450mmHg•s•cm
EGJ 流出道梗阻障碍	IRP 中位值增高（>15mmHg），未完全符合贲门失弛缓症表现
重度食管动力障碍（正常人中不存在）	
失蠕动	IRP 中位值正常，100% 无蠕动（IRP 处于临界值且伴全食管增压时应考虑贲门失弛缓症）；早熟型吞咽并 DCI<450mmHg•s•cm 也符合失蠕动诊断标准
远端食管痉挛	IRP 中位值正常，≥20% 的吞咽为早熟型吞咽，DCI>450mmHg•s•cm，可存在正常蠕动
高动力食管（胡桃夹食管）	≥20% 的吞咽 DCI>8 000mmHg•s•cm
次要食管动力障碍	
无效食管动力（IEM）	≥50% 无效吞咽（无效吞咽包括失败蠕动和弱蠕动；DCI<450mmHg•s•cm；多次重复吞咽评估可有助于确定蠕动储备）
节段蠕动	≥50% 节段吞咽，DCI>450mmHg•s•cm
正常的食管动力	不符合以上任一诊断标准

【注意事项】

1. 插管前需对患者详细告知各种可能的风险，并签署知情同意书。同时需将各种器物准备完善。

2. 插管前需先进行测压管的压力校准。

3. 插管时操作需轻柔，以免引起患者过度反应。

4. 插管时患者若出现剧烈呛咳，注意导管误入气道，需拔除后重新插管。

5. 贲门失弛缓症患者插管过程中往往导管不易进入贲门，可在胃食管交界处适当停留，待贲门自发松弛时送入导管。部分怀疑食管梗阻的患者检查前需禁食更长时间，以免检查过程中呕吐误吸。

6. 食管静息压测定时患者需避免吞咽，平静呼吸。吞咽检测时两次吞咽之间相隔 30 秒，避免重复吞咽。

【并发症及处理】

1. 插管时局部损伤，包括鼻腔、会厌部擦伤，食管黏膜损伤等，一般无须特殊处理。

2. 导管在食管腔内反折：拔出部分导管，重新插管。

3. 插管过程中若出现哮喘、心脑血管意外（卒中、心脏骤停等）等应及时中断操作，按照相应情况对症急救处理。

（陈旻湖）

第十四章　食管 pH 监测

食管 pH 监测是将 pH 电极放置在远端食管[通常是食管下括约肌（LES）上方 5cm]来监测食管内酸反流情况。24 小时食管 pH 监测能详细显示酸反流的时间和次数、酸反流与症状的关系，以及患者对治疗的反应，被广泛应用于胃食管反流病（gastroesophageal reflux disease，GERD）的诊断与评价。

【病例导引】

患者，男性，37 岁。

主诉：间断胸骨后疼痛伴反酸、胃灼热 3 年，加重 2 个月。

现病史：近 3 年内间断出现胸骨后烧灼样痛，伴反酸、嗳气，与饮食无关，有夜间发作，无吞咽困难。心电图、肝肾功能及腹部超声检查结果均无异常。电子胃镜示：慢性胃炎。食管测压示：LES 低压，松弛率低于正常，食管体部清除功能减低。

近 2 个月症状频繁发作，每周 2～4 次，无腹痛、腹胀等症状。

【适应证及禁忌证】

适应证：

1. 有反酸、胃灼热感及胸骨后疼痛等临床症状提示胃食管反流病，但对质子泵抑制剂（PPI）治疗缺乏反应的患者。

2. 临床诊断（GERD），拟进行抗反流手术的患者。

3. 即使行抗反流手术仍然有持续酸反流症状的患者。

禁忌证：

1. 鼻部或上食管梗阻。

2. 严重而未能控制的凝血疾病。

3. 食管黏膜的大疱性疾病。

4. 心脏疾病未稳定的患者，或对迷走神经刺激耐受差的其他患者。

本例患者不存在禁忌证中任意一项，可进行食管 pH 监测检查。

【术前准备】

1. 术前至少 6 小时禁食任何固体或液体食物，以免呕吐或误吸，同时避免胃内食物中和作用。

2. 2018 年里昂共识建议，以下情况建议停用 PPI：对"未经证实的 GERD"患者，即无或低级别食管炎，先前 pH 监测未出现阳性结果，在抗反流手术前使用 pH 监测进行评估时，应该在停用 PPI 的情形下进行，以检测出基础的酸暴露时间。以下情况建议服用 PPI：对"经证实的 GERD"患者，即先前 LA-C 或 LA-D 级食管炎，长段巴雷特食管或先前 pH 监测异常，pH 监测应该在服用双倍剂量 PPI 的情况下进行，以建立难治性症状和反流发生的相关性和 / 或排除不充分的抑酸治疗或依从性差导致症状持续存在的机制。这种评估需要使用 pH- 阻抗监测，因为在 PPI 治疗期间，大部分反流事件都属于弱酸反流（pH 4～7）。

3. 熟悉患者病史（病史、症状、用药史、过敏史）。

4. 向患者说明检查步骤，取得合作，减轻插管时不适。

5. 签署同意书（如医院有此规定）。

【操作方法】

患者取坐位，经鼻插入 pH 及阻抗导管，可用棉球蘸涂 2% 的利多卡因局部麻醉鼻黏膜。插至咽部时，让患者咽水或干咽，导管便顺利进入食管。导管下端定位至 LES 上 5cm 处后，将导管体外部分粘贴固定在患者鼻部。体外导管与记录仪连接，连续监测 24 小时。告知患者导管检测期间日记记录方法及注意事项。24 小时后，患者返回检查室，拔除导管，停止检查，完成后将记录仪所记录的资料输入电脑进行分析。

导管定位方法：

1. 食管测压法 通过测压导管上的不同压力通道确定 LES 高压带，并记录 LES 近端边缘距鼻孔的长度，以 LES 近端边缘为基准，此点口侧 5cm 处即为 pH 电极放置的准确位置。由于 LES 是一个位于斜平面上的具有复杂矢量的不规则环状结构，测压条件下允许的测量误差范围为 ±2cm。

2. pH 梯度法 将 pH 电极导管经鼻、食管插入胃内，同时观察 pH 值。当显示 pH 数值稳定在 1~2 时确定 pH 电极已进入胃内，然后缓慢向外牵拉导管，通常以 1cm 为梯度，直至测得的 pH 值由 1~2 突变为 >4 并稳定在 4 以上，记录此时 pH 电极距鼻外缘的距离并以此处作为 LES 上缘位置，在此基础上再将导管向外牵拉 5cm 即为 pH 电极最终的位置。

3. X 线透视法 检查者常规取站位，在 X 线透视下可见电极导线及点状不透光金属电极影所处位置，在无造影剂辅助条件下，通常取 pH 电极金属线与胃底穹窿线交点处为胃食管连接处，该点以上 5cm 处为透视确定定位点。

4. 其他定位法 胃镜、荧光造影等也可用于 pH 电极定位，但由于操作复杂、成本高、患者耐受度差等因素目前较少作为 pH 电极定位的特定方法采用。

【本章病例的处理结果】

经过监测，本例患者 DeMeester 评分 [根据反流次数、最长反流 (>5 分钟) 次数、总计 pH<4 时间 (百分比)、立位 pH<4 时间 (百分比)、卧位 pH<4 时间 (百分比) 所获得的综合评分，大于 14.72 诊断为病理性酸反流] 为 37.82 分，存在病理性酸反流，症状与反流相关，结合患者日记和监测结果分析，该患者立位和卧位均存在反流，以酸性反流为主，以液体和混合为主。

治疗方案举例：兰索拉唑 20mg q.d.。

嘱患者用药 4 周后至门诊随访，随访内容包括用药后症状是否减轻，必要时进行食管测压、24 小时食管 pH 监测及胃镜等检查。

【注意事项】

1. pH 电极置于食管的位置必须准确定位。

2. 外用参考电极时，应认真准备局部皮肤，确保电极与皮肤密切接触（防止检测时参考电极脱落），并应使用正确的导电糊，否则外置参考电极的脱落将引起干扰信号（出现奇异、快速的 pH 变化）。

3. 欲得到正确 pH 监测结果，应使用新鲜缓冲液标定导管，使用锑电极时必须用特定缓冲液（无磷）。

（王邦茂）

第十五章　当前消化系统其他诊疗技术简介

第一节　内镜介入部分

一、内镜黏膜下剥离术

内镜黏膜下剥离术（endoscopic submucosal dissection，ESD）是指利用各种电刀对病变进行黏膜下剥离的内镜微创治疗技术。这一技术可以实现较大病变的整块切除，并提供准确的病理诊断分期。目前 ESD 已成为消化道早期癌及癌前病变的首选治疗方法。

【病例导引】

患者，男性，60 岁。

主诉：间断上腹胀痛 1 年余。

现病史：患者近 1 年余无诱因出现上腹部胀痛不适，刺激饮食后为著，伴嗳气，无明显反酸、胃灼热，无恶心、呕吐，无呕血、黑便，无明显消瘦，食欲差。当地医院予以抑酸及保护胃黏膜药物治疗，效果不明显。予以胃镜检查发现胃体病变，慢性萎缩性胃炎，胃体病变活检病理考虑胃高分化管状腺癌。

【术前评估】

术前完善各项相关检查，如放大内镜、超声内镜检查，可以明确病变范围，侵及的层次，有无周围淋巴结的转移等。另外可辅以胸腹部 CT 检查、PET/CT，进一步明确病变有无转移。

对于没有淋巴结、血管转移的消化道局部病变，理论上都可以进行 ESD 治疗。

【适应证】

ESD 主要应用于以下消化道病变的治疗：①消化道巨大平坦息肉；②早期癌及癌前病变；③来源于黏膜肌层及黏膜下层的肿瘤。

1. 食管病变

（1）大于 15mm 的食管高级别上皮内瘤变。

（2）早期食管癌，结合染色、放大和超声内镜等检查，确定病变的范围和浸润深度，局限于 M_1、M_2、M_3 及 SM_1 且临床没有血管和淋巴管侵犯证据的高或中分化鳞癌。

（3）伴有不典型增生和癌变的巴雷特食管。

（4）姑息性治疗，侵犯深度超过 SM_1、低分化食管癌和心肺功能较差而不能耐受手术的高龄患者或者拒绝手术者，需结合术后放疗。

2. 胃病变

（1）不论病灶大小，不合并溃疡的分化型黏膜内癌。

（2）肿瘤直径小于或等于 30mm，合并溃疡的分化型黏膜内癌。

（3）肿瘤直径小于或等于 30mm，不合并溃疡的分化型 SM_1 黏膜下癌。

（4）肿瘤直径小于或等于 20mm，不合并溃疡的未分化型黏膜内癌。

（5）大于 20mm 的胃黏膜上皮内高级别瘤变。

（6）内镜黏膜切除术（EMR）术后复发或再次行 EMR 困难的黏膜病变。

（7）高龄或有手术禁忌证或疑有淋巴结转移的黏膜下癌，拒绝手术者可视为 ESD 相对适应证。

3. 大肠病变

（1）无法通过 EMR 实现整块切除的、>20mm 的腺瘤和结直肠早期癌。术前需通过抬举征、放大内镜或超声内镜评估是否可切除。

（2）抬举征阴性（non-lifting sign positive）的腺瘤和早期结直肠癌。

（3）>10mm 的 EMR 残留或复发病变，再次行 EMR 切除困难的病变。

（4）反复活检仍不能证实为癌的低位直肠病变。

【禁忌证】

有严重的心肺疾病、血液病、凝血功能障碍及服用抗凝剂的患者，在凝血功能未纠正前严禁行 ESD。病变浸润深度超过 SM_1 为 ESD 的相对禁忌证。

【术前准备】

1. 与患者及家属术前谈话，签署知情同意书谈话重点 该病选择行 ESD 治疗的必要性、相对于其他治疗方法如 EMR 等的优势，以及 ESD 治疗相关的风险及并发症。

2. 患者的准备 术前必须行凝血功能检查，包括血小板计数、凝血酶原时间或国际标准化比值（INR）等，指标异常可能增加 ESD 术后出血的风险，应予以纠正后实施 ESD。对服用抗凝药的患者需心内科医生评估原发病高危或低危风险，并酌情停药。

3. 麻醉与监护 ESD 手术耗时较长，清醒状态下患者难以耐受，所以上消化道 ESD 最好予以全身麻醉并行气管插管，可以避免窒息；下消化道 ESD 最好予以静脉麻醉。

【操作方法】（图 5-15-1）

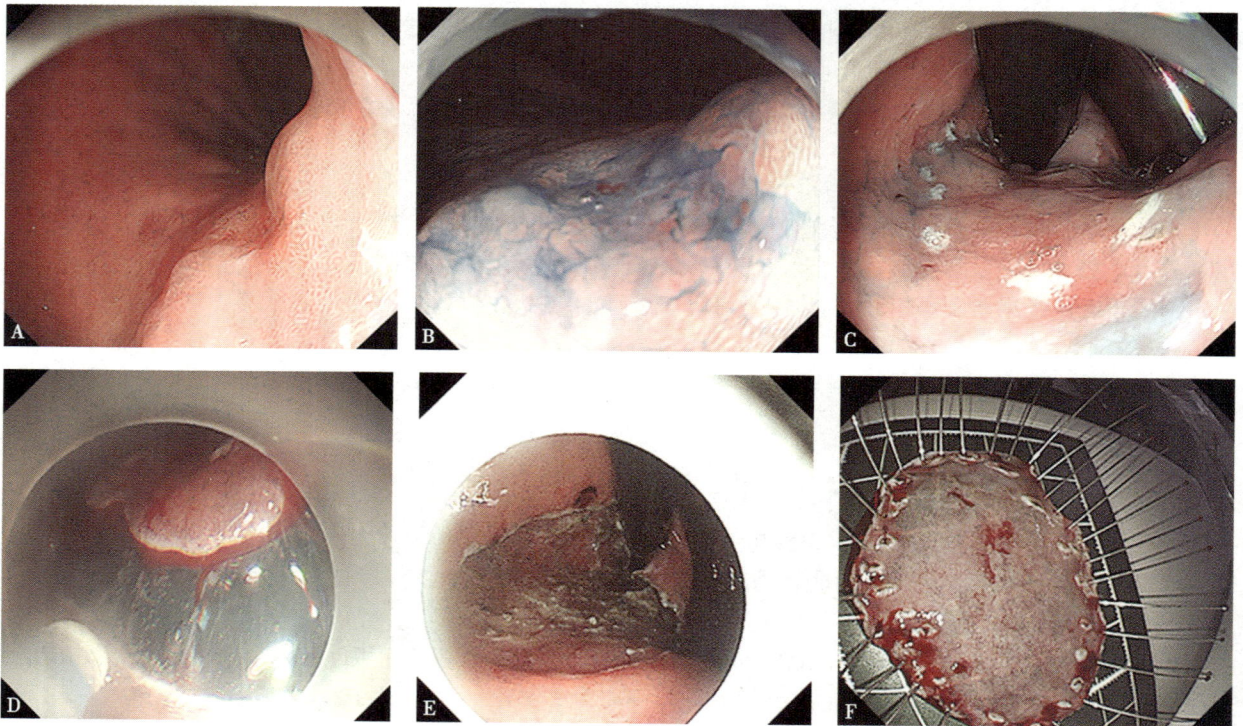

图 5-15-1 贲门早癌 1 例行内镜黏膜下剥离术（ESD）操作过程

A. 白光内镜下观察病变；B. 靛胭脂染色后观察病变范围；C. 病变标记；D. 在黏膜下注射的基础上划圈将病变黏膜切开；E. 剥离后创面；F. 剥离下的病变组织。

【术后处理】

予以禁饮食禁水，一般 24～48 小时，并予以抑酸、补液、预防感染治疗。

该患者 ESD 术后标本病理为胃黏膜内癌(图 5-15-2)。术后经过治疗很快康复出院。嘱其术后 3 个月、6 个月、12 个月复查内镜。

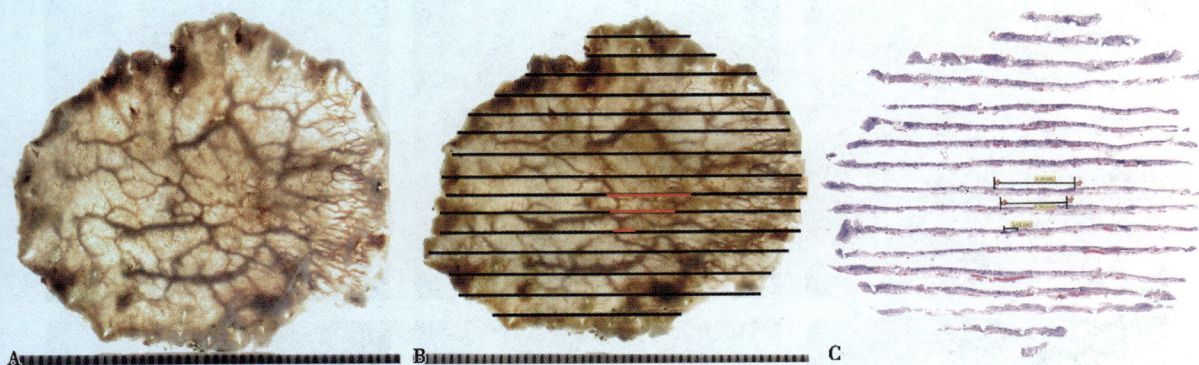

图 5-15-2 术后病理透光图(A)、规范化病理标本处理图(B)及病理复原图(C)

二、经口内镜下肌切开术

经口内镜下肌切开术(per-oral endoscopic myotomy,POEM)是一种通过隧道内镜技术进行肌切开的内镜微创新技术,2008 年首次应用于贲门失弛缓症的临床治疗。我国起步于 2010 年,经过近年的迅速发展,目前已成为开展 POEM 手术治疗最多的国家。

【病例导引】

患者,女性,30 岁。

主诉:进食哽噎感半年余。

现病史:患者近半年来间断出现进食哽噎感,流质食物及固体食物均出现,压力较大或情绪紧张时较为明显,曾院外上消化道钡餐透视检查示食管下段呈"鸟嘴样"改变,考虑贲门失弛缓症。院外未行特殊治疗。近 8 日来患者再次出现明显的进食哽噎感,为进一步治疗收入院。

【诊断及治疗思路】

入院后予以食管测压及超声内镜检查,进一步明确诊断贲门失弛缓症,排除其他恶性疾病,并予以进一步评估病情,明确贲门失弛缓症的分型及分级,便于下一步治疗的选择。

【适应证】

确诊为贲门失迟缓症并影响生活质量的患者,均可进行 POEM 治疗。食管明显扩张、既往曾行外科 Heller 和 POEM 手术失败或症状复发者,接受过其他治疗(如球囊扩张、肉毒素注射、食管支架置入治疗者等),亦可进行 POEM 治疗,但手术难度会较高。

【禁忌证】

合并严重凝血功能障碍、严重心肺等器质性疾病无法耐受手术者,食管黏膜下层严重纤维化而无法成功建立黏膜下隧道者,食管下段或食管胃接合部明显炎症或巨大溃疡者为 POEM 禁忌证。

【术前准备】

1. **病情评估** 明确贲门失弛缓症的诊断及分级,评估手术的难度及预期效果,合并心肺疾病者术前需进行心肺功能检查。

2. **签订知情同意书** 要告知患者及家属该治疗的益处和可能的风险。风险主要包括:手术治疗效果不理想,消化道穿孔、大出血、纵隔感染、气胸、气腹、纵隔气肿、皮下气肿、心肺脑意外等。

3. **患者准备** 术前流质饮食 2 日,手术当日观察有无食管潴留物,以防麻醉过程中误吸,并确保良好的内镜视野。如条件允许,可进行气管插管。

【操作方法】(图5-15-3)

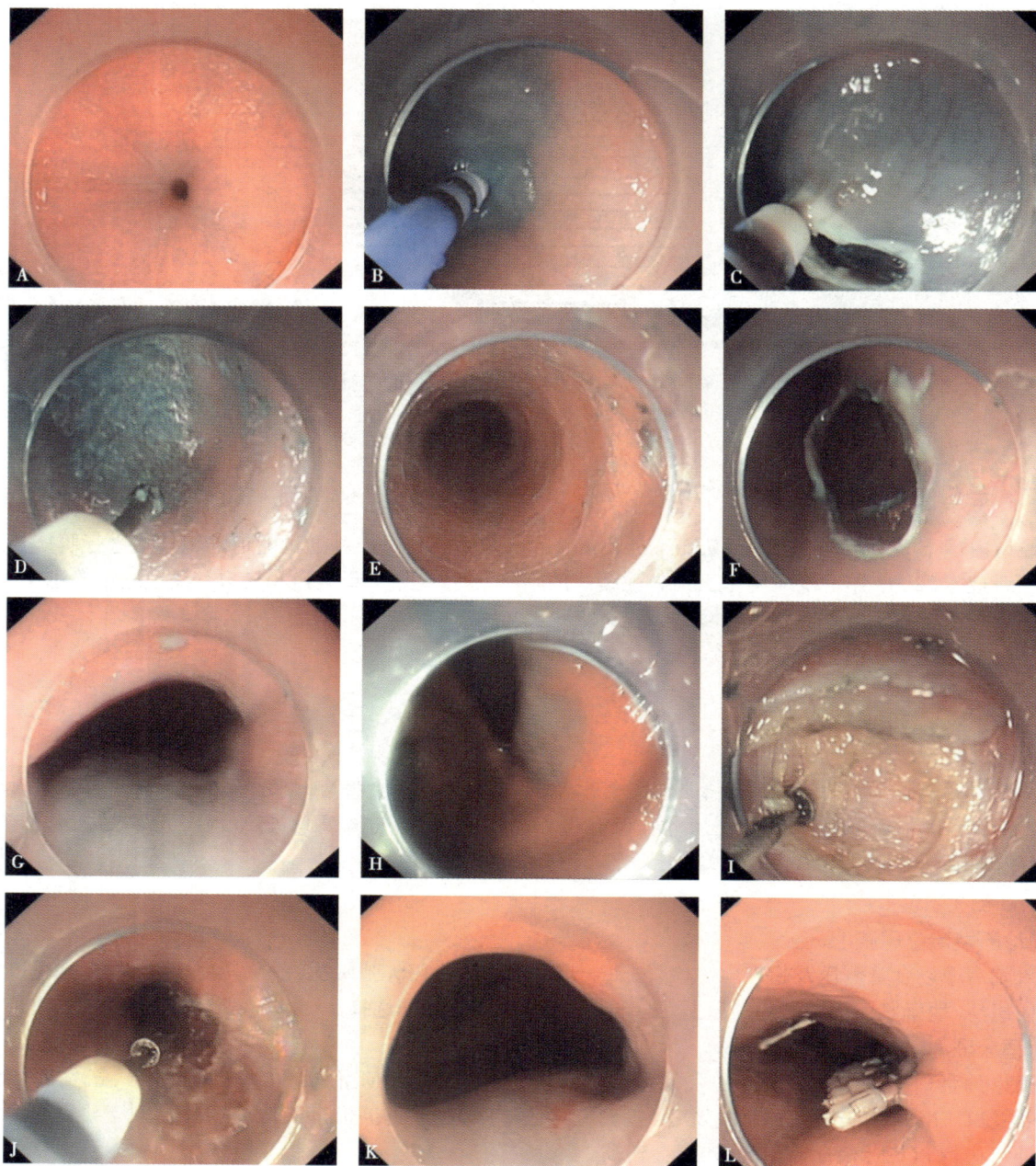

图5-15-3 POEM操作流程图

A. 贲门失弛缓症贲门内镜下表现;B. 距贲门上10cm左右作为隧道开口进行黏膜下注射;C. 打开隧道开口;D. 建立黏膜下隧道;E. 建立好的黏膜下隧道;F. 隧道开口;G. 黏膜下隧道建立后的贲门表现;H. 查看胃底部隧道到达的位置;I. 进行食管固有肌层环形肌切开;J. 环形肌切开后;K. 环形肌切开后贲门表现;L. 钛夹封闭隧道开口。

【术后处理】

术后予以禁食,根据具体情况来选择禁食的时间,一般24小时,应用抑酸药物、预防感染药物,并予以支持治疗。对于出现并发症的患者应加强病情观察,及时了解病情变化并予以相应处理。本例患者术后未出现任何并发症，住院观察 5 日并进食后出院。

【相关的隧道技术应用】

目前隧道技术还应用于上消化道固有肌层肿瘤的切除术，即经黏膜下隧道技术内镜切除术（submucosal tunneling endoscopic resection，STER），主要应用于食管、胃固有肌层的平滑肌瘤等的切除。该方法是在离肿瘤一定距离处选择隧道开口并向肿瘤处打通黏膜下隧道，在隧道内将肿瘤切下，经隧道取出。该方法的优势在于能保持消化道黏膜的完整性，即便出现穿孔，胃酸等也不会经过穿孔处流至腹腔、胸腔等引起感染，但前提是消化道黏膜必须完整，并做好隧道开口的封闭。

三、经自然腔道内镜手术

经自然腔道内镜手术（natural orifice transluminal endoscopic surgery，NOTES）又称为"无瘢痕手术"，它是通过胃、阴道、膀胱、结直肠、食管等自然腔道进入胸腔和腹腔进行手术，手术后患者体表没有手术刀口和瘢痕，实现了"无瘢痕"手术。

目前关于 NOTES 的报道比较多，如经阴道脾脏、肾脏切除术，以及大肠切除体内吻合术、胃大部切除术、腹膜病变的诊断及治疗、暴发性胰腺炎的腹腔灌洗、胆囊切除术（经阴道或消化道）、经食管开口胸腔疾病的诊治、经口甲状腺切除术等。图 5-15-4 以经胃内镜腹膜肿瘤腹腔探查为例进行介绍。

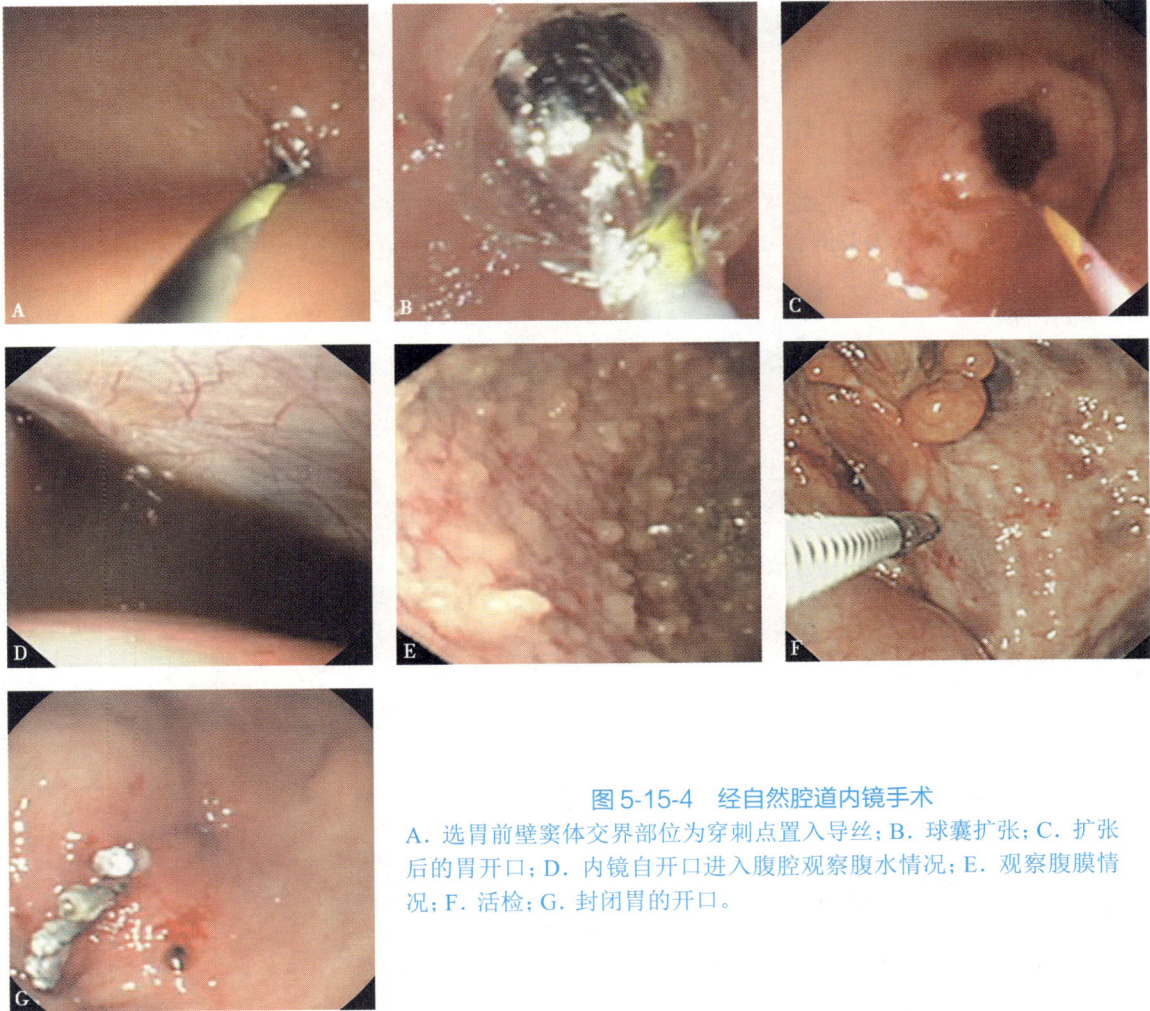

图 5-15-4　经自然腔道内镜手术

A. 选胃前壁窦体交界部位为穿刺点置入导丝；B. 球囊扩张；C. 扩张后的胃开口；D. 内镜自开口进入腹腔观察腹水情况；E. 观察腹膜情况；F. 活检；G. 封闭胃的开口。

<h1 style="text-align:center">第二节　血管介入部分</h1>

一、经颈静脉肝内门体分流术

经颈静脉肝内门体分流术（transjugular intrahepatic portosystemic shunt，TIPS）是经颈内静脉途径，在肝静脉 / 下腔静脉与门静脉之间建立一条有效的分流通道，以便使一部分门脉血直接进入体循环，从而达到降低门静脉压力的介入治疗方法。主要用于控制和防止食管 - 胃底静脉曲张破裂出血，对于治疗顽固性腹水（胸腔积液）和肝肾综合征也有较好的效果。

【病例导引】

患者，男性，60 岁。

主诉：间断腹胀伴呕血 2 年余，腹胀加重 1 个月。

现病史：患者近 2 年来间断出现腹胀，偶有呕血，暗红色血液，量较大，就诊后诊断为乙肝肝硬化，腹水，食管 - 胃底静脉曲张。曾多次行内镜下治疗食管 - 胃底曲张静脉，近来未再出现消化道出血。对于腹水予以利尿、输注白蛋白治疗，效果尚可。但近 1 个月来上腹胀加重，院外服用利尿剂效果差，腹胀不能缓解，为进一步诊治收入院。

【诊断及治疗思路】

入院后完善各项相关检查，进一步明确诊断为肝硬化失代偿期，予以利尿、补充白蛋白等常规治疗效果差，需要反复放腹水治疗。经商讨予以进行 TIPS 治疗。

【适应证】

1. 肝硬化门静脉高压所致急性食管 - 胃底静脉曲张破裂大出血的"救命"治疗。

2. 内镜联合药物治疗无效的食管 - 胃底静脉曲张破裂出血，全身情况或 Child-Pugh 分级较差而难以接受外科手术者。

3. 顽固性腹水。

4. 肝移植术前对消化道出血做预防性治疗的患者。

【禁忌证】

1. 严重肝损害。

2. 门静脉狭窄或阻塞。

3. 分流道附近的肝脏占位性病变。

4. 器质性心脏病。

5. 严重的肝性脑病。

6. 严重的感染如肺炎、腹膜炎等。

【操作方法】（图 5-15-5）

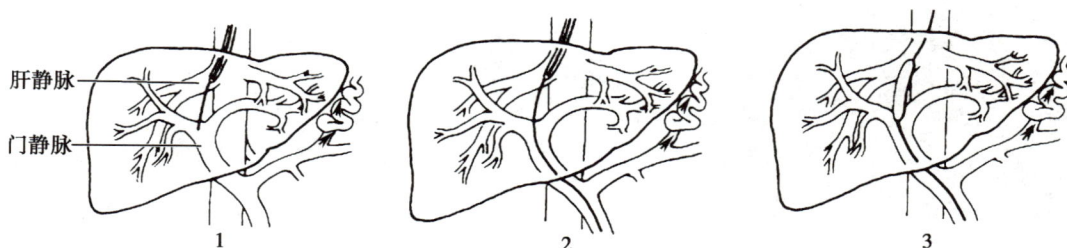

肝静脉

门静脉

1　　　　　　　　　　2　　　　　　　　　　3

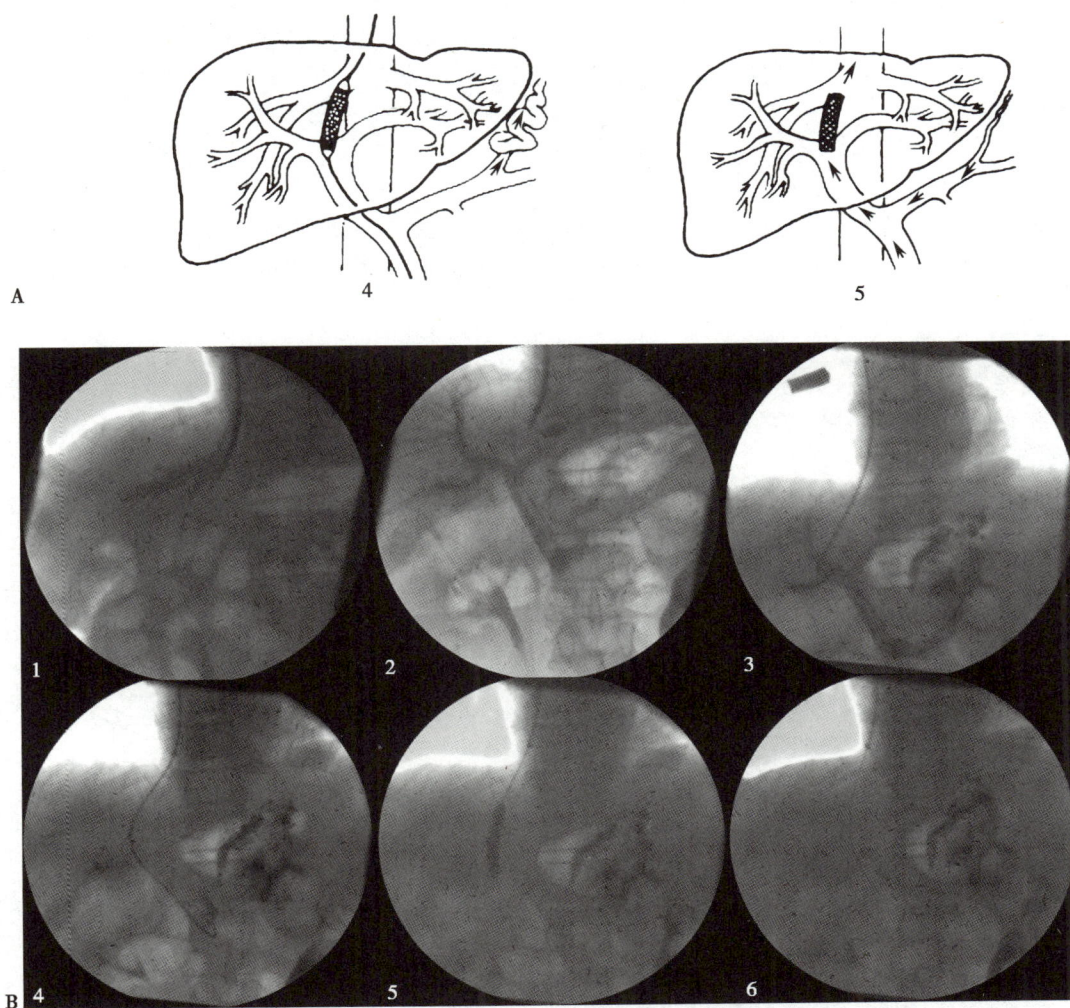

图 5-15-5　经颈静脉肝内门体分流术（TIPS）操作过程图

A．示意图：1．自肝静脉向门静脉穿刺；2．置入导丝至门静脉；3．扩张穿刺道；4．置入支架；5．门静脉血液自支架流入肝静脉实现分流；B．实际操作图，TIPS 联合经皮经肝穿刺胃冠状静脉栓塞术（PTVE）：1．颈静脉穿刺导管置入肝静脉并造影证实；2．经皮肝穿至门静脉并造影证实；3．自肝静脉向门静脉穿刺成功并造影证实；4．置入支架；5．自支架内扩张使其扩张充分血液通过顺畅；6．最终放置的支架。

【术前谈话】

术前应与患者或其家属详细谈话，告知其该操作的重要性及必要性，能解决什么样的问题，以及主要的风险和并发症。

对该患者进行 TIPS 治疗后腹水明显缓解。

二、肝动脉栓塞化疗

肝动脉栓塞化疗（transcatheter arterial chemoembolization，TACE）是指将导管选择性或超选择性插入到肿瘤供血靶动脉后，以适当的速度注入适量的栓塞剂，使靶动脉闭塞，引起肿瘤组织的缺血坏死的介入治疗方法。TACE 是肝癌非手术治疗的重要方法。

【病例导引】

患者，男性，68 岁。

主诉：右上腹隐痛不适 20 余日。

现病史：患者近20日来无明显诱因出现右上腹部疼痛不适，为持续性隐痛，不伴有放射痛，疼痛与进食无关；食欲较前减低，无明显厌油腻，无反酸、胃灼热，无发热。外院腹部超声显示肝脏占位性病变。为进一步诊治收入院。

【诊断及治疗思路】

该患者入院后予以完善各项化验检查，包括血常规、乙肝指标、肝功能、生化、凝血机制、癌胚抗原、甲胎蛋白等肿瘤指标、血沉等。腹部强化CT检查考虑原发性肝细胞癌。治疗可以考虑手术治疗，告知家属，患者及家属拒绝手术，要求介入治疗，予以TACE治疗。

【适应证】

适用于原发性或转移性肝癌、肝癌术后复发（肝功能Child-Pugh分级为A、B级）、肝血管瘤，尤其适用于不能手术切除或局部消融治疗的中晚期患者，以及由于其他原因不能或不愿接受手术的患者。

【禁忌证】

肝功能Child-Pugh分级C级；严重的门静脉高压；已经广泛转移；肿瘤范围占全肝的70%以上，以及合并严重感染者；白细胞计数<$3×10^9$/L；严重的高血压、心脏病及糖尿病未得到有效控制者；肝癌时严重黄疸、门静脉主干完全栓塞、严重腹水患者。

【操作方法】（图5-15-6）

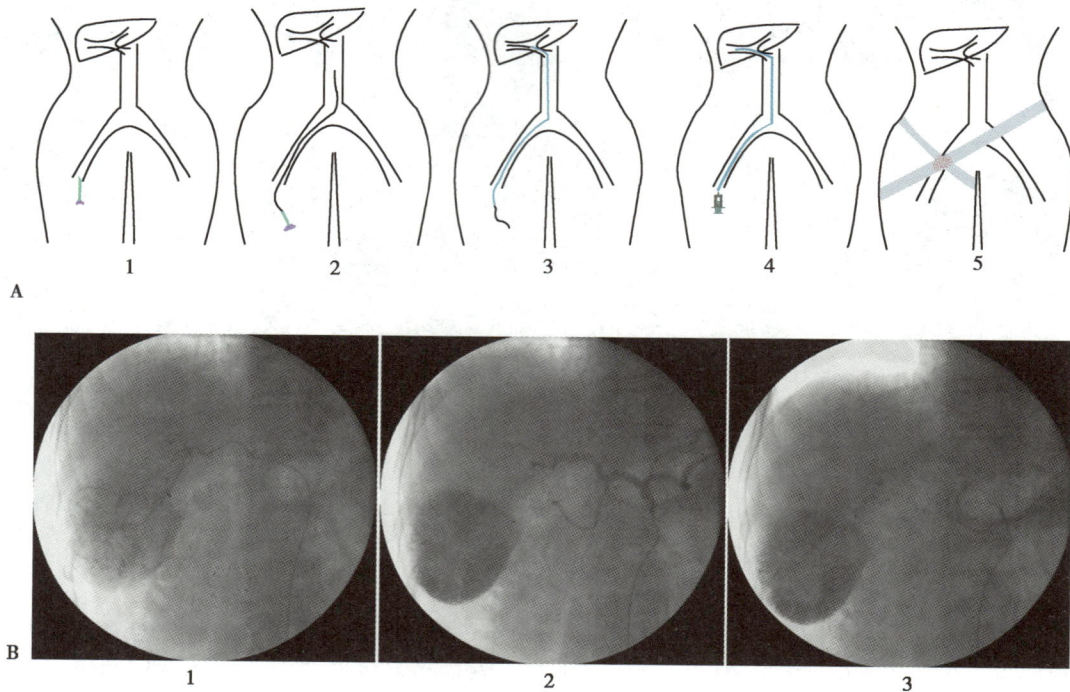

图5-15-6　TACE操作过程图

A. 示意图：1. 股动脉穿刺；2. 插入导管；3. 选择肿瘤的供应血管；4. 注射化疗药和栓塞剂；5. 穿刺点包扎；B. 实际操作图：1. 寻找肿瘤的供应血管；2. 栓塞化疗后造影查看栓塞效果；3. 栓塞化疗后。

【常用药物】

1. 常用的化疗药物　丝裂霉素（MMC）、顺铂（DDP）或卡铂、5-氟尿嘧啶（5-FU）、吡柔比星（THP）或表柔比星（EADR）、博来霉素（BLM）等，常两种或三种联合用药，一次性大剂量灌注治疗，3～4周重复一次。

2. 常用的栓塞物或药物　碘化油乳剂、吸收性明胶海绵、弹簧栓子、药物微球等。

【术前谈话】

术前应与患者及其家属详细谈话并取得知情同意书，讲明该治疗的疗效，以及可能出现的风险及并发症。可能出现的并发症有：穿刺部位的出血、皮下血肿、栓塞后综合征等。栓塞后综合征表现为恶心、呕吐、发热、局部疼痛、腹胀、栓子反流等。

【术后处理】

术后可能出现恶心、呕吐、肝区疼痛等，可予以对症处理。右下肢穿刺部位加压包扎，需要制动 24 小时，需注意患者的足背动脉搏动情况。

（张澍田）

第十六章　消化系统疾病著名杂志及经典著作介绍

消化系统疾病著名杂志及经典著作非常之多，如何能循序渐进快速找到适合自己的文献需要有前辈的指引和自己的摸索，为了减少走弯路浪费时间和精力，现提供一些经验供大家参考。

对于住院医师培训期间的文献阅读，可以分为以下三个阶段：第一阶段是基础阅读，需要按照"三基三严"的要求掌握必备知识和技能。第二阶段是在临床中遇到问题以自己现有的知识和技能不能解决时，需要查阅文献借鉴同行的经验，需要熟练掌握文献检索的技能和方法，有的放矢。第三阶段是有了一定基础之后，要解决一些目前还难以解决的医学问题时，也就是要做一些临床科学研究时需要学习的文献，这类文献大多具有明显的时效性，但未必都是正确的理论和观点，需要具备一定识别能力才能做到事半功倍。在查找文献时，切记不要只看消化专业而忽略其他，因为人体是一个整体，医学科学技术的发展受到很多相关学科的影响，或者推进或者制约，一定要关注兴趣点上的各个学科的文献。

下面逐级介绍。

一、基础阅读

（一）国内书籍

1.《诊断学》（万学红、卢雪峰）和《内科学》（葛均波、徐永健、王辰）是人民卫生出版社出版的教科书，有阶段性更新再版，是手边必备的参考书。目前最新版是2018年出版的第9版。

2.《实用内科学》，是人民卫生出版社出版的针对内科临床工作者的必备参考书，有阶段性更新再版，目前最新版是2022年出版的第16版。

3.《消化内科临床实践（习）导引与图解》（2015年），人民卫生出版社，唐承薇主编。

4.《临床路径释义　消化病分册》（2018年），中国协和医科大学出版社，钱家鸣、刘玉兰主编。

5.《江绍基胃肠病学》（第2版），上海科学技术出版社，莫剑忠、江石湖、萧树东主编。

6.《胰腺病学》，人民卫生出版社，赵玉沛主编。

7.《奈特消化系统疾病彩色图谱》（2008年），人民卫生出版社，刘正新主译。

（二）国外书籍

1.《希氏内科学》（Goldman's Cecil Medicine），有全面的最新的内科学知识和技能的介绍，大约4年更新一版，是既能学习专业又能培养医学英语的"标准内科学参考书"。

2.《哈里森内科学》（Harrison's Principles of Internal Medicine），经典英文教科书。大约4年更新一版，具有一定的权威性和先进性。《哈里森胃肠病学与肝病学》（Harrison's Gastrointestinal and Hepatology）分册更侧重于消化系统。

3.《施莱辛格和福德特兰胃肠病学与肝病学》（Sleisenger and Fordtran's Gastrointestinal and Liver Disease），是专门针对消化系统疾病诊断、治疗的专著，由Elsevier出版集团出版，对消化系统疾病从基础到临床到新进展都有比较详尽的介绍。

4.《希夫肝脏病学》（Schiff's Diseases of the Liver），肝脏病学领域的经典著作，目前已出版至第10版。内容涵盖了肝病相关基础、临床和影像学诊疗方法，并纳入了一些罕见肝病。不仅使用于消化内科医生，同时对外科和肝脏基础研究也有较大的参考价值。

二、针对某一问题的阅读

（一）相关中文杂志

《中华医学杂志》《中华内科杂志》《中华消化杂志》《中华消化内镜杂志》《中华超声影像学杂志》《中华放射学杂志》《中华病理学杂志》等中华系列杂志。

《中国实用内科杂志》《国际消化病杂志》《国际内科学杂志》《中国医刊》《北京医学》《华人消化杂志》等中文核心期刊。

《北京大学学报（医学版）》《首都医科大学学报》等大学学报。

（二）相关外文杂志

1. *Gastroenterology* 是消化研究领域里最有影响力的杂志，它的 IF 位居国际消化类杂志之首。除每年刊登 300 余篇国际消化领域的重要研究和临床成果外，还照顾到临床医师的毕业后及继续医学教育问题，辟有 Continuing Medical Education 栏目。

Clinical Gastroenterology and Hepatology 是专门刊登消化领域临床研究的杂志，是 *Gastroenterology* 的姊妹刊。两者都是美国胃肠病学学会的会刊。

2. *Gut* 是英国胃肠病学会会刊。*Gut* 和 *Gastroenterology* 是消化领域两大标志性杂志，*Gut* 会不定期发布英国胃肠病学会制定的各种疾病临床诊疗指南。

3. *Hepatology* 是美国肝病研究协会会刊。主要刊登肝脏疾病相关的基础和临床研究成果，其中包括每年美国肝病年会的摘要汇编，同时也会不定期地刊登最新的肝病临床诊疗指南。

4. *Journal of Hepatology* 是欧洲肝病研究协会会刊，刊发内容基本与 *Hepatology* 类似，同为肝病研究领域的两大标志性杂志。

5. *American Journal of Gastroenterology* 是美国胃肠病学院创办的临床杂志，只刊登消化领域的临床研究论文。是消化类一流杂志。

6. *Gastrointestinal Endoscopy*（GIE）是美国胃肠内镜学会的会刊。主要刊登消化内镜的新技术、新疗法和新理论的原始研究论文。

7. *Endoscopy* 是欧洲胃肠内镜学会会刊，涉及领域和杂志结构和 GIE 类似，规模较 GIE 小一些。

8.《胃と肠》《消化器内视镜》《日本内视镜外科学会杂志》等相关的日文杂志。

（三）相关综合类医学杂志

目前国际公认的综合类权威性医学期刊包括 *New England Journal of Medicine*（NEJM）、*Lancet*、*The Journal of the American Medical Association*（JAMA）和 *British Medical Journal*（BMJ），被称为"四大期刊"。

1. *New England Journal of Medicine*（NEJM）是美国马萨诸塞州医学会（the Massachusetts Medical Society，MMS）主办的国际医学期刊。是世界上连续出版时间最久的医学期刊。*NEJM* 主要刊登原创性的临床研究成果和理论观点，注重文章的实用性。

2. *Lancet* 是英国外科医生 Thomas Wakley 创办的独立性杂志。杂志刊发了许多循证医学领域的指导性文章和高质量的 Meta 分析，会对可能改变临床实践或对疾病新认识的原创性研究优先刊发。

3. *The Journal of the American Medical Association*（JAMA）是由美国医学会主办的综合性临床医学杂志。主要刊载临床研究论文，尤其偏好一些大规模随机对照试验研究，同时也向读者提供医学及卫生保健领域的非临床性信息，涉及文化、历史、政治、经济、哲学、法律、伦理、环境等多方面的内容。还会不时地刊登一些与医学有关的诗歌。杂志的 Continuing Medical Education 栏目可以提供继续医学教育服务。

4. *British Medical Journal*（BMJ）是英国医学会会刊。是四大综合权威期刊中唯一可以免费获取全文的杂志。其宗旨为"帮助医师作出最佳决策"。

三、针对研究方向和问题的阅读

（一）国内外医学文献资源

PubMed：http://www.ncbi.nlm.nih.gov/pubmed

PubMed 获取免费文献全文：http://www.pubmedcentral.nih.gov/

HighWire Press 获取免费文献全文：http://highwire.stanford.edu/

日本科技信息所电子文献系统：https://www.jstage.jst.go.jp/browse/-char/en

爱思唯尔（Elsevier）文献服务系统：http://www.elsevier.com

Science Direct 电子期刊数据库：http://www.science-direct.com/

中国知识资源总库（CNKI）：https://www.cnki.net/

维普中外文科技期刊数据库：http://www.cqvip.com/

国家科技文献服务中心数据库：http://www.nstl.gov.cn/index.html

万方数据——中国数字化期刊群：http://www.chinalnfo.com/

（二）主要消化疾病专业信息网站

Gastrohep：http://www.gastrohep.com/

Medscape——消化病学专题：http://www.medscape.com/gastroenterology

GastroSource：http://www.gastrosource.com/default.asp

Gastrolab：http://www.gastrolab.net/

Digestive Disease Week：http://www.ddw.org/

PancreasWeb：http://www.pancreasweb.com/

中华消化网：http://www.csge.org

消化内镜网：http://www.xhnj.com/

中国医学论坛报网——消化肝病专题：http://www.cmt.com.cn

中华医学会肝病学分会：http://www.heporg.com/

中华肝病网：http://www.chinesehepatology.net.cn/

（三）主要消化疾病学术机构网站

美国胃肠病学学会（American College of Gastroenterology，ACG）：http://www.acg.gi.org/

美国胃肠病学联合会（American Gastroenterological Association，AGA）：http://www.gastro.org/

美国消化内镜学会（the American Society for Gastrointestinal Endoscopy）：http://www.asge.org/

欧洲胃肠病学联盟（United European Gastroenterology Federation，UEGF）：http://www.uegf.org/

世界胃肠病学组织（World Gastroenterology Organisation，OMGE）：http://www.worldgastroenterology.org/

美国肝胆胰联合会（American Hepato-Pancreato-Biliary Association，AHPBA）：http://www.ahpba.org/home/index.asp

国际肝胆胰联合会（International Hepato Pancreato Biliary Association，IHPBA）：http://www.ihpba.org/

美国肝脏疾病研究会（American Association for the Study of Liver Diseases，AASLD）：http://www.aasld.org

欧洲胃肠病学学会（European Gastroenterology Association）：http://www.asnemge.org/

美国国立糖尿病、消化与肾病研究所（National Institute of Diabetes and Digestive and Kidney Diseases）：http://www2.niddk.nih.gov/

英国胃肠病学学会（the British Society of Gastroenterology）：http://www.bsg.org.uk

美国炎性肠病基金会（Crohn's and Colitis Foundation of American）：http://www.ccfa.org/physician/

加拿大炎性肠病基金会（the Crohn's and Colitis Foundation of Canada）：http://www.ccfc.calen/index.html

国际功能性胃肠紊乱基金会（International Foundation for Functional Gastrointestinal Disorders）：http://www.iffgd.org/index.html

加拿大胃肠病学联合会（Canadian Association of Gastroenterology）：http://www.cag-acg.org/

加拿大肝脏研究学会（Canadian Association for the Study of the Liver，CASL）：http://www.ihfc.on.ca/casl

幽门螺杆菌基金会（the Helicobacter Foundation）：http://helico.com

国际肝炎基金会（Hepatitis Foundation International）：http://www.hepfi.org

英国消化疾病基金会（the Digestive Disorders Foundation）：http://www.digestivedisorders.org.uk

胃肠道放射学家学会（Society of Gastrointestinal Radiologists）：http://www.sgr.org/sgr.htm

欧洲消化内镜学会（European Society of Gastrointestinal Endoscopy）：http://www.esge.org

（四）主要消化病学学术期刊网站

Gastroenterology：http://www.gastrojournal.org/

Clinical Gastroenterology and Hepatology：http://www.cghjournal.org/

Gastrointestinal Endoscopy：http://www.giejournal.org

The American Journal of Gastroenterology：http://www.amjgastro.com/

Gut：http://gut.bmjjournals.com/

Hepatology：http://www.hepatology.org/

Journal of Hepatology：http://www.jhep-elsevier.com/

The New England Journal of Medicine：http://content.nejm.org/

BMJ：http://www.bmj.com

Lancet：http://www.thelancet.com/

Journal of Clinical Gastroenterology：http://www，jcge.com/

The Canadian Journal of Gastroenterology：http://www.pulsus.com/gastro/home.htm

Endoscopy：http://www.thieme.de/endoscopy/

European Journal of Gastroenterology and Hepatology：http://www.eurojgh.com/

（五）主要临床试验网站

ClinicalTrials 临床试验信息网站：http://clinicaltrials.gov

英国临床试验注册数据库网站：http://www.controlled-trials.com/

中国临床试验注册中心：http://www.chictr.org

（刘正新）